Der ›dtv-Atlas Akupunktur‹ gibt einen Überblick über die Geschichte der Akupunktur in China und in Europa, beschreibt die Grundlagen der chinesischen Medizin, ihre Unterschiede zur westlichen Medizin und die westlichen Erklärungsansätze für die Wirkungsweise der Akupunktur.
Die Darstellung der 361 klassischen Akupunkturpunkte steht im Mittelpunkt dieses Werkes: Ihre Lage und Qualifikation, ihre Wirkung und Indikationen sowie die Stichtechnik werden detailliert beschrieben. Auf den dem Text gegenüberstehenden Abbildungstafeln werden die Leitbahnen und die darauf liegenden Reizpunkte anatomisch genau wiedergegeben. Alle unterschiedlichen Nomenklaturen der Punkte – die chinesischen Zeichen mit Pinyin-Umschrift, ihre lateinischen und deutschen Namen mit den entsprechenden Kürzeln – sind hier erstmals übersichtlich zusammengeführt. Außerdem werden die wichtigsten Extrapunkte und die Ohrakupunktur vorgestellt. Die Voraussetzungen einer Diagnose nach dem traditionellen chinesischen Verfahren werden zusammenfassend erklärt, ebenso die Physiologie und Pathologie der Funktionskreise und ihrer Leitbahnen. Einführend werden die Praxis und Technik der Akupunkturtherapie erläutert. Glossar, Bibliographie und Register ergänzen das Werk.

Der ›dtv-Atlas Akupunktur‹ wurde 1995 mit dem Prädikat »eines der schönsten deutschen Bücher« der Stiftung Buchkunst ausgezeichnet.

Dr. med. Carl-Hermann Hempen, geb. 1948, ist Internist und Arzt für Naturheilverfahren in München, wo er seit vielen Jahren Akupunktur und chinesische Medizin praktiziert und lehrt. Von 1984–2002 war er Präsident der Internationalen Gesellschaft für Chinesische Medizin (Societas Medicinae Sinensis, SMS), deren Schulungsleiter er bis heute ist; seit 2011 ist er Professor für TCM an der Fakultät Sport- und Gesundheitswissenschaften der TU München. Veröffentlichungen u. a.: ›Systematische Akupunktur‹ (zusammen mit Manfred Porkert, 1985); ›Die Medizin der Chinesen‹ (1988); ›Chinesische Diätetik‹ (zusammen mit Ute Engelhardt, 1997); ›Leitfaden Chinesische Phytotherapie‹ (zusammen mit Toni Fischer, 2001, erw. 2006).

Ulrike Brugger, geb. 1956, studierte Malerei an der Kunstakademie München. Sie lebt und arbeitet ebenda als freie Illustratorin für medizinische Lehrbücher.

In der Reihe ›dtv-Atlas‹ sind bisher erschienen:

Akupunktur, 3232
Anatomie, 3 Bände, 3017, 3018, 3019
Astronomie, 3267
Atomphysik, 3009
Baukunst, 2 Bände, 3020, 3021
Bibel, 3326
Biologie, 3 Bände, 3221, 3222, 3223
Chemie, 2 Bände, 3217, 3218
Deutsche Literatur, 3219
Deutsche Sprache, 3025
Englische Sprache, 3239
Erde, 3329
Ernährung, 3237
Erste Hilfe, 3238
Ethnologie, 3259
Informatik, 3230
Keramik und Porzellan, 3258
Mathematik, 2 Bände, 3007, 3008
Musik, 2 Bände, 3022, 3023
Musik, Sonderausgabe in einem Band, 8599
Namenkunde, 3266
Ökologie, 3228
Pädagogik, 3327
Pathophysiologie, 3236
Philosophie, 3229
Philosophie, Hardcover, 8600
Physik, 2 Bände, 3226, 3227
Physiologie, 3182
Politik, 3027
Psychologie, 2 Bände, 3224, 3225
Recht, 2 Bände, 3324, 3325
Schulmathematik, 3099
Sexualität, 3235
Stadt, 3231
Weltgeschichte, 2 Bände, 3331, 3332
Weltgeschichte, Sonderausgabe in einem Band, 8598

Carl-Hermann Hempen

dtv-Atlas Akupunktur

Mit 135 farbigen Abbildungsseiten

Grafische Gestaltung der Abbildungen
Ulrike Brugger

dtv

Übersetzungen

Arabische Sprache: Librairie Orientale, Beirut
Englische Sprache: Georg Thieme Verlag – Thieme International, Stuttgart
Italien: Ulrico Hoepli Editore, Mailand
Niederlande: HB Uitgevers, Baarn
Spanien: Editorial Paidotribo, Badalona
Ungarn: Athenaeum 2000 Publishing Ltd., Budapest

Prof. Dr. med. Carl-Hermann Hempen
Internationale Gesellschaft für Chinesische Medizin
(Societas Medicinae Sinensis, SMS)
Franz-Joseph-Str.38
80801 München
CHH@Hempen.de

Originalausgabe
1. Auflage August 1995
18. Auflage 2024

Tumblinger Straße 21, 80337 München
verlag@dtv.de
Umschlagkonzept: Balk & Brumshagen
Umschlagbild: Siri Mills
Offsetreproduktionen: Wiesendanger medien GmbH, Murnau /Obb.
Gesamtherstellung: Firmengruppe APPL, aprinta druck, Wemding
Printed in Germany · ISBN 978-3-423-03232-2

Vorwort

Dieses Buch möchte erstens interessierten Laien einen anschaulichen Einblick in die Akupunktur als therapeutisches Teilgebiet der chinesischen Medizin geben, das für die westliche Welt immer noch ein exotisches Therapieverfahren ist. Gerade die Darstellung mit der reichen Bebilderung kam diesem Ansinnen sehr entgegen. Zweitens soll dem Arzt, dem Studierenden und dem medizinisch Tätigen ein übersichtliches und exaktes Nachschlagewerk an die Hand gegeben werden, das ihm für die tägliche Arbeit praktische Hilfe bietet: Der Akupunktur-Atlas für die Kitteltasche.

Das Buch stellt eine komprimierte Weiterführung der Arbeiten dar, die mein Lehrer Prof. Dr. Manfred Porkert und ich 1985 mit dem Lehrbuch »Systematische Akupunktur« vorgelegt haben. Alle relevanten Entwicklungen und Veröffentlichungen zu diesem Thema wurden seitdem gesichtet, konnten jedoch häufig bei der gegebenen Darstellungsform nur sehr knapp wiedergegeben werden.

In wenigen Fällen werden als Hauptnamen der Akupunkturpunkte Varianten benutzt, die nicht immer die in China gebräuchlichsten sind (siehe WHO-Standard). Das geschah, weil diese Namen sachbezogen bedeutsamer sind. Bei diesen wenigen Punkten werden beide Namensvarianten (die gebräuchlichste und die weniger gebräuchliche) als chinesisches Zeichen sowie in Pinyin-Umschrift (einschließlich Betonungszeichen) wiedergegeben, so daß der Anwender dieses Buch problemlos in der Zusammenarbeit mit Chinesen benutzen kann.

Für die Entstehung dieses Buches war die Mithilfe vieler Mitarbeiter nötig. Mein besonderer Dank gilt Frau Dr. Ute Engelhardt für die inhaltliche Beratung, Frau Ulrike Brugger für ihre phantasievolle und präzise graphische Ausführung aller bildnerischen Entwürfe, Frau Susanne Löw für die unermüdliche Arbeit am Manuskript.

München, Januar 1995 — Carl-Hermann Hempen

Inhalt

Vorwort 5

Glossar 9

Die Geschichte der Akupunktur in China 10
Die Geschichte der Akupunktur in Europa 12
Die westliche Medizin und die chinesische Medizin 14
Methoden und Voraussetzungen der chinesischen Medizin 16
Die Akupunktur 18
Normkonventionen und energetische Grundbegriffe 20
Das Entsprechungssystem der Funktionskreise 24
Die Lehre von den Leitbahnen 26
Diagnostik 30
Die Beschreibung der Funktionskreise und Leitbahnen
– »Leber« – »Gallenblase« 34
– »Herz« – »Dünndarm« 38
– »Herzbeutel« – »Drei Wärmebereiche« 42
– »Mitte« (»Milz«) – »Magen« 44
– »Lunge« – »Dickdarm« 48
– »Niere« – »Blase« 52
Die Acht unpaarigen Leitbahnen . . . 56
Die Vier diagnostischen Verfahren . . 60
Die Lehre von den Reizpunkten 66
Die Beschreibung der Reizpunkte
– der Hauptleitbahn des Funktionskreises »Lunge« 72
– der Hauptleitbahn des Funktionskreises »Dickdarm« 78
– der Hauptleitbahn des Funktionskreises »Magen« 88
– der Hauptleitbahn des Funktionskreises »Mitte« (»Milz«) 110
– der Hauptleitbahn des Funktionskreises »Herz« 120
– der Hauptleitbahn des Funktionskreises »Dünndarm« 126
– der Hauptleitbahn des Funktionskreises »Blase« 136
– der Hauptleitbahn des Funktionskreises »Niere« 168
– der Hauptleitbahn des Funktionskreises »Herzbeutel« 182
– der Hauptleitbahn des Funktionskreises »Drei Wärmebereiche« . . . 188
– der Hauptleitbahn des Funktionskreises »Gallenblase« 200
– der Hauptleitbahn des Funktionskreises »Leber« 224
– der »Leitbahn der Steuerung« (Lenkergefäß« 232
– der »Aufnehmenden Leitbahn« (Konzeptionsgefäß«) 246
Extrapunkte 258
Praxis und Technik 268
Die Ohrakupunktur 274
Die Akupunktur aus westlicher Perspektive 276

Bewährte Indikationen 281
Empfehlungen der Weltgesundheits-Organisation 285

Bibliographie 286

Übersicht der 361 klassischen Foramina 288

Register 291

Glossar

aestus	»Sommerhitze«
algor	»Kälte«, verminderte Dynamik
ardor	»Glut«
ariditas	»Trockenheit«
calor	»Wärme«, erhöhte Dynamik
cardinalis (Abk.: c., Plural: cc.)	Hauptleitbahn
depletio	energetische Schwäche
extima	»Äußeres«, »Oberflächliches«
foramen (Abk.: f., Plural: ff.)	Akupunkturpunkt
f. conquisitorium abdominale (con ab)	Sammlungspunkt auf der Bauchseite
f. conventus (conv)	Zusammenkunftspunkt
f. copulo-conventorium	Verbindungs- und Zusammenkunftspunkt
f. inductorium dorsale (ind)	Einflußpunkt am Rücken
f. nexorium (nex)	Verknüpfungspunkt
f. qi originalis (orig)	Punkt, wo das Ur-Qi zugänglich ist
f. rimicum (rim)	Spaltpunkt
ff. quinque inductoria	die 5 (besonderen) Einflußpunkte (auf der Extremität)
Heteropathie	schrägläufiger »kranker« Qi-Fluß
humor	»Feuchtigkeit«
impares	unpaarige Leitbahnen
intima	»Inneres«, »Tiefes«
orbis (Abk.: o., Plural: orbes, oo.)	Funktionskreis (Fkt.kr.)
orbis cardialis C	Fkt.kr. »Herz« He
orbis felleus F	Fkt.kr. »Gallenblase« Gb
orbis hepaticus H	Fkt.kr. »Leber« Le
orbis intestini crassi IC	Fkt.kr. »Dickdarm« Di
orbis intestini tenuis IT	Fkt.kr. »Dünndarm« Dü
orbis lienalis L	Fkt.kr. »Mitte«, »Milz« MP
orbis pericardialis Pc	Fkt.kr. »Herzbeutel« KS
orbis pulmonalis P	Fkt.kr. »Lunge« Lu
orbis renalis R	Fkt.kr. »Niere« Ni
orbis stomachi S	Fkt.kr. »Magen« Ma
orbis tricalorii T	Fkt.kr. »Drei Wärmebereiche« 3E
orbis vesicalis V	Fkt.kr. »Blase« Bl
Orthopathie	geradläufiger »gesunder« energetischer Qi-Fluß
pituita	»Schleim«
Qi (sprich: tchi)	aktives energetisches Potential
repletio	energetische »Aufladung« durch eine Heteropathie
reticulares	Netzleitbahnen
sinarteria (Abk.: s., Plural: ss.)	(energieführende) Leitbahn, westl. Literatur häufig Meridian
ventus	»Wind«
Xue (sprich: hsüeh)	stoffliches energetisches Potential
Yang	der aktive Aspekt einer Wirkung
Yin	der stoffliche Aspekt einer Wirkung

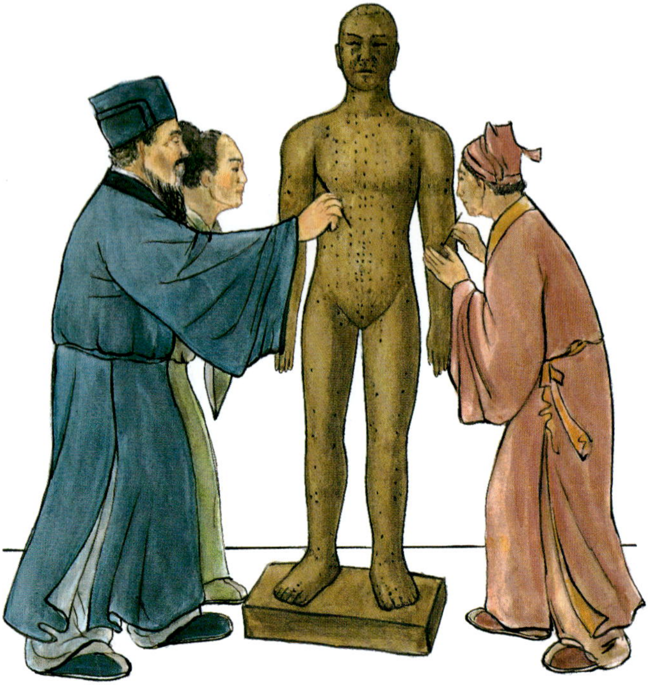

A Bronzefigur nach Wang Weiyi (1027)

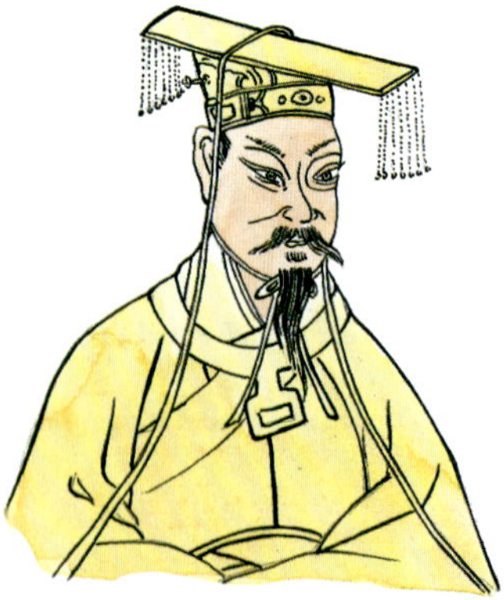

B Huangdi

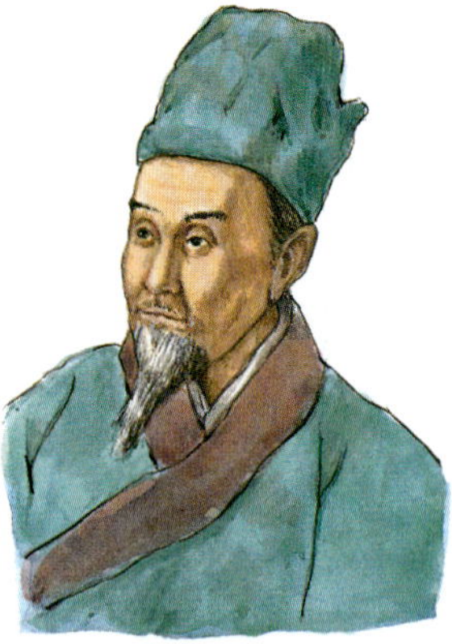

C Li Shizhen (1518-1593)

Früheste Aufzeichnungen

Die erste schriftliche Erwähnung der Akupunktur und Moxibustion datiert vom 2. Jahrhundert vor unserer Zeitrechnung. In den **»Aufzeichnungen der Historiker«** von Sima Qian ist erstmals von »Steinnadeln« die Rede. Inzwischen zeigen neuere Grabfunde, daß derartige therapeutische Instrumente möglicherweise bereits vor 4000 oder 6000 Jahren Anwendung fanden. Neben den Steinnadeln bediente man sich in früheren Zeiten auch der Bambussplitter.

Das älteste medizinische Werk, der **»Innere Klassiker des Gelben Fürsten«** (*Huangdi Neijing*), das zwischen dem 2. Jahrhundert v. Chr. und dem 2. Jahrhundert n. Chr. zusammengestellt wurde (B), bettet dieses Therapieverfahren erstmals in die gesamte chinesische Medizin ein. Es beschreibt die wichtigsten Leitbahnen, verschiedene Nadeln (Metallnadeln), Stichtechniken, Indikationen für die Anwendung bestimmter Akupunkturpunkte und zeichnet 160 klassische Punkte auf. Der »Innere Klassiker des Gelben Fürsten« besteht in der heute überlieferten Form (aus dem 13. Jahrhundert) aus zwei Teilen, den »Unbefangenen Fragen« (*Suwen*) und dem »Angelpunkt der Struktivkraft« (*Lingshu*). Die früheste Erwähnung der Anwendung von Beifuß (*Artemisia vulgaris*) zur »Wärmebehandlung der Akupunkturpunkte« (Moxibustion) findet sich bei dem Philosophen Menzius (*Mengzi*) im 4. Jahrhundert v. Chr.

Um die Zeitwende entstand, von anonymen Autoren kompiliert, das umfangreiche Werk **»Klassiker der Einwendungen«** (*Nanjing*), in dem die Aku-Moxi-Therapie erstmals ausführlich erörtert wird.

Das erste sicher datierbare klassische Werk ist der **»Systematische Aku-Moxi-Klassiker«** (*Zhenjiu jiayi jing*) von Huang Fumi (215–282). Es bringt erstmals eine klare Terminologie, eine sorgfältige topologische Beschreibung der einzelnen Akupunkturpunkte und systematische Hinweise auf ihre Wirkung. Inzwischen war die Anzahl der klassischen Einstichstellen auf 349 angewachsen und der gesamte Korpus der Aku-Moxi-Therapie zu einem eigenständigen Heilverfahren geworden.

Im Laufe der Jahrhunderte entstanden weitere wichtige Zusammenstellungen und Neubewertungen des gesamten Wissensgebietes. Der Buchdruck, der in China bereits im 10. Jahrhundert verbreitet war, führte zur Entfaltung der Wissenschaften. Neue Lehrbücher, aber auch andere Lehrmaterialien verbreiteten in dieser Zeit das medizinische Wissen. Beispielsweise wurden im Jahre 1027, auf Vorarbeit von Wang Weiyi, einem bekannten Beamtengelehrten, zwei lebensgroße Bronzefiguren gegossen (A), auf denen alle Leitbahnen verzeichnet waren. Die darauf liegenden Akupunkturpunkte wurden als Löcher maskiert. Diese Bronzefiguren konnten außen mit Wachs beschichtet und innen mit Wasser gefüllt werden. Wenn der Prüfling in der Medizinschule schließlich die korrekten Akupunkturpunkte gestochen hatte, trat zum Beweis der Richtigkeit seiner Handlung Wasser aus den durchstochenen Öffnungen.

In den nachfolgenden Jahrhunderten wurden weitere wichtige Lehrbücher herausgegeben, so 1341 von Hua Boren die berühmte **»Erläuterung der 14 Hauptleitbahnen«** oder 200 Jahre später von Li Shizhen (1518–1593) die **»Untersuchungen über die Acht Unpaarigen Leitbahnen«**, deren Aussagen bis heute unbestrittene Gültigkeit haben. Li Shizhen (C), berühmt für seine enzyklopädischen Arbeiten der »Pharmakopoe in Abteilungen und Unterabteilungen« (*Bencaogangmu*) ließ sich in weniger umfangreichen Arbeiten auch auf das Thema der Akupunktur ein.

Sammlung und Überblick

Einen vorläufigen Höhepunkt erreichte die Darstellung des gesamten Wissensgebietes im 16. und 17. Jahrhundert, wo eine Sichtung des bisher über die Jahrhunderte Erreichten zu so umfassenden Werken führte wie der **»Summe der Aku-Moxi-Therapie«** (1601) von Yang Jizhou. In diesem wie auch in anderen Werken aus der Zeit wurde die Theorie der gesamten chinesischen Medizin sowie der Reizpunkte und der Leitbahnen in einer bis heute unübertroffenen Geschlossenheit und Schlüssigkeit dargestellt.

Deshalb sind alle nachfolgend entstandenen Lehrbücher, insbesondere solche aus neuerer Zeit, nicht mehr als wirklicher Fortschritt zu verstehen. Im Gegenteil, die Einlassung auf westliches Gedankengut, das Bemühen einer Vermengung von westlicher Physiologie und traditioneller chinesischer Medizin, haben zu keiner echten Weiterentwicklung, sondern eher zu einem undurchschaubaren Gemisch geführt.

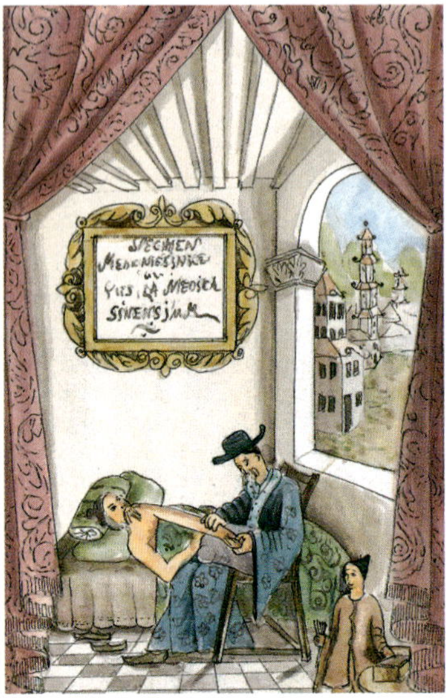

A Deckblatt von Andreas Cleyers »Specimen medicinae sinicae« (1682)

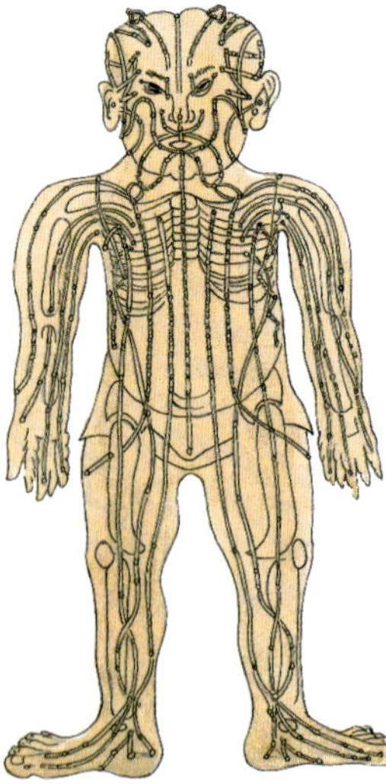

B Leitbahnverläufe nach Andreas Cleyer

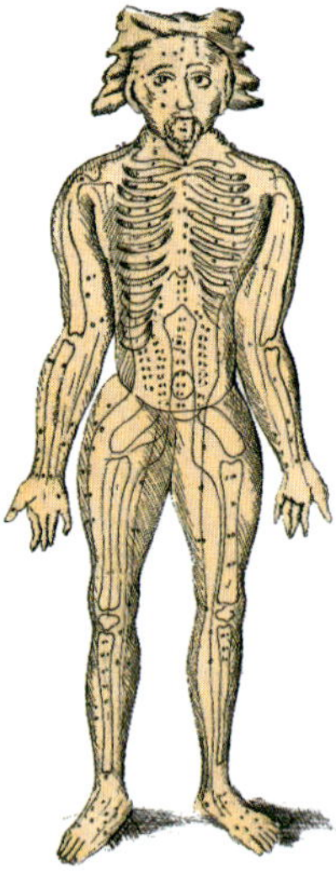

C Erste westliche Darstellung von Akupunktur-Punkten nach Willem Ten Rhyne (1683)

Überlieferung und Behandlung
In Europa wird diese Behandlungsmethode, das Stechen mit Nadeln zu therapeutischen Zwecken, erstmals 1658 bekannt. Der Holländer J. de Bondt erwähnt in seinen Aufzeichnungen, aufgenommen in W. Pisos Werk **»De Indiae utriusque re naturali et medica«** (Amsterdam), entsprechende Beobachtungen aus Japan. Einen eingehenderen Bericht verfaßte 1683 Dr. Willem Ten Rhyne, der als Arzt bei der Ostindischen Handelskompanie tätig war. Er beschrieb nicht nur die klinischen Wirkungen der Nadelstich-Therapie, sondern führte auch den Begriff der »Akupunktur« ein (C). Er gab die Lokalisationen der Behandlungspunkte wieder und überlieferte zumindest ansatzweise das chinesische Menschenverständnis.
Eine erste theoretische Darstellung legte Andreas Cleyer 1682 mit dem Werk **»Specimen medicinae sinicae«** (A, B) vor. Auch wenn es in medizinischen Traktaten bereits Aufforderungen zum Handeln gab (Stefan Blancard, Leipzig 1692) dauerte es noch hundert Jahre, bis ein nachweisbarer klinischer Einsatz erfolgte.
Gestützt auf die Arbeiten von M. Dujardin (1774) und Felix v. Vicq d'Azyr (1787) begann der Pariser Arzt Louis Berlioz, Vater des Komponisten, 1809 mit breit angelegten klinischen Versuchen. Das **mechanistische Weltbild** bestimmte die Vorstellungskraft der Ärzte, weshalb sie die Akupunktur fast ausschließlich in der Schmerztherapie einsetzten. Berlioz beobachtete aber auch Allgemeinreaktionen wie eine verbesserte Resorption von Gewebeflüssigkeit, eine gesteigerte Diurese und eine allgemeine Entkrampfung.
In den folgenden Jahrzehnten kam es in Paris in bestimmten Ärztekreisen beinahe zu einer Akupunktur-Euphorie. J. B. Sarlandière versuchte, die Ergebnisse mit Elektrostimulation zu verbessern; Jules Cloquet behandelte Tausende von Patienten und veröffentlichte eine Übersicht über 300 Fälle, die sogar schwerste Erkrankungen wie Konvulsionen, Epilepsie und Delirien verzeichnete.
1824 kam es zur **ersten deutschsprachigen Veröffentlichung** über Akupunktur, einer Übersetzung von »A treatise on acupuncturation« des Engländers James M. Churchill. 1825 erschien die erste Dissertation zum Thema Akupunktur (C.A.L. Scheider, Berlin). Zu den wenigen Praktikern in Deutschland gehörte der Berliner Arzt und spätere Hofmedicus Heinrich Sabatier von Michaelis, der die positive Wirkung der Akupunktur bei rheumatischen Erkrankungen beschrieb. Doch für die westliche wissenschaftliche Medizin fehlte das Bezugssystem. Die Akupunktur-Therapie war in das System einer kausal-analytischen Wissenschaft, die ab Mitte des 19. Jahrhunderts zu ihrem vermeintlichen Siegeszug ansetzte, nicht integrierbar. Der erste Annäherungsversuch der westlichen Welt an diese alte östliche Medizin war gescheitert.
In Frankreich sorgte Soulie de Morant für Aufsehen, als er nach einem angeblichen 30jährigen Studium in China (1901–1931) erstmals Bausteine des theoretischen Hintergrundes und eine ansatzweise Darstellung der chinesischen Physiologie und Diagnostik überbrachte.

Richtungen
Fortan bestimmten zwei, vom Ansatz her gegensätzliche Anschauungen den Umgang mit dieser alten Behandlungstechnik: Die westlich orientierten **Reflextherapeuten**, ihnen haben sich die westlich orientierten chinesischen Ärzte angeschlossen, versuchen Modelle und Vorstellungen der westlichen Neurophysiologie und Biochemie als Voraussetzung für das Verständnis der Akupunktur festzuschreiben. Mit einem nach westlichen Kriterien gefundenen Wirkungsnachweis wollen sie das Therapieverfahren zwanglos in das westliche Medizingebäude integrieren und verzichten auf die Auseinandersetzung mit einem vollkommen andersartigen gedanklichen und medizinischen System.
Die klassisch-traditionell orientierten Mediziner gehen dagegen davon aus, daß eine ursprüngliche **Erfahrungsmedizin**, die den Phänomenen, welche am Menschen über Jahrtausende beobachtet wurden und denen eine innere Struktur gegeben werden konnte, durch diese schlüssige rationale Vernetzung den wissenschaftstheoretischen Kriterien genügt und zur westlichen, **kausal-analytischen** Medizin ein vollständiges **Komplement** bildet (s. S. 17). So entstehen zum Thema Akupunktur bis heute einerseits Lehrbücher, die den westlichen naturwissenschaftlichen Ansatz zum Ausgangspunkt ihrer Darstellung machen (noch die Mehrzahl) und andererseits Werke, die auf den traditionellen chinesischen Aussagen fußen und die **induktive Synthese**, das Verständnis der chinesischen Medizin als einem **Entsprechungssystem**, zugrunde legen.

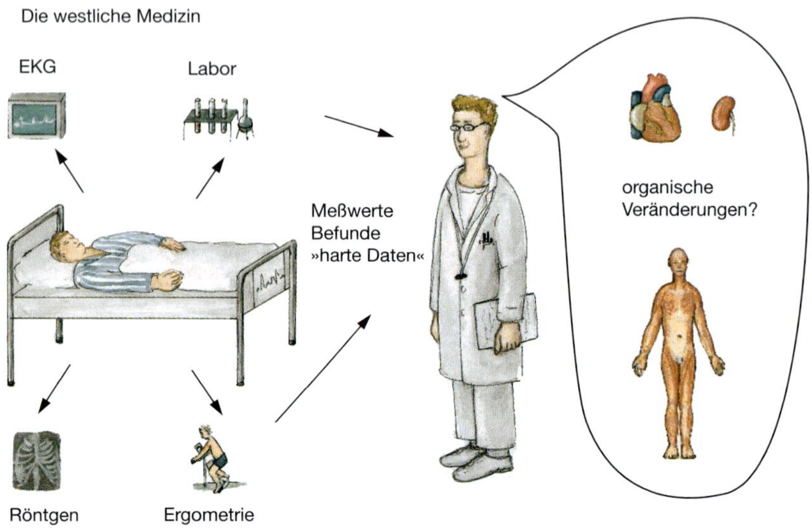
Die westliche Medizin
EKG
Labor
Meßwerte
Befunde
»harte Daten«
organische
Veränderungen?
Röntgen
Ergometrie

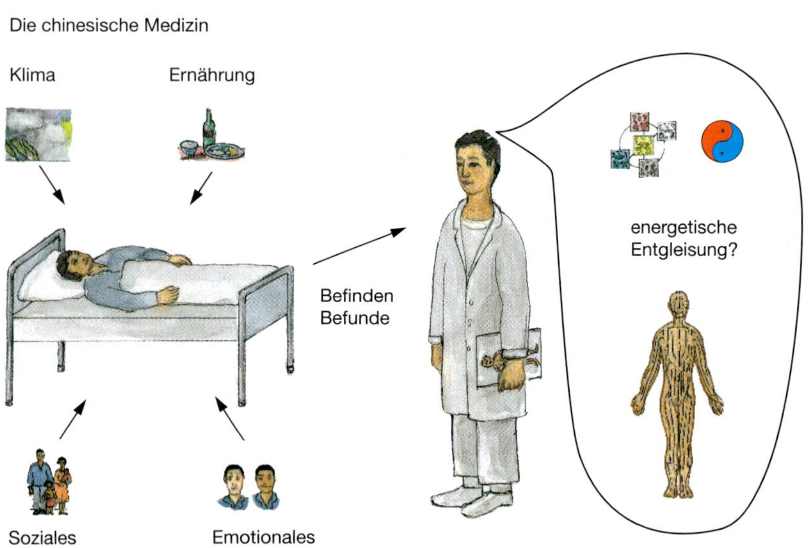
Die chinesische Medizin
Klima
Ernährung
energetische
Entgleisung?
Befinden
Befunde
Soziales
Emotionales

Medizinkritik
Die kritische Einstellung zur westlichen Medizin nimmt ständig zu. Der finanzielle Aufwand und der wissenschaftliche Einsatz für die Medizin haben gerade in den hochtechnisierten Nationen ungeahnte Ausmaße angenommen. Dennoch ist der Gesundheitszustand der Bevölkerung besorgniserregend schlecht.

Funktionelle Beschwerden
Zwei Drittel aller Bundesbürger fühlen sich nicht gesund. Sie klagen über unklare Beschwerden wie Unwohlsein, Reizbarkeit, Schlafstörungen, Erschöpfungszustände, Schwindel, Wetterfühligkeit, Kopfschmerzen usw. Allein das Symptom Rückenschmerzen findet sich bei jeder siebten Krankschreibung durch den Arzt. Aber nur bei einem kleinen Teil dieser Patienten kann ein meßbarer Befund erhoben, also im westlichen Sinne eine klare Diagnose gestellt werden. Was geschieht mit den Patienten, die glaubwürdig klagen, aber nicht »richtig« krank sind, die nur »Befindensstörungen« zeigen? Immerhin ist es über die Hälfte aller Bürger, die auf solche Weise unverstanden und oft unbehandelt den Arzt wieder verläßt.

Chronische Krankheiten
Ein zweites Problem ist bedrückend: Über zehn Prozent aller Mitbürger sind chronisch krank. Sie haben zwar eine »anerkannte Krankheit«, aber erfahren durch die westliche Medizin bestenfalls Linderung. Typische Beispiele sind Rheumatiker, Asthmatiker, Diabetiker oder die rapide ansteigende Zahl der Allergiker. Seit einigen Jahrzehnten richtet sich die Aufmerksamkeit etlicher Ärzte und Wissenschaftler darauf, dieses Dilemma zu überwinden.

Kausalanalyse
Die westliche Medizin bedient sich seit über hundert Jahren konsequent einer wissenschaftlichen Methodik, die sie von den Naturwissenschaften übernommen hat, nämlich der »kausalen Analyse«. »Meßbarkeit« heißt das Schlüsselwort: Nicht das »Befinden« des Patienten, sondern der »Befund« steht im Mittelpunkt. Das führte zu einer organbezogenen Betrachtungsweise, die die Verifikation eines pathologischen Sachverhaltes mit möglichst vielen »harten Daten« verlangt. Doch Patienten, die keine pathologischen Blutwerte, keine kritischen Röntgenbilder liefern, oder die z.B. über Nervosität, Reizbarkeit, Niedergeschlagenheit, Depression, Hitzeempfindungen, Konzentrationsstörungen, Schmerzen oder Infektanfälligkeit klagen, haben in diesem Kausalitätsschema keinen Platz.

Die chinesische Medizin
Zaghaft seit über hundert Jahren und vehement seit einigen Jahrzehnten breitet sich ein gänzlich anderer medizinischer Ansatz aus. Die **chinesische Medizin** beschreibt seit einigen tausend Jahren den Menschen als Teil eines kosmischen, energetischen Wirkgefüges.

Yin und Yang
Der Mensch ist als Abbild natürlicher Harmonie aufgespannt zwischen Himmel und Erde, zwischen den Polen **Yin** und **Yang**. Vereinfacht gesprochen, sehen die traditionellen chinesischen Ärzte das Individuum als eine »Verdichtung von Energetischem«. Der chinesische Arzt interessiert sich für alle energetischen Phänomene, für alle aktiven Lebensäußerungen, für die Emotionen und vitalen Körperfunktionen, weil sie eventuelle Disharmonien des energetischen Gesamtgefüges des menschlichen Individuums anzeigen können.

Das Qi
Das Spannungsfeld energetischer Einflüsse, dem jeder Mensch unterliegt, das energetische Potential, das den Körper wie Flüsse und Seen in einer inneren Landschaft durchströmt, nennen die Chinesen **Qi**. Nach den Erfahrungen der alten Ärzte fließt dieses Qi in zyklischer Abfolge auf definierten **Leitbahnen** von der Körpermitte zu den Enden der Extremitäten und wieder zurück. Alle Lebensäußerungen des Individuums sind also als Ausdruck seiner energetischen Gegebenheit zu verstehen. Es ist nicht das Ziel des Arztes, Messungen an organisch Fixiertem durchzuführen, sondern die energetische Situation, die Gegebenheit der Qi-Verteilung zu verstehen und diese bei einer krankhaften Entgleisung richtig zu bewerten. Alle Aussagen des Patienten sind daher für den Arzt wichtig.

Das Funktionskreisgefüge
Die chinesische Medizin hat im Laufe der Jahrhunderte die Arbeit mit den Symptomen, den Lebensäußerungen und Phänomenen präzisiert, indem sie ihre Aussagen in eine klar

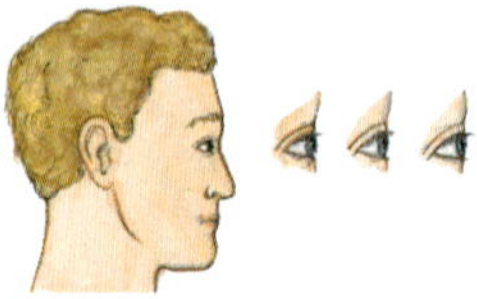

A Positive Empirie (wiederholte Beobachtung)

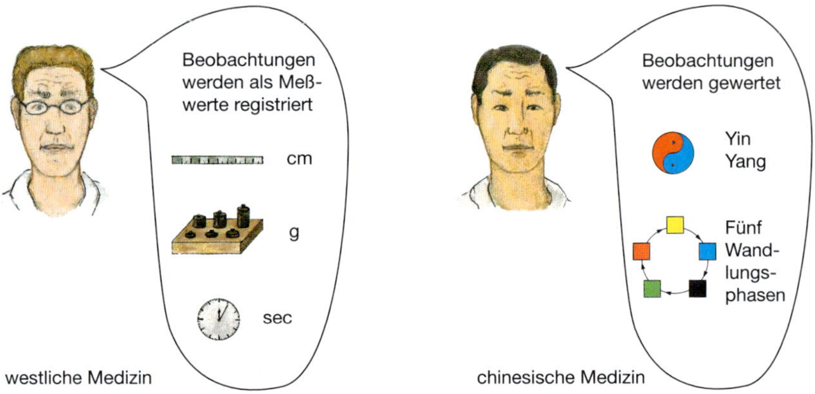

B Normkonventionen

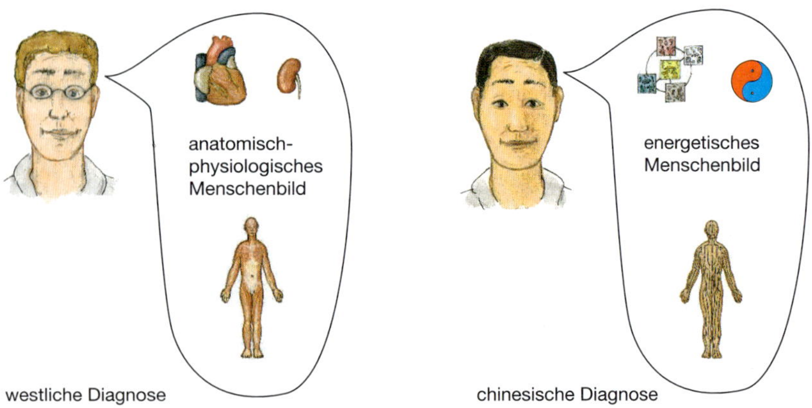

C Systematische Vernetzung

Die drei Wissenschaftskriterien (heuristische Kriterien nach Sarton, Popper, Porkert)

systematisierte Ordnung gebracht hat. Der Mensch wird als Teil des Kosmos, eingebettet in die universale Rhythmik, verstanden. Der Arzt ordnet seine Beobachtungen in ein **Entsprechungssystem** ein und identifiziert die entsprechenden Bereiche, die **Funktionskreise** genannt werden. Krankheitssymptome weisen in spezifischer Weise auf Schwachstellen, Schädigungen, Entgleisungen in diesem Funktionskreisgefüge hin.
Daneben bestimmt er **krankheitsauslösende Faktoren** und mögliche Entgleisungen, die charakteristische Symptome hervorrufen können. Fundamental für die chinesische Diagnose ist außerdem die Bewertung aller Abweichungen nach dem System der **Acht Leitkriterien**.

Die Diagnose
Indem der chinesische Arzt all das aufnimmt, was ihm zugänglich ist, den Menschen in seiner Ganzheit würdigt, hat er damit im übrigen die Spaltung des Individuums in Psyche und Soma, welche die westliche Medizin immer noch so stark beherrscht, längst gegenstandslos werden lassen. Wenn er nach dem lückenlosen Erfassen der energetischen Abweichungen das zur Verfügung stehende Ordnungssystem anwendet, kommt er zu einer **chinesischen Diagnose**.
Zeichen einer gewachsenen und gereiften Medizinkultur und Kriterium von Wissenschaftlichkeit schlechthin ist es, gesammelte Daten schlüssig in ein abstrahiertes Bezugssystem integrieren zu können. Bei aller Vielfalt der individuellen Befunde ist die Formulierung einer Diagnose (in einer verbindlichen Terminologie) Voraussetzung für ärztliches Handeln. Alle anschließenden Therapiemaßnahmen zeigen in der chinesischen Medizin diese ordnenden Strukturen, wie sie in der Diagnose vorgegeben sind. Alles unterliegt demselben Paradigma. Die Beschreibung der Wirkrichtung einer jeden Therapiemaßnahme ist das Konzentrat eines generationenlangen Prozesses.
Als Voraussetzung für das sinnvolle und erfolgreiche Arbeiten mit den therapeutischen Bausteinen der chinesischen Medizin ist also eine präzise Diagnose im Sinne der chinesischen Medizin nötig. Ohne chinesische Diagnose auch keine Therapie aus dem »Schatzhaus der chinesischen Medizin« (Mao Zedong). Alles andere ist mutwilliges Herauslösen und bleibt Eklektizismus.

Die Therapie
Verschiedene **Therapieverfahren** stehen dem Arzt zur Verfügung. Das am häufigsten angewendete ist neben der Akupunktur die Verabreichung von natürlichen Arzneimitteln (pflanzlichen, tierischen, mineralischen). Hierbei wird eine zusammengestellte Rezeptur als Abkochung (Decoct) verordnet. Weiterhin gibt es den gezielten Einsatz diätetischer Maßnahmen, von Bewegungstherapien (Taiji, Qigong) und Massagen.

Erkenntnistheoretische und methodische Voraussetzungen
Die chinesische Medizin ist eine **wissenschaftliche Medizin**. Um diese Behauptung zu belegen, bedarf es dreier Kriterien (Wissenschaftskriterien):
1. Ohne Zweifel nimmt die chinesische Medizin Rückgriff auf eine unendlich große klinische Erfahrung. Über Jahrtausende haben zahllose Ärzte ihre Beobachtungen am Menschen minutiös notiert und dieses Wissen schließlich in den einschlägigen Kompendien verdichtet. Diese Erfahrungsdaten nennt man in der Wissenschaft **positive Empirie** (A).
2. Um die Vielzahl der Beobachtungen und Aussagen zu formulieren, bedarf es einer speziellen Sprache, eines Bezuges auf **Normkonventionen** (B). So wie beispielsweise die unendliche Menge technischer Erfahrungen in der westlichen Medizin nur unter Verwendung des metrischen Systems mitteilbar ist, so benötigt man eine »normierte Sprache«, um die positiven klinischen Erfahrungen von Generationen von chinesischen Ärzten »objektiv« mitteilbar zu machen. Die Schaffung von Normkonventionen war wissenschaftstheoretisch und wissenschaftshistorisch notwendig.
3. Die klinischen Aussagen der chinesischen Medizin und der Akupunktur wurden erst dadurch zu einem wissenschaftlichen Gefüge, daß sie in einem rationalen System miteinander in Verbindung gebracht wurden. Dazu war die Schaffung einer abstrahierten Struktur wie das Postulat der »Funktionskreise« und der »Leitbahnen« notwendig. Durch die Einbettung der Einzelaussagen in ein klares und strenges Bezugssystem war das Kriterium der **rationalen Vernetzung der Beobachtungsdaten** oder auch der **Systematisierung** (C) erfüllt.

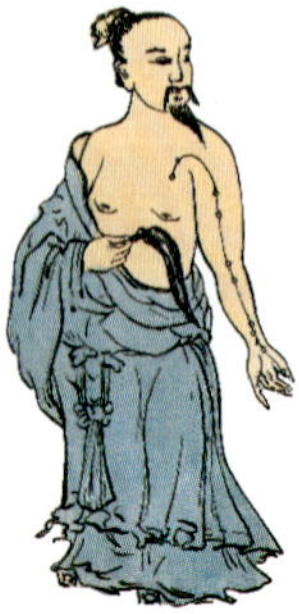

A Frühe Darstellung (1601) der Hauptleitbahn des Funktionskreises »Lunge«

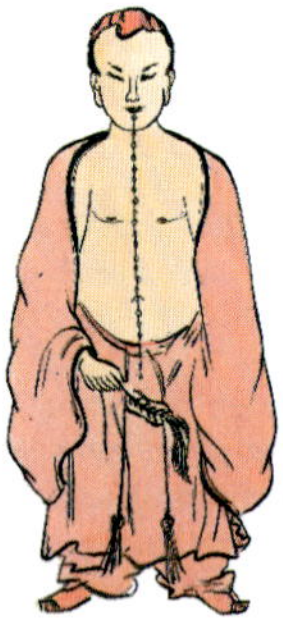

B »Aufnehmende Leitbahn« (1601)

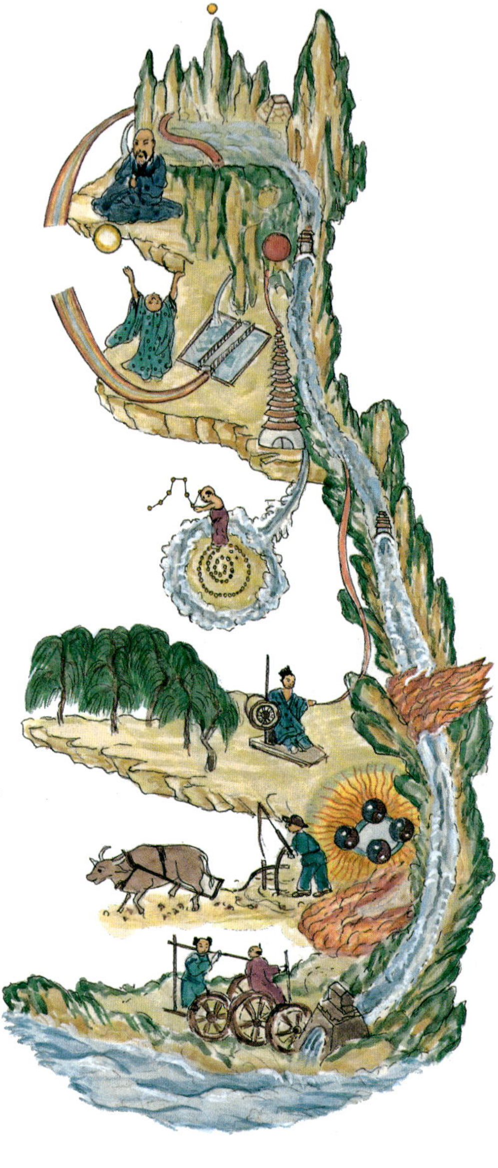

C »Bild der inneren Leitbahnen des Menschen« *(neijingtu)*

Im Westen ist aus der chinesischen Medizin die **Akupunkturtherapie** zuerst bekannt geworden und nicht zuletzt wegen ihrer exotischen Erscheinung am stärksten beachtet worden. So sorgte der Journalist James Reston, der 1972 US-Präsident Nixon nach China begleitete, für Aufruhr, als er dort operiert wurde und die notwendige Analgesie mit Akupunkturnadeln vorgenommen wurde. Als die Bilder von diesem Ereignis um die Welt gingen, war es nicht nur für Ärzte, sondern auch für andere Wissenschaftler eine Herausforderung, sich mit diesem Thema zu beschäftigen. Spätestens seit dieser Zeit steht die Akupunkturtherapie bei den Schmerztherapeuten im Brennpunkt des Interesses.

Der chinesische Begriff **zhenjiu** ist annäherungsweise mit Aku-Moxi-Therapie (= Akupunktur und Moxibustion) zu übersetzen. Hierbei handelt es sich um die mechanische (*acus pungere*: lat.: Nadel stechen, chin.: *zhen*) oder/und die thermische Einwirkung (*moxa*, abgeleitet von jap.: *mogusa*, dem chin.: *jiu* entspricht) auf bestimmte Punkte der Körperoberfläche. Diese mechanische und thermische Einwirkung auf die Körperoberfläche wird in der chinesischen Medizin auch als die **äußere Therapie** (*wai zhi*) bezeichnet, im Gegensatz zur **inneren Therapie** (*nei zhi*), der Anwendung von Arzneimitteln.

Behandlungsziele

Die Akupunkturtherapie zielt auf die Beeinflussung des energetischen Potentials des Menschen. Der Qi-Fluß im Inneren des Körpers ist durch bestimmte Höhlungen, Vertiefungen, Eingänge von der Haut her zugänglich. Auf topographisch definierten Bahnen (A, B) unter der Haut, im Gewebe, fließt in den Leitbahnen dieser lebenserhaltende Energiestrom (C). Ziel der Behandlung ist es, mit der Nadel über besonders geeignete Orte auf der Haut, die Akupunkturpunkte, dieses Wegesystem, den Qi-Fluß zu erreichen und zu modulieren. Die therapeutische Absicht knüpft an die diagnostische Aussage an: Beispielsweise werden Blockaden des Qi-Flusses gelöst, der Qi-Fluß gekräftigt oder krankhaftes Qi aus dem Körper eliminiert.

Die im Westen häufig praktizierte Akupunktur hat sich davon weit entfernt: Eine angeblich saubere westliche Diagnose soll das Rückgrat für eine korrekte Nadelstichtherapie sein. Diese Form der Akupunkturtherapie fußt auf der westlichen Sicht der Welt: die Reduktion komplexer Phänomene auf meßbare Daten, ein Heruntertransformieren differenziertester Einflußmöglichkeiten auf vereinfachte Wirkmuster. Diese Annäherung an die chinesische Medizin und die Therapiemethode der Akupunktur läßt eine Würdigung und Anerkennung nur dann zu, wenn die methodischen Forderungen der westlichen Wissenschaft erfüllt sind. Nur solche Wirkphänomene, die meßtechnisch erklärt werden können oder einem neurophysiologischen Modell gehorchen, erscheinen akzeptabel; alle anderen Beobachtungen werden gerne in den Bereich der Fabel verwiesen. Aber die jahrtausendlange **klinische Erfahrung** der chinesischen Ärzte und die positiven Ergebnisse des ärztlichen Alltages verleihen diesem System Glaubwürdigkeit.

Ärztliche Kenntnis

Die Anwendung setzt beim Arzt die Kenntnis des energetischen Flusses, das Wissen um die anatomische Lage der Einflußpunkte und eine genaue Vorstellung von der möglichen Wirkung der einzelnen Akupunkturpunkte voraus. Diese Wirkbeschreibung eines jeden Akupunkturpunktes ist streng an die diagnostischen Aussagen gekoppelt. Deshalb kann die gesamte Aku-Moxi-Therapie ihre wirkliche Stärke und Leistungsfähigkeit nur im Kontext der chinesischen Medizin, also nur nach durchgeführter chinesischer Diagnostik entfalten.

Die Strukturen der chinesischen Medizin lassen sich nur verstehen, wenn man die sprachlichen Elemente und vor allem die **Normkonventionen** wie **Yin** und **Yang** (s. S. 21) und die **Fünf Wandlungsphasen** (s. S. 21 ff.) erfaßt hat. Die Kenntnis der **Funktionskreise** (lat.: *orbes*) (s. S. 25) und der **Leitbahnen** (lat.: *sin-arteriae*) (s. S. 27 ff.) mit ihrer Physiologie und ihren pathologischen Entgleisungen sind ebenso Voraussetzung wie das Wissen um die 361 klassischen Akupunkturpunkte (lat.: *foramina*) (s. S. 67 ff.) mit ihrer Lage, Qualifikation, Wirkung, Indikation, Technik. Im Laufe der Jahrtausende sind sie nach und nach in das Gesamtsystem der chinesischen Medizin eingebettet worden und haben aufgrund einer unendlich breiten und langen klinischen Erfahrung eine ausgereifte therapeutische Stabilität gewonnen.

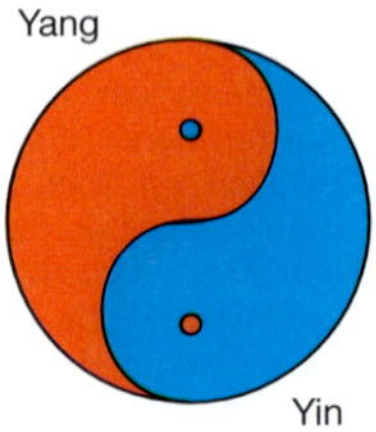

A Taiji-Zeichen

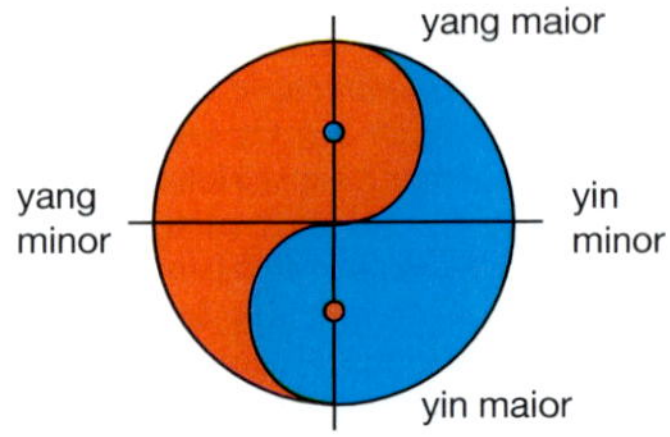

B Aspekte von Yin und Yang

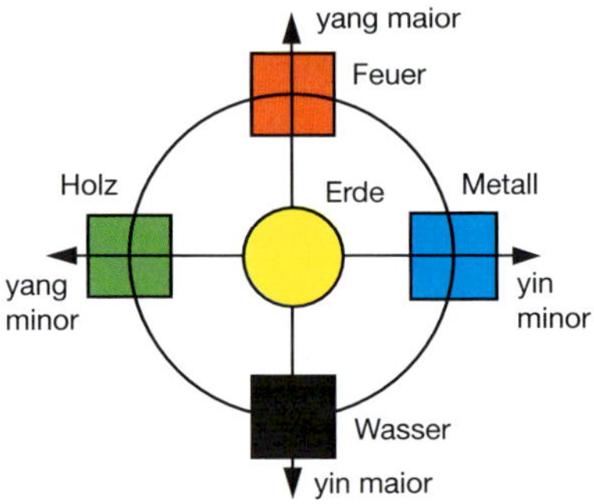

C Fünf Wandlungsphasen

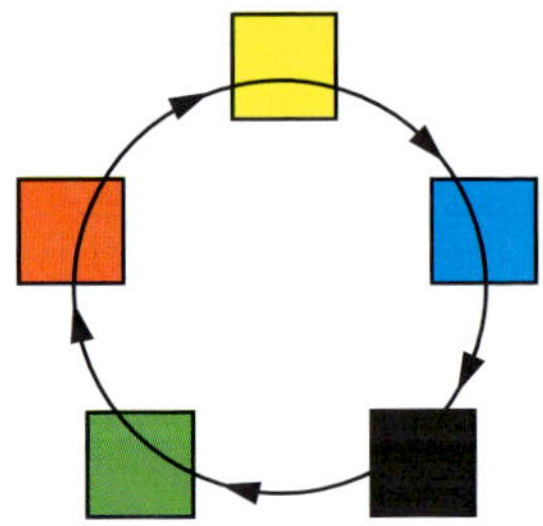

D Reihenfolge der Hervorbringung

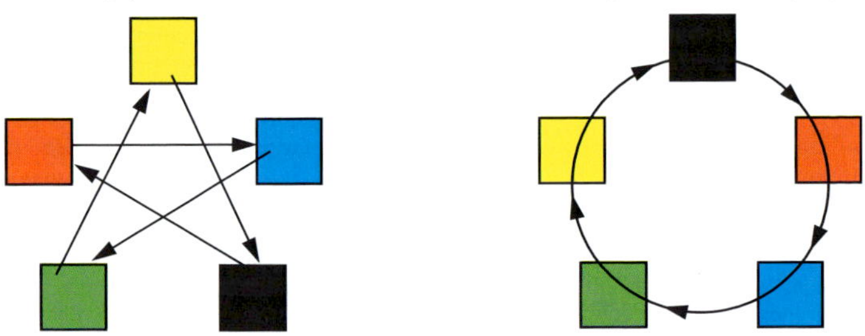

E Reihenfolge der Bändigung

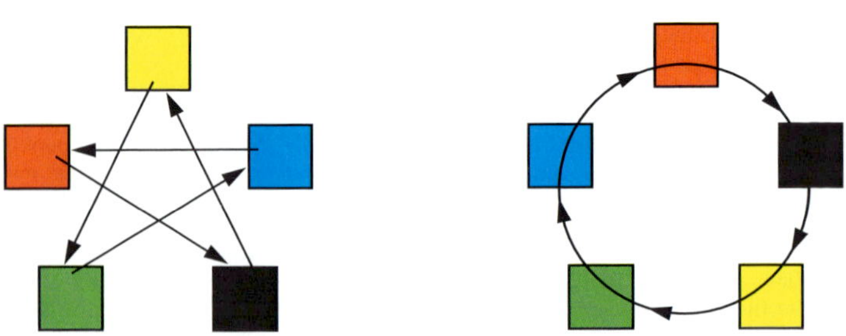

F Reihenfolge der Überwältigung

Im qualitativen Wertesystem der chinesischen Medizin beschreiben die Konventionen **Yin** und **Yang** Polares schlechthin. Dabei kann es sich einmal um Kräfte, um Wirkungen, um polare Aspekte einer statischen Gegebenheit oder eines rhythmischen, zeitlichen Prozesses handeln. Der **Yin-Aspekt** steht für Ruhendes, Kühles, Bewahrendes, Einschließendes, Sich-Verdichtendes, Stoffliches, Struktivität und Organisches. Der **Yang-Aspekt** gibt demgegenüber das Bewegte, Warme, Helle, Dynamische, Extrovertierte, Sich-Energetisch-Entfaltende, den aktiven, energetischen Lebensprozeß wie körperliche Bewegung, Emotionen, Psychisches, Gedankliches, keinesfalls Stoffliches wieder. Polare Beispiele aus der unmittelbaren Beobachtung sind:

Yang	Yin
Sonne	Mond
Tag	Nacht
oben	unten
warm	kalt
männlich	weiblich
Himmel	Erde
Aktives	Stoffliches
Bewegendes	Struktives
Dynamisches	Materielles

Yin und Yang stehen in einem ewigen Wechselspiel. So wie jedes Ding ein Oben und Unten, ein Innen und Außen hat, so besteht alles Leben aus Körperlichkeit und Aktivität. Aber die Aktivität formt gleichzeitig die Körperlichkeit, das Yang mit seinen verändernden Kräften gestaltet das Yin. Andererseits bietet das Yin, das Materielle, den aktiven Kräften Widerstand, stellt sich konservierend und erhaltend der verändernden Kraft entgegen. Der rhythmische Wechsel von Yin und Yang, die Verwobenheit dieser beiden Aspekte geht am besten aus dem klassischen Fuchi-Zeichen hervor (A). Das Taiji-Zeichen gibt die polaren Aspekte von Tag und Nacht in ihrer rhythmischen Aufeinanderfolge und den Jahresverlauf in seinem zyklischen Prozeß wieder: als Yin-Aspekt die Nacht oder den Winter, als Yang-Aspekt den Tag oder den Sommer.
Besondere sequenzielle Prozesse lassen sich noch genauer mit den daraus entstandenen **Fünf Wandlungsphasen** (B, C) beschreiben. Das Beispiel des Tagesverlaufes illustriert dies: Der frühe Morgen, an dem sich das Yang (die Sonne) zu entfalten beginnt, wird als »kleines Yang« (*yang minor*) oder bildhaft auch als Wandlungsphase **Holz** bezeichnet. Die Aktion entfaltet sich, Holz steht bildhaft für Wachstum, für das Grünende, in Extroversion Begriffene. Wenn sich die Yang-Kräfte zur Mittagszeit voll entfaltet haben, spricht man vom »großen Yang« (*yang maior*) und bezeichnet dies als Wandlungsphase **Feuer**. Das Bild des Feuers steht für vollständige Entfaltung der Aktivität, für maximale Extroversion, für Aktivität schlechthin.
Im Laufe des Tages geht die Sonne nach Westen unter und verschwindet am Horizont. Der Abend beginnt, die Yin-Zeit setzt ein. Es ist die Zeit des »kleinen Yin« (*yin minor*), auch als Wandlungsphase **Metall** bezeichnet. Das Bild des Metalls steht für Ruhendes, Bewahrendes, Einschließendes, Konkretisiertes. Zu diesem Zeitpunkt zieht sich die Aktivität zurück, die Dynamik wird herausgenommen, das Ruhende, Konkretisierte, der Yin-Aspekt obsiegt.Um Mitternacht ist der tiefste Yin-Aspekt, das »große Yin« (*yin maior*) erreicht. Dieses wird auch als Wandlungsphase **Wasser** bezeichnet. In dieser Phase kommt es zur höchsten Verdichtung, zur absoluten Ruhe, zur Verminderung jeglicher Dynamik, zur Sammlung, zur Hibernation. Fixierung, Verhärtung, Einkapselung stehen sinnbildlich für die Wandlungsphase »Wasser«.
In der klassischen Form der Darstellung werden die vier Wandlungsphasen auf der Peripherie, ähnlich den vier Jahreszeiten und den vier Himmelsrichtungen aufgetragen, in der Mitte befindet sich als ruhender Pol die Wandlungsphase **Erde** als fünfte Wandlungsphase (C). Historisch hat sich hieraus die **Reihenfolge der Hervorbringung** (D) entwickelt, wobei die Erdphase zwischen den Yang-Aspekt Feuer und den Yin-Aspekt Metall projiziert wird. Die Reihenfolge der Hervorbringung spielt in der chinesischen Medizin eine große Rolle. Dieses kybernetische System bedarf einer natürlichen Gegensteuerung, welche durch die **Reihenfolge der Bändigung** wiedergegeben wird (E), wobei durch das jeweilige Überspringen einer Position die jeweils übernächste Phase kontrolliert, gebändigt, reguliert wird.
Wenn sich bei pathologischen Geschehnissen diese Kräfte in umgekehrter Richtung unkontrolliert ausbreiten, spricht man von einer **Reihenfolge der Überwältigung** (F). Wenn die beschriebenen zyklischen Prozesse oder ande-

A Das Zeichen für Qi

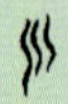 alte Schreibweise für Qi »Strömung nach oben«

气					≙	Luft, Wolken, Dampf	≙	verkürzte Form von Qi
气 »Luft«	+	火 »Feuer«	=		≙	Luft, Dampf über Feuer	≙	Qi als »aktiver Aspekt«
气 »Luft«	+	米 »Reis«	=	氣	≙	Luft, Dampf über Reis	≙	Qi genuinum *(zong qi)*
无 »Nicht sein« undifferen-zierter Urzustand	+	火 »Feuer«	=	炁	≙	oben: »Nichts« absichtsloses Handeln unten: »Feuer«	≙	Qi nativum aktiver Teil der »angeborenen Konstitution«

B Das Zeichen für Xue

 »Blutstropfen im Ritualgefäß«	=>	血	≙	Blutstropfen = Xue

C Das Zeichen für Jing (Struktivpotential)

米 »Reis«	+	青 »azur blaugrün«	=	精	≙	wenn der Himmel sich aufklärt, blau wird, dann wird Reis ausgelesen	≙	struktives Potenti-al stofflicher Teil der angeborenen Konstitution

D Das Zeichen für Shen

示 »Geist« »Blitz« »Zeichen des Himmels«	+	申 (Lautbestandteil shen) »entfalten, ausdehnen, opfern, mitteilen«	=	神	≙	konstellierende Kraft (Gottheit)

E Die drei energetischen Schätze

气	精	神
Qi	Jing (Struktivpotential)	Shen (konstellierende Kraft)

re biologische Abläufe in der gegebenen Verlaufsrichtung durchflossen werden, wenn sie »sich mit dem Strom bewegen« (chin.: *shun*), benutzt man den Terminus **Sekundovektion** (sekundovehent). Eine im Gegensinn zu einer physiologischen oder kosmischen Entwicklung voranschreitende Bewegung, ein »sich Bewegen gegen einen Strom oder gegen eine natürliche Richtung« (chin.: *ni*), bezeichnet man mit dem Terminus **Kontravektion** (kontravehent).

Die chinesische Medizin fußt auf einer energetischen Betrachtung des Menschen im Gegensatz zur somatischen, organbezogenen westlichen Medizin. Die Betrachtung und Erkennung von Lebensfunktionen steht im Zentrum des Interesses. Das **energetische** Grundvokabular ist Voraussetzung für eine klare Benennung.

1. Der Begriff **Qi** (A) wird in der chinesischen Medizin immer dann verwendet, wenn von einer **aktiven**, sich aktuell manifestierenden und gerichteten Lebensenergie die Rede ist. Sie bezieht sich auf das jeweilige Individuum und wird deshalb **individualspezifische aktive Energie** genannt. Sie beinhaltet emotionale Bewegungen, alle gängigen Lebensfunktionen wie Atmung, Verdauung, Erzeugung von Körperbewegung oder alle anderen biologischen energetischen Prozesse. Zur genauen Kennzeichnung wird das Qi dann mit einem Adjektiv genauer bestimmt:

qi ascitum (hou tian zhi qi)	erworbene Konstitution
qi cardinale (jing qi)	das in den Leitbahnen fließende Qi
qi constructivum (ying qi)	Bauenergie
qi defensivum (wei qi)	Wehrenergie
qi frumentarium (gu qi)	Nahrungsenergie
qi genuinum (zong qi)	Die Energie, die sich im Brustraum (»Meer des Qi«) sammelt; angeborene Anlage zur rhythmischen Bewegung
qi heteropathicum (xie qi)	exogener oder endogener pathologischer Faktor, »schrägläufiges Qi«
qi merum (zhen qi)	physiologische Energie, welche aus dem *qi genuinum* und dem *qi originale* entsteht
qi nativum (xian tian zhi qi)	angeborene Konstitution
qi originale (yuan qi)	aktiver Aspekt der angeborenen Konstitution
qi orthopathicum (zheng qi)	das »gerade laufende Qi«, Energie zur Erhaltung der physiologischen Kreisläufe

2. Der Begriff **Xue** (B), approximativ manchmal mit »Blut« wiedergegeben, bildet das stoffliche Komplement zum Qi. Deshalb wird es auch die **individualspezifische struktive Energie** genannt. Xue ist der stoffliche Energieträger des Individuums, der durch die aktive Qi-Kraft im gesamten Leitbahnsystem des Körpers bewegt wird. Hieraus ergibt sich zwar eine gewisse Nähe zum »Blut«, jedoch keine Identität.

3. Das **Struktivpotential** (chin.: *jing*) (C) bildet energetisch das Fundament des Lebens. Es ist deshalb auch vergleichbar mit der **angeborenen Konstitution**, bezeichnet von dieser jedoch explizit den nicht qualifizierten Teil, also nicht die Anteile von *qi nativum* oder *qi originale*. Wenn viel Struktivpotential verfügbar ist, bedeutet dieses einen kräftigen Körper, eine hohe Vitalität und eine gute Resistenz. Das Struktivpotential determiniert die Körpersäfte, das Wachstum, die Fortpflanzung, die sexuelle Reifung, die Empfängnisfähigkeit und die Schwangerschaft.

4. Bei den **Körpersäften** wird zwischen sog. **aktiven Körpersäften** (chin.: *jin*) und **stofflichen, struktiven Körpersäften** (chin.: *ye*) unterschieden. Die aktiven Körpersäfte sind **klar** und zirkulieren mit dem *qi defensivum* in der Körperoberfläche und befeuchten diese. Die stofflichen Körpersäfte sind **trüb** und zirkulieren mit dem *qi constructivum* im Inneren, in den Leitbahnen.

5. Die **konstellierende Kraft** (chin.: *shen*) (D) bestimmt mit ihrer aktiven Kraft die äußere Erscheinung und das Bewußtsein. Es sind die lebendigen Aspekte des Individuums schlechthin, seine Persönlichkeit, mentale Aktivität oder seine geistige Kraft.

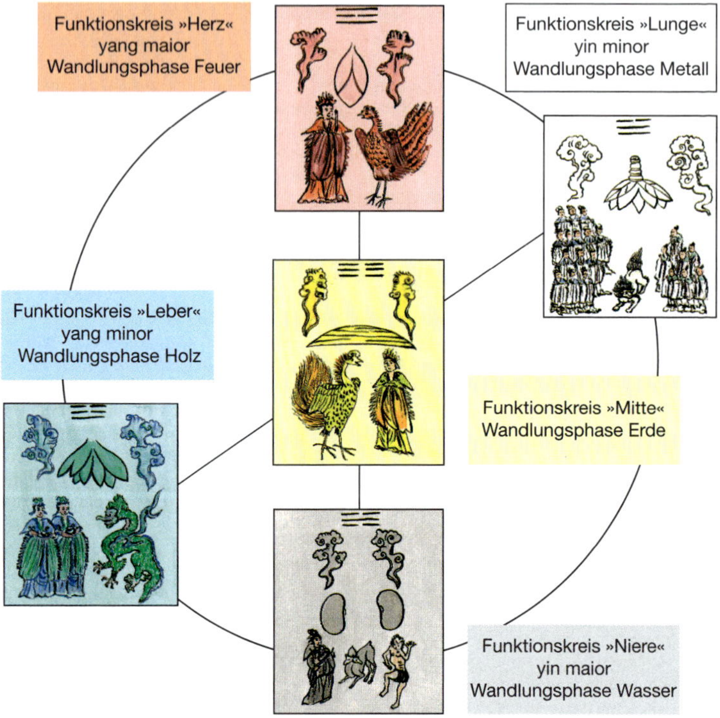

A Die Fünf Yin-Funktionskreise qualifiziert nach den Fünf Wandlungsphasen

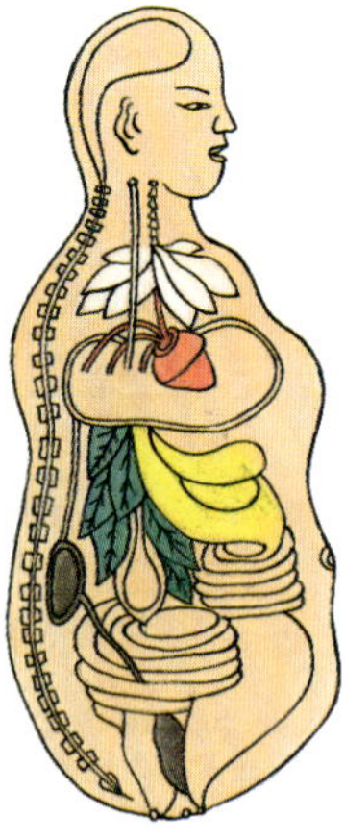

B Frühe Darstellung (1624) der Funktionskreise im Menschen

Der Arzt führt alle Phänomene und Beobachtungsdaten am Menschen einem »Entsprechungssystem« zu und qualifiziert sie gemäß den Fünf Wandlungsphasen sowie nach Yin und Yang. Die Gesamtheit aller Phänomene, die einer Wandlungsphase zugeordnet werden, nennt man einen **Funktionskreis** (lat.: *orbis*, chin.: *zang fu*). Unterschieden werden Yin-*orbes* (Speicherorbes) und komplementäre Yang-*orbes* (Durchgangsorbes), wobei jeweils ein Yin- und ein Yang-*orbis* ein energetisches Gespann bilden.

Wichtige Entsprechungen der sich ergebenden **Fünf Hauptfunktionskreise** (fünf Yin-Funktionskreise der fünf Wandlungsphasen) sind: Gesamtqualifikation nach Yin und Yang und den Fünf Wandlungsphasen; energetische Hauptfunktion; äußere Entfaltung; körperliche Darstellung; Sinnesorgan; Körperöffnung; Klima; Jahres-/Tageszeit; Emotion; Geschmack; Farbe; Leitbahnbezug (A).

Die **Namensgebung** der Funktionskreise erfolgte historisch ausschließlich **emblematisch** nach den **Organen** der Lebewesen, da man ihnen bildhaft bestimmte Funktionen zuschrieb. Dies wird in keiner Weise dadurch aufgehoben, daß die westliche Medizin mit analytischen Verfahren zu ganz anderen Aussagen gekommen ist.

Die fünf Funktionskreise, welche die wesentlichen klinischen Einzelaussagen des Menschen beinhalten und als tragende Säulen des gesamten medizinischen Systems gelten, sind die Funktionskreise:

»Leber« ≙ Wandlungsphase **Holz**
»Herz« ≙ Wandlungsphase **Feuer**
»Mitte« (»Milz«) ≙ Wandlungsphase **Erde**
»Lunge« ≙ Wandlungsphase **Metall**
»Niere« ≙ Wandlungsphase **Wasser**

Alle äußeren Qi-Einflüsse wie z. B. meteorologische, kosmische und soziale treffen auf die **Oberfläche**, das »Äußere« des Menschen, entweder im übertragenen Sinn oder unmittelbar wie die Luft auf Haut und Schleimhaut.

Diese erste Kontaktinstanz gestattet den Austausch mit der Umwelt, läßt entweder die Qi-Einflüsse eintreten oder wehrt sie schützend ab. Sie entspricht der Wandlungsphase **Metall**, da mit diesem **kleinen Yin** Festigkeit geschaffen, Schutz erreicht wird, aber die Oberfläche des Menschen gleichzeitig noch stark beeinflußbar ist. Diese Instanz nimmt das Qi auf und teilt es dem Individuum in rhythmischer Weise durch ein Fließsystem mit, verleiht ihm durch diese **Rhythmik** Stabilität und Abwehrfähigkeit. Sie wird als **Funktionskreis »Lunge«** (***orbis pulmonalis***) bezeichnet.

Die aufgenommenen energetischen Qi-Einflüsse werden anschließend der zentralen Instanz, der **Wandlungsphase Erde,** zugeführt, wo eine »Trennung des Klaren vom Trüben« stattfindet, also geschieden wird, was dem Menschen dienlich ist, das assimiliert und integriert wird, von dem, was ihm schadet, das ausgeschieden wird. Diese zentrale Instanz, die alle Einflüsse, nicht nur Nahrung, sondern auch mentale, emotionale, intellektuelle Prozesse klärt, wird als **Funktionskreis »Mitte« (»Milz«)** ***(orbis lienalis)*** bezeichnet. In diesem Bereich wird die aus den aufgenommenen Einflüssen **erworbene Konstitution** gespeichert.

Aktive Lebensäußerungen, sowohl motorische, aber auch geistige, emotionale oder intellektuelle bedürfen für ihre Äußerung einer Bündelung, einer Ordnung, einer **Koordination** und **Kohäsion**. Erst eine geordnete Form der lebendigen Äußerung kennzeichnet die Unverwechselbarkeit eines Individuums. Diese aktive Instanz, die nach außen ausleben läßt, entspricht der Wandlungsphase **Feuer** und wird als **Funktionskreis »Herz«** (***orbis cardialis***) bezeichnet.

Das **große Yin**, die Wandlungsphase **Wasser,** verleiht dem Individuum die nötige Basis, den Hintergrund. Die Ahnenkette, das gesammelte Potential seiner Vorfahren, das, was sich über Generationen materiell verdichtet hat, gibt den lebendigen Funktionen das **Widerlager**. Die »angeborene Konstitution« (*qi nativum*), die Anlagen, Talente und Begabungen sind in diesem großen **Potential** gespeichert. Die chinesische Medizin nennt es den **Funktionskreis »Niere«** (***orbis renalis***).

Das **kleine Yang**, die Wandlungsphase **Holz,** sorgt dafür, daß Potenzen und Begabungen, welche im Funktionskreis »Niere« ruhen, nach außen projiziert, mobilisiert werden können. Mit Entschlußkraft, Initiative und Phantasie führt dieser Bereich das Potential aus den Sammelbereichen der Vergangenheit an die Projektionsebene des Funktionskreises »Herz«. Diese Instanz nennt die chinesische Medizin emblematisch den **Funktionskreis »Leber«** (***orbis hepaticus***).

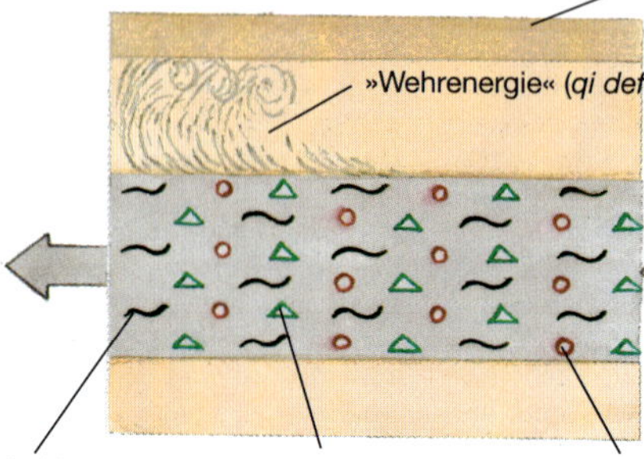

A Leitbahn (*sinarteria*)

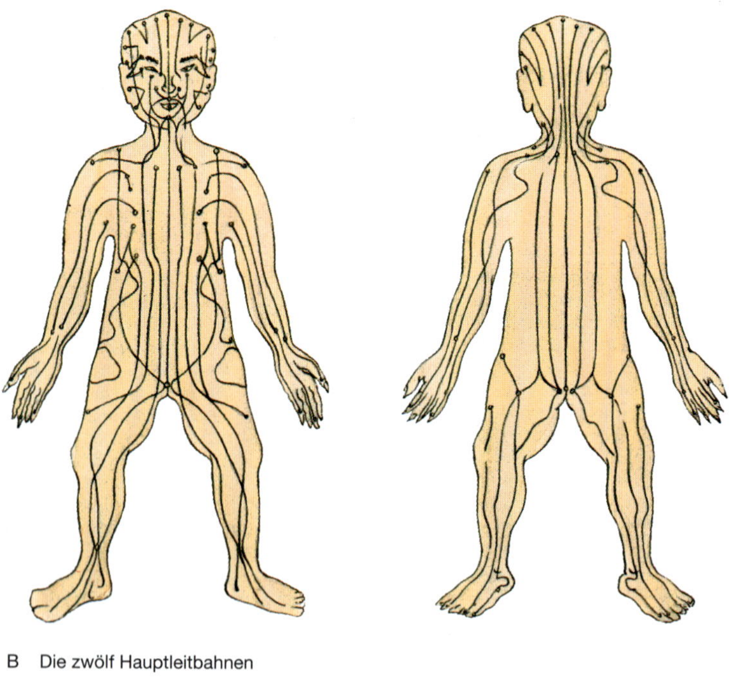

B Die zwölf Hauptleitbahnen

Die **Lehre von den Leitbahnen** geht zurück auf den chinesischen Begriff *jing mo*. *Jing* bedeutet soviel wie »leiten, transportieren, fortleiten«, *mo* »pulsieren«. Eine fortgeleitete Pulsation erinnert an den klassischen westlichen Begriff der Arterie und entspricht ihrer sinnlichen Beschreibung als Schlagader. Da der Begriff der Arterie wissenschaftlich besetzt ist, benennt man dieses chinesische Bild eines fortgeleiteten energetischen, pulsierenden Prozesses mit »chinesische Arterie« = *sin-arteria*, im Deutschen **Leitbahn** (A), eine Energie führende Struktur.

Das Postulat eines energetischen Fließsystems, das durch die Technik der Akupunktur erreichbar ist, wird durch die Darstellung des Leitbahnsystems erfüllt.

Das Qi, welches vom Funktionskreis »Lunge« (s. S. 49) (*orbis pulmonalis*) rhythmisiert auf das ganze Individuum verteilt wird, gibt auch den stofflichen Energieträgern in diesem Leitbahnsystem einen aktiven Impuls. Es breiten sich einmal aktive energetische Prozesse aus, eben das Qi, und zweitens stoffliche Energieträger, nämlich zwei eng verwandte: Xue (wiederzugeben mit Säfte, Blut, die stoffliche individual-spezifische Energie) und die Bauenergie (*ying = qi constructivum*). Außerhalb des Leitbahnsystems kommt darüber hinaus die Wehrenergie (*qi defensivum*) zum Tragen, die über die Akupunkturpunkte nicht direkt zugänglich ist.

Die Gliederung des Leitbahnsystems

Das gesamte Leitbahnsystem entspricht einem Netzwerk, das eine stetige Verdichtung erfährt. Die wesentlichen »Halteseile« bilden

1. die zwölf Hauptleitbahnen (*sinarteriae cardinales, jing mo*): Sie treten symmetrisch auf dem Körper auf (B). Häufig zählt man die zwei unpaarigen, in der Mittellinie liegenden Leitbahnen »Leitbahn der Steuerung« und »Aufnehmende Leitbahn« (*sinarteriae regens et respondens, dumo* und *renmo*) hinzu, da auch auf ihnen Akupunkturpunkte liegen.

Die Verdichtung des Netzes erfährt das System durch

2. die zwölf Leitbahnzweige (*sinarteriae paracardinales*);
3. die acht unpaarigen Leitbahnen (*sinarteriae impares*);
4. die fünfzehn Netzleitbahnen (*sinarteriae reticulares*);
5. die Netzbahnzweige (*sinarteriae parareticulares*);
6. die Netzbahnen der dritten Generation (*sinarteriae reticulares parvulae*);
7. die zwölf Muskelleitbahnen (tendino-muskuläre Leitbahnen, *sinarteriae nervocardinales*);
8. die Hautregionen (*cutes regiones*).

Die Hauptleitbahnen und auch die kleineren Leitbahnen verlaufen in erster Linie unter der Körperoberfläche. Es bestehen energetische Verbindungen in die Tiefe (s. S. 71). Die durch die Akupunktur zugänglichen Bereiche liegen naturgemäß an der Oberfläche. Deshalb liegen alle Akupunkturpunkte in den Abschnitten der Leitbahnen, wo diese oberflächlich verlaufen.

Die Hauptleitbahnen (*sinarteriae cardinales*) jing mo

Die zwölf Hauptleitbahnen bilden das tragende Gerüst des gesamten Leitbahnsystems. Jede Hauptleitbahn steht mit einem Funktionskreis in Beziehung, jede Yin-Leitbahn mit einem Yin-Funktionskreis (Speicherorbis), jede Yang-Leitbahn mit einem Yang-Funktionskreis (Durchgangsorbis). Entsprechend der Koppelung der Funktionskreise sind auch die jeweiligen Leitbahnen komplementär gekoppelt: die zusammengehörigen Yin- und Yang-Leitbahnen jeweils an der Spitze der Finger oder der Zehen. Entsprechend der Polarität von Yin und Yang (außen, innen) verlaufen alle Yin-Leitbahnen auf der Bauch-, Brust- bzw. der Innenseite der Gliedmaßen, alle Yang-Leitbahnen auf dem Rücken und auf der Außenseite der Gliedmaßen. Entsprechend der Qualifikation von Yin und Yang verlaufen alle Yang-Leitbahnen nach oben, d. h. bis in den Kopfbereich als höchstem Punkt (Verbindung zum himmlischen Yang), alle Yin-Leitbahnen nach unten, d. h. enden oder beginnen im Brust-Bauch-Bereich. Der Kopf gilt als *conventus*, die Zusammenkunft aller Yang-Leitbahnen.

Die Leitbahnen jener Funktionskreise, deren Substrat oberhalb des Zwerchfells liegt (die Funktionskreise »Herz«, »Herzbeutel«, »Lunge«) verlaufen an der oberen Extremität, die Leitbahnen der Funktionskreise, deren Substrat unterhalb des Zwerchfells liegt (Funktionskreise »Leber«, »Mitte«, »Niere«), verlaufen an der unteren Extremität.

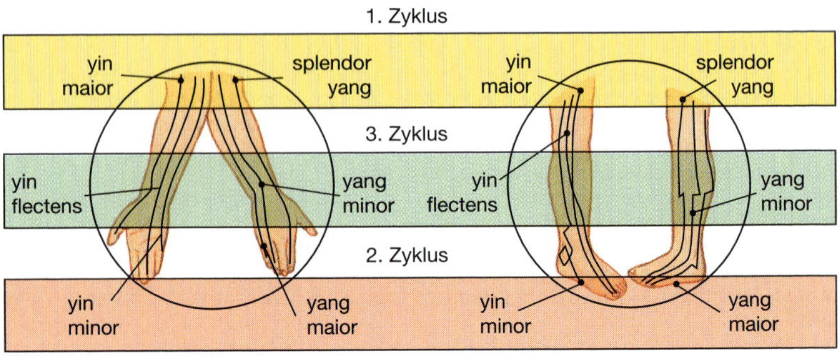

A Qualifikation der Leitbahnen

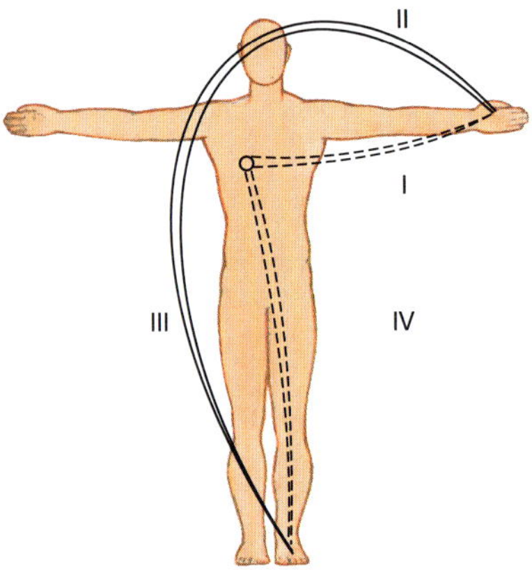

I	Brust - Hand	Yin
II	Hand - Kopf	Yang
III	Kopf - Fuß	Yang
IV	Fuß - Brust	Yin

B Reihenfolge der Leitbahnen pro Zyklus

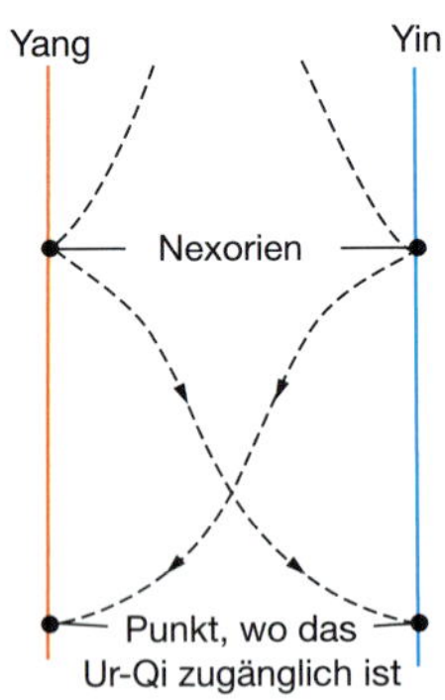

C Die Netzleitbahnen

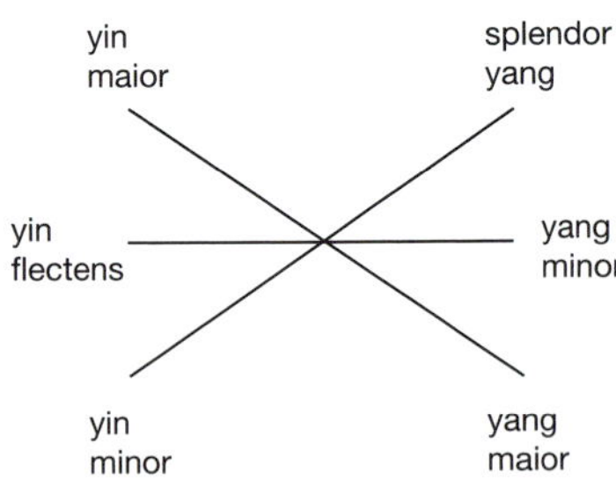

D Sechsgliedrige Yin- und Yang-Differenzierung

Der Kreislauf der Energie in den Leitbahnen

Es gibt auf dem Körper jeweils auf der oberen und unteren Extremität drei Yang-Leitbahnen (außen liegend) sowie drei Yin-Leitbahnen (innen liegend). Diese sechs Leitbahnen jeder Extremität werden klassischerweise nach der sechsgliedrigen Yin und Yang-Differenzierung benannt (D).

Der Yang-Aspekt wird unterteilt in: *splendor yang* (Überstrahlung des Yang), entspricht dem Schließenden, *yang minor* (kleines Yang) entspricht dem Angelpunktartigen, *yang maior* (großes Yang) entspricht dem Öffnenden.

Der Yin-Aspekt wird unterteilt in: *yin flectens* (weichendes Yin), entspricht dem Schließenden, *yin minor* (kleines Yin), entspricht dem Angelpunktartigen, *yin maior* (großes Yin), entspricht dem Öffnenden (A).

Der **erste Energiekreislauf** (1. Zyklus) setzt ein mit dem ersten Impuls des Qi, das rhythmisierend vom Funktionskreis »Lunge« in die als *yin maior* qualifizierte Leitbahn eintritt. Wenn die Qi-Kräfte die Daumenspitze erreicht haben, gehen sie über in die als *splendor yang* bezeichnete Leitbahn der Hand, welche mit dem Yang-Aspekt des Funktionskreises »Lunge« (entsprechend dem Funktionskreis »Dickdarm«) am stärksten korrespondiert. Im Kopfbereich setzt sich der energetische Prozeß in die als *splendor yang* des Beines qualifizierte Leitbahn fort, welche zum Funktionskreis »Magen« in einer besonderen Beziehung steht. Im Bereich der zweiten und anschließend der ersten Zehe tritt dann der Qi-Fluß in die als *yin maior* bezeichnete Leitbahn des Beines über, welche in besonderer Weise mit dem Funktionskreis »Mitte« (*orbis lienalis*) korrespondiert. Diese vier Leitbahnen bilden den ersten Energiekreislauf.

Der **zweite Energiekreislauf** (2. Zyklus) ergibt sich analog. Das Qi tritt in die als *yin minor* qualifizierte Leitbahn ein, welche mit dem Funktionskreis »Herz« in besonderer Beziehung steht. Danach tritt sie im kleinen Finger über auf die als *yang maior* qualifizierte Leitbahn der oberen Extremität, anschließend auf die als *yang maior* qualifizierte der unteren Extremität (in Verbindung mit dem Funktionskreis »Blase«) und mündet schließlich in die als *yin minor* qualifizierte Leitbahn des Beines, welche in besonderer Beziehung zum Funktionskreis »Niere« steht.

Der **dritte Energiekreislauf** (3. Zyklus) setzt sich zusammen aus der *yin flectens*-Leitbahn der oberen Extremität mit Beziehung zum Funktionskreis »Herzbeutel«, danach Übergang in die *yang minor*-Leitbahn der oberen Extremität mit Verbindung zum Funktionskreis »Drei Wärmebereiche« mit anschließendem Übergang in die *yang minor*-Leitbahn des Beines mit Verbindung zum Funktionskreis »Galle« und der als *yin flectens* bezeichneten Leitbahn des Beines mit einer besonderen Verbindung zum Funktionskreis »Leber«. (B)

Die Leitbahnzweige (*sinarteriae paracardinales*) jing bie

Die Leitbahnzweige sind Abzweigungen von den Hauptleitbahnen und gehen aus diesen an den Extremitäten hervor. Sie ziehen dann von ihrem Ursprung in der Peripherie in die Tiefe des Rumpfes, treten mit den Funktionskreisen in Beziehung und setzen sich schließlich auf der Außenseite des Kopfes fort.

Die Acht unpaarigen Leitbahnen (*sinarteriae impares*) ji jing ba mo

Diese Leitbahnen werden als »unpaarig« bezeichnet, weil sie an keine bestimmten Funktionskreise anknüpfen und damit der Symmetrie der übrigen Leitbahnen nicht gehorchen. Die acht unpaarigen Leitbahnen dienen als »Ausgleichsreservoir«. In den klassischen Texten vergleicht man die Hauptleitbahnen mit Flüssen, die unpaarigen Leitbahnen mit Seen und Kanälen, welche den Wasserstand der Flüsse regulieren.

Die Netzleitbahnen (*sinarteriae reticulares*) luo mo

Die Netzleitbahnen (C) entspringen aus den Verknüpfungspunkten (*foramina nexoria*) (s. S. 67). Sie bewirken eine netzartige Verknüpfung des gesamten Leitbahnsystems und münden häufig in dem gegenpoligen »Punkt, wo das Ur-Qi erreichbar ist« (*foramen qi originalis*) (s. S. 69).

Die Muskelleitbahnen (tendino-muskuläre Leitbahnen) (*sinarteriae nervocardinales*) jing jin

Die zwölf Muskelleitbahnen entspringen an den Brunnenpunkten (*foramen puteale*) (s. S. 69). Sie berühren niemals den Funktionskreis im Inneren, sondern ziehen entweder zum Kopf oder in das Muskelfleisch des Rumpfes.

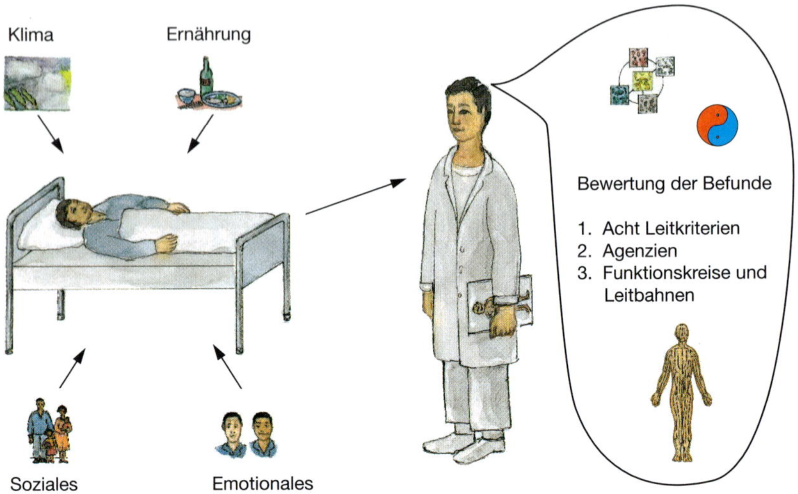

A Die chinesische Diagnose

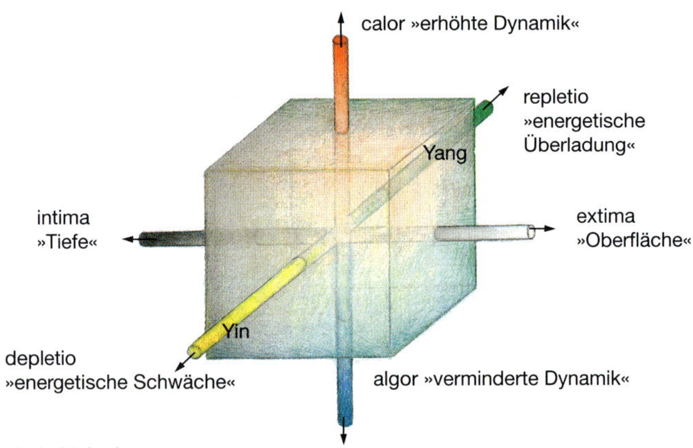

B Die Acht Leitkriterien

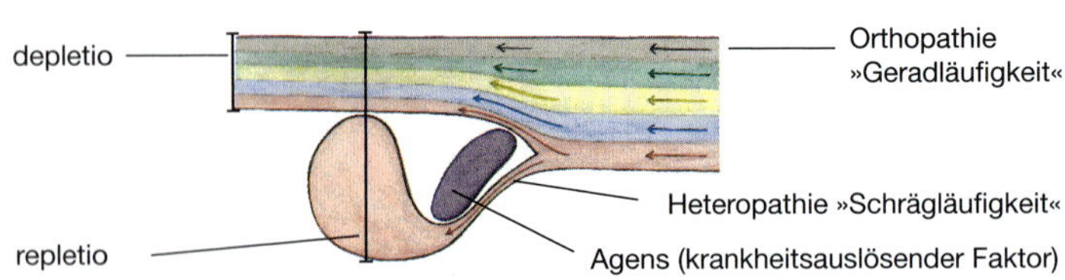

C Energetische Überladung und Schwächung

Auf die Befunderhebung durch den Arzt (Vier Diagnostische Verfahren, s. S. 61 ff.) folgt der rationale Weg zu einer chinesischen Diagnose (A). Dieser Weg besteht aus drei Schritten:
1. die Ordnung der erhobenen Daten nach den **Acht Leitkriterien**;
2. die Bestimmung von eventuell wirksamen, **krankheitsauslösenden Agenzien**;
3. die Bestimmung der betroffenen **Funktionskreise** (*orbes*) bzw. der betroffenen **Leitbahnen** (*sinarteriae*).

Qualifikation nach den Acht Leitkriterien (B)

algor (»Kälte«) - ***calor*** (»Wärme«)
drücken aus, ob ein krankhafter Prozeß eine Verringerung der Lebensdynamik bewirkt hat, oder ob es im Gegenteil zu einer Steigerung der gesamten Funktionsdynamik gekommen ist. Als klassische Symptome gelten:

algor	***calor***
großes Ruhebedürfnis	unruhig
Wärmebedürfnis	Verlangen nach kalten Getränken
blasses Gesicht	gerötetes Gesicht
Zungenbelag feucht	Zungenbelag gelb, braun, trocken
Zungenkörper blaß	Zungenkörper rot
Auswurf reichlich, dünn	Auswurf spärlich gelb, grün
still, wortkarg	laut, geschwätzig
fehlender Durst	starker Durst
Urin klar, reichlich	Urin spärlich, dunkel
Durchfallneigung	Obstipation
pulsus tardus	*pulsus celer*

extima (»Oberfläche«) – ***intima*** (»Inneres«)
machen Aussagen über die Tiefenwirkung eines pathologischen Geschehens. Oberflächliche Erkrankungen werden in der Regel durch die klimatischen Exzesse (s. S. 33) induziert und können anschließend auch in die Tiefe dringen. *Intima* (Tiefe)-Erkrankungen gehen primär auf die Emotionen (s. S. 33) zurück. Als klassische Symptome gelten:

extima	***intima***
leichtes Fieber, Schüttelfrost	hohes Fieber
Kopfschmerzen	Brust- und Abdominalschmerz
dünner Zungenbelag	Zungenbelag gelb
verstopfte Nase	trockener Mund
pulsus superficiales	*pulsus mersi*
heller Urin	dunkler Urin
normaler Appetit	Brechreiz

depletio (energetische Defizienz, Schwächung) -***repletio*** (energetische Redundanz, Überladung) bezeichnen das Bestreben des Individuums, seine physiologischen Funktionen ausgewogen aufrechtzuerhalten (C). Dieses energetische Vermögen heißt in der chinesischen Medizin »Geradläufigkeit der Lebensfunktion« oder **Orthopathie** (*orthos* = gerade, *pathos* entspricht dem subjektiven Empfinden, dem individuellen Erleben dieser regelrechten Lebensfunktion). *Depletio* drückt eine energetische Defizienz aus. Eine Schwächung bezieht sich immer auf die **konstitutionelle** Gegebenheit.
Wenn von der orthopathischen Energie durch einen mächtigen Faktor, in der Regel ein exogenes Agens, ein wesentlicher energetischer Anteil abgedrängt oder abgespalten wird, nennt man es **Heteropathie**, Schrägläufigkeit (*hetero* = schräg). Diese schrägläufige Energie kann eine erratische Eigendynamik entwickeln und den Eindruck einer energetischen Überladung erwecken. Bei dieser heteropathischen Energie handelt es sich stets um pathologische, der Physiologie des Individuums nicht dienliche energetische Anteile. Wird eine solche »Schrägläufigkeit« diagnostiziert, ist ein krankheitsauslösender Faktor tätig geworden, ein ganz bestimmtes Agens, welches in der zweiten Stufe der Diagnosefindung zu bestimmen ist.

Die diagnostische Qualifikation nach **Yin** und **Yang** entspricht einer übergreifenden Bewertung. So werden subsumiert durch:

Yin	***Yang***
algor	*calor*
intima	*extima*
depletio	*repletio*

Die krankheitsauslösenden Faktoren

Die **Agenzien** sind jene Störfaktoren, die die »Geradläufigkeit« (Orthopathie) eines Individuums entscheidend beeinflussen. Es sind zu unterscheiden:
Äußere Agenzien, im Chinesischen auch als die Sechs klimatischen Exzesse bezeichnet (s. S. 33); **Innere Agenzien**, auch als die Sieben Emotionen (innere Bewegung) bezeichnet (s. S. 33); **Neutrale Agenzien**, worunter diätetische Störungen, Exzesse *in vino et venere*, sowie äußere Verletzungen zählen.

ventus »Wind«
(Funktionskreis »Leber«)

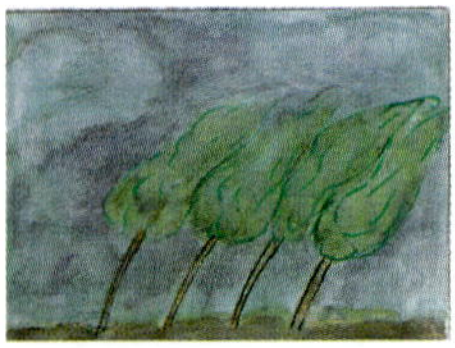

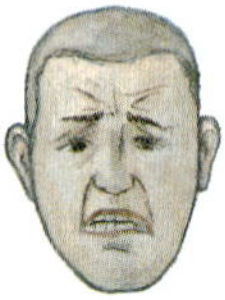

Zorn,
Reizbarkeit

algor »Kälte«
(Funktionskreise
»Niere« und »Lunge«)

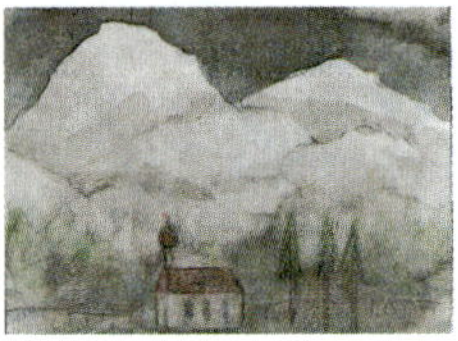

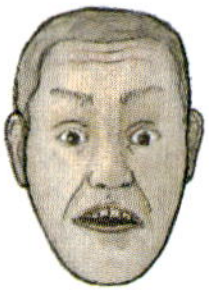

Furcht,
Schreck

ariditas »Trockenheit«
(Funktionskreis »Lunge«)

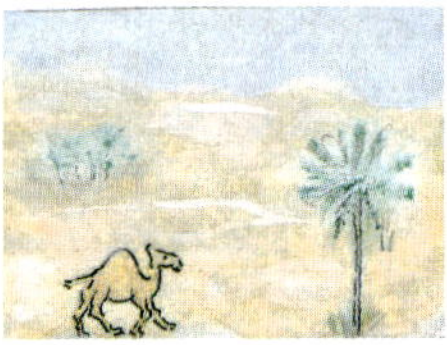

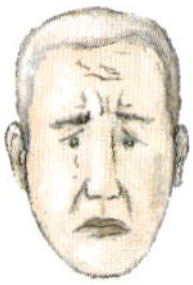

Sorge,
Trauer

humor »Feuchtigkeit«
(Funktionskreis »Mitte«)

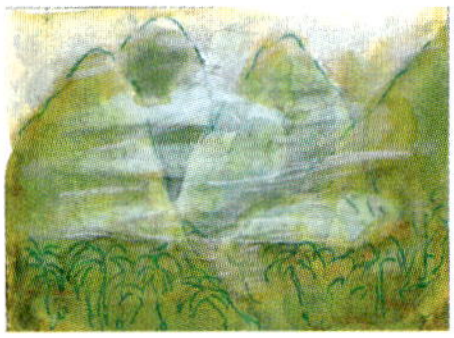

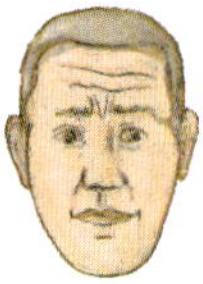

Nachdenken,
Grübeln

aestus »Hitze«
(Funktionskreis »Herz«)

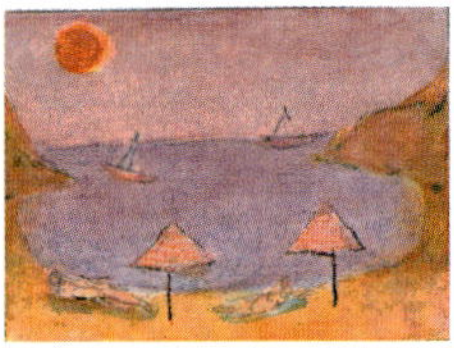

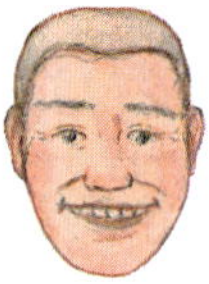

Lust,
Ausge-
lassenheit

ardor »Glut«
(Funktionskreis »Herz«)

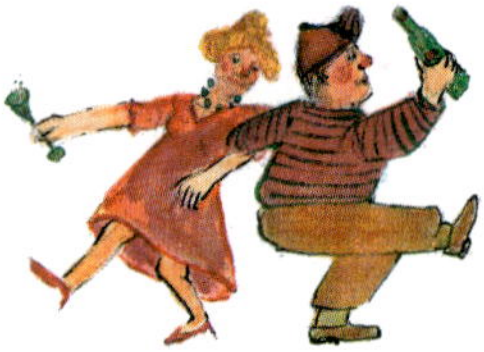

A Die äußeren Agenzien

B Die inneren Agenzien

Die Sechs klimatischen Exzesse (A)

ventus (»Wind«). Das klinische Erscheinungsbild entscheidet darüber, ob eine »Wind«-Schädigung wirksam gewesen ist. Hilfreich ist die Vorstellung, ob der Patient ein Bild bietet, als sei er »in den Wind gekommen«. Hierbei ist es völlig sekundär, wie bei den übrigen Agenzien auch, ob dieses Ereignis tatsächlich stattgefunden hat. Typische Zeichen einer äußeren »Wind«-Schädigung sind Kopfschmerzen, verstopfte Nase, Tränenfluß, gerötete Augen, Halsschmerzen, Hüsteln, Schüttelfrost. Wenn das Agens stärker in die Tiefe dringt, treten zusätzlich auf: umherwandernde Schmerzen, Neuralgien, Gelenkbeschwerden, Verkrampfungen oder gar Paresen, Exantheme, Juckreiz, Fieber.

algor (»Kälte«). Eine heftige »Kälte«-Exposition führt zu Symptomen wie schweißlosem Fieber, Kopfschmerzen, Nackenschmerz, diffuse Körperschmerzen, Zungenbelag weißlich feucht. Bei Vordringen in die Leitbahnen: Krämpfe, ziehende Schmerzen in den Gliedmaßen, Lippen- und Nagelzyanose, kalte Extremitäten. Bei Vordringen in die Tiefe: Bauchschmerzen, Durchfall, Erbrechen, blasser Zungenkörper, feuchter Zungenbelag, *pulsus mersi.*

humor (»Feuchtigkeit«). Das Entstehen von »Feuchtigkeitssymptomen« ist ein sicheres Zeichen, daß die Assimilationskraft des Funktionskreises der »Mitte« (s. S.45) nicht ausreichend zur Verfügung steht. »Feuchtigkeit« bedeutet Nichtaufgearbeitetes, Ungeklärtes, damit quasi als Schlacken Liegengebliebenes. Man unterscheidet »Feuchtigkeitszeichen« des oberen Bereiches: Benommenheit, verstopfte Nase, gelblicher Teint, erschwerte Atmung, und »Feuchtigkeit« im unteren Bereich: Nasenschwellung, gynäkologische Störung, trüber Ausfluß, sowie externe »Feuchtigkeit«: massive Schweiße, große Müdigkeit und Abgeschlagenheit, Schwellungen, Gelenkbeschwerden ortsfest.

Interne »Feuchtigkeit«: Druckgefühl in Brust und Leibesmitte, Appetitverlust, Brechreiz, Durchfälle, Ikterus.

aestus (»die drückende Sommerhitze«). Typische Zeichen sind Fieber, Benommenheit, Atemnot, massive Schweiße, starker Durst, tiefroter Zungenkörper, gelber Zungenbelag.

ariditas (»große Trockenheit«). Man unterscheidet die »kühle Trockenheit«: leichter Kopfschmerz, Schüttelfrost, Schweißlosigkeit, Husten, Halsschmerz, verstopfte Nase, trockener Zungenbelag, und die »warme Trockenheit«: Fieber mit Schweiß, Halsschmerz, Hustenreiz, Schmerzen auf der Brust, wenig schleimiger blutiger Auswurf, Trockenheit der Nase, Zungenbelag trocken, gelb.

ardor (»Glut«). Typische Symptome sind: hohes Fieber, große Unruhe des Patienten, heftiger Durst, Halsschmerzen, Gesichtsrötung, rote Skleren, tiefroter Zungenkörper, gelber, dicker, trockener Zungenbelag.

Die Sieben Emotionen (B)

Als »innere Bewegungen« sind diese Kräfte in der Lage als endogenes Agens eine »Schrägläufigkeit« zu induzieren.

voluptas (»Lust«). Diese Gefühlsäußerung im Sinne eines übermäßigen Auslebens von Emotionen entspricht dem Funktionskreis »Herz« (s. S. 39).

ira (»Zorn, Erregung«). Die übermäßige Erregung entspricht dem Funktionskreis »Leber« (s. S. 35).

solicitudo (»Sorge, Besorgtheit«) führt zu einer Rückwirkung auf das rhythmische Geschehen, auf den Funktionskreis »Lunge« (s. S. 49).

cogitatio (»Nachdenken, Grübeln«). Diese *emotio* kennzeichnet die Integrationskraft, die Umsetzungs- und Assimilationskraft des Individuums. Deshalb entspricht sie dem Funktionskreis »Mitte« (s. S. 45).

maeror (»Trauer«) entspricht dem Funktionskreis »Lunge« (s. S. 49).

timor (»Furcht«). Furcht und Angst hemmen die Lebensäußerungen und führen zu einer Paralysierung der inneren Bewegungen. Deshalb entspricht die Furcht dem Funktionskreis »Niere« (s. S. 53).

pavor (»Schreck, Schock«). Ein Schreck- oder Schockereignis blockiert den Qi-Fluß und affiziert die Funktionskreise »Herz« und »Niere«.

Die Bestimmung der betroffenen Funktionskreise (*orbes*) und Leitbahnen (*sinarteriae*)

In der dritten Stufe des diagnostischen Verfahrens werden die erhobenen klinischen Daten entsprechend der Funktionskreisbeschreibungen (s. S. 35 ff.) qualifiziert. Darunter versteht man die Zusammenfassung aller spezifischen, physiologischen Grundpostulate.

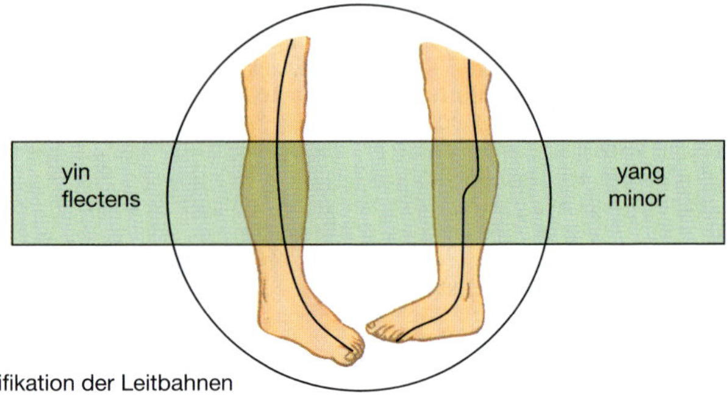

A Qualifikation der Leitbahnen

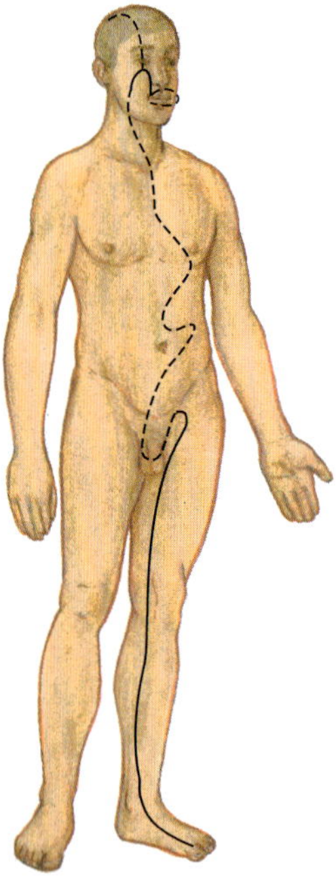

B Hauptleitbahn Funktionskreis »Leber«

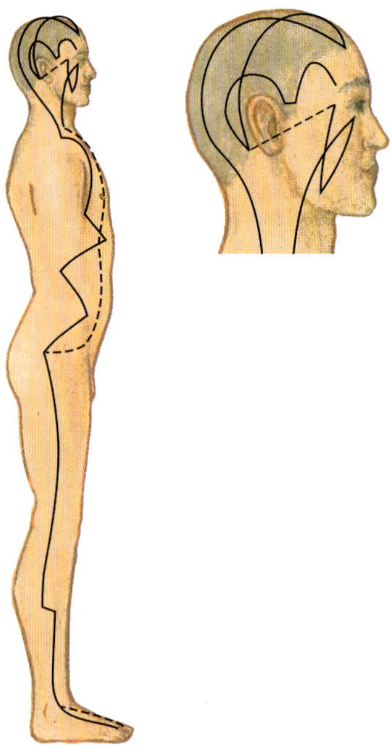

C Hauptleitbahn Funktionskreis »Gallenblase«

Physiologie

Qualifikation:

Wandlungsphase Holz, kleines Yang *(yang minor, shao yang)*. Der Funktionskreis »Leber« (*o. hepaticus*) bildet den Yin-*orbis* (Speicherorbis), der Funktionskreis »Gallenblase« (*o. felleus*) den komplementären Yang-*orbis* (Durchgangsorbis).

Funktionen:

Der **Funktionskreis »Leber«** kontrolliert den weichen Fluß des Qi in alle Richtungen. Das *qi hepaticum* muß aufwärts fließen, im Gegensatz zum *qi pulmonale*, das sich absenken muß. Dem Funktionskreis »Leber« kommt die Rolle des »Feldherrn« zu. Er bildet die Instanz für den Antrieb, die Dynamik, für Pläne, Überlegungen und Entscheidungen. Der freie Fluß des Qi, für den dieser Funktionskreis zuständig ist, verbindet sich klinisch mit Bildern wie Relaxierung, Lösung, Zirkulation, Ausgeglichenheit und Harmonie. Eine Irritation führt zu pathologischen Entgleisungen wie Störungen des freien Qi-Flusses, Stagnationen des Qi. Klinisch zeigt sich ein gestörter Energiefluß besonders im Bereich des Unter- und Oberbauches, in Hals und Kehle sowie im Kopfbereich. Ein irritiertes und disharmonisches *qi hepaticum* führt zu emotionaler Unausgeglichenheit mit Frustrationsgefühlen, Depressionsneigung, Ängsten.

Der Funktionskreis »Leber« speichert das Xue (»Meer des Xue«). Er stellt das Ausgleichsreservoir dar, das dem Körper bei Bedarf für Aktivität, für die Bewegung, für die Versorgung von Muskeln, Sehnen, Gelenken Xue zur Verfügung stellt.

Seine körperliche Darstellung erfährt der Funktionskreis »Leber« in den Muskeln und Sehnen, also im **aktiven Bewegungsapparat**. Grundlage für die Kraftentfaltung ist eine ausreichende Versorgung mit Xue.

Seine äußere Entfaltung (»Blüte«) hat der Funktionskreis »Leber« in den **Nägeln**.

Das dem Funktionskreis »Leber« zugeordnete Sinnesorgan und gleichzeitig seine Körperöffnung ist das **Auge**, bzw. die **Orbita**.

Der Funktionskreis »Leber« verabscheut ***ventus* (»Wind«).** Zu dieser klimatischen Äußerung hat er eine besondere Beziehung. Wenn eine »Wind«-Schädigung diesen Funktionskreis erreicht, zeigen sich Symptome wie gerötete, tränende Augen, Verspannungen, neuralgische Schmerzen. Durch eine Dezimierung des Xue kann es zu einer inneren »Wind«-Schädigung (*ventus internus*) kommen mit Symptomen wie Schwindel, Paresen, Sensibilitätsverlust.

Die dem Funktionskreis »Leber« entsprechende Emotion ist die **Reizbarkeit** und der **Zorn.**

Die dem Funktionskreis »Leber« entsprechenden Zeiten sind das **Frühjahr** und der **frühe Morgen**.

Die ihm entsprechende Geschmacksrichtung ist das **Saure**, die entsprechende Farbe ist **Grün**.

Dem Funktionskreis »Leber« ist die **Hauptleitbahn Weichendes Yin am Fuß** (*yin flectens pedis, jue yin*) zugeordnet (A, B).

Symptome:

Schmerzen, Sensibilitätsstörungen, Störungen der Motorik, sowie Hautaffektionen im Verlauf der Leitbahn, Schwäche der unteren Extremitäten, Erkrankungen der Genitalregion, Hernien, gynäkologische Erkrankungen, Miktionsbeschwerden.

Dem Funktionskreis »Gallenblase« ist die **Hauptleitbahn Kleines Yang am Fuß** (*yang minor pedis, shao yang*) zugeordnet (A, C).

Symptome:

Schmerzen, Störungen von Sensibilität und Motorik, Hauterscheinungen im Leitbahnverlauf, Beine und Füße kalt und schmerzhaft, Augendruck, bitterer Mundgeschmack, Schwellung der Achselhöhle.

Die Netzleitbahn des Funktionskreises »Leber« (*reticularis hepatica*) (D)

Symptome:

Bei *depletio* Jucken der Sexualorgane, bei *repletio* schmerzhafte Erektion, Schwellung des Genitale.

Die Netzleitbahn des Funktionskreises »Gallenblase« (*reticularis fellea*) (E)

Symptome:

Bei *depletio* Abmagerung der unteren Extremitäten, kraftlose Beine, bei *repletio* eiskalte Füße und Beine.

Die Muskelleitbahn des Funktionskreises »Leber« (*nervocardinalis hepatica*) (F)

Symptome:

Motorische und sensible Störungen im Leitbahnverlauf, Potenzschwäche.

Die Muskelleitbahn des Funktionskreises »Gallenblase« (*nervocardinalis fellea*) (G)

Symptome:

Schmerzen und motorische Störungen im Leitbahnverlauf, Unfähigkeit, das kontralaterale Auge zu öffnen.

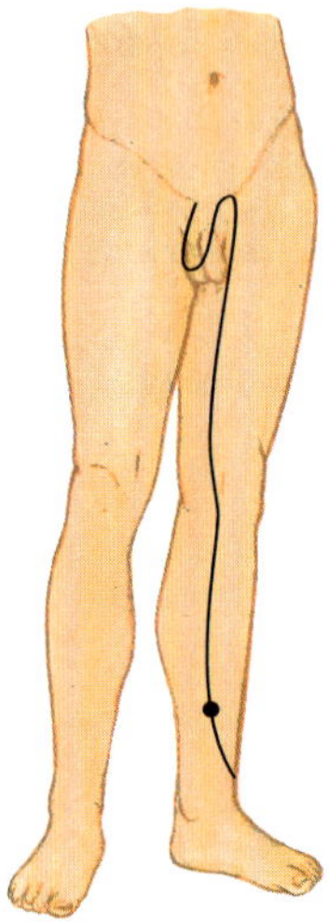

D Netzleitbahn
Funktionskreis »Leber«

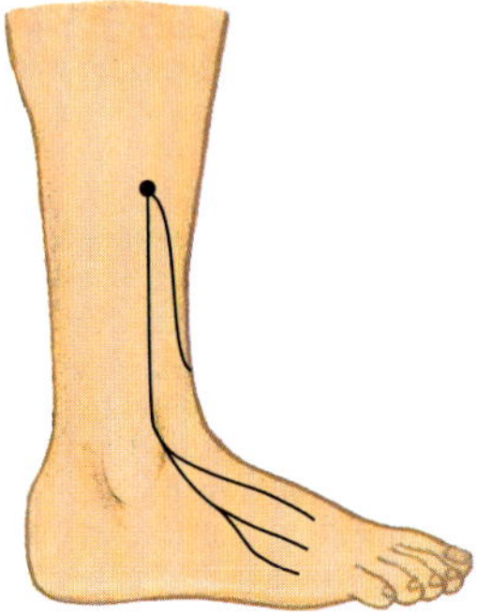

E Netzleitbahn
Funktionskreis »Gallenblase«

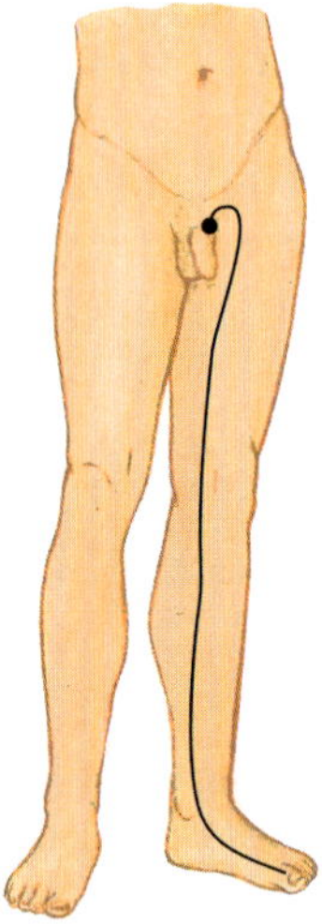

F Muskelleitbahn
Funktionskreis »Leber«

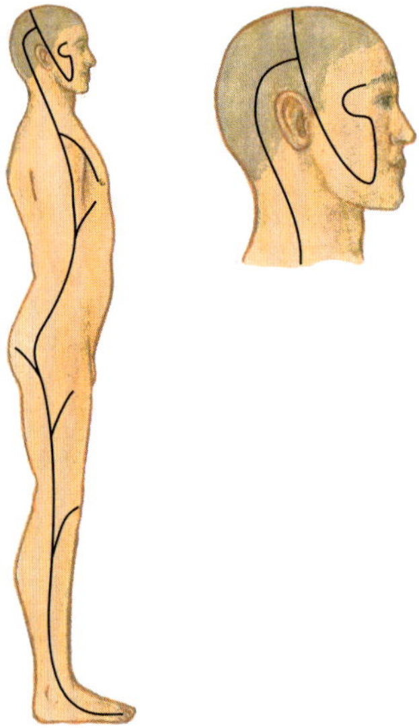

G Muskelleitbahn
Funktionskreis »Gallenblase«

Pathologie

Aufgrund der Extroversionsneigung der hepatischen Energie (*yang hepaticum*) gibt es im **Funktionskreis »Leber«** ausschließlich repletive Krankheitsbilder:

1 a. Stauung und Stagnation des *qi hepaticum*

Symptome:

Schmerzen und Spannungen im Unterbauchbereich, emotionale Symptome wie depressive Verstimmung, Antriebslosigkeit, Frustrationsgefühl, Reizbarkeit, Nervosität, Oberbauchsymptomatik mit Übelkeit, Brechreiz, epigastrische Schmerzen, Inappetenz, Engegefühl im Halsbereich, Kloßgefühl, Schluckstörungen, gynäkologische Störungen wie praemenstruelles Syndrom, schmerzhafte Menstruation, Spannungsgefühl, urologische Symptome wie Reizblase, Miktionsstörungen.

Therapie:

Lösung des blockierten *qi hepaticum*. Beispielhafte Akupunkturpunkte hierfür sind »Der fliegende Tiger« T 6, oder »Die mächtige große Straße« H 3.

1 b. Stasen des *xue hepaticum*

Symptome:

Schmerzhafte, unregelmäßige Menstruation, Bauchschmerzen, Menstruationsblut dunkel und klumpig.

Therapie:

Erweichung des Funktionskreises »Leber«, Regulation des Xue. Beispielhafte Akupunkturpunkte sind »Enkel des Herzogs« L 4, »Die Verbindung der drei Yin« L 6, »Die mächtige große Straße« H 3.

1 c. Erratisch bewegtes *yang hepaticum* schlägt empor

Durch gesteigerte Einstauung der Qi-Kräfte entsteht »Hitze« und »Glut« (*calor, ardor*). Dadurch kommt es zu einem mächtigen Emporschlagen von Yang-Energien.

Symptome:

Reizbarkeit, Nervosität, Tinnitus, Taubheit, Kopfschmerz, Migräne, Schwindel, rote Augen, bitterer Mundgeschmack.

Therapie:

Kühlung und Klärung des *calor/ardor*-Befundes, Absenkung des hochschlagenden *yang hepaticum.* Beispielhafter Akupunkturpunkt ist »Der Zwischenraum des Gehens« H 2.

1 d. *Ventus internus* erhebt sich im Inneren

Symptome:

Drehschwindel, Ohnmacht, Paresen, partielle Lähmungen, Sensibilitätsverlust, Genickstarre, Tremor, Paralyse, Halbseitenlähmung.

Therapie:

Erweichung des Funktionskreises »Leber«, Besänftigung von *ventus*, Stützung von Xue. Beispielhafte Akupunkturpunkte sind »Quelle an der Krümmung« H 8, »Teich des Windes« F 20.

2. »Kälte« (*algor*) blockiert die Leitbahn des Funktionskreises »Leber«

Symptome:

Spannung und Völle im Unterbauch, Schmerzen in der Genitalregion, Hernien.

Therapie:

Erwärmung und Durchgängigmachung der Leitbahn. Beispielhafte Akupunkturpunkte sind »Die Verbindung der drei Yin« L 6, »Mittlerer Altar« H 4.

3. Hochschlagendes *yang hepaticum* bedingt durch Mangel an Xue und *yin hepaticum*

Symptome:

Schwindel, Ohrgeräusche, Taubheitsgefühl, Schlaflosigkeit, Nachtblindheit, Blässe, Krampfneigung.

Therapie:

Stützung des Funktionskreises »Leber«, Ergänzung des Xue. Beispielhafte Akupunkturpunkte sind »Tal des Yin« R 10, »Einflußpunkt des ›Leber‹-Funktionskreises« V 18, »Einflußpunkt des ›Mitten‹-Funktionskreises« V 20.

Im **Funktionskreis »Gallenblase«** treten als Krankheitsbilder auf:

1. »Kälte« (*algor*) und »Schwäche« (*depletio*)

Symptome:

Beklemmungsgefühl in der Brust, Übelkeit, mangelndes Selbstvertrauen, Sehstörungen, Hypakusis, Schwindel.

Therapie:

Stützung des Funktionskreises »Gallenblase«. Beispielhafte Akupunkturpunkte sind »Vereinigung im Yang« F 35, »Die Stützen des Yang« F 38.

2. »Hitze« (*calor*) oder Überladung (*repletio*)

Symptome:

Somnolenz, Reizbarkeit, Schläfenkopfschmerz, Ohrgeräusche, Augenringe.

Therapie:

Ableitung der energetischen Stauung. Beispielhafte Akupunkturpunkte sind »Das Feld am Hügel« F 40, »Am Rand der Tränen des Fußes« F 41.

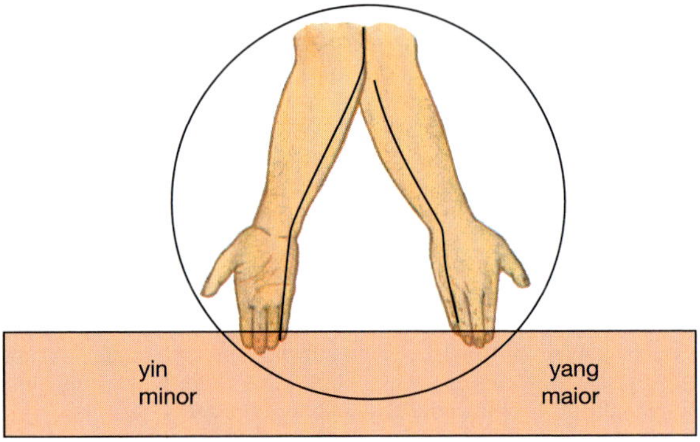

A Qualifikation der Leitbahnen

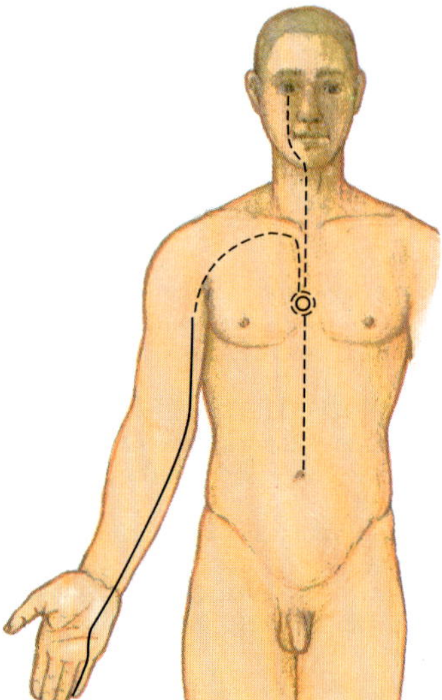

B Hauptleitbahn
Funktionskreis
»Herz«

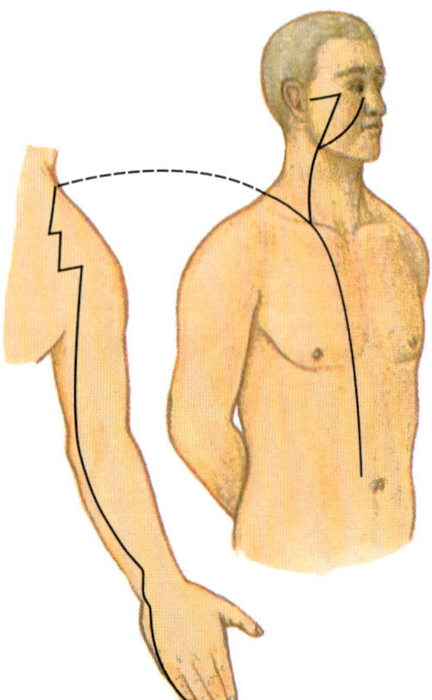

C Hauptleitbahn
Funktionskreis
»Dünndarm«

Physiologie
Qualifikation:
Wandlungsphase Feuer, großes Yang *(yang maior, tai yang)*. Der Funktionskreis »Herz« (*o. cardialis*) ist ein Yin-*orbis* (Speicherorbis), sein komplementärer Yang-*orbis* (Durchgangsorbis) ist der Funktionskreis »Dünndarm« (*o. intestini tenuis*).
Funktionen:
Der **Funktionskreis »Herz«** ist Sitz und Speicher des *shen*. Diese konstellierende Kraft prägt die Persönlichkeit und gibt ihr den Zusammenhalt. Deshalb bezeichnet man den Funktionskreis »Herz« auch als die Instanz der Koordination oder der Kohäsion. Seinem richtungweisenden Einfluß unterliegen alle nach außen gerichteten Kräfte des Individuums, weshalb man ihn auch als den »Fürsten« unter den Funktionskreisen bezeichnet. Er dominiert das Leitbahnsystem und die Umwandlung der Bauenergie in das Xue (die energietragenden stofflichen Säfte, u. a. Blut) und ist zuständig für die Zirkulation des Xue. Ein wesentlicher Aspekt der konstellierenden Kraft ist die Physiologie des Schlafes. Wenn sich die aktiven *shen*-Kräfte in den struktiven Teil des Funktionskreises »Herz« (*yin cardiale*) zurückziehen, schläft der Mensch. Dafür muß das *yin cardiale* in ausreichender Menge vorhanden sein.
Seine äußere Entfaltung (»Blüte«) hat der Funktionskreis »Herz« im **Gesicht**. Das *shen* manifestiert sich in der Hautfarbe, im Teint, der Ausstrahlung.
Seine körperliche Darstellung findet dieser Funktionskreis im **gesamten Leitbahnsystem**.
Das ihm zugeordnete Sinnesorgan ist die **Zunge**.
Die dem Funktionskreis »Herz« entsprechenden Körperöffnungen sind die **Ohren**.
Das dem Funktionskreis »Herz« entsprechende Klima ist die übermäßige **Sommerhitze** (*aestus*).
Die ihm entsprechende Emotion ist die **Freude** (*voluptas*).
Die dem Funktionskreis »Herz« zugeordnete Körperflüssigkeit ist der **Schweiß**, der zu den wertvollen Körpersäften gehört und gehalten werden muß. Wenn das *yin cardiale* geschwächt ist, kommt es beispielsweise zu Schweißen im Schlaf.
Die dem Funktionskreis »Herz« entsprechenden Zeiten sind der **Sommer** und die **Mittagszeit**.
Seine entsprechende Geschmacksrichtung ist das **Scharfe**, aber auch das **Bittere**.
Die dem Funktionskreis »Herz« entsprechende Farbe ist **Rot**.

Dem Funktionskreis »Herz« ist die **Hauptleitbahn Kleines Yin der Hand** (*yin minor manus, shao yin*) zugeordnet (A, B).
Symptome:
Schmerzen, Sensibilitätsstörungen, Störungen der Motorik, Hautaffektionen im Verlauf der Leitbahn, Schmerzen in der Brust, Hitze und Schmerzen in der Handfläche, Unterarmsteife.
Dem Funktionskreis »Dünndarm« ist die **Hauptleitbahn Großes Yang der Hand** (*yang maior manus, tai yang*) zugeordnet (A, C).
Symptome:
Schmerzen, Sensibilitätsstörungen, Störungen der Motorik, Hautaffektionen im Leitbahnverlauf, Halsschmerzen, Schiefhals, Verspannungen, Schulterschmerzen, Schwerhörigkeit, Sehstörungen.
Die Netzleitbahn des Funktionskreises »Herz« (*reticularis cardialis*) (D)
Symptome:
Bei *depletio* Aphasie, bei *repletio* Spannung und Druck auf der Brust.
Die Netzleitbahn des Funktionskreises »Dünndarm« (*reticularis intestini tenuis*) (E)
Symptome:
Bei *depletio* Furunkel, Schrunden, Schuppen, bei *repletio* Bewegungsunfähigkeit im Ellbogen, Muskelerschlaffung.
Die Muskelleitbahn des Funktionskreises »Herz« (*nervocardinalis cardialis*) (F)
Symptome:
Spannungsgefühl, Spasmen im Leitbahnbereich.
Die Muskelleitbahn des Funktionskreises »Dünndarm« (*nervocardinalis intestini tenuis*) (G)
Symptome:
Armschmerzen im Versorgungsgebiet der Leitbahn, Ohrenschmerz.

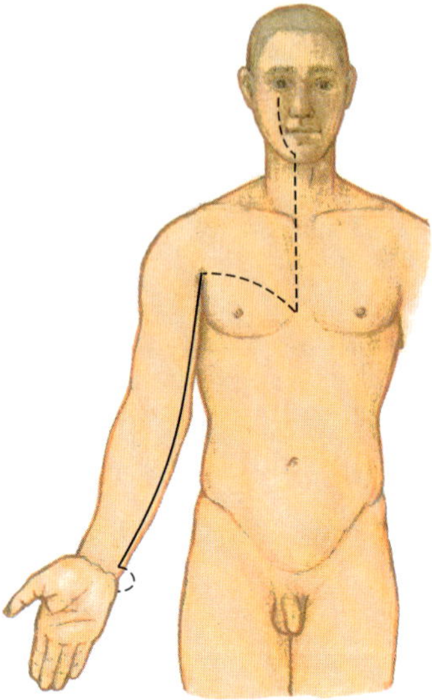

D Netzleitbahn Funktionskreis »Herz«

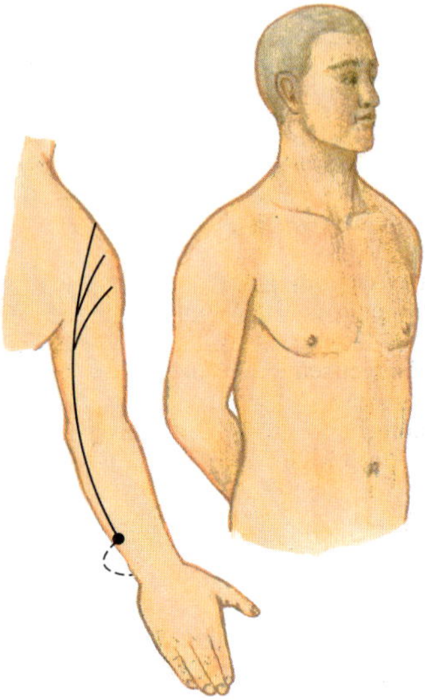

E Netzleitbahn Funktionskreis »Dünndarm«

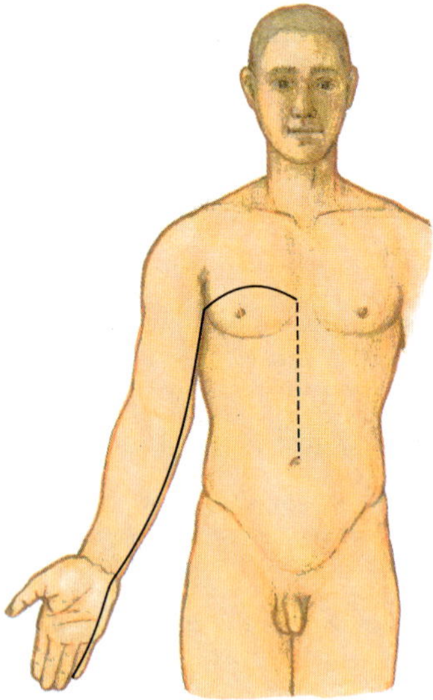

F Muskelleitbahn Funktionskreis »Herz«

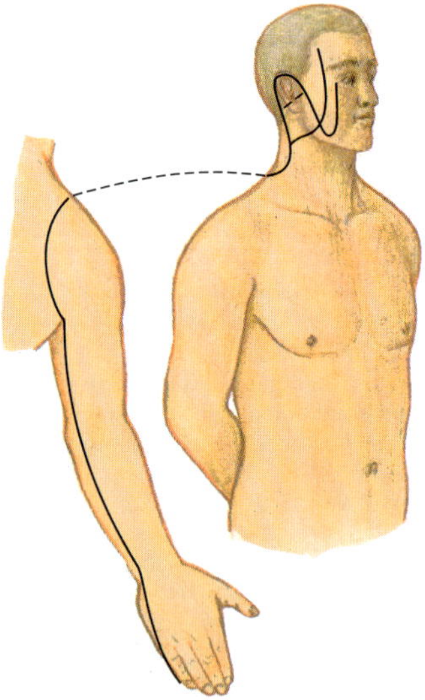

G Muskelleitbahn Funktionskreis »Dünndarm«

Pathologie

Der **Funktionskreis »Herz«** kann folgende Krankheitsbilder zeigen:

1a. Energetische Schwäche (*depletio*) des *qi cardiale*

Symptome:
Herzklopfen, Müdigkeit, Kurzatmigkeit, Schweiße, Blässe.

Therapie:
Stützung des *qi cardiale*. Beispielhafter Akupunkturpunkt ist »Die Straße zur Heiterkeit« C 7.

1b. Energetische Schwäche (*depletio*) des *yang cardiale*

Symptome:
Allgemeines Kältegefühl, Herzenge, Angstgefühl.

Therapie:
Stützung und Erwärmung des *yang cardiale*. Beispielhafter Akupunkturpunkt ist »Einflußpunkt des ›Herz‹-Funktionskreises« V 15.

1c. Kollaps des *yang cardiale*

Zusätzliche Symptome zu 1a. und 1b.:
Kurzatmigkeit, profuse Schweiße, Lippencyanose.

Therapie:
Stützung des Yang. Beispielhafter Akupunkturpunkt ist »Pforte des Lebensloses« Rg 4.

2a. Energetische Schwäche (*depletio*) des *xue cardiale*

Symptome:
Herzklopfen, Schlaflosigkeit, Gedächtnisstörungen, Schwindel, Ängstlichkeit.

Therapie:
Stützung und Mehrung des Xue. Beispielhafter Akupunkturpunkt ist »Die Straße zur Heiterkeit« C 7.

2b. Energetische Schwäche (*depletio*) des *yin cardiale*

Zusätzliche Symptome zu 2a.:
Allgemeine Unruhe, Hitzesensationen, Schweiße im Schlaf.

Therapie:
Ergänzung des *yin cardiale*. Beispielhafter Akupunkturpunkt ist »Spaltpunkt des kleinen Yin« C 6.

2c. Hochschlagende »Glut« im Funktionskreis »Herz«

Symptome:
Geschwürbildung im Mund, Ruhelosigkeit, Agitiertheit, Hitzegefühl.

Therapie:
Klärung und Kühlung des Funktionskreises »Herz«. Beispielhafter Akupunkturpunkt ist »Die kleine Versammlungshalle« C 8.

3. Eine »Schleim«-Heteropathie hemmt und behindert die Entfaltung des *yang cardiale*

Symptome:
Herzklopfen, Druck auf der Brust, Drehschwindel, Übelkeit, Brechreiz bis hin zu Konfusion, Bewußtlosigkeit.

Therapie:
Öffnung des Funktionskreises »Herz«, Lösung des »Schleims«. Beispielhafte Akupunkturpunkte sind »Die kleinere Straße« C 9, »Üppige Fülle« S 40.

4. Das *xue cardiale* stagniert

Symptome:
Innere Unruhe, Schmerzen in der Herzregion, Angina pectoris, Lippencyanose.

Therapie:
Regulation des Xue, Auflösung der Stase. Beispielhafter Akupunkturpunkt ist »Inneres Paßtor« Pc 6.

Der **Funktionskreis »Dünndarm«** zeigt folgende Krankheitsbilder:

1. »Kälte« (*algor*) und energetische Schwäche (*depletio*)

Symptome:
Unterbauchschmerz, kollernde Eingeweide, Diarrhoe.

Therapie:
Beispielhafte Akupunkturpunkte sind »Einflußpunkt des ›Dickdarm‹-Funktionskreises« V 25, »Angel des Himmels« S 25.

2. »Hitze« (*calor*) und energetische Ladung (*repletio*)

Symptome:
Aufgetriebenes Abdomen, Aphthen im Mund, Herzklopfen.

Therapie:
Beispielhafte Akupunkturpunkte sind »Einflußpunkt des ›Dünndarm‹-Funktionskreises« V 27, »Das erste Paßtor« Rs 4.

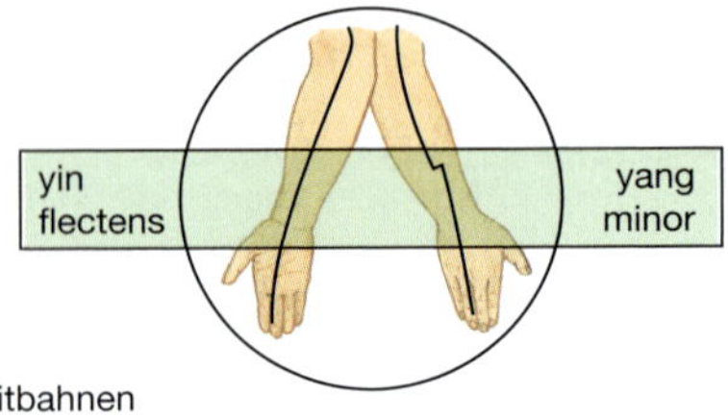

A Qualifikation der Leitbahnen

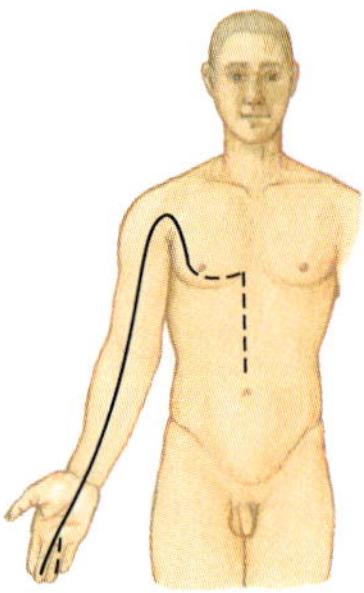

B Hauptleitbahn
Funktionskreis
»Herzbeutel«

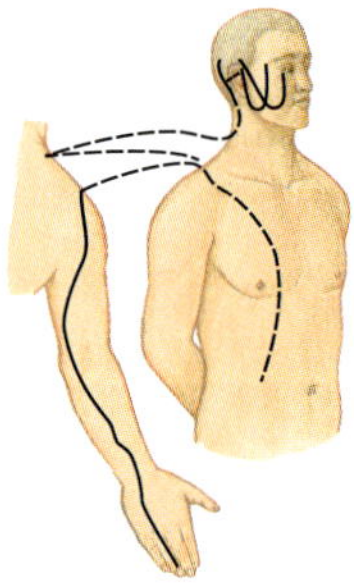

C Hauptleitbahn
Funktionskreis
»Drei Wärmebereiche«

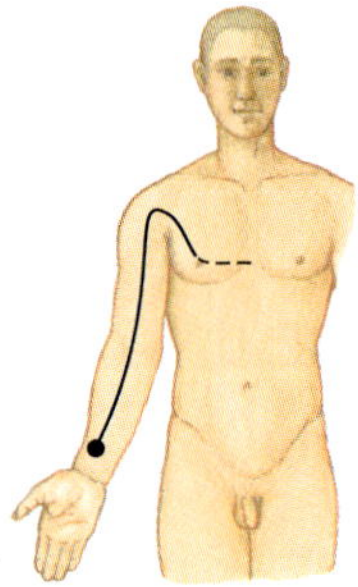

D Netzleitbahn
Funktionskreis
»Herzbeutel«

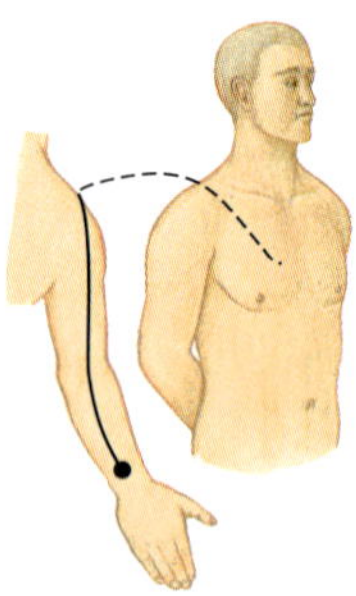

E Netzleitbahn
Funktionskreis
»Drei Wärmebereiche«

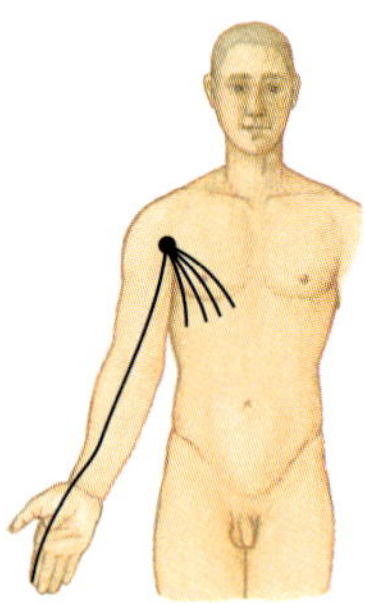

F Muskelleitbahn
Funktionskreis
»Herzbeutel«

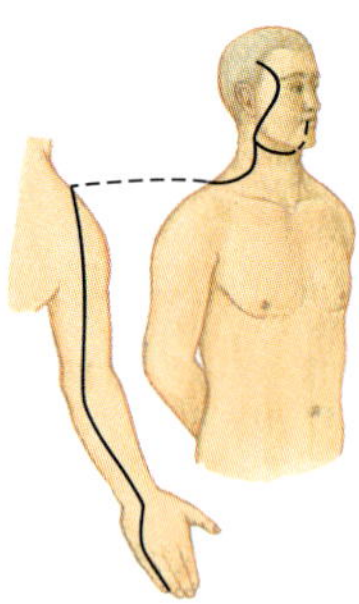

G Muskelleitbahn
Funktionskreis
»Drei Wärmebereiche«

Physiologie
Qualifikation:
Wie der Funktionskreis »Herz« wird dieses Gespann der Wandlungsphase Feuer zugeordnet, entsprechend dem großen Yang (*yang maior, tai yang*). Physiologisch und pathologisch entsprechen die **Funktionskreise »Herzbeutel«** und **»Drei Wärmebereiche«** weitgehend den Funktionskreisen »Herz« und »Dünndarm«. Nicht die Funktionskreise, sondern die Bedeutung der zugehörigen Leitbahnen führte zu ihrer eigenständigen Beschreibung.
Funktionen:
Im klassischen Text wird der **Funktionskreis »Herzbeutel«** als »abhängiger Gesandter« beschrieben, von dem Lust und Freude ihren Ausgang nehmen. Klinisch ist besonders bedeutsam, daß äußere Agenzien, wenn sie auf die Wandlungsphase Feuer treffen, primär den Funktionskreis »Herzbeutel« affizieren und dieser somit zu therapieren ist. Die inneren Agenzien (*emotiones*) führen zu Störungen im Bereich des Funktionskreises »Herz«.
Der **Funktionskreis »Drei Wärmebereiche«** ist zuständig für die Regulation des Säfteumlaufes. Seine Rolle wird als die der »verbindenden Wasserstraßen« definiert. Er versorgt das Individuum mit struktiven Säften und wird deshalb als »Ursprung der Bau- und Wehrenergie« bezeichnet.

Dem Funktionskreis »Herzbeutel« ist die **Hauptleitbahn Weichendes Yin der Hand** (*yin flectens manus, jue yin*) zugeordnet (A, B).
Symptome:
Schmerzen, Sensibilitätsstörungen, Störungen der Motorik, Hautaffektionen im Leitbahnverlauf, Spannungsgefühl in der Brust, Herzklopfen, Lachkrämpfe, Depressionen.
Dem Funktionskreis »Drei Wärmebereiche« ist die **Hauptleitbahn Kleines Yang der Hand** (*yang minor manus, shao yang*) zugeordnet (A, C).
Symptome:
Schmerzen, Sensibilitätsstörungen, Störungen der Motorik, Hautaffektionen im Verlauf der Leitbahn, Schwerhörigkeit bis Taubheit, Ohrenschmerz, Benommenheit, Schwellung im Wangenbereich.
Die Netzleitbahn des Funktionskreises »Herzbeutel« (*reticularis pericardialis*) (D)
Symptome:
Bei *depletio* Halsstarre, bei *repletio* Herzschmerzen.
Die Netzleitbahn des Funktionskreises »Drei Wärmebereiche« (*reticularis tricalorii*) (E)
Symptome:
Bei *depletio* Ellbogen paretisch erschlafft, bei *repletio* Ellbogen spastisch gekrümmt.
Die Muskelleitbahn des Funktionskreises »Herzbeutel« (*nervocardinalis pericardialis*) (F)
Symptome:
Spannung und Spasmen im Leitbahnbereich, Pleuritis.
Die Muskelleitbahn des Funktionskreises »Drei Wärmebereiche« (*nervocardinalis tricalorii*) (G)
Symptome:
Spannung und Krämpfe im Leitbahnbereich, Verkrampfung der Zunge.

Pathologie
Der **Funktionskreis »Herzbeutel«** zeigt folgende Krankheitsbilder:
1. Energetische Schwäche (*depletio*)
Symptome:
Schlaflosigkeit, depressive Verstimmung, Schwindelanfälle, Schweiße, Ängste.
Therapie:
Stützung des Funktionskreises »Herzbeutel«. Beispielhafter Akupunkturpunkt ist »Einflußpunkt für das ›weichende Yin‹« V 14.
2. Energetische Überladung (*repletio*)
Symptome:
Roter Zungenkörper, unmotivierter Wechsel von Lachen und Weinen, manisches Verhalten, Herzklopfen.
Therapie:
Ausleitung der Stauungssymptomatik. Beispielhafter Akupunkturpunkt ist »Großer Grabhügel« Pc 7.

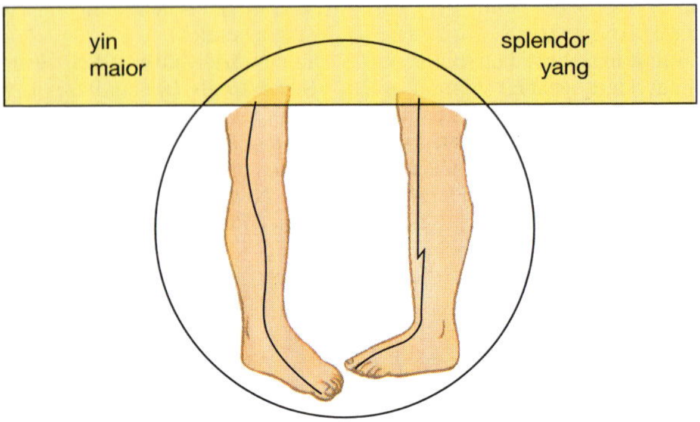

A Qualifikation der Leitbahnen

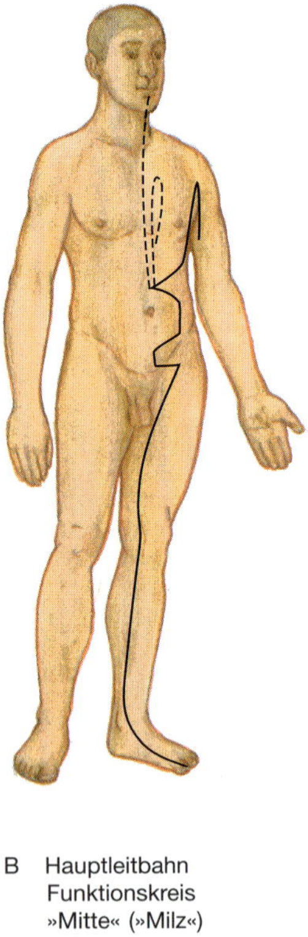

B Hauptleitbahn
Funktionskreis
»Mitte« (»Milz«)

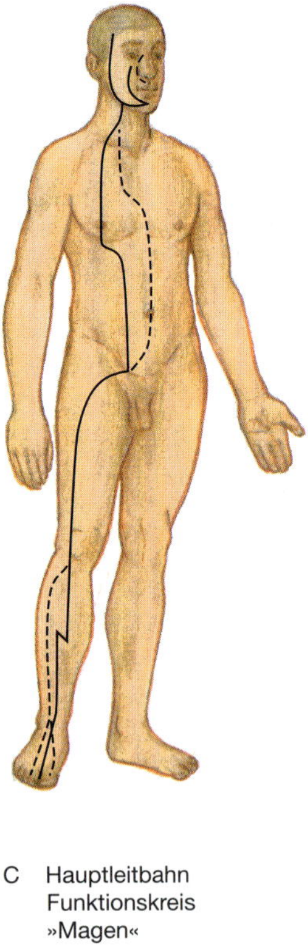

C Hauptleitbahn
Funktionskreis
»Magen«

Physiologie
Qualifikation:
Wandlungsphase Erde, entspricht dem Yin im Yin. Die Wandlungsphase Erde mit ihrer zentralen Position markiert den Dreh- und Angelpunkt des gesamten Systems. Alle vier Wandlungsphasen auf der Peripherie haben relativ zur Wandlungsphase Erde einen Yang-Charakter (s. S. 21). Daher rührt die Qualifikation als »äußerstes Yin«.
Funktionen:
Der **Funktionskreis »Mitte«** sorgt für die »Scheidung von Klarem und Trübem«. Dieser Klärungsprozeß bezieht sich nicht nur auf Säfte und Nahrung, sondern auf alle energetischen Einflüsse, die auf den Menschen wirken, stoffliche, psychische, soziale, intellektuelle, emotionale. Er ist die Instanz der Assimilation und Integration. Nach der Klärung werden die wertvollen energetischen Einflüsse assimiliert und integriert, Unbrauchbares wird ausgeschieden.
Der Funktionskreis »Mitte« gilt als die Wurzel der erworbenen Konstitution. Durch die Klärungs- und Assimilationsleistung werden frische Qi-Kräfte extrahiert und zur energetischen Versorgung bereitgestellt. Insbesondere bildet das große Energiepotential des Qi aus der Nahrung (*qi frumentarium*) die Wurzel der erworbenen Konstitution.
Die »Mitte« ist der Sitz der Bauenergie (*qi constructivum*), die sich insbesondere aus den geklärten Säften rekrutiert, welche aus dem Funktionskreis »Mitte« bereitgestellt werden.
Der Funktionskreis »Mitte« bildet die Basis für die Entstehung von Qi und Xue. Die aktive Energie, die das Individuum benötigt, stammt in erster Linie aus dem Funktionskreis »Mitte«; die notwendige Bauenergie nimmt hier ihren Ursprung und schafft die Voraussetzung für die Herstellung des Xue, der stofflichen Energie im Leitbahnsystem.
Die aktive Qi-Kraft der »Mitte« hält das Xue zusammen, gewährleistet die Festigkeit des Gefäßsystems, verhindert Blutungen.
Der Funktionskreis »Mitte« kontrolliert das Aufsteigen des Qi. Frische Qi-Kräfte müssen nach oben, nach außen bereitgestellt, entwickelt werden. Die sich nach außen und aufsteigend entwickelnden Qi-Kräfte dienen der Festigkeit und Stabilisierung des Gewebes.
Seine körperliche Darstellung findet der Funktionskreis »Mitte« in der »Form des Fleisches«, die sich in der **Festigkeit des Gewebes**, der stabilen Körperform ausdrückt.
Seine äußere Entfaltung (»Blüte«) hat der Funktionskreis »Mitte« in den **Lippen**.
Die entsprechende Körperöffnung ist der **Mund**, sein Sinnesorgan die **Geschmacksfähigkeit**.
Die klimatische Belastung für den Funktionskreis »Mitte« ist die **»Feuchtigkeit«** (*humor*). Da der Funktionskreis damit beschäftigt ist, Flüssigkeiten und Säfte zu klären, belastet ihn zusätzliche »Feuchtigkeit«.
Die entsprechende Emotion ist das **Nachdenken** (*cogitatio*). Das »Klare« wird auch mental vom »Trüben« geschieden.
Der Wandlungsphase Erde kommt ein universeller Einfluß zu, am ehesten entsprechen diesem Funktionskreis als Zeiten der **Nachmittag** oder der **Spätsommer**.
Die dem Funktionskreis »Mitte« entsprechende Geschmacksrichtung ist das **Süße**.
Seine entsprechende Farbe ist **Gelb**.
Der **Funktionskreis »Magen«** gilt zusätzlich als Zwischenspeicher und Ausgleichsreservoir. Er nimmt alle Speisen auf und ist deshalb für die Verteilung und Bereitstellung des Säftepotentials zuständig. Im Gegensatz zum aufsteigenden *qi lienale* sorgt das Qi des Funktionskreises »Magen« für das Absteigen, Absinken (die notwendige gegenläufige Komponente bei einer Trennungsfunktion). Trübe Säfte werden mit dieser Kraft nach unten ausgeschieden.
So sehr der Funktionskreis »Mitte« (Yin-*orbis*) »Feuchtigkeit« verabscheut, so sehr bedarf der komplementäre Yang-*orbis* (*o. stomachi*) der Befeuchtung und verabscheut die Trockenheit.
Der Funktionskreis »Mitte«, insbesondere der Yang-*orbis* (Funktionsbereich »Magen«), projiziert sich sehr stark im Zungenbelag, der den Transport und Umsatz der Säfte widerspiegelt.

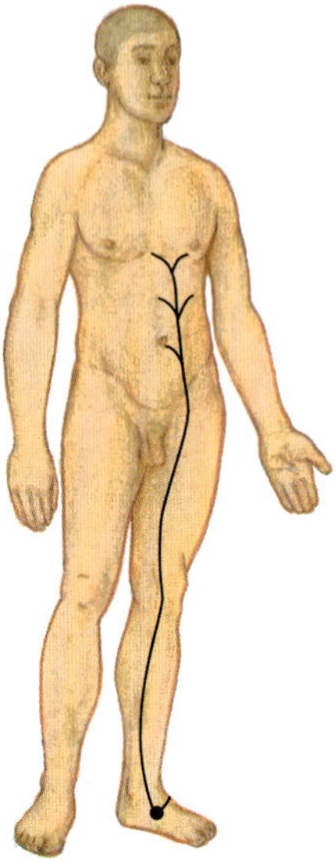

D Netzleitbahn
Funktionskreis »Mitte« (»Milz«)

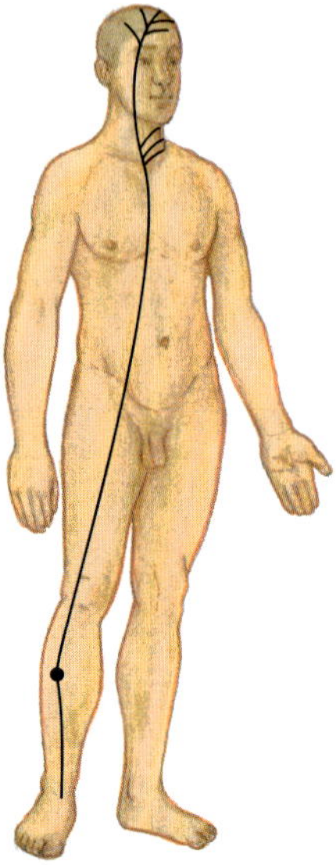

E Netzleitbahn
Funktionskreis»Magen«

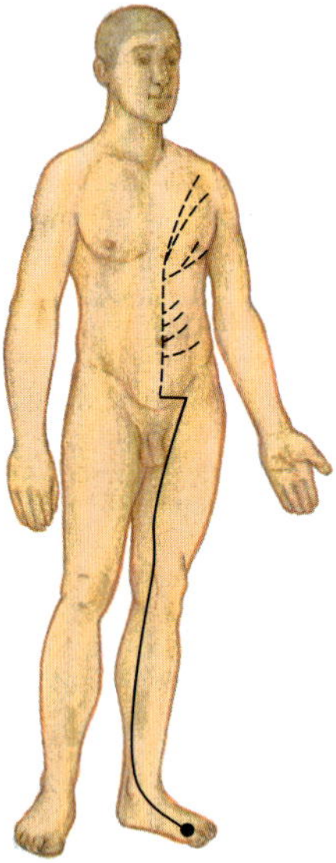

F Muskelleitbahn
Funktionskreis »Mitte« (»Milz«)

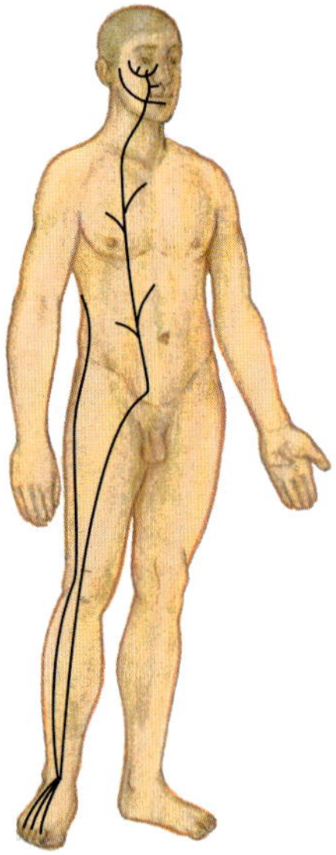

G Muskelleitbahn
Funktionskreis »Magen«

Dem Funktionskreis »Mitte« ist die **Hauptleitbahn Großes Yin des Fußes** (*yin maior pedis, tai yin*) zugeordnet (A, B).
Symptome:
Schmerzen, Sensibilitätsstörungen, Störungen der Motorik, sowie Hautaffektionen im Verlauf der Leitbahn, Abgeschlagenheit, Magenschmerzen, Brechreiz, Anorexie, Stuhlunregelmäßigkeiten, Ikterus, kalte Extremitäten.
Dem Funktionskreis »Magen« ist die **Hauptleitbahn »Überstrahlung des Yang des Fußes«** (*splendor yang, yang ming*) zugeordnet (A, C).
Symptome:
Schmerzen, Sensibilitätsstörungen, Störungen der Motorik, Hautaffektionen im Leitbahnverlauf, Schüttelfrost, Niesen, Rumpeln im Oberbauch, Leibschmerzen.
Die Netzleitbahn des Funktionskreises »Mitte« (*reticularis lienalis*) (D)
Symptome:
Bei *depletio* Schmerzen im Bauchraum, bei *repletio* Unterbauchkoliken.
Die Netzleitbahn des Funktionskreises »Magen« (*reticularis stomachi*) (E)
Symptome:
Bei *depletio* Kraftlosigkeit, Lähmungserscheinungen, bei *repletio* epileptiforme Symptome.
Die Muskelleitbahn des Funktionskreises »Mitte« (*nervocardinalis lienalis*) (F)
Symptome:
Schmerzen im Leitbahnverlauf, reißende Schmerzen im Genitale, von diesem zum Nabel ziehend, Schmerzhaftigkeit von Brust und Wirbelsäule.
Die Muskelleitbahn des Funktionskreises »Magen« (*nervocardinalis stomachi*) (G)
Symptome:
Krämpfe, spastische Schmerzen, Spannungsgefühl im Leitbahnverlauf, Unfähigkeit, die Augen zu öffnen oder zu schließen.

Pathologie
Der **Funktionskreis »Mitte«** zeigt folgende Krankheitsbilder:
1. Defizienz des Qi der »Mitte« (*depletio*)
Symptome:
Müdigkeit, weicher Stuhl, Kurzatmigkeit, Kräfteverfall. Bei zusätzlicher »Feuchtigkeit« (*humor*-Belastung) Völlegefühl, Übelkeit, Benommenheit, Abgeschlagenheit, bei Absinken des *qi lienale* zusätzlich Gewebsvorfälle.
Therapie:
Stützung des *qi lienale*, Transformation des *humor*. Beispielhafte Akupunkturpunkte sind »Dritter Weiler am Fuß« S 36, »Einflußpunkt des ›Mitten‹-Funktionskreises« V 20, »Einflußpunkt des ›Magen‹-Funktionskreises« V 21.
2. *Repletio*-Bilder des Funktionskreises »Magen«, *calor*-Zeichen
Symptome:
Durst, gesteigerter Appetit, geschwollenes Zahnfleisch, roter Zungenkörper, Obstipation, Oberbauchschmerzen.
Therapie:
Bewegung des Qi, Lösung der Stauung. Beispielhafte Akupunkturpunkte sind »Dritter Weiler am Fuß« S 36, »Sammlungspunkt des ›Magen‹-Funktionskreises« Rs 12, »Inneres Paßtor« Pc 6.

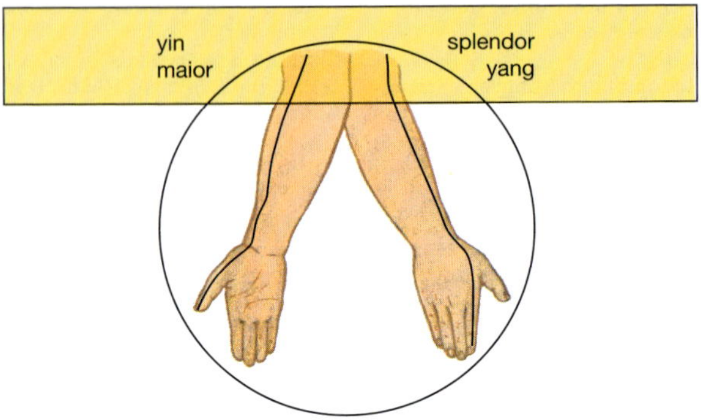

A Qualifikation der Leitbahnen

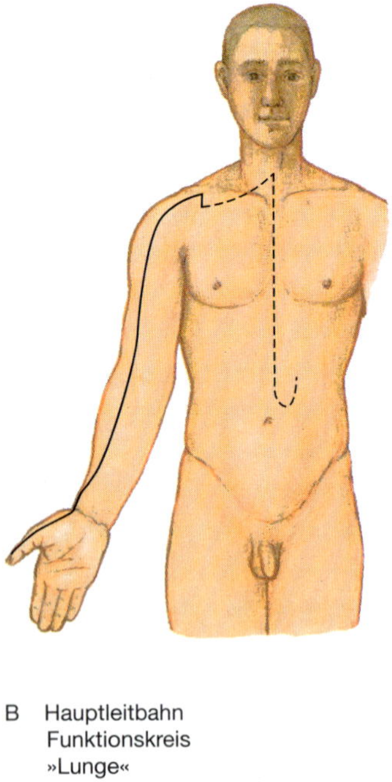

B Hauptleitbahn Funktionskreis »Lunge«

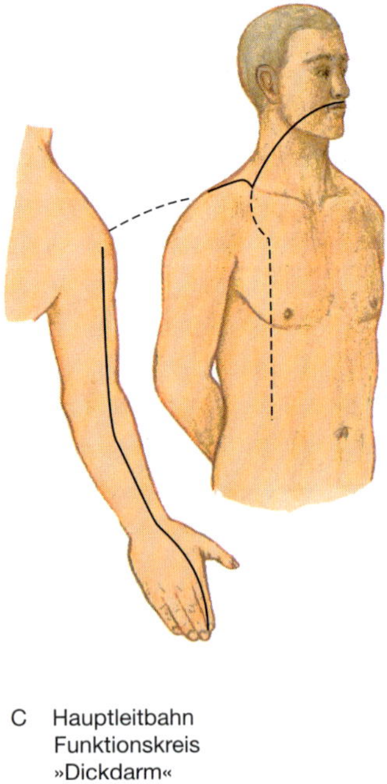

C Hauptleitbahn Funktionskreis »Dickdarm«

Physiologie

Qualifikation:

Wandlungsphase Metall, entsprechend dem kleinen Yin (*yin minor, shao yin*). Der Funktionskreis »Lunge« *(o. pulmonalis)* bildet den Yin-*orbis* (Speicherorbis), der Funktionskreis »Dickdarm« *(o. intestini crassi)* den komplementären Yang-*orbis* (Durchgangsorbis).

Funktionen:

Der **Funktionskreis »Lunge«** ist maßgebend für das Qi, das die Grundlage für die aktive Energie bildet. Der Funktionskreis »Lunge« gilt als »Minister« im Konzert der Funktionskreise und als Ursprung der rhythmischen Ordnung. Er repräsentiert die »Oberfläche« (*extima*) des Menschen. Durch sie werden die energetischen Einflüsse von außen aufgenommen (u. a. Luft, Licht), im **Funktionskreis »Lunge«** gesammelt und als destillierte Qi-Kräfte dem Individuum rhythmisch mitgeteilt. Sie sind gemeinsam mit dem Qi der »Mitte« für die **erworbene Konstitution** verantwortlich. Aus dem Funktionskreis »Lunge« wird einerseits die Bauenergie (*qi constructivum*) mit aktiver Energie versorgt, andererseits entsteht daraus die die »Oberfläche« beherrschende **Wehrenergie** *(qi defensivum)*. Daher dominiert dieser Funktionskreis die Funktion der Poren, die Kontrolle des Schweißes, die Erwärmung der Haut sowie den Schutz gegen äußere krankmachende Faktoren. Er ist zuständig für die Abwehr und Widerstandskraft. Der Funktionskreis »Lunge« stellt die aktive Qi-Kraft für die Bauenergie bereit und kontrolliert daher die Verteilung des Qi im gesamten Leitbahnsystem. Die Verteilung der Körpersäfte, die Befeuchtung und Kühlung des gesamten Systems geht von ihm aus. Der Funktionskreis »Lunge« muß das Qi absenken, er muß mit dem tiefliegenden Funktionskreis »Niere« (s. S. 53) kommunizieren.

Seine äußere Entfaltung (»Blüte«) hat er in den **Haaren**, seine körperliche Darstellung in der »Oberfläche«, primär in der **Haut**.

Seine Körperöffnung ist die **Nase**, das zugehörige Sinnesorgan der **Geruchssinn**.

Klimatisch blockieren »Kälteeinflüsse« (*algor*) den Fluß des *qi pulmonale*. Deshalb verabscheut dieser Funktionskreis die »Kälte«. »Wind«-Schädigungen (*ventus*) reizen als aggressivstes Agens zunächst die »Oberfläche« und damit den Funktionskreis »Lunge«. Diese Agenzien treten häufig kombiniert als *algor venti*-Schädigungen auf. »Trockenheit« (*ariditas*) dezimiert das Säftepotential, schmälert das *yin pulmonale*.

Seine entsprechenden Emotionen sind **Kummer** und **Trauer**.

Die entsprechenden Zeiten sind der **Herbst** und der **späte Nachmittag**.

Die entsprechende Geschmacksrichtung ist das **Scharfe**. Scharfes wirkt auf die »Oberfläche«, öffnet, dynamisiert, mobilisiert.

Die entsprechende Farbe ist **Weiß**.

Der **Funktionskreis »Dickdarm«** (*o. intestini crassi*) nimmt im Gesamtgefüge die Rolle eines Vermittlers ein, der die eingeleitete Verwandlung der Nahrung weiterführen soll.

Dem Funktionskreis »Lunge« ist die **Hauptleitbahn Großes Yin der Hand** (*yin maior manus, tai yin*) zugeordnet (A, B).

Symptome:

Schmerzen, Sensibilitätsstörungen, Störungen der Motorik, Hautaffektionen im Verlauf der Leitbahn, Husten, Asthma, grippale Infekte.

Dem Funktionskreis »Dickdarm« ist die **Hauptleitbahn »Überstrahlung des Yang der Hand«** (*splendor yang manus, yang ming*) zugeordnet (A, C).

Symptome:

Schmerzen, Sensibilitätsstörungen, Störungen der Motorik, Hautaffektionen im Leitbahnverlauf, Halsschwellungen, Angina, Zahnschmerzen, verstopfte Nase, Heiserkeit .

Die Netzleitbahn des Funktionskreises »Lunge« (*reticularis pulmonalis*) (D)

Symptome:

Bei *depletio* Niesreiz, Urininkontinenz, bei *repletio* Hitzegefühl im Handteller.

Die Netzleitbahn des Funktionskreises »Dickdarm« (*reticularis intestini crassi*) (E)

Symptome:

Bei *depletio* Kältegefühl an den Zähnen, Spannungsgefühl im Mediastinum, bei *repletio* kariöse Zähne, Schwerhörigkeit.

Die Muskelleitbahn des Funktionskreises »Lunge« (*nervocardinalis pulmonalis*) (F)

Symptome:

Schmerzen, Spannung im Leitbahnverlauf, Schulterschmerzen, Lungenveränderungen.

Die Muskelleitbahn des Funktionskreises »Dickdarm« (*nervocardinalis intestini crassi)* (G)

Symptome:

Steifigkeit, Ziehen, krampfartige Schmerzen im Leitbahnverlauf, Unfähigkeit, die Arme zu heben und den Kopf zu wenden.

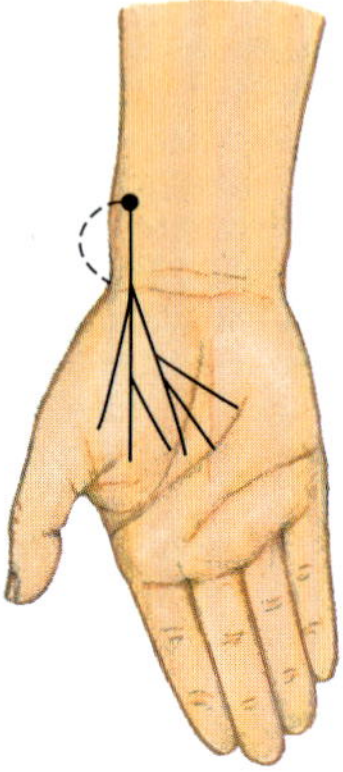

D Netzleitbahn Funktionskreis »Lunge«

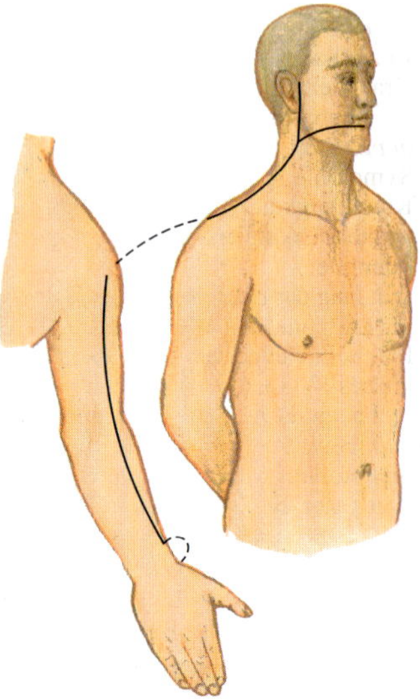

E Netzleitbahn Funktionskreis »Dickdarm«

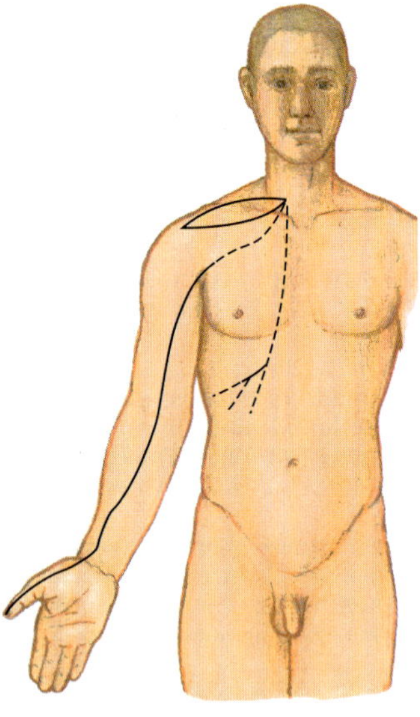

F Muskelleitbahn Funktionskreis »Lunge«

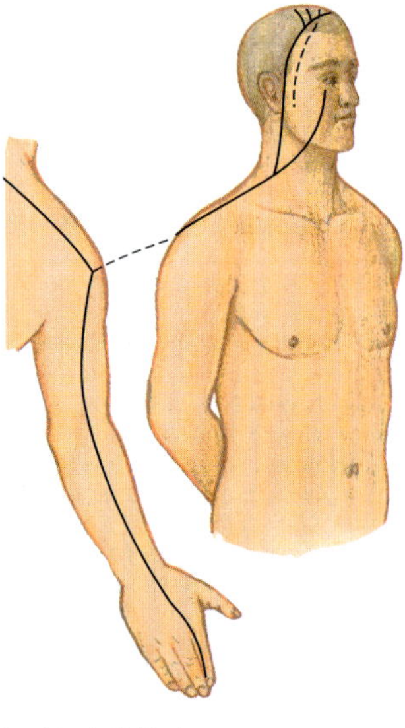

G Muskelleitbahn Funktionskreis »Dickdarm«

Pathologie

Der **Funktionskreis »Lunge«** zeigt folgende Krankheitsbilder:

1. Energetische Schwäche (*depletio*) des *qi pulmonale*
Symptome:
Kurzatmigkeit, Husten, Schweißneigung, Frostigkeit, Erkältlichkeit, Müdigkeit.
Therapie:
Stützung des *qi pulmonale*. Beispielhafte Akupunkturpunkte sind »Großer Wasserschlund« P 9, »Einflußpunkt des ›Lungen‹-Funktionskreises« V 13.

2. Energetische Schwäche (*depletio*) des *yin pulmonale*
Symptome:
Trockener Husten, Hitzegefühl in der Brust, trockener Mund, Heiserkeit, periodisches Fieber nachmittags.
Therapie:
Stützung des *yin pulmonale*, Befeuchtung. Beispielhafter Akupunkturpunkt ist »Moorsee am Fußpunkt« P 5.

3. Eine »Kälte- und Wind«-Schädigung (*algor venti*) fesselt den Funktionskreis »Lunge«
Symptome:
Kälteabneigung, Niesen, Husten, Fieber, Schüttelfrost, kratziger Hals, Kopfschmerzen.
Therapie:
Ausleitung der Schädigung (*expulsio* der Heteropathie). Beispielhafte Akupunkturpunkte sind »Äußeres Paßtor« T 5, »Vereinte Täler« IC 4, »Teich des Windes« F 20.

4. »Feuchtigkeit« und »Schleim« (*humor* und *pituita*) hemmen den Funktionskreis »Lunge«
Symptome:
Chronischer Husten mit viel Sputum, dicker, klebriger Zungenbelag, Völlegefühl auf der Brust, Kurzatmigkeit.
Therapie:
Umwandlung des »Schleims«, Wiederherstellung der absenkenden Funktion. Beispielhafte Akupunkturpunkte sind »Reihe von Lücken« P 7, »Versammlungshalle der Mitte« P 1, »Üppige Fülle« S 40.

Der **Funktionskreis »Dickdarm«** zeigt folgende Krankheitsbilder:

1. »Kälte«-Schädigung (*algor*)
Symptome:
Bauchschmerzen, Diarrhoe, reichlicher Urin.
Therapie:
Erwärmung des Funktionskreises. Beispielhafte Akupunkturpunkte sind zu moxen »Einflußpunkt des ›Dickdarm‹-Funktionskreises« V 25, »Angel des Himmels« S 25.

2. »Hitze«-Schädigung (*calor*)
Symptome:
Obstipation, übelriechende Stühle, entzündeter Anus.
Therapie:
Ausleitung des »Hitze«-Prozesses. Beispielhafte Akupunkturpunkte sind »Einflußpunkt des ›Dickdarm‹-Funktionskreises« V 25, »Angel des Himmels« S 25.

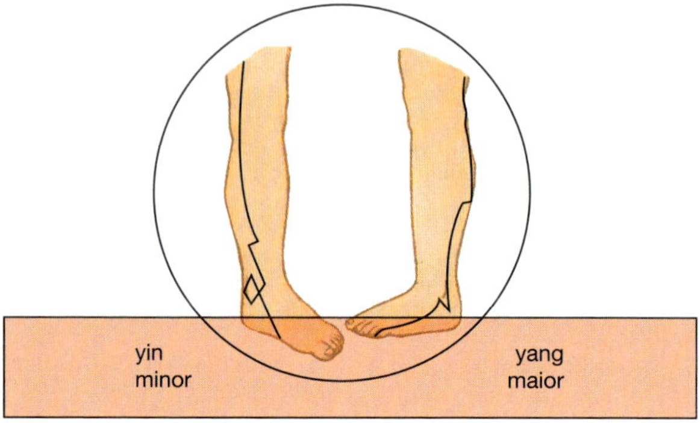

A Qualifikation der Leitbahnen

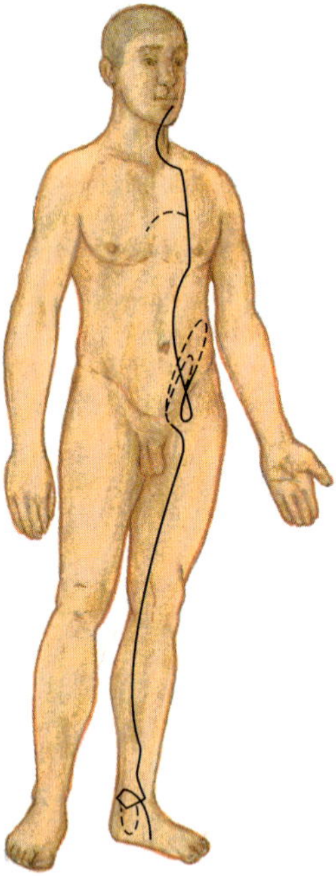

B Hauptleitbahn
Funktionskreis
»Niere«

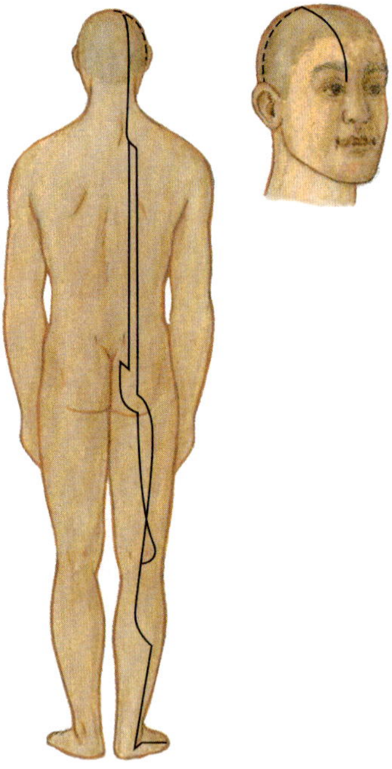

C Hauptleitbahn
Funktionskreis
»Blase«

Physiologie
Qualifikation:
Entspricht der Wandlungsphase Wasser, gleichzeitig dem großen Yin (*yin maior, tai yin*). Der Funktionskreis »Niere« (*o. renalis*) bildet den Yin-*orbis* (Speicherorbis), der Funktionskreis »Blase« den komplementären Yang-*orbis* (Durchgangsorbis).
Funktionen:
Der **Funktionskreis »Niere«** ist der Sitz des »Struktivpotentials«, der stofflichen Basis des Menschen schlechthin. Er ist der Sitz des *qi nativum*, der **angeborenen Konstitution**. Er ist der Bereich der Potenzierung von Kraft, von geistigen Eindrücken. Lebenseindrücke werden gespeichert, abgelegt, um dann später wieder aktualisierbar, reproduzierbar zu sein. Im Funktionskreis »Niere« residiert die »Kraft des Willens«. Er bildet die Grundlage der Hibernation, Einkapselung, Kühlung, Sammlung, die Erhaltung des Bestehenden bis hin zum Erbmaterial.
Das Struktivpotential (*jing*) bildet eine Ansammlung von Potenzen, welche für das gegenwärtige Leben und für die Nachfahren alle Wirkmöglichkeiten begründen. Es enthält Sperma und Samen, Erbanlagen und hereditäre Faktoren, eine stabile Konstitution und eine gute Resistenz. Es ist im Funktionskreis »Niere« gespeichert und fließt in die Acht unpaarigen Leitbahnen (s. S. 57). Das Struktivpotential determiniert die Körpergröße, das körperliche Wachstum, die geistige Entwicklung, die Sexualfunktion, die Fortpflanzungsfähigkeit. Es bildet die Voraussetzung für die Entstehung des Markes, das für die Stabilität von Knochen und Zähnen, von festem, alten Gewebe verantwortlich ist.
Die aktive Kraft des Funktionskreises »Niere«, das *yang renale* beherbergt die *porta fortunae* (die »Pforte des Lebensloses«). Durch seine »Hitze« entsteht aus dem Struktivpotential das *qi renale*. Außerdem bildet sie die »Quelle des Feuers« für alle Funktionskreise.
Der Funktionskreis »Niere« beherrscht die Wasserverteilung und kontrolliert insbesondere die Körperflüssigkeiten im unteren Calorium.
Das *qi renale* steigt nach oben, »öffnet« die **Ohren** und dominiert das **Gehör**.
Die dem Funktionskreis »Niere« entsprechenden Körperöffnungen sind die **Ausscheidungsorgane**. Seine vollständige körperliche Darstellung erfährt dieser Funktionskreis in den **harten und alten Geweben, Zähne, Knochen und Nerven**. Seine äußere Entfaltung (»Blüte«) hat er in den **Haaren**.
Klimatisch führen **»Trockenheit«** und übermäßige **»Hitze«** zu einer Minderung der Säfte und der Körpersubstanz, damit schädigen sie das *yin renale*, andererseits wird das notwendige »Feuer« des *yang renale* (*porta fortunae*) durch »Kälte« (*algor*)- Prozesse blockiert.
Furcht und **Angst**, Schockereignisse sind die dem Funktionskreis »Niere« entsprechenden Emotionen und führen zu einer ähnlichen Paralyse wie »Kälte«-Prozesse.
Die entsprechenden Zeiten sind der **Winter** und die Zeit um **Mitternacht**.
Die entsprechende Geschmacksrichtung ist das **Salzige**, welches am tiefsten wirkt und erweicht.
Die entsprechende Farbe ist **Schwarz**.
Der **Funktionskreis »Blase«** wird als »Provinzhauptstadt« bezeichnet. Hier werden aktive und struktive Säfte gesammelt und gelagert, ein Flüssigkeitsüberschuß ausgeschieden.

Dem Funktionskreis »Niere« ist die **Hauptleitbahn Kleines Yin des Fußes** (*yin minor pedis, shao yin*) zugeordnet (A, B).
Symptome:
Schmerzen, Sensibilitätsstörungen, Störungen der Motorik, Hautaffektionen im Verlauf der Leitbahn, dunkler Teint, Kollapsneigung, Kältegefühl, Lumbalgie, heiße Fußsohlen.
Dem Funktionskreis »Blase« ist die **Hauptleitbahn Großes Yang des Fußes** (*yang maior pedis, tai yang*) zugeordnet (A, C).
Symptome:
Schmerzen, Sensibilitätsstörungen, Störungen der Motorik, Hautaffektionen im Leitbahnverlauf, Kopfschmerz, Orbitaschmerz, lanzinierende Schmerzen im Leitbahnverlauf, Wirbelsäulenschmerz, Krampfbereitschaft, Sehstörungen, Fließschnupfen, verstopfte Nase.
Die Netzleitbahn des Funktionskreises »Niere« (*reticularis renalis*) (D)
Symptome:
Bei *depletio* Lendenschmerz, bei *repletio* Urinverhaltung.
Die Netzleitbahn des Funktionskreises »Blase« (*reticularis vesicalis*) (E)
Symptome:
Bei *depletio* Schnupfen, Nasenbluten, bei *repletio* Verstopfung der Nase, dünner Fließschnupfen, Kopfschmerz.

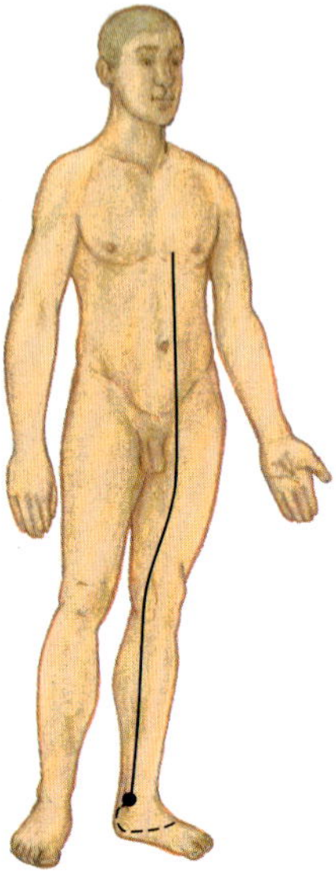

D Netzleitbahn
Funktionskreis »Niere«

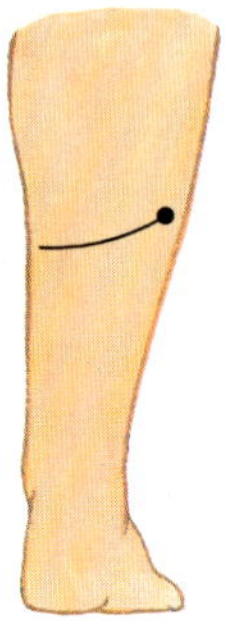

E Netzleitbahn
Funktionskreis »Blase«

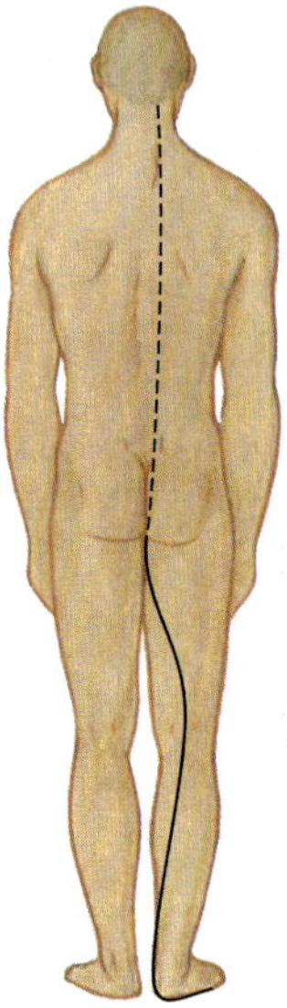

F Muskelleitbahn
Funktionskreis »Niere«

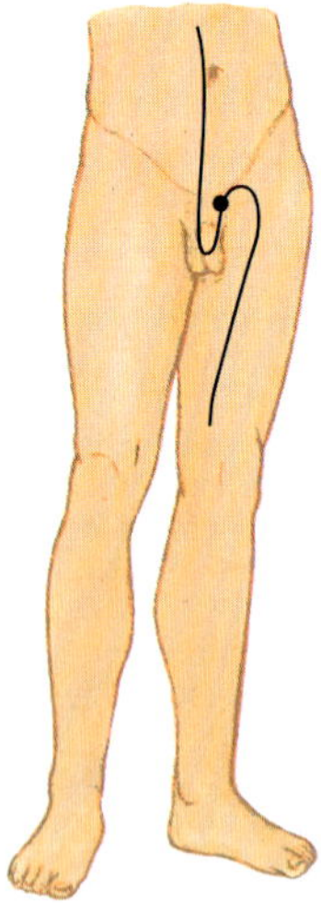

G Muskelleitbahn
Funktionskreis »Niere«

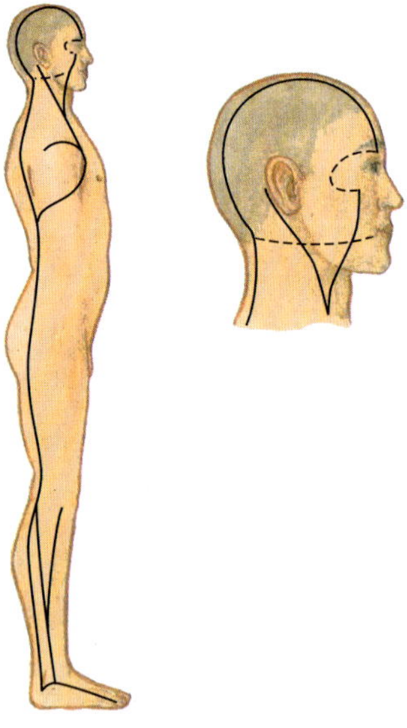

H Muskelleitbahn
Funktionskreis »Blase«

Die Muskelleitbahn des Funktionskreises »Niere« (*nervocardinalis renalis*) (F, G)
Symptome:
Krämpfe, spastische Zuckungen, Lähmungen, Verkrümmungen, Atrophien im Leitbahnbereich.
Die Muskelleitbahn des Funktionskreises »Blase« (*nervocardinalis vesicalis*) (H)
Symptome:
Ziehende und stechende Schmerzen, Schwellungstendenz von der kleinen Zehe bis zur Ferse, Krampf im Kniekehlenbereich, Krämpfe und Verspannungen in Rücken- und Halsmuskulatur.

Pathologie
Der **Funktionskreis »Niere«** zeigt folgende Krankheitsbilder:
1. Energetische Schwäche (*depletio*) des *yang renale*
Symptome:
Häufige, nächtliche Miktion, blasser Zungenkörper, reichliche, häufige Miktion, Schwäche in der Lumbalregion, Knieschwäche, Impotenz, Tinnitus, Kopfschmerzen.
Therapie:
Stützung und Erwärmung des *yang renale*. Beispielhafte Akupunkturpunkte sind »Pforte des Lebensloses« Rg 4, »Einflußpunkt des ›Nieren‹-Funktionskreises« V 23, »Mächtiger Wasserlauf« R 3.
2. Energetische Schwäche (*depletio*) des *yin renale*
Symptome:
Schwindelanfälle, Benommenheit, tiefroter Zungenkörper, trocken, rissig, Vergeßlichkeit, Taubheit, Tinnitus, subfebrile Temperaturen, Hitze von Handteller und Fußsohlen, Schweiße im Schlaf.
Therapie:
Beispielhafte Akupunkturpunkte sind »Tal des Yin« R 10, »Das äußerste Yin« V 67, »Einflußpunkt des ›Nieren‹-Funktionskreises« V 23, »Das erste der Paßtore« Rs 4.

Der **Funktionskreis »Blase«** zeigt folgende Krankheitsbilder:
1. Akkumulation »kalter Feuchtigkeit« (*algor humidus*)
Symptome:
Häufige dringende Miktion, erschwerte Miktion.
Therapie:
Ausleitung von »kalter Feuchtigkeit« (*humor algidus*). Beispielhafte Akupunkturpunkte sind »Yang des Staugewässers« V 39, »Sammlungspunkt für den ›Blasen‹-Bereich« Rs 3, »Die Verbindung der drei Yin« L 6.
2. Akkumulation von »heißer Feuchtigkeit« (*calor humidus*)
Symptome:
Brennen beim Wasserlassen, dunkler, rötlicher Urin, erschwerte Miktion.
Therapie:
Ausleitung von »heißer Feuchtigkeit« (*calor humidus*). Beispielhafte Akupunkturpunkte sind »Einflußpunkt des ›Blasen‹-Funktionskreises« V 28, »Sammlungspunkt für den ›Blasen‹-Bereich« Rs 3, »Die Verbindung der drei Yin« L 6, »Yang des Staugewässers« V 39.

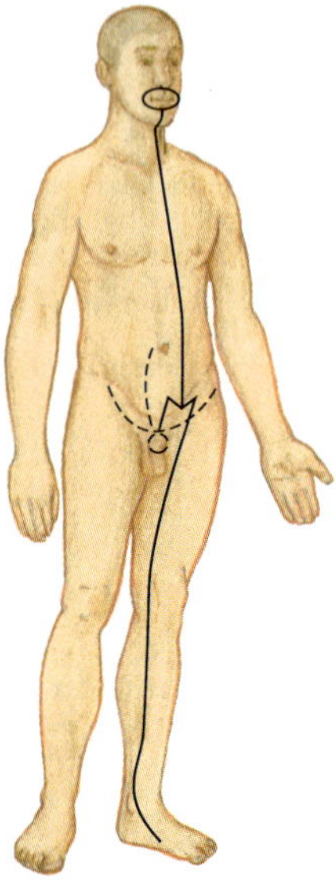

A Breite Troßstraße

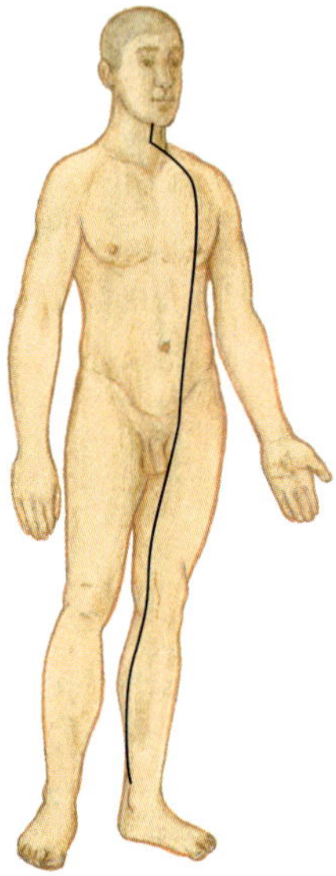

B Haltenetz des Yin

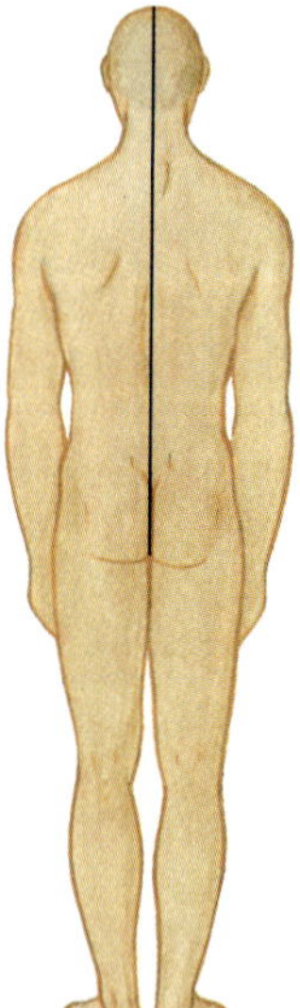

C Leitbahn der Steuerung

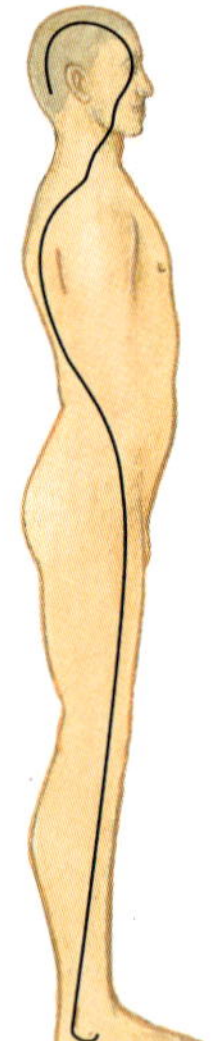

D Emporsteigende Yang-Leitbahn

Die Acht unpaarigen Leitbahnen *(cardinales impares, ji jing ba mo)* sind an keinen Funktionskreis angeschlossen und unterliegen keiner Qualifikation nach Yin und Yang. Da sie z. T. auf den Symmetrieachsen des Körpers verlaufen, treten zwei von ihnen nur einfach auf.

Im gesamten Leitbahnsystem nehmen sie die Aufgabe eines Ausgleichsreservoires wahr. Die Hauptleitbahnen werden mit Flüssen verglichen, die unpaarigen Leitbahnen mit Seen und Altwasser. Sie nehmen am regulären Kreislauf des Qi nicht teil, können aber überschüssige Energie aufnehmen und speichern und bei Bedarf abgeben. Die Paarbildungen gehen auf therapeutische Erfordernisse zurück.

1 a. Breite Troßstraße (*sinarteria impedimentalis)* chongmo (A)

Funktionen:

Im oberen Bereich knüpft die Leitbahn an alle Hauptleitbahnen des Yang an, im unteren an alle Hauptleitbahnen des Yin. Außerdem gibt es Verbindungen zur Aufnehmenden Leitbahn, zur Leitbahn der Steuerung und zur Gürtelleitbahn. Deshalb ist sie Ausgleichsreservoir aller Leitbahnen und vor allem des Xue. Gemeinsame Akupunkturpunkte hat sie nur mit denen der Hauptleitbahnen der Funktionskreise »Niere« und »Magen«. Zur Initiierung der Leitbahn und energetischen Beeinflussung eignet sich der Punkt »Enkel des Herzogs« L 4.

Symptome:

Schmerzen im Abdomen und Epigastrium, Hitze im Körper bei eiskalten Extremitäten, Regelstörungen, Dysmenorrhö, Orchitis, Uretritis, Prostatitis, uro-genitale Erkrankungen.

1 b. Haltenetz des Yin (*sinarteria retinens yin)* yin weimo (B)

Funktionen:

Sie steht mit den Hauptleitbahnen des Yin in Verbindung sowie mit der Aufnehmenden Leitbahn. Die Leitbahn hat eine besondere Beziehung zur Bauenergie. Zur Initiierung und energetischen Beeinflussung besonders geeignet ist der Punkt »Inneres Paßtor« Pc 6.

Symptome:

Schmerzen in der Herzgegend (charakteristisches Zeichen), chronische Halsbeschwerden, epigastrische Schmerzen, Kopfschmerz.

2 a. Leitbahn der Steuerung (*sinarteria regens)* dumo (C)

Funktionen:

Die Leitbahn bildet die Verbindung zwischen dem Genitale und sämtlichen Yang-Leitbahnen sowie dem Kopf. Durch ihre Verbindung zum Funktionskreis »Niere« eignet sie sich für die Koordination und Verteilung des *qi primum* (angeborenes Vitalpotential). Zur Initiierung und energetischen Beeinflussung ist der Punkt »Der hintere Wasserlauf« IT 3 geeignet.

Symptome:

Bei *depletio* Steifheit der Wirbelsäule, Opisthotonus, Benommenheit, Schwindel, epileptiforme Symptome, Fieber, Kontrakturen, Hämorrhoiden.

2 b. Emporsteigende Yang-Leitbahn (*sinarteria ascendens yang*) yang qiaomo (D)

Funktionen:

Sie ist eine akzessorische Leitbahn für die Verteilung und Koordination des Yang-Aspektes der struktiven Energie. In ihrem energetischen Fluß ist sie besonders beeinflußbar über den Punkt »Ursprung der ›Emporsteigenden Yang-Leitbahn‹« V 62.

Symptome:

Kraftlosigkeit bei spastischer Gespanntheit, Muskelschmerzen im Rücken- und Lendenbereich, Steifigkeit, Hemiplegie, gerötete, tränende Augen.

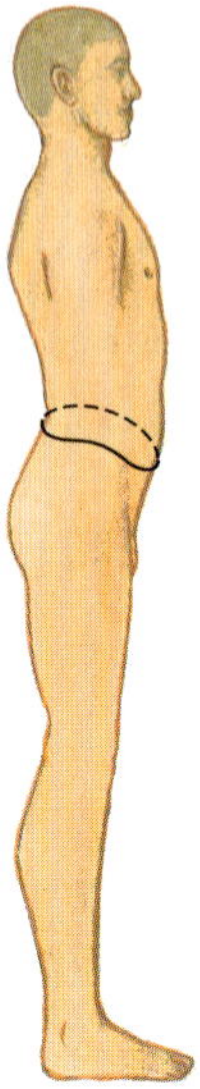

A Gürtelleitbahn

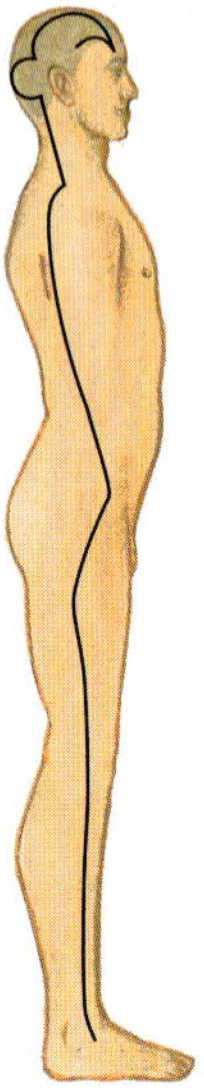

B Haltenetz des Yang

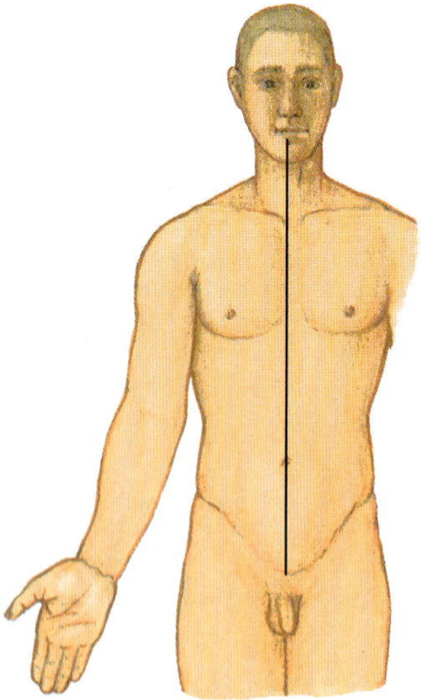

C Aufnehmende Leitbahn

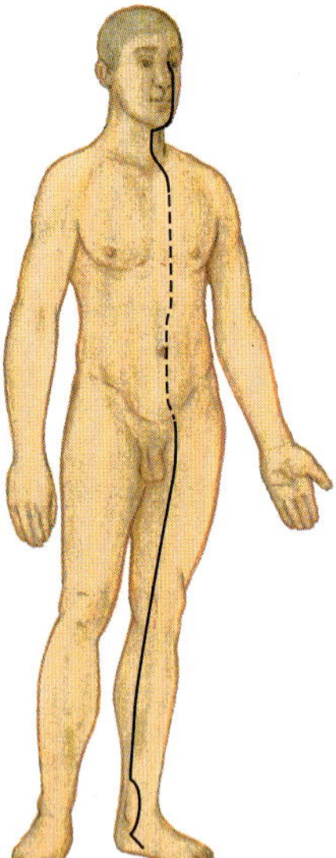

D Emporsteigende Yin-Leitbahn

3 a. Gürtelleitbahn (*sinarteria zonalis*) daimo (A)

Funktionen:

Sie zieht gürtelförmig oberhalb der Taille um den Körper und berührt dadurch alle Leitbahnen, die ventral und dorsal verlaufen. Sie dient dem allgemeinen Energieausgleich in der Körpermitte. Durch ihren Bezug zur Hauptleitbahn des Funktionskreises »Gallenblase« ist eine besondere energetische Beeinflußbarkeit über den Punkt »Am Rand der Tränen des Fußes« F 41 möglich.

Symptome:

Regelstörungen, Lumbalgie, hypogastrische Schmerzen, Schwäche der unteren Extremität.

3 b. Haltenetz des Yang (*sinarteria retinens yang*) yang weimo (B)

Funktionen:

Sie steht mit allen Yang-Leitbahnen in Verbindung und beeinflußt dadurch die Regulation und den Umsatz der aktiven Energie. Eine energetische Beeinflußbarkeit der Wehrenergie ist insbesondere über den Punkt »Äußeres Paßtor« T 5 möglich.

Symptome:

Schüttelfrost, Fieber, Schwindel, Muskelschwäche, Gliederschmerzen.

4 a. Aufnehmende Leitbahn (*sinarteria respondens*) renmo (C)

Funktionen:

Sie steht mit allen Yin-Leitbahnen sowie dem Haltenetz des Yin und der Breiten Troßstraße in Verbindung und fungiert als »Ausgleichsreservoir« der gesamten struktiven Energien. Eine spezielle Beziehung besteht zu den Reproduktionsorganen, besonders der Frau. Eine besondere energetische Beeinflußbarkeit gelingt über den Punkt »Reihe von Lücken« P 7.

Symptome:

Erkrankungen des Genitale, Regelstörungen, klimakterische Beschwerden, Sterilität.

4 b. Emporsteigende Yin-Leitbahn (*sinarteria ascendens yin*) qiaomo (D)

Funktionen:

Sie ist für die Verteilung und Verfügbarkeit des freien Struktivpotentials zuständig. Die energetische Beeinflußbarkeit gelingt in erster Linie über den Punkt »Das Meer der Erhellung« R 6.

Symptome:

Schwäche der aktiven Leistungen, allgemeine Abgespanntheit, Spasmen, Krämpfe, epileptiforme Symptome, Lähmungserscheinungen, Paresen, Dysurie, Anurie.

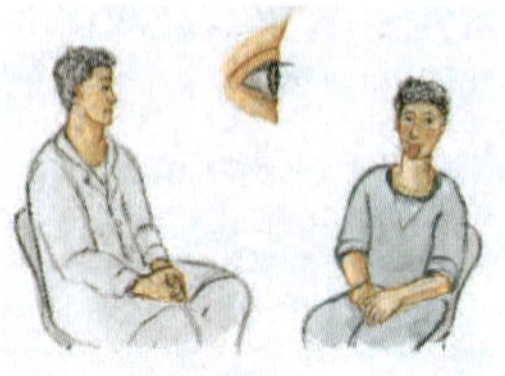

A Betrachtung

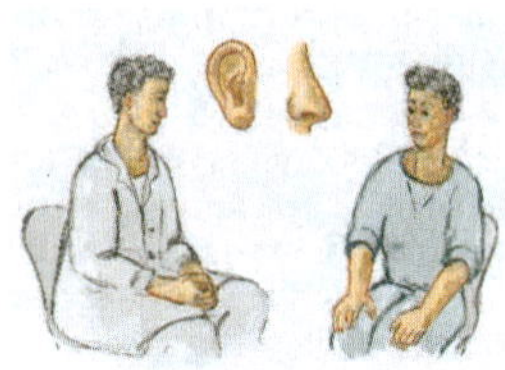

B Befunderhebung durch Geruch und Gehör

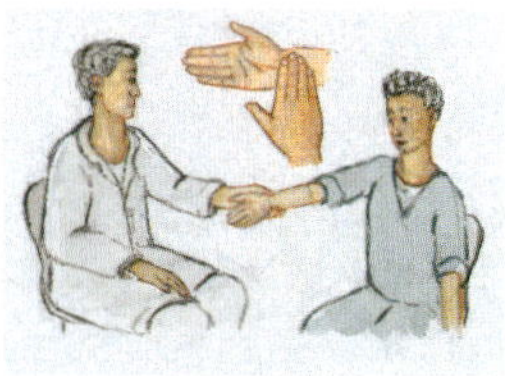

C Betastung

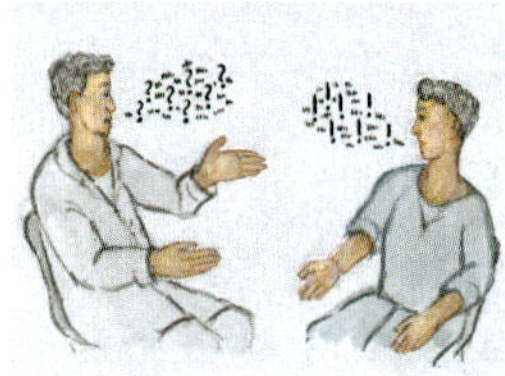

D Befragung

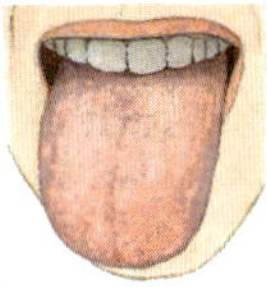

1.

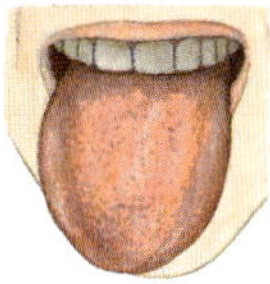

2.

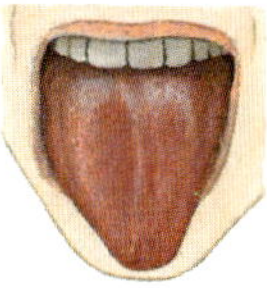

3.

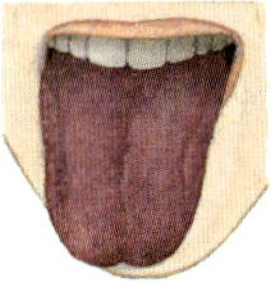

4.

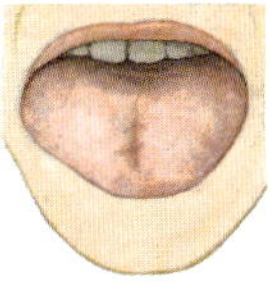

5.

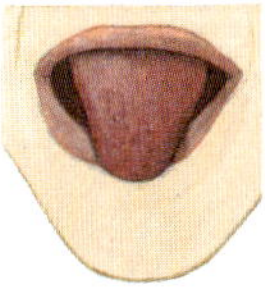

6.

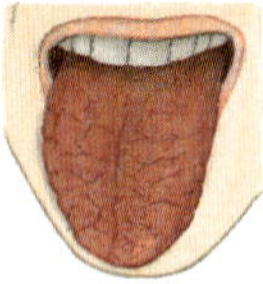

7.

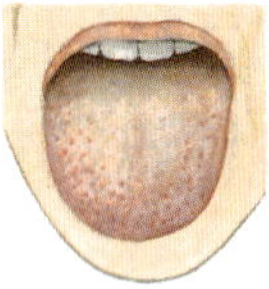

8.

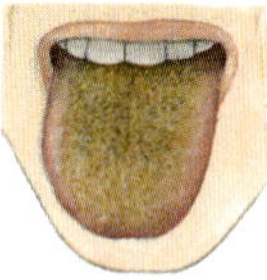

9.

E Zungendiagnose

Mit der Zahl Vier will die chinesische Medizin ausdrücken, daß sich der Behandler mit all seinen Sinnen, also bildhaft in alle vier Himmelsrichtungen orientieren soll, um möglichst umfassend die krankhaften Befunde am Patienten zu registrieren. Gleichzeitig bedeutet es jedoch auch konkret, mit vier Verfahren zu arbeiten, nämlich

1. Betrachtung (A)
2. Befunderhebung durch Geruch und Gehör (s. S. 63) (B)
3. Betastung (s. S. 63) (C)
4. Befragung (s. S. 65) (D)

1. Betrachtung

Bei der Körperform weist die Festigkeit des Gewebes, die Elastizität des Fleisches oder auch der Verlust derselben und die Ausbildung von Ödemen auf einen entweder stabilen oder geschwächten energetischen Zustand im Funktionskreis »Mitte« hin. Die Stärke von Muskeln und Sehnen hingegen deuten auf eine Entfaltung des Funktionskreises »Leber«. Ein asthenischer Typus mit schmalen Schultern weist auf eine schwache Entfaltung des Funktionskreises »Lunge«, ein kräftiger Knochenbau hingegen auf gute angeborene Reserven im Funktionskreis »Niere«.

Gerötete **Augen** weisen in der Regel auf *calor venti* im Funktionskreis »Leber«. Dicker, trüber, gelber **Nasenfluß** weist auf *calor venti* im Funktionskreis »Lunge«; dünner, klarer, weißer Nasenfluß auf *algor venti* im Funktionskreis »Lunge«.

Die **Zunge** dient in der chinesischen Medizin in ganz besonderer Weise der Erlangung einer Diagnose. Bei der **Zungendiagnose** (E) ist die Betrachtung und Beurteilung des **Zungenkörpers** von der des **Zungenbelages** zu unterscheiden. Der Zungenkörper gestattet primär Aussagen über die *intima* (»Tiefe«), also über das Yin, das Körpersubstrat, auch über die Konstitution. Der **Zungenbelag** zeigt primär Entgleisungen des Säftehaushaltes, welcher in erster Linie vom Funktionskreis »Mitte« und hier speziell vom Funktionskreis »Magen« dominiert wird.

Farbe des Zungenkörpers: Je **blasser**, **heller** er ist, desto deutlicher ist der Hinweis entweder auf eine Schwäche (*depletio*) des Xue (unzureichende Bereitstellung von »Blut«) oder auf eine Herabsetzung der dynamischen Prozesse, also auf »Kälte« (*algor*) im Sinne der Acht Leitkriterien (s. S. 31). Ein normal **hellroter** Zungenkörper zeigt eine ausgeglichene Gesundheit (1.). Nimmt die **Rötung** zu (2.), ist dies ein Hinweis auf eine gesteigerte Dynamik der energetischen Prozesse im Inneren, für *calor* (»Hitze«) im Sinne der Acht Leitkriterien. Eine noch intensivere Rötung über **karminrot** bis zu **blutrot** (3.) ist ein Zeichen für eine Schädigung der Säfte (bei fehlendem Belag), für eine Konsumierung des Yin bei stetiger Zunahme der Dynamik, der Steigerung von *calor* (»Hitze«) zu *ardor* (»Glut«). Eine bläulich **zyanotische** Verfärbung (4.) weist auf Stauung, Hemmung, Stase, auf *algor* (»Kälte«) oder Stagnation des Xue.

Aussehen des Zungenkörpers: Ein weicher, eher **geschwollen** (5.) wirkender oder sogar **Zahneindrücke** zeigender Zungenkörper weist auf eine energetische Schwäche der erworbenen Konstitution (Funktionskreis »Mitte«). Auffallende Gedunsenheit zeigt darüber hinaus sogar die Einlagerung von »Schleim« (*pituita*). Eine **derbe, verhärtete**, lederartige Zunge (6.) weist einerseits auf den Verlust von Säften, andererseits auf eine energetische Einstauung (*repletio*). **Risse** und **Furchen** im Zungenkörper (7.) zeigen Schädigungen des Yin durch aktive Yang-Kräfte, durch »Hitze« (*calor*) oder sogar »Glut« (*ardor*).

Ein gesunder **Zungenbelag** erscheint wie ein durchsichtiger dünner Film über dem Zungenkörper. Wenn der Zungenbelag zunimmt, dicker wird, ist dies ein Zeichen für eine mangelnde Umsetzung der Säfte im Funktionskreis »Mitte«, hier im Funktionskreis »Magen«. Eine zunehmende **Verfärbung** des Zungenbelages deutet auf eine mangelnde Klärungssituation in der »Mitte«, es entsteht »Feuchtigkeit« (*humor*). Ein **weißer, dicker** und schlüpfriger Zungenbelag (8.) weist auf *algor humidus* (»kalte Feuchtigkeit«). Je stärker die Verfärbung in Richtung **gelb** (9.) zunimmt, desto deutlicher die Wandlung in *calor* (»Hitze«). Auch die zunehmende Trockenheit steht im Zusammenhang mit dem »Hitze«- oder »Glut«-Einfluß.

Mit Hilfe der Zungendiagnostik bekommt der Behandler in erster Linie Aussagen zur Differenzierung von *algor* (»Kälte«) und *calor* (»Hitze«), *extima* (»Oberfläche«), *intima* (»Tiefe«) sowie über das Agens »Feuchtigkeit« (*humor*) (s. S. 33). Zudem kann die Topographie des Zungenkörpers hilfreich sein für Hinweise auf eine pathologische Entgleisung eines bestimmten Funktionskreises (s. S. 35 ff.).

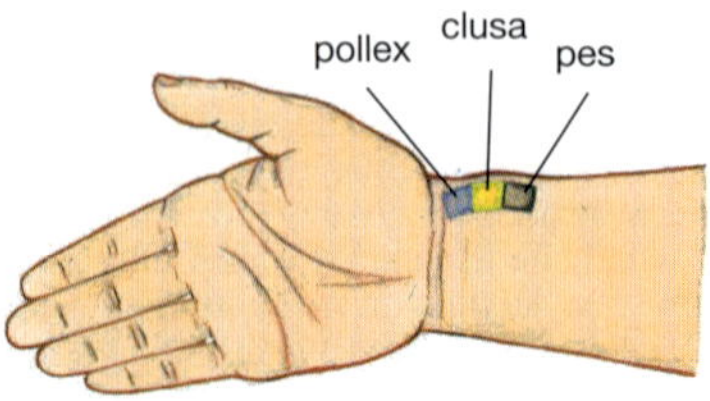

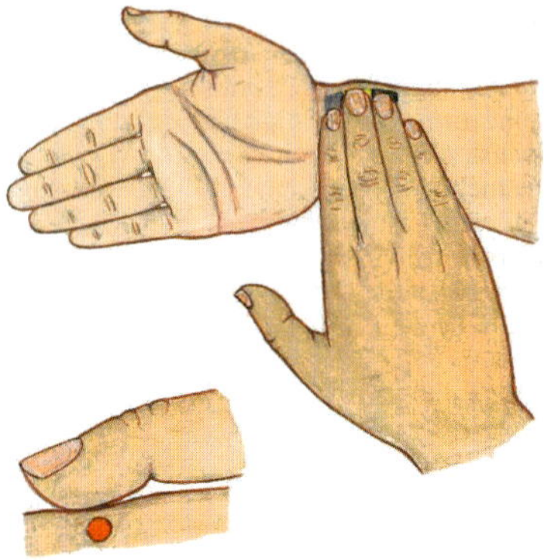

A Pulstaststellen

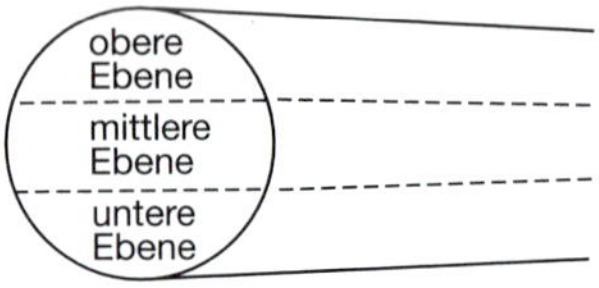

B Ebenen der Pulstastung

linker Arm	Puls-Situs	rechter Arm
Funktionskreis »Herz«	pollex	Funktionskreis »Lunge«
Funktionskreise »Leber«, »Gallenblase«	clusa	Funktionskreis »Mitte« (»Milz«), »Magen«
Funktionskreise »Niere« (Darmbereich) »Blase« (Uterus)	pes	Funktionskreise »Niere« (Darmbereich) »Blase« (Uterus)

C Zuordnung der Pulstaststellen zu den Funktionskreisen

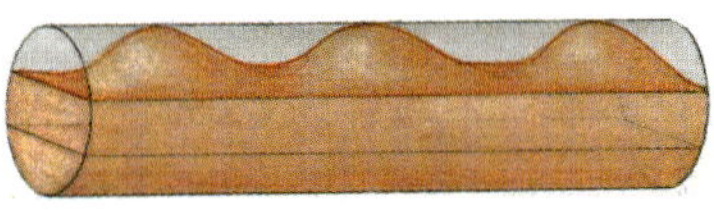

1. oberflächlicher Puls

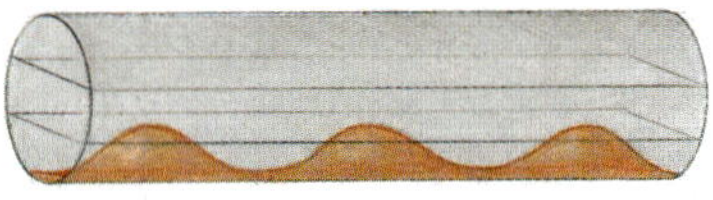

2. tiefer Puls

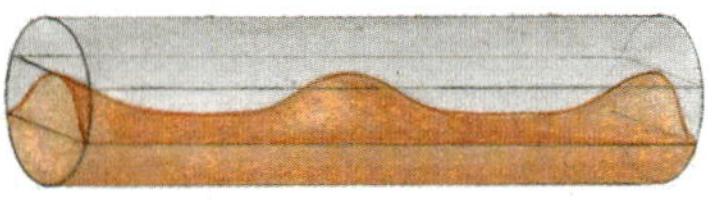

3. verlangsamter Puls

D Pulsbilder

2. Befunderhebung durch Gehör und Geruch

Der Behandler nimmt wahr, ob der Patient mit lauter, dröhnender Stimme spricht, was auf eine energetische Redundanz (*repletio*) hinweist, oder mit einer leisen, schwachen, kaum vernehmbaren Stimme, als Zeichen für eine energetische Schwäche (*depletio*). Wortkargheit und Redeunlust deutet hingegen auf eine »Kälte« (*algor*)-Entgleisung, nicht zu bändigende Geschwätzigkeit auf »Hitze« (*calor*).

Penetranter Schweißgeruch ist beispielsweise ein Zeichen für eine »Wind«-, »Hitze«- oder »Feuchtigkeitsschädigung«; auffallender Mundgeruch deutet auf »Hitze« *(calor)* im Funktionskreis »Magen«.

3. Betastung

Die Betastung des Patienten bezieht sich auf den gesamten Körper. Der Behandler registriert, wie der Tonus des Gewebes ist, nimmt an peripheren Orten die Pulse wahr. Ihn interessiert die Feuchtigkeit der Haut ebenso wie die Druckempfindlichkeit bestimmter Areale. Von besonderem Interesse ist jedoch die differenzierte Betastung der Radialispulse und die diagnostischen Aussagen, die damit getroffen werden können.

Reflektorisch geben die Pulse am Unterarm entsprechend ihrer Lokalisation die energetische Situation des Menschen wieder. Die am weitesten distal liegende Pulstaststelle direkt an der »Fischbauchgrenze« (Pollicaris-Stelle, *pollex* = Zoll oder Daumen) gibt die energetische Situation oberhalb des Zwerchfells wieder. Der darauffolgende mittlere Situs, die »Paßenge« (Clusalis-Puls), reflektiert den mittleren Bereich zwischen Zwerchfell und Nabel. Die am weitesten proximal gelegene Pulstaststelle, der Pedalis-Puls (*pes* = Fuß) gibt die Situation unterhalb des Nabels wieder (A, B). Daraus ergibt sich die Zuordnung (C) der einzelnen Funktionskreise zu den Pulstaststellen.

Am rechten Arm wird in erster Linie die Qi-Komponente registriert, am linken Arm die Xue-Komponente. Im oberen Bereich (oberes Calorium) sind also sowohl der Funktionskreis »Lunge« als auch der Funktionskreis »Herz« situiert, wobei der Funktionskreis »Lunge« primär das Qi generiert und bewegt (daher rechts), der Funktionskreis »Herz« in erster Linie das Xue dominiert (daher links).

An jeder der erwähnten Pulstaststellen wird der Puls zur Kenntnis genommen. Die ertastete Pulswelle kann sich verändern in der Länge, der Breite, der Tiefe, aber auch in der Kraft, der Fülle und in der Form. Die klassischen 31 Pulsbilder (D) wurden detailliert registriert, beschrieben und in Korrelation zu den klinischen Befunden gesetzt. Die 15 wichtigsten sind:

1. *Pulsus superficialis*, »oberflächlicher Puls«:
Der Puls schlägt an die Oberfläche und wird bei nachlassendem Druck deutlich tastbar.
Befund: die »Oberfläche« (*extima*) ist betroffen; ist der Puls kräftig, schließt man auf *repletio extimae*, ist er kraftlos, auf *depletio extimae*.
2. *Pulsus mersus*, »tiefer Puls«:
Der Puls schlägt »unterhalb des Fleisches« und zeigt sich erst bei starkem Druck in voller Stärke.
Befund: es handelt sich um eine Affektion der »Tiefe« (*intima*); ist der Puls kraftvoll, schließt man auf *repletio intimae*, ist er kraftlos, auf *depletio intimae*.
3. *Pulsus tardus*, »verlangsamter Puls«:
Der Puls erscheint verlangsamt, beim Erwachsenen mit weniger als 4 Schlägen pro Atemzug.
Befund: *algor* (»Kälte«).
4. *Pulsus celer*, »beschleunigter Puls«:
Der Puls erscheint beschleunigt und zeigt (beim Erwachsenen) mehr als 5 Schläge pro Atemzug.
Befund: *calor* (»Hitze«)
5. *Pulsus depletus*, »erschöpfter Puls«:
Der Puls erscheint kraftlos und beschränkt sich in seiner Tastbarkeit auf eine der drei Ebenen.
Befund: *depletio* (»Schwäche«), Erschöpfung der Orthopathie.
6. *Pulsus repletus*, »repleter Puls«:
Kraftvoll und hart wirkend, in mehr als zwei Ebenen, oft in allen Ebenen tastbar, dabei dennoch eine Ebene durch besondere Widerstandsfähigkeit auszeichnend.
Befund: *repletio* einer Heteropathie.
7. *Pulsus lubricus*, »schlüpfriger Puls«:
Der Puls bewegt sich gleitend, schlüpfrig.
Befund: *humor* (»Feuchtigkeit«), *pituita* (»Schleim«) oder *calor repletionis* oder Schwangerschaft.
8. *Pulsus asper*, »rauher Puls«:
Der Puls bewegt sich schleifend, rauh, wie ein »über Bambus schabendes Messer«.

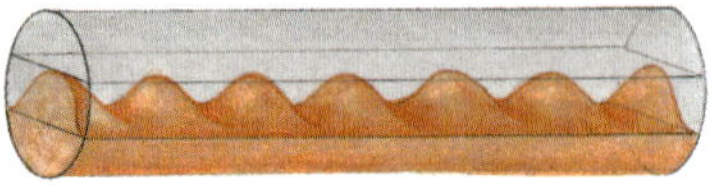
4. beschleunigter Puls

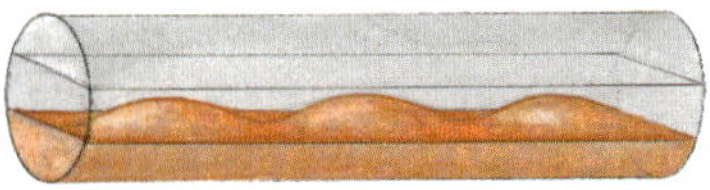
5. erschöpfter Puls

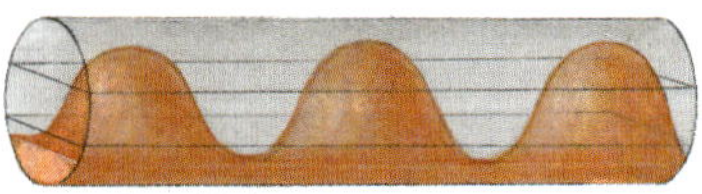
6. repleter Puls

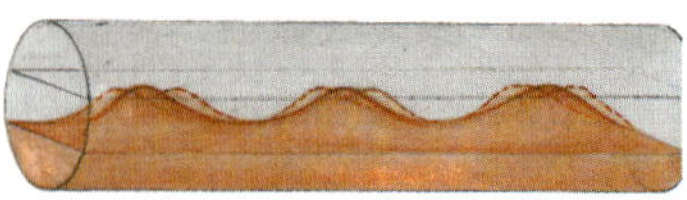
7. schlüpfriger Puls

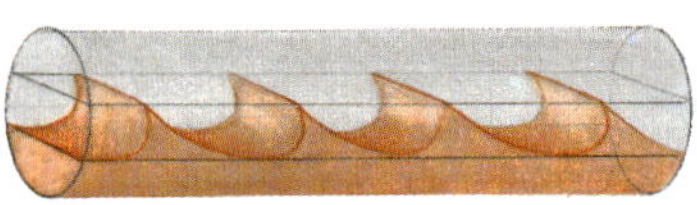
8. rauher Puls

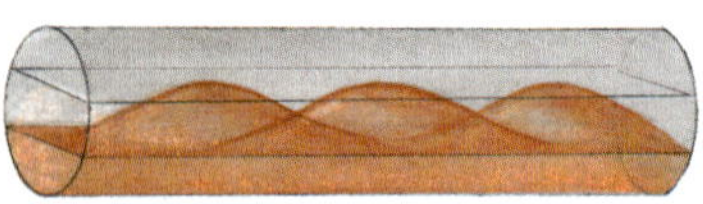
9. langer Puls

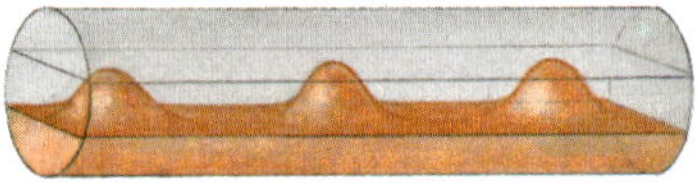
10. kurzer Puls

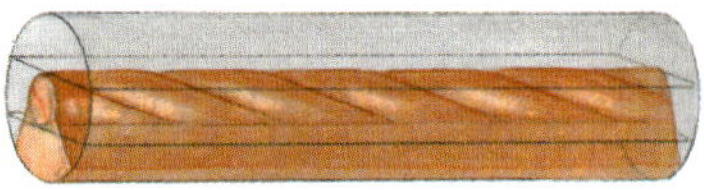
11. gespannter Puls

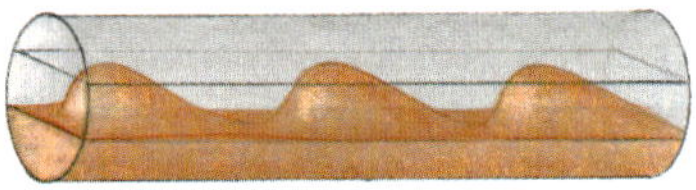
12. behäbiger Puls

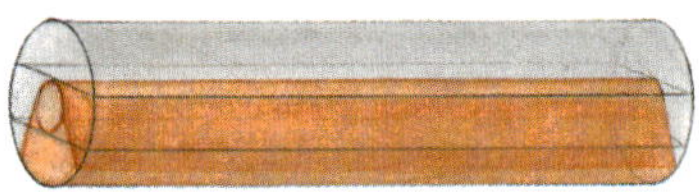
13. saitenförmiger Puls

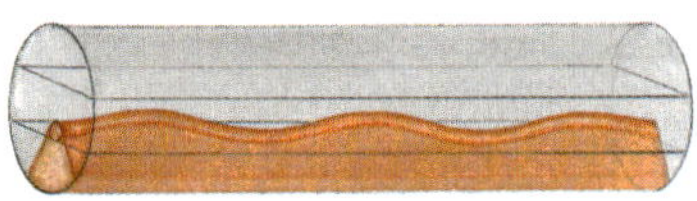
14. zarter Puls

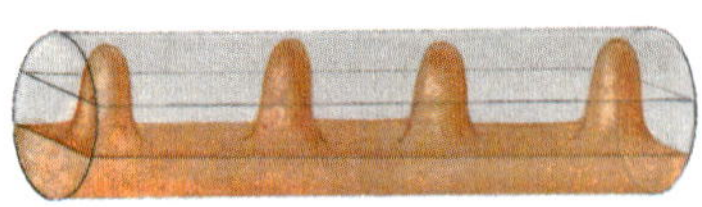
15. beweglicher Puls

Pulsbilder

Befund: Blockade des Qi, der aktiven Energie oder Schädigung des Struktivpotentials oder Defizienz der struktiven Energien, also auch der Säfte.
9. *Pulsus longus*, »langer Puls«:
Der Puls überschreitet in der Länge seinen Situs nach vorne und hinten.
Befund: energetische Redundanz.
10. *Pulsus brevis*, »kurzer Puls«:
Der Puls erscheint verkürzt und füllt seinen Situs nicht aus.
Befund: erscheint der Puls kraftvoll bedeutet dies eine Zusammenballung des Qi; erscheint er kraftlos eine Defizienz des Qi.
11. *Pulsus intentus*, »gespannter Puls«:
Vibrierend gespannter Puls, wie ein verdrilltes Seil.
Befund: *algor* (»Kälte«) oder Schmerz; typisches Zeichen für chronische Schmerzzustände.
12. *Pulsus languidus*, »behäbiger Puls«:
Puls mit normaler Frequenz, doch träge und behäbig im Kommen und Gehen.
Befund: *Humor* (»Feuchtigkeit«) heteropathisch oder redundant.
13. *Pulsus chordalis*, »saitenförmiger Puls«:
Puls scharf, schmal, verlängert, gespannt wie eine Lautensaite.
Befund: *Ventus* (»Wind«) im Funktionskreis »Leber« oder Schmerz oder *pituita*-(»Schleim«) Blockaden.
14. *Pulsus minutus*, »zarter Puls«:
Ein dünner und feiner Puls, vergleichbar einem Seidenfaden, der jedoch sehr deutlich tastbar ist.
Befund: »Schwäche« (*depletio*) der aktiven und stofflichen Energien; auch Erschöpfung im Gefolge von »Feuchtigkeit« (*humor*).
15. *Pulsus mobilis*, »beweglicher Puls«:
Der Puls ist zugleich schlüpfrig, beschleunigt und kraftvoll.
Befund: Schmerz oder *pavor* (Schrecksymptomatik), sowie allgemein der Ausdruck des Widerstreits aktiver und stofflicher Energien (daher stets bei Unverträglichkeit therapeutischer Maßnahmen oder Nahrung auftretend).

4. Befragung

Temperaturempfinden: Frösteln und Gänsehaut deuten auf eine *algor*- oder *calor venti*-Schädigung (»kalte oder warme Wind-Schädigung«), eine allgemeine Frostigkeit und ein ausgesprochenes Kältegefühl hingegen auf eine Schwäche der Yang-Energien.

Vermehrte **Schweiße** zeigen an, daß die Oberfläche geschwächt ist (*depletio* der *extima*), oder daß eine erhöhte Dynamik (*calor*, beispielsweise durch einen Entzündungsprozeß) das Halten der Säfte und auch der Schweiße unmöglich macht. Schweiße während des Schlafes hingegen zeigen, daß bereits die »Tiefe«, das Yin, angegriffen ist und zu einer Schwächung der inneren stofflichen Ressourcen geführt haben.

Wesentlich für **Schmerzen** ist natürlich der Ort des Auftretens. Dieser korrespondiert mit den jeweiligen Leitbahnen. Aber auch die Modalität kann entscheidend sein. So deuten Schmerzen, die durch Druck verschlimmert werden, auf eine Stauung des Qi (*repletio*); Schmerzen, die durch Druck gebessert werden, auf eine Defizienz des Qi (*depletio*). Haftende, ortsfeste, beharrliche Schmerzen, z.B. im Gelenksbereich, deuten auf eine »Feuchtigkeits« (*humor*)-Belastung, schnell wechselnde, unstete, flüchtige Schmerzen hingegen auf eine »Wind«-Schädigung (*ventus*).

Stuhlgang: Obstipation gilt als sicheres Zeichen dafür, daß sich das *qi stomachi,* also die aktiven, absenkenden Kräfte des Funktionskreises »Magen« nicht in gehöriger Weise nach unten entwickeln können. Daher geht sie in der Regel mit einer »Hitze« (*calor*)-Symptomatik einher. Diarrhoe hingegen gilt als sicheres Zeichen dafür, daß *qi lienale* (die aktive Energie des Funktionskreises »Mitte«) sich nicht nach oben entwickeln kann (sozusagen schlaff, träge und erschöpft unten liegen bleibt und es somit zu keinem Verdauungsprozeß kommt).

Miktion: Vermehrte Ausscheidung klaren Urins deutet auf eine »Kälte«-Schädigung (*algor*), eine verminderte Urinausscheidung mit spärlichem, dunklem Urin auf eine »Hitze« (*calor*)-Schädigung.

Stark anhaltender **Durst** deutet auf eine »Hitze« (*calor*)-Schädigung, eine Durstlosigkeit auf eine »Kälte« (*algor*)-Schädigung oder eine »Feuchtigkeitsbelastung« (*humor*).

Schlaflosigkeit deutet nahezu immer auf eine Schädigung im Funktionskreis »Herz« (*o. cardialis*). Eine ausgesprochene **Schlafsucht** bei Schwäche und Gliederschwere ist entweder Zeichen für eine ausgeprägte energetische Defizienz (*depletio*) oder eine »Feuchtigkeitsbelastung« (*humor*).

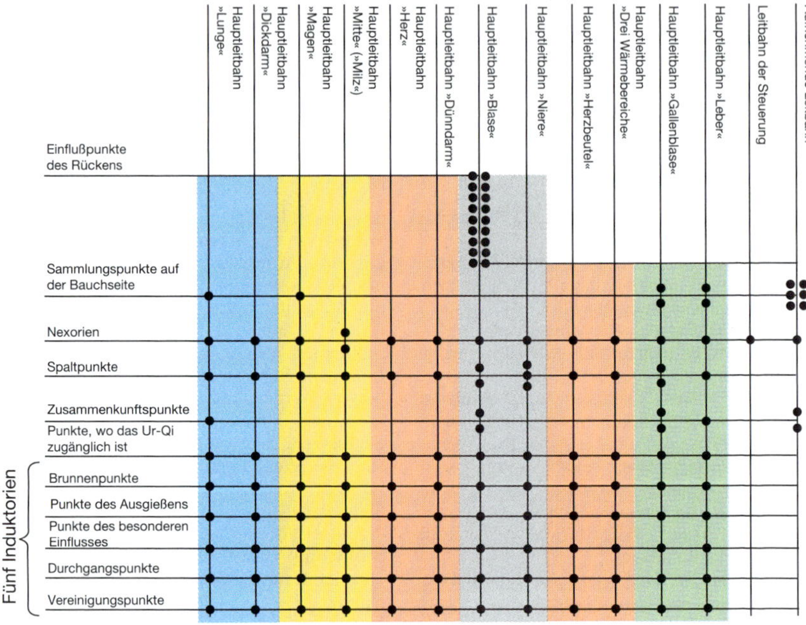

A Funktionelle Kategorien ausgewählter Reizpunkte

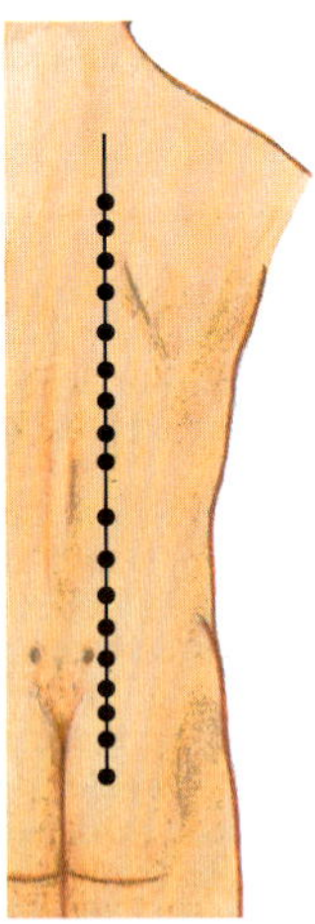

B Einflußpunkte des Rückens

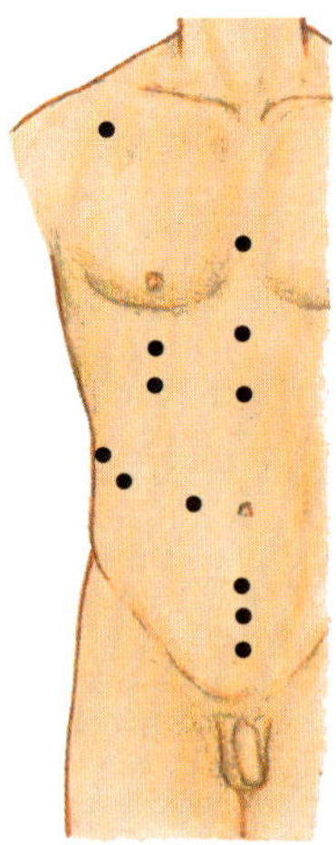

C Sammlungspunkte auf der Bauchseite

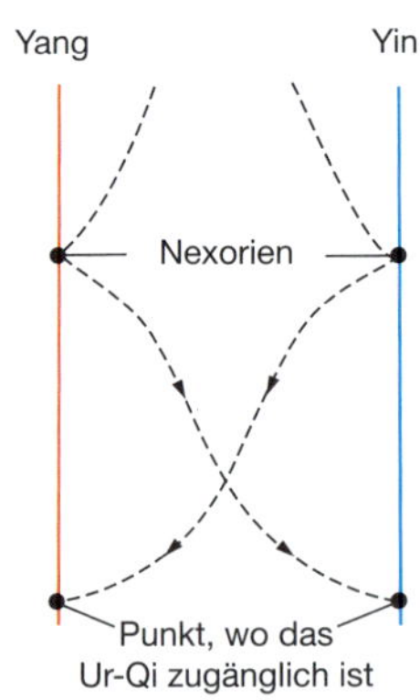

D Nexorien (Anknüpfungspunkte)

Das Therapieverfahren der Akupunktur fußt aus der Perspektive der chinesischen Medizin auf zwei Prämissen:
1. Es gibt auf der Körperoberfläche definierte Orte, über die das energetische System des Individuums zugänglich ist. Diese Orte haben den chinesischen Ausdruck *shuxue*, wobei *shu* soviel wie transportieren, weiterleiten, auch **induzieren** bedeutet, wohingegen *xue* die Bedeutung von **Öffnung**, **Höhlung**, **Vertiefung**, **Zugang, Eingang** hat. Begrifflich wird der Terminus am besten durch die lateinische Übersetzung und das normative Äquivalent **Foramen** wiedergegeben, im Deutschen Einflußort oder Reizpunkt.
2. Wie die Begriffe »transportieren«, »weiterleiten« einerseits und »Höhlung, Zugang, Eingang« andererseits bereits assoziieren, erreicht man von diesen Reizpunkten (*foramina*) ein postuliertes **energetisches Fließsystem**, in welchem der Behandler Wirkungen von außen induzieren kann (s. S. 27).
Die **361 klassischen Foramina** gehorchen einem bestimmten Beschreibungsmuster (Paradigma).
1. Jeder Reizpunkt besitzt einen aussagekräftigen **Namen**.
2. Er ist durch seine anatomisch-topographische **Lage** definiert.
3. Er liegt auf einer bestimmten **Hauptleitbahn**.
4. Aufgrund jahrtausendlanger Erfahrung ist seine **Wirkrichtung** im Sinne der chinesischen Medizin knapp und präzise bestimmt.
5. Eine **Indikationsliste** rundet das Gesamtbild eines jeden Foramens klinisch ab.
6. Ausgewählte Foramina unterliegen einer speziellen Qualifikation durch eine Zugehörigkeit zu einer sogenannten **funktionellen Kategorie** (A) und sind klinisch von besonderer Bedeutung:

Einflußpunkte des Rückens (*foramina inductoria dorsalia*) bei shu (B)
Jedem Funktionskreis und sechs weiteren hervorgehobenen funktionellen Bereichen ist je ein paariger Einflußpunkt am Rücken (*f. inductorium dorsale)* zugeordnet. Diese Reizpunkte liegen alle auf der Hauptleitbahn des Funktionskreises »Blase« (*cardinalis vesicalis*), die als großes Yang (*yang maior*) qualifiziert ist (s. S. 53).
Die hervorgehobene Bezeichnung »Einflußpunkt« (*f. inductorium)* deutet auf einen aktuell dynamisierenden Eingriff, also auf eine Verwendung bei akuten Anlässen. Einerseits sind über diese Punkte Stauungszustände (*repletio*) gut beeinflußbar, andererseits ein Zusammenbruch der aktiven Energien (*depletio*) beispielsweise durch eine ergänzende Moxatherapie gut kompensierbar.

Sammlungspunkte auf der Bauchseite (*foramina conquisitoria abdominalia*) mu (C)
Das chinesische *mu* bedeutet soviel wie »energetische Prozesse an dieser Stelle zusammenrufen, sammeln, anhäufen« (lat. *conquisitorium*). Da all diese Sammlungspunkte auf der Bauchseite (Yin-Seite) liegen, drücken sie die energetische Situation über die Tiefe (*intima*) besonders deutlich aus. Diese Reizpunkte haben sowohl erhebliche diagnostische (Schmerzhaftigkeit bei energetischer Ansammlung und Stauung) als auch eine therapeutische Bedeutung. Zu den Einflußpunkten des Rückens bilden sie ein antagonistisches Komplement. Jedem Funktionskreis ist genau ein Sammlungspunkt auf der Bauchseite zugeordnet.

Nexorien (Anknüpfungspunkte, *foramina nexoria*) luo (D)
Das chinesische *luo* bedeutet »knüpfen, verknüpfen« oder auch das daraus entstehende Netz und die Verknüpfung. Die normative Übersetzung ist also *nexus* (die Verknüpfung). Zu jedem Yin-Funktionskreis und zu jedem Yang-Funktionskreis gehört jeweils eine entsprechende als Yin oder als Yang qualifizierte Leitbahn. So wie zu einem Innenorbis komplementär jeweils ein Außenorbis gehört (s. S. 25), so bilden auch die jeweiligen Yin- und Yang-Leitbahnen ein funktionelles Gespann (s. S. 27). Solche Leitbahngespanne sind jeweils durch sogenannte Netzleitbahnen verbunden (*reticulares*). Der Ursprungspunkt einer jeden Netzleitbahn, die von jeder Leitbahn ausgehen, ist jeweils ein solches Nexorium, ein Anknüpfungspunkt. Die Netzleitbahnen verlaufen im übrigen nicht nur bis zur gekoppelten Leitbahn, sondern gegebenenfalls eigenständig bis in die *intima*. In der Regel liegen die Nexorien distal vom Knie bzw. vom Ellbogengelenk.
Die Nexorien haben eine besondere klinische Bedeutung, weil man durch sie sowohl die Yin- als auch die Yang-Leitbahn beeinflussen kann. Dadurch kann man den energetischen Fluß besonders vehement dynamisieren, beispielsweise bei Stasen und Stauungen des Xue.

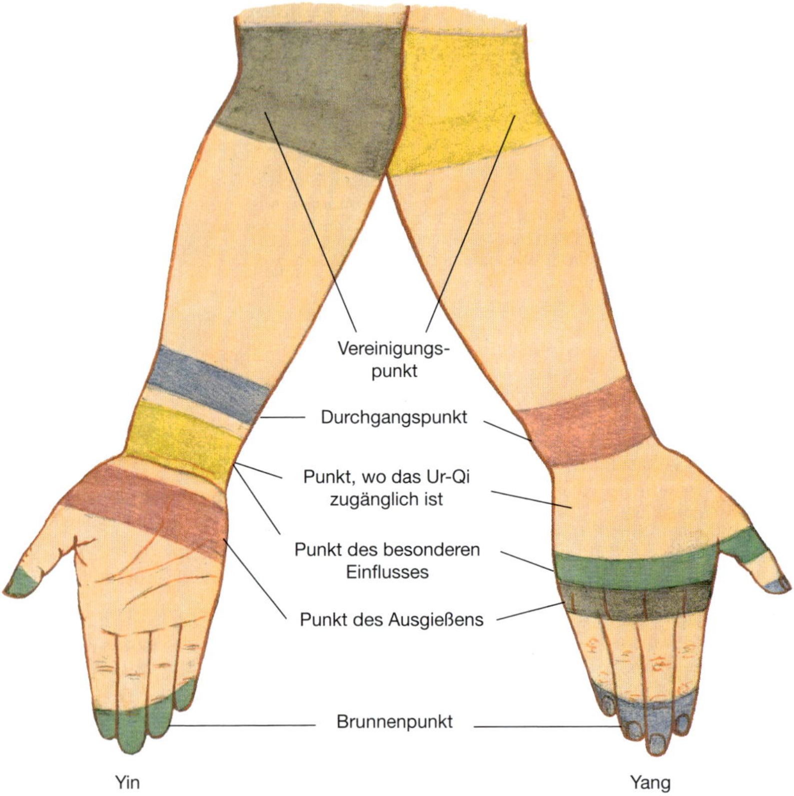

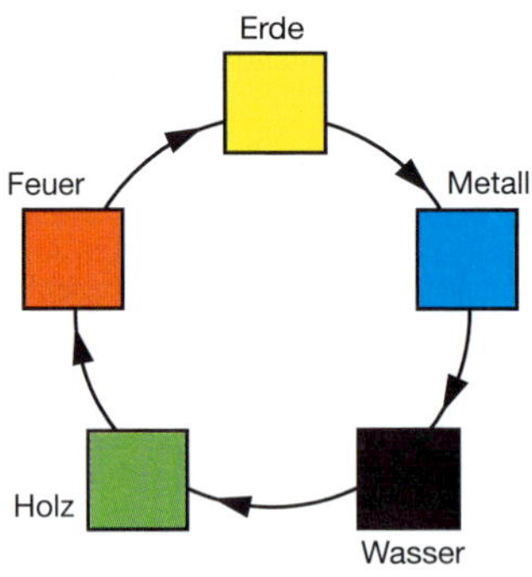

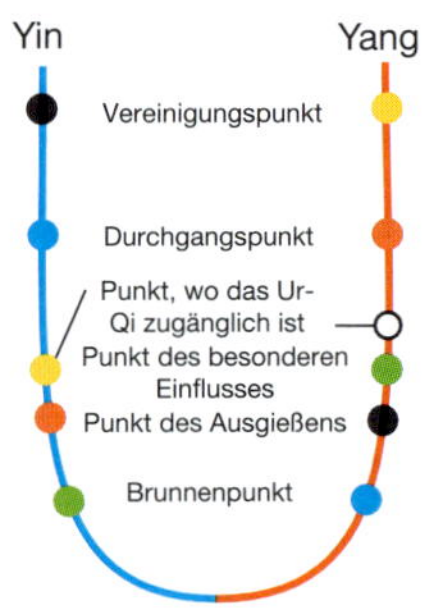

Die Zonen der Fünf Induktorien an der oberen Extremität

Spaltpunkte (*foramina rimica*) xi

Auf jeder Leitbahn liegt ein Spaltpunkt (chin. *xi*, lat. *rima*). An diesen Stellen kommt es leicht zu energetischen Ansammlungen, welche wieder überbrückt werden müssen. Deshalb nutzt man die Spaltpunkte, um den Energiekreislauf in den jeweiligen Leitbahnen energisch in Gang zu setzen. Typisches klinisches Beispiel für eine energetische Stauung, einen verminderten Fluß sind Schmerzen. Deshalb sind die Spaltpunkte bei einer Schmerzsymptomatik im Leitbahnverlauf zur Therapie besonders geeignet.

Alle Spaltpunkte liegen distal der großen Gelenke von Knie und Ellbogen mit Ausnahme von S 34 »Hügel mit der Scheidewand«, der auf der »Magen«-Leitbahn liegt. Von den Acht unpaarigen Leitbahnen weisen auch das Haltenetz des Yin und des Yang und die Aufsteigende Yin- und Yang-Leitbahn je einen Spaltpunkt auf.

Zusammenkunftspunkte (*foramina conventoria*) hui xue

Die wichtigsten Energieformen und bestimmte Gewebe, wie Muskeln, Sehnen oder Knochen, haben in bestimmten Reizpunkten, nämlich den Zusammenkunftspunkten (chin. *huixue*, lat. *convenire* = zusammenkommen, versammeln) ihre spezifische Entsprechung. Von diesen »Orten der Zusammenkunft« ist eine dem jeweiligen Gewebe entsprechende energetische Versorgung in besonderer Weise mobilisierbar.

Punkte, wo das Ur-Qi zugänglich ist (*foramina qi originalis*) yuan

Das Ur-Qi stellt einen Teil der konstitutionellen Kraftreserven dar (*qi nativum*), der unmittelbar und aktuell verfügbar gemacht werden kann. Weil die spezifische Energie eines jeden Funktionskreises im *foramen qi originalis* austritt, wendet man diese Reizpunkte klinisch sehr häufig an, um damit gezielt auf den jeweiligen Funktionskreis einzuwirken.

Häufig nimmt dieser Reizpunkt die jeweilige Netzleitbahn (*reticularis*) von der komplementären Leitbahn auf.

Das *foramen qi originalis* wird auch häufig in die Fünf Induktorien integriert. Auf den Yin-Leitbahnen fällt es mit dem dritten Reizpunkt von peripher, dem Induktorium der Fünf Induktorien zusammen, auf den Yang-Leitbahnen liegt es regelmäßig zwischen dem Induktorium und Transitorium (Durchgangspunkt) und bildet damit einen sechsten klassischen Reizpunkt.

Die Fünf Induktorien (*foramina quinque inductoria*) wu shu

Alle Leitbahnen enden oder beginnen an den Endphalangen der Finger oder Zehen. Von diesen distalen Punkten aus betrachtet, werden auf jeder Leitbahn fünf besondere Einflußpunkte hervorgehoben, die gewissermaßen als Etappen eines Wasserlaufs verstanden werden.

Brunnenpunkt (*foramen puteale*) jing

Auf den Yin-Leitbahnen wird dieser Punkt durch die Wandlungsphase Holz qualifiziert, auf den Yang-Leitbahnen durch die Wandlungsphase Metall.

Der am weitesten peripher liegende Punkt einer jeden Leitbahn heißt Brunnenpunkt. In der Regel liegt dieser Punkt im Nagelfalzbereich. Bildlich kommt hier die Energie (das Wasser) empor und das Qi ist erstmals erreichbar, kann herausgeschöpft werden. Andererseits dient er auch der Ausleitung, der Verflüchtigung, der Ableitung.

Punkt des Ausgießens (*foramen effusorium*) xing

Auf der Yin-Leitbahn entspricht er der Wandlungsphase Feuer, auf der Yang-Leitbahn der Wandlungsphase Wasser.

Der Punkt des Ausgießens ist auf jeder Leitbahn der zweite Punkt von distal, stets an der Grundphalanx von Finger oder Zehe gelegen. Er eignet sich, um Qi-Kräfte nach außen zu vergießen, abzuleiten, zu diffundieren. Bei pathologischen Prozessen im Yang-Bereich wird über diese Reizpunkte auf den Yang-Leitbahnen (Wandlungsphase Wasser) die übermäßige Aktivität gedämpft, gekühlt, abgeleitet.

Umgekehrt werden bei Einstauungen im Yin-Bereich, Verhärtungen, Stasen und Adynamie durch eine Einwirkung auf die Yin-Leitbahn über diesen Reizpunkt (Wandlungsphase Feuer) günstig beeinflußt.

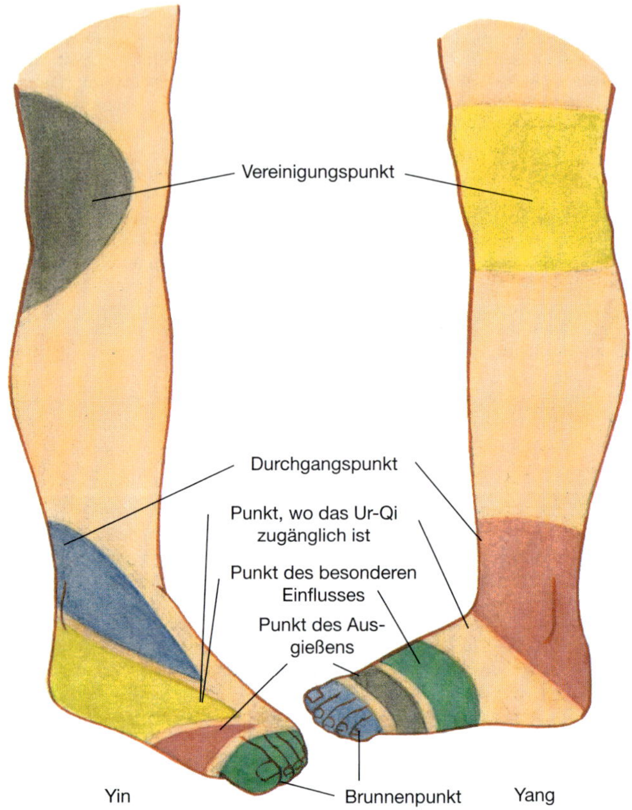

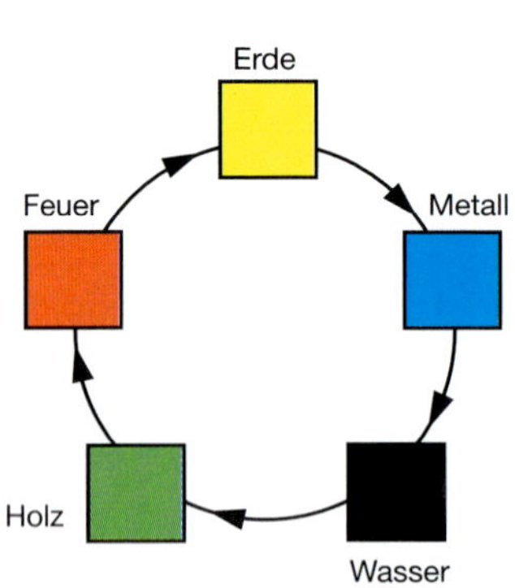

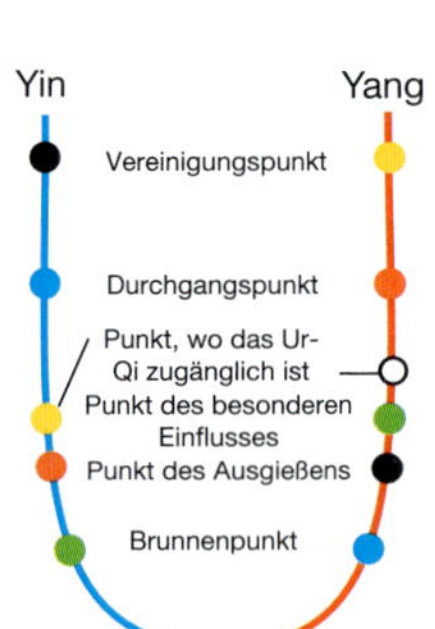

Die Zonen der Fünf Induktorien an der unteren Extremität

Punkt des besonderen Einflusses (*foramen inductorium*) shu
Auf den Yin-Leitbahnen entspricht er der Wandlungsphase Erde, auf den Yang-Leitbahnen der Wandlungsphase Holz.
In der Regel ist das Induktorium auf jeder Leitbahn der dritte Punkt von peripher und liegt im Metakarpal- bzw. Metatarsalbereich.
Der Austausch, die Bewegung, der Durchtritt von Energie (*inductio*) ist das Hauptmerkmal aller Lebensvorgänge schlechthin und Ziel jedes therapeutischen Eingriffs. Über diesen Punkt kann dieses in besonderer Weise vorgenommen werden.
Auf den Yin-Leitbahnen fällt dieses Foramen mit dem Punkt, wo das Ur-Qi zugänglich ist, zusammen (s. S. 69).

Durchgangspunkt (*foramen transitorium*) jing
Auf den Yin-Leitbahnen entspricht er der Wandlungsphase Metall, auf den Yang-Leitbahnen der Wandlungsphase Feuer.
Alle Durchgangspunkte liegen im distalen Drittel des Unterarms oder des Unterschenkels. Auf den Yang-Leitbahnen entsprechen sie in der Regel dem fünften Foramen von peripher, auf den Yin-Leitbahnen dem vierten. »Durchpassieren« bedeutet einerseits, daß die orthopathische Energie vom Brunnenpunkt kommend jetzt zu einem größeren Strom geworden ist, hier durchpassiert und somit in seiner Dynamik beeinflußbar ist. Das trifft insbesondere auf die Yang-Leitbahnen zu (Wandlungsphase Feuer), die energetisch über diese Punkte sichtbar beschleunigt werden können. Dadurch kann *algor* (»Kälte«) eliminiert werden. Der Durchtritt gilt jedoch auch für Heteropathien, wobei man gerade auf den Yin-Leitbahnen schädigende energetische Einflüsse, welche über die Induktorien in das System eingedrungen sind, über die Durchgangspunkte wieder eliminieren kann. Ihre Wandlungsphase Metall entspricht auch Protektion, Schutz, Abwehr.

Vereinigungspunkt (*foramen coniunctorium*) he
Auf den Yin-Leitbahnen entspricht er der Wandlungsphase Wasser, auf den Yang-Leitbahnen der Wandlungsphase Erde.
Die Vereinigungspunkte liegen im Bereich der großen Gelenke, also Ellbogen oder Knie.
Bildlich entsprechen sie der Mündung des Flusses, dem Übergang in das sich öffnende Meer. Hier ergießt sich der am Brunnenpunkt entstehende energetische Prozeß, welcher über den Flußlauf seinen Weg nimmt, schließlich in die »Tiefe«, in die *intima,* ins vereinende Meer.
Somit ist auf den Yin-Leitbahnen ein konsolidierender Einfluß auf die *intima* (»Tiefe«) möglich, die Qualifikation als Wandlungsphase Wasser betont diese das Yin stützende Wirkung. Auf den Yang-Leitbahnen wird die zentrale Bedeutung der Vereinigungspunkte dadurch akzentuiert, daß sie der Wandlungsphase Erde entsprechen. Gleichzeitig hat man über diese Punkte noch einmal die Möglichkeit, bevor der Energiefluß in die Tiefe tritt, eine von peripher eingetretene schrägläufige Energie (Heteropathie) zu eliminieren.

Die Sechs unteren Vereinigungspunkte der Yang-Leitbahnen
Die drei Yang-Funktionskreise »Magen«, »Blase«, »Gallenblase« (*orbes stomachi, vesicalis et felleus*) verfügen im Kniebereich über Vereinigungspunkte. Aus der klinischen Notwendigkeit heraus wurden für die drei übrigen Yang-Funktionskreise, die sich leitbahnmäßig auf die obere Extremität projizieren, nämlich die Funktionskreise »Dickdarm«, »Dünndarm«, »Drei Wärmebereiche« (*orbes intestini crassi, intestini tenuis, tricalorii*) zusätzliche Einflußpunkte mit dem Charakter von Vereinigungspunkten benannt.

Punkte der Verbindung und der Zusammenkunft (*foramina copulo-conventoria*) jiao hui xue
Dies sind Punkte, an denen sich eine oder mehrere Leitbahnen treffen und miteinander verschmelzen. Die Acht unpaarigen Leitbahnen (s. S. 57) bestehen ausschließlich aus solchen Punkten der Verbindung und des Zusammentreffens, da nur die Hauptleitbahnen eigene Reizpunkte besitzen.
Die Punkte der Verbindung und des Zusammentreffens sind Wegen und Straßenkreuzungen vergleichbar, die jedoch die gleichzeitige Stimulation mehrerer Leitbahnen ermöglichen. Besonders hervorzuheben sind die acht Punkte der Verbindung und des Zusammentreffens, mit denen die Acht unpaarigen Leitbahnen initiiert werden können.

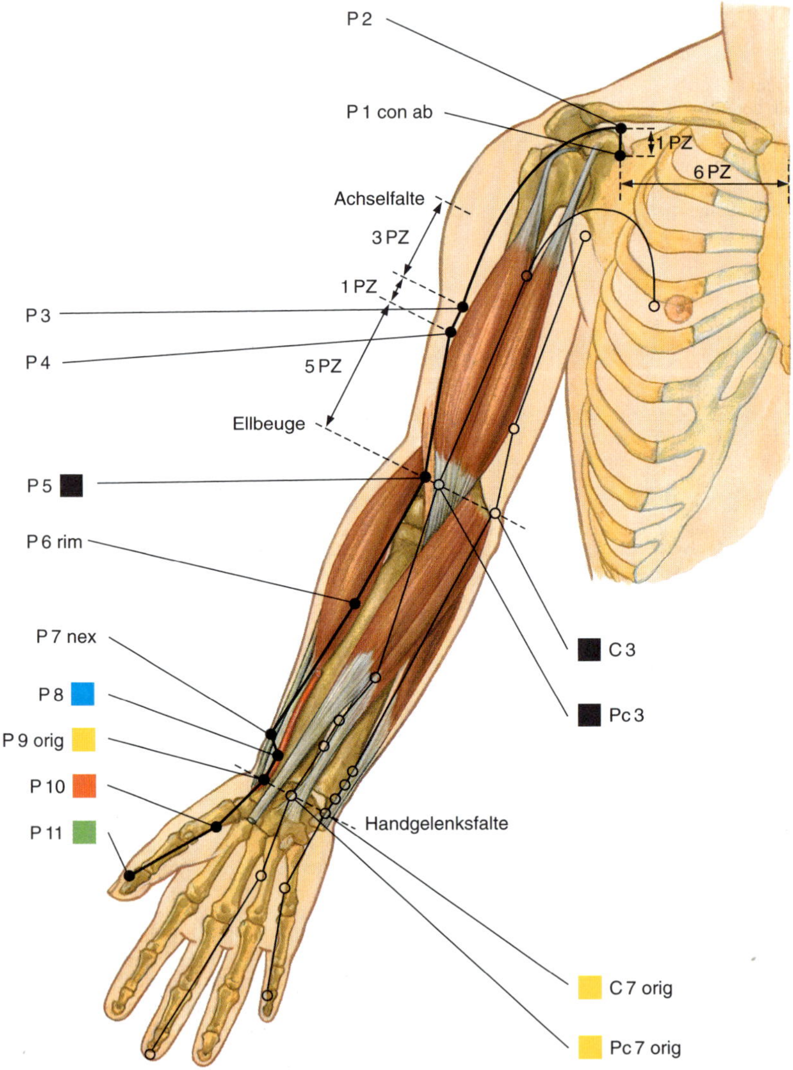
P 2
P 1 con ab
1 PZ
6 PZ
Achselfalte
3 PZ
1 PZ
P 3
P 4
5 PZ
Ellbeuge
P 5
P 6 rim
P 7 nex
P 8
P 9 orig
P 10
P 11
Handgelenksfalte
C 3
Pc 3
C 7 orig
Pc 7 orig

Die Reizpunkte der Hauptleitbahn des *orbis pulmonalis* P (»Lunge« Lu)
Die Yin maior (großes Yin)-Leitbahn der Hand

P 1 **»Versammlungshalle der Mitte«**
中府 *aula media* (Lu 1)
zhōngfŭ

Lage:
Der Punkt liegt im ersten Interkostalraum unterhalb der Klavikula, 6 PZ lateral der Körpermittellinie

Qualifikation:
1. »Sammlungspunkt« con ab des *o. pulmonalis*
2. »Verbindungspunkt« zwischen den Hauptleitbahnen der *oo. pulmonalis et lienalis*

Wirkung:
Das *qi pulmonale et lienale* wird gestützt, reguliert, führt das *qi pulmonale* hinab, stoppt Husten, wandelt »Schleim« um, kanalisiert »*humor*«, kühlt *calor*, hält die »Oberfläche« offen, vermindert Schmerzen

Indikationen:
Gedunsenheit von Bauch und Gliedmaßen, Übelkeit, Brechreiz, Schluckauf, Schulterschmerzen, Kurzatmigkeit, bronchiale Verschleimung, Asthma, verstopfte Nase, Bronchitis mit viel Sputum

Technik:
Schräge Nadelung, Nadelspitze nach oben und außen gerichtet, Stichtiefe 0,3–1 Zoll, Moxibustion möglich

P 2 **»Tor der Wolken«**
云门 *porta nubium* (Lu 2)
yúnmén

Lage:
Der Punkt liegt über P 1, jedoch unmittelbar unterhalb der Klavikula

Wirkung:
Stützt das *qi lienale et pulmonale*, wandelt »Schleim« um, kühlt *calor*, führt das *qi pulmonale* hinab, stoppt Husten

Indikationen:
Völlegefühle der Brust, Kurzatmigkeit, Asthma, Husten, Schmerzen in Schulter und Oberarm

Technik:
0,3–0,5 Zoll senkrecht, Moxibustion möglich

P 3 **»Versammlungshalle des Himmels«**
天府 *aula caelestis* (Lu 3)
tiānfŭ

Lage:
3 PZ unterhalb des Vorderrandes der Achselfalte an der radialen Seite des *m. biceps brachii*, 6 PZ oberhalb P 5, ein fühlbarer Puls zeigt den Punkt an

Wirkung:
Der Qi-Mechanismus wird gestützt, das Xue bewegt, das *yang cardiale et hepaticum* abgesenkt, das Xue gekühlt, *ventus* zerstreut, »Schleim« und *humor* umgewandelt

Indikationen:
Atembeklemmung, Husten mit blutigem Auswurf, Nasenbluten, »Schleim«-Befunde der »Mitte«, die auf den *o. pulmonalis* übergehen, Müdigkeit, Schlafsucht, Vergeßlichkeit, Depression

Technik:
0,4 Zoll senkrecht, Moxibustion kontraindiziert

P 4 **»Eingezwängte Weiße«**
侠白 *candor coercitus* (Lu 4)
xíabái

Lage:
1 PZ unterhalb P 3

Wirkung:
Humor aus dem mittleren Calorium leitend, »Schleim« umwandelnd

Indikationen:
Husten, Asthma, Kurzatmigkeit, Aufstoßen, Schluckauf, Brustschmerz ausstrahlend

Technik:
0,3 Zoll senkrecht, Moxibustion möglich

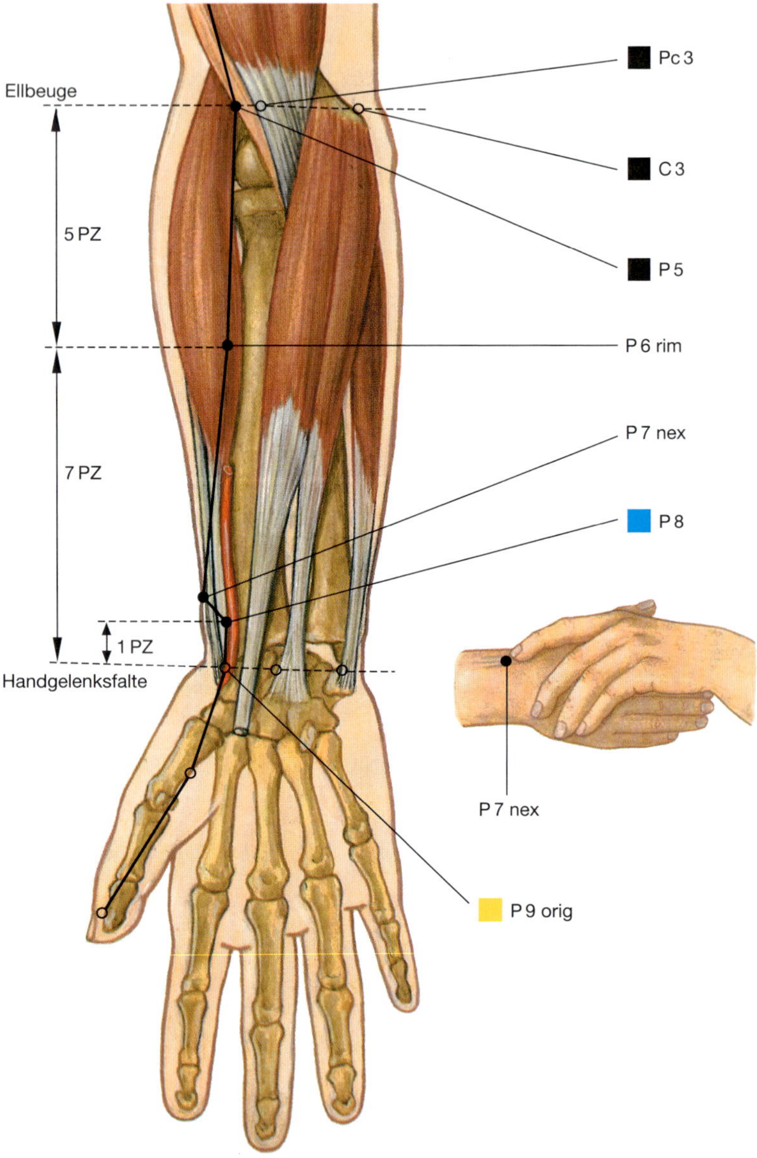
Pc 3
Ellbeuge
C 3
5 PZ
P 5
P 6 rim
P 7 nex
7 PZ
P 8
1 PZ
Handgelenksfalte
P 7 nex
P 9 orig

P 5 **»Moorsee am Fußpunkt«**

尺泽 *lacus pedalis* (Lu 5)
chǐzé

Lage:
In der Mitte der Ellbeuge, an der Innenkante des *m. brachioradialis*

Qualifikation:
»Vereinigungspunkt« der Fünf Induktorien, Wandlungsphase »Wasser«

Wirkung:
Das *qi pulmonale et lienale* stabilisierend, *humor* umwandelnd und ausleitend, das *qi pulmonale* hinabführend, *calor* kühlend, das *yin pulmonale* stützend, das *yin renale* stabilisierend

Indikationen:
Gedunsenheit, Tympanie, Völlegefühl im Bauch, Keuchatmung
Periodisches Fieber, Husten, Niesen, Schnupfen, reichlich Sputum, blutiges Sputum, Kurzatmigkeit, Atemnot, Weinerlichkeit
Asthma, Bronchitis, Schulterschmerzen innen (Leitbahnverlauf), Epicondylitis, Knieschwellungen an der Innenseite

Technik:
0,3–1 Zoll senkrecht, Moxibustion möglich

P 6 **»Die Tiefe des Lochs«**

孔最 *extremitas cavi* (Lu 6)
kǒngzùi

Lage:
Der Punkt liegt an der radialen Innenseite des Unterarms, 7 PZ proximal der Handgelenksfalte. Eine Vertiefung ist tastbar.
Bei suppiniertem Arm auf der Verbindungslinie P 5–P 9, 5 PZ distal P 5

Qualifikation:
»Spaltpunkt« rim der Leitbahn

Wirkung:
Das *qi pulmonale* wird harmonisiert und abgesenkt, »Oberfläche« öffnend, *calor* kühlend, Xue haltend (Blutstillung)

Indikationen:
Fieber, Husten, blutiges Sputum, Stimmverlust, Schwellung des Halses, insgesamt zur Blutstillung, Hämorrhoiden, Ellbogenschmerz

Technik:
0,3–1,5 Zoll senkrecht, Moxibustion selten

P 7 **»Reihe von Lücken«**

列缺 *series intermissum* (Lu 7)
lièquē

Lage:
Proximal des *processus styloideus radii*, zwischen der Sehne des *m. extensor pollicis* und der Radiuskante

Qualifikation:
1. »Verknüpfungspunkt« nex der Leitbahn, dadurch Verbindung zur gekoppelten Yang-Leitbahn (Hauptleitbahn *orbis intestini crassi*)
2. »Verbindungspunkt«, mit welchem die »Aufnehmende Leitbahn« (*s. respondens*) initiiert wird

Wirkung:
Den *o. pulmonalis* lösend, *ventus* zerstreuend, den Energiefluß in der »Aufnehmenden Leitbahn« wiederherstellend und harmonisierend, das *qi pulmonale* absenkend, die Wehrenergie verteilend, auf diese Weise die »Oberfläche« öffnend, die Öffnung der Flüssigkeitswege herstellend, »Schleim« umwandelnd

Indikationen:
Atembeschwerden, Asthma, Sputum, Gedunsenheit des Gesichtes und der Extremitäten, Halbseitenlähmung, seitlicher Kopfschmerz, Zahnschmerzen, Nackenkopfschmerz, Ödeme, Urinretention, Schulterbeschwerden

Technik:
0,2–1 Zoll dispulsiv in Richtung des Ellbogens, suppletiv in Richtung des Daumens, Moxibustion möglich

P 8 **»Entwässerungsgraben des Durchganges«**

经渠 *emissarium transitorium* (Lu 8)
jīngqú

Lage:
1 PZ proximal der Handgelenksfalte, radial neben der tastbaren Arterie in Höhe des *processus styloideus radii.*

Qualifikation:
»Durchgangspunkt« der Fünf Induktorien, Wandlungsphase »Metall«

Wirkung:
Das *qi pulmonale* wird geleitet, der *o. pulmonalis* wird vom *o. lienalis* her gestützt, das *qi pulmonale* abgesenkt, die »Oberfläche« geöffnet

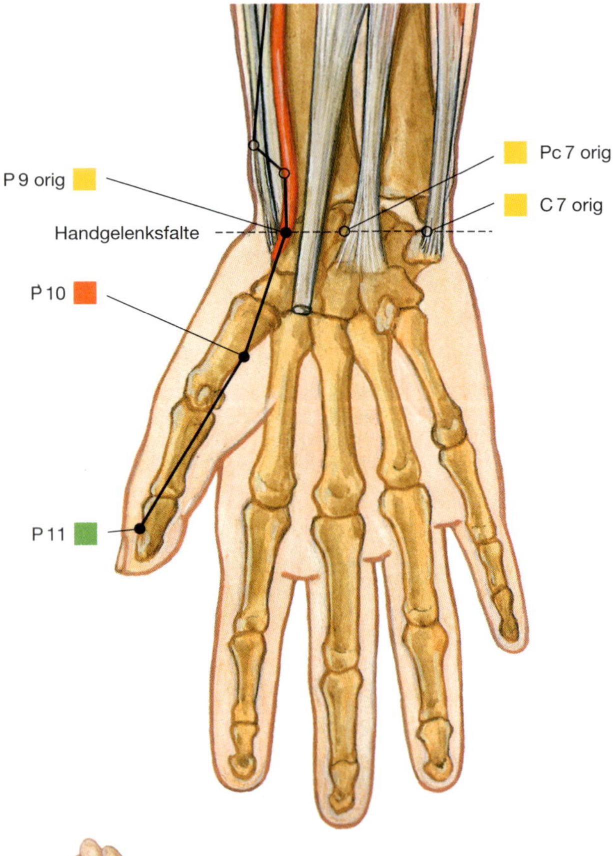
P 9 orig
Handgelenksfalte
P 10
P 11
Pc 7 orig
C 7 orig

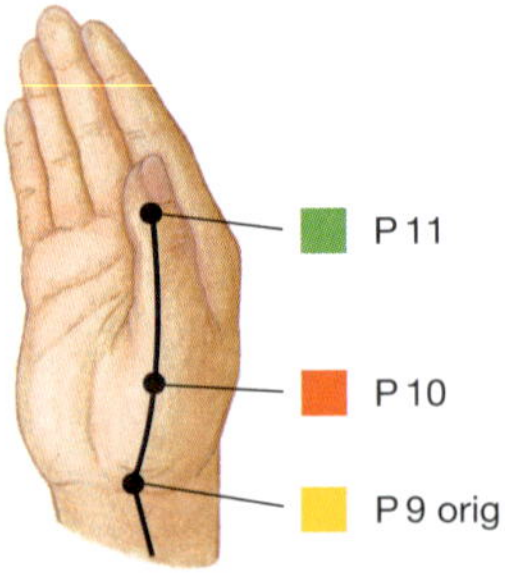
P 11
P 10
P 9 orig

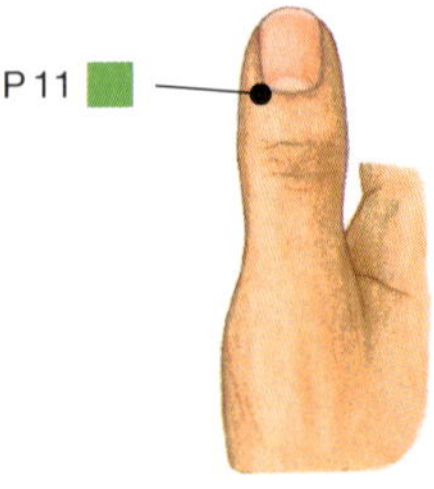
P 11

Indikationen:
Algor-Schädigungen, Husten, Asthma, Krämpfe an Brust und Rücken, Fieber ohne Schweiß, Handgelenksschmerz

Technik:
Senkrechte bis leicht schräge Nadelung gegen die Verlaufsrichtung, 0,2–0,4 Zoll, in der Regel dispulsive Nadelung, Moxibustion kontraindiziert

P 9 **»Großer Wasserschlund«**
太渊 *vorago maior* (Lu 9)
tàiyūan

Lage:
In der am radialen Ende der Handgelenksfurche liegenden Vertiefung radial von der Pulstaststelle

Qualifikation:
1. »Induktorium« der Fünf Induktorien, Wandlungsphase »Erde«
2. »Originalis« orig (Punkt, wo das Ur-Qi erreicht werden kann)
3. »Zusammenkunftspunkt« conv aller Leitbahnen

Wirkung:
Das *qi pulmonale* und das *qi lienale* werden gestützt, der Flüssigkeitshaushalt reguliert, so »Trockenheit« befeuchtet oder auch »Schleim« umgewandelt und ausgeleitet, auf diese Weise Stützung des *yin pulmonale*, Husten stillend, *calor* kühlend

Indikationen:
Hauptpunkt für die Erkrankungen des *o. pulmonalis*, Husten, Atembeschwerden, trockene Atembeschwerden, wie auch reichliches Sputum, aufgetriebener Leib, Aufstoßen, Miktionsstörungen, Nervosität, Unruhe, Starbildung, Augenrötung, Handgelenksbeschwerden

Technik:
Senkrechte Nadelung 0,2–0,5 Zoll zur *suppletio* und Leitung des Qi, Moxibustion möglich

P 10 **»Fischbauchgrenze«**
鱼际 *linea piscis* (Lu 10)
yújì

Lage:
Auf dem Daumenballen in der Mitte des ersten Metakarpale an der Grenze zwischen »weißem und rotem« Fleisch

Qualifikation:
»Punkt des Ausgießens« der Fünf Induktorien, Wandlungsphase »Feuer«

Wirkung:
Calor im *o. pulmonalis* wird gekühlt, »Schleim« und *humor* werden umgewandelt und ausgeschieden, Kehle freimachend

Indikationen:
Fieber ohne Schweiß, Schüttelfrost, Druckgefühl in der Brust, Schwindelgefühl, Schlaflosigkeit, trockener Hals, Schleimauswurf, Auswurf von blutigem Sputum, gelbes Sputum, Stimmverlust, asthmatische Beschwerden, Entzündungen der Schilddrüse

Technik:
0,5 Zoll senkrecht, Moxibustion in der Regel nicht

P 11 **»Junges Shang«**
少商 *metallum structivum* (Lu 11)
shàoshāng

Lage:
Am radialen Nagelwinkel des Daumens

Qualifikation:
»Brunnenpunkt« der Fünf Induktorien, Wandlungsphase »Holz«

Wirkung:
Calor ausleitend, kühlend, Kehle freimachend, *ventus externus et internus* ausleitend

Indikationen:
Bei Kollaps mit »Brunnenpunkten« anderer Leitbahnen, Schmerzen im Rachen, Tonsillitis, fiebrige Entzündungen im Halsbereich, Auftreibung des Leibes, klebriger, weißer Schleimauswurf, Fieber, Husten, trockene Lippen, starker Durst, Thyreoiditis, Parotitis, Apoplexie

Technik:
Zur Ausleitung massiver *calor*-Befunde dispulsive Nadelung, blutig, Moxibustion in der Regel kontraindiziert

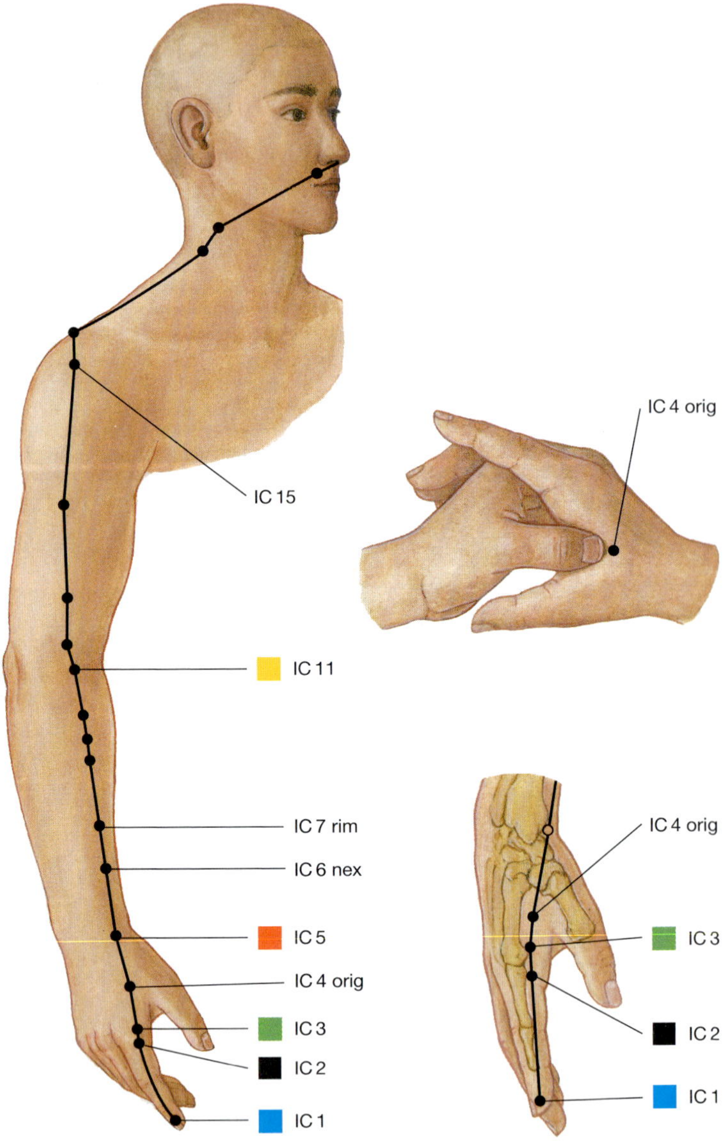
IC 15
IC 11
IC 7 rim
IC 6 nex
IC 5
IC 4 orig
IC 3
IC 2
IC 1
IC 4 orig
IC 4 orig
IC 3
IC 2
IC 1

Die Reizpunkte der Hauptleitbahn des *orbis intestini crassi* IC (»Dickdarm« Di)
Die *splendor yang* (Überstrahlung des Yang)-Leitbahn der Hand

IC 1 **»Äußerstes Yang«**
商阳 *yang extremum* (Di 1)
shāngyáng

Lage:
Im radialen Nagelwinkel des Zeigefingers

Qualifikation:
»Brunnenpunkt« der Fünf Induktorien, Wandlungsphase »Metall«

Wirkung:
Die »Oberfläche« öffnend, die Sinnesöffnungen freimachend, das *yin pulmonale* stützend

Indikationen:
Atembeklemmungen, Druck auf der Brust, Fieber ohne Schweiß, Zahnschmerzen, Parotitis, Taubheit der Finger, Kollaps, Epilepsie

Technik:
Nadelung in der Regel 0,1–0,2 Zoll, dispulsiv, eventuell blutig, Moxibustion möglich

IC 2 **»Zweites Interstitium«**
二间 *interstitium alterum* (Di 2)
èrjiān

Lage:
Distal vom Grundgelenk des Zeigefingers an der radialen Seite auf der Linie zwischen »weißem und rotem« Fleisch

Qualifikation:
»Punkt des Ausgießens« der Fünf Induktorien, Wandlungsphase »Wasser«

Wirkung:
Humor aus der »Mitte« ausleitend, dadurch »Feuchtigkeitsblockaden« aufhebend, *calor* kühlend

Indikationen:
Zusammenschnürungsgefühl in der Trachea, Schwellung des Halses, Zahnschmerzen, Fazialisparese, Parotitis

Technik:
0,3 Zoll senkrecht, in der Regel dispulsiv, Moxibustion möglich

IC 3 **»Drittes Interstitium«**
三间 *interstitium tertium* (Di 3)
sānjiān

Lage:
Proximal des Zeigefingergrundgelenkes an der radialen Seite

Qualifikation:
»Induktorium« der Fünf Induktorien, Wandlungsphase »Holz«

Wirkung:
Humor umwandelnd, *calor*-Befunde aus dem mittleren und unteren Calorium ableitend

Indikationen:
Zusammenschnürungsgefühl des Halses, Zahnschmerzen, Beklemmungsgefühl, Druckgefühl auf der Brust, Nasenbeschwerden, Fazialisparese, fieberhafte Erkrankungen

Technik:
0,4 Zoll senkrecht, in der Regel dispulsiv, Moxibustion möglich

IC 4 **»Vereinte Täler«**
合谷 *valles coniunctae* (Di 4)
hégŭ

Lage:
In der Mitte des zweiten Mittelhandknochens an der radialen Seite in einer Vertiefung

Qualifikation:
»Originalis« orig (Punkt, wo das Ur-Qi zugänglich ist)

Wirkung:
Ventus zerstreuend, »Oberfläche« öffnend, Schmerz beseitigend, das Leitbahnsystem durchgängig machend, Kräftigung und Verteilung des *qi pulmonale*, Stabilisierung der Wehrenergie

Indikationen:
Bei äußeren *ventus*-Erkrankungen und Erkältungskrankheiten mit Fieber, Schüttelfrost, Kopfschmerzen, Nackensteife, Husten, Gesichtsschmerzen, Kopfschmerzen, Lähmungen, Paresen
Bei Zahnschmerzen mit S 44

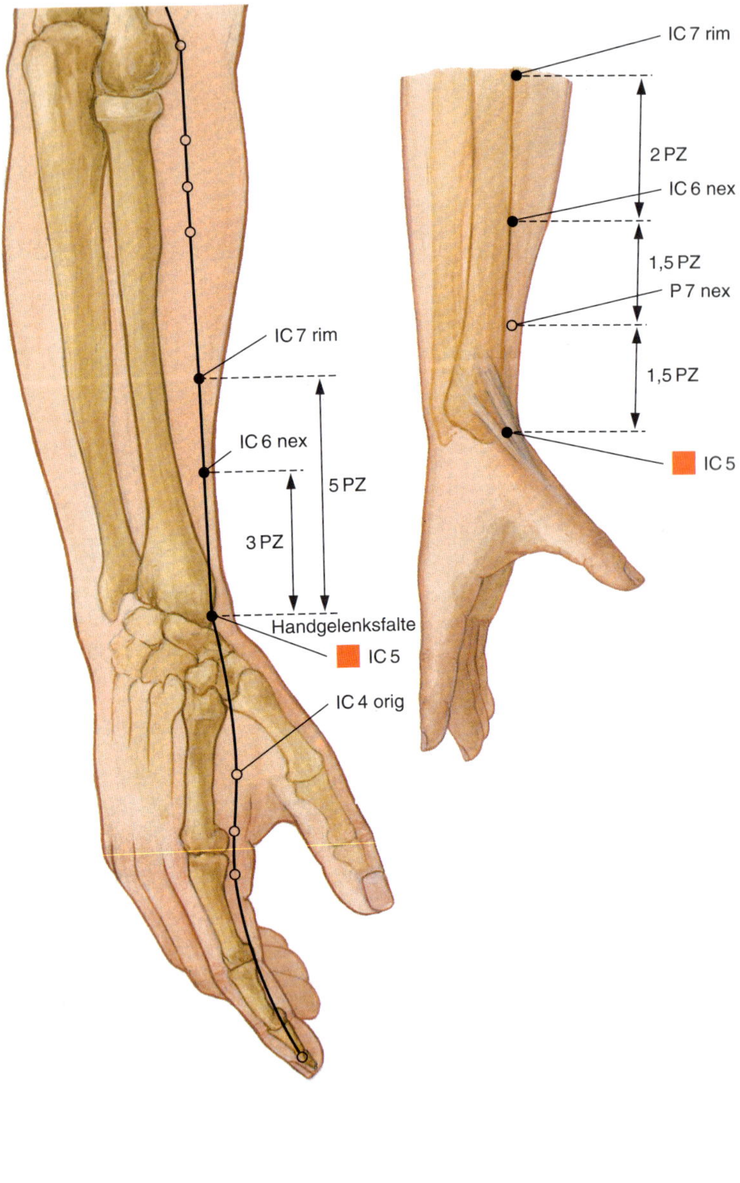
IC 7 rim
IC 6 nex
5 PZ
3 PZ
Handgelenksfalte
IC 5
IC 4 orig
IC 7 rim
2 PZ
IC 6 nex
1,5 PZ
P 7 nex
1,5 PZ
IC 5

Innere *ventus*-Schädigungen: Hemiplegie, Schwindel, Hypertonus mit H 3
Laufende Nase, verstopfte Nase mit IC 20
Grippale Befunde mit P 7 und T 5
Kopfschmerzen mit F 20
Bei Schweißlosigkeit dispulsiv, bei starkem Schwitzen suppletiv

Technik:
0,3–1 Zoll senkrecht, Moxibustion möglich

IC 5 **»Yang-Bach«**
阳溪 *rivulus yang* (Di 5)
yángxī

Lage:
Auf dem Handrücken distal der Handgelenksfurche bei abgespreiztem Daumen in der Vertiefung, sog. »tabatière anatomique«

Qualifikation:
»Durchgangspunkt« der Fünf Induktorien, Wandlungsphase »Feuer«

Wirkung:
Ventus im *o. hepaticus* absenkend, *calor* im *o. cardialis* sedierend, ausleitend

Indikationen:
Handgelenksschmerz, Fieber mit Unruhe, Halluzinationen, Brustbeklemmung, Augenrötung, Engegefühl am Hals, Mumps

Technik:
0,3–1 Zoll senkrecht, Moxibustion möglich

IC 6 **»Schräger Durchgang«**
偏历 *pervium obliquum* (Di 6)
piānlì

Lage:
3 PZ proximal von IC 5, auf der geraden Verbindung zu IC 11

Qualifikation:
»Verknüpfungspunkt« nex zur komplementären Hauptleitbahn des *o. pulmonalis*

Wirkung:
Die Sinnesorgane freimachend, das *qi pulmonale* nach unten führend, damit die Flüssigkeitswege freimachend, das Xue bewegend und auch haltend

Indikationen:
Paresen (kontralateral), Husten mit blutigem Sputum, Nasenbluten, zusammengeschnürte Kehle, Epicondylitis, Tinnitus, Augenrötung

Technik:
Der Punkt ist zu finden bei verschränkten Händen an der Spitze des Mittelfingers, dorsal auf dem Radius
Nadelung in Richtung der *intestini crassi*-Leitbahn, Wirkung auf diese;
Nadelung in Richtung der pulmonalen Leitbahn, Wirkung auf das Xue und den *o. pulmonalis*
0,3–0,5 Zoll senkrecht, Moxibustion möglich

IC 7 **»Wärmende Strömung«**
温溜 *amnis fovens* (Di 7)
wēnliū

Lage:
5 PZ proximal IC 5 (von der Handgelenksfalte)

Qualifikation:
»Spaltpunkt« rim der Leitbahn

Wirkung:
Kalte »Schleim«-Blockaden im oberen und mittleren Calorium lösend, Schmerz beseitigend, *ventus*-Schädigungen austreibend, *calor* kühlend

Indikationen:
Engegefühl der Kehle, Schmerzen im Arm, Beklemmungsgefühl, Abdominalschmerzen, Kopfschmerz, Schulterschmerz, Taubheit

Technik:
Schräge Nadelung im Leitbahnverlauf 0,3–0,5 Zoll, Moxibustion möglich

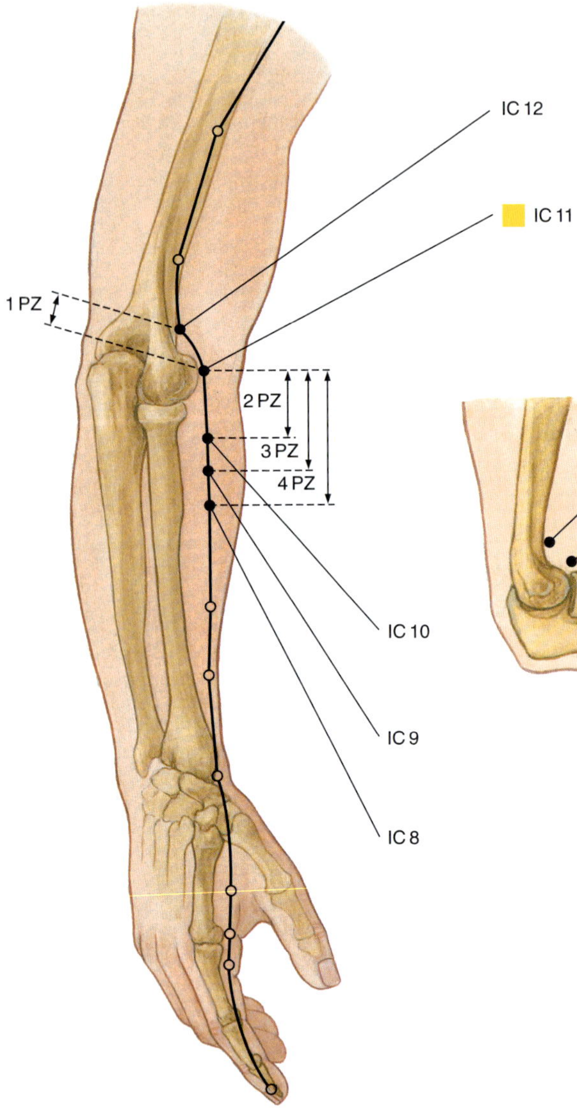
IC 12
IC 11
1 PZ
2 PZ
3 PZ
4 PZ
IC 10
IC 9
IC 8

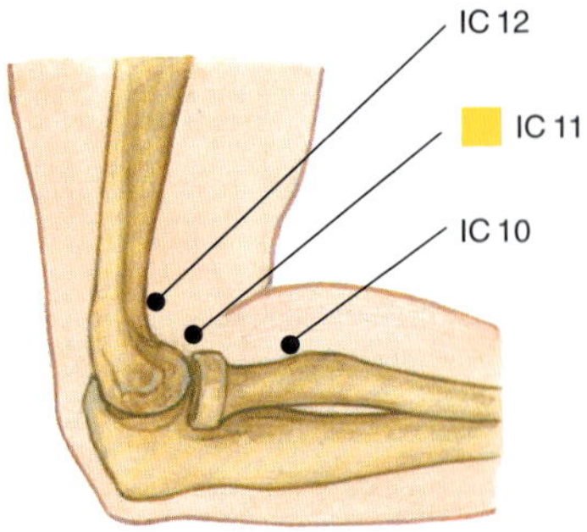
IC 12
IC 11
IC 10

IC 8 **»Unterer Engpaß der Hand«**
下廉 *angustiae inferae manus* (Di 8)
xiàlián

Lage:
4 PZ distal von IC 11

Wirkung:
Ventus-Schädigungen austreibend, *humor* ausleitend, »Schleim«-Blockaden zerschlagend, Schmerz stillend

Indikationen:
Rheumatoide Schmerzen, Leib-Bauchschmerzen, rasche Erschöpfbarkeit, Hemiplegie, Schwindel, Benommenheit, Kopfschmerz, Armschmerzen

Technik:
0,5–1,3 Zoll im Verlauf der Leitbahn, Moxibustion möglich

IC 9 **»Oberer Engpaß der Hand«**
上廉 *angustiae superae manus* (Di 9)
shànglián

Lage:
3 PZ distal von IC 11

Wirkung:
Humor venti austreibend, *calor* kühlend

Indikationen:
Hemiplegie, Paresen, Atembeschwerden, Brustschmerz, Kopfschmerz, Schulterschmerz

Technik:
0,5–1 Zoll senkrecht, Moxibustion möglich

IC 10 **»Dritter Weiler der Hand«**
手三里 *vicus tertius manus* (Di 10)
shǒusānlǐ

Lage:
2 PZ distal von IC 11

Wirkung:
Ventus austreibend, *humor* kanalisierend

Indikationen:
Diarrhoe, choleraartige Stühle, Parotitis, Halbseitenlähmung, Fazialisparese, Epicondylitis, Schulter-Arm-Schmerz, Hypertonus

Technik:
0,2–2 Zoll senkrecht, Moxibustion möglich

IC 11 **»Gekrümmter Teich«**
曲池 *stagnum curvum* (Di 11)
qūchí

Lage:
Bei 90° gewinkeltem Ellbogen in Verbindung der Ellbogenfalte zum *epicondylus lateralis* in einer Vertiefung davor

Qualifikation:
»Vereinigungspunkt« der Fünf Induktorien, Wandlungsphase »Erde«

Wirkung:
Ventus austreibend, »Oberfläche« öffnend, *calor* kühlend, *humor* ausleitend, das Xue harmonisierend und kühlend

Indikationen:
Fieberhafte Erkrankungen, Hauterkrankungen mit *calor*-Zeichen (Entzündungszeichen), *humor*-Zeichen (Exantheme, Geschwürbildung), Beteiligung des Xue (Geschwürbildungen, Entzündungen), Juckreiz, Exantheme, Engegefühl im Hals, Stimmverlust, Halbseitenlähmung, Paresen (kontralateral), Armschmerzen, Epicondylitis, Parotitis, Schulterbeschwerden, Appendizitis, Darmbeschwerden, Hypertonus, epileptiforme Anfälle, Menstruationsstörungen

Technik:
0,7–2 Zoll senkrecht, Moxibustion möglich

IC 12 **»Kellerloch des Ellbogens«**
肘髎 *cella cubiti* (Di 12)
zhǒujiáo, zhǒuliáo

Lage:
1 PZ oberhalb IC 11 am Humerusrand

Wirkung:
Humor venti austreibend

Indikationen:
Kräfteverfall, Spasmen, Paresen von Arm und Ellbogen

Technik:
Schräg im Leitbahnverlauf 0,3–0,5 Zoll, Moxibustion möglich

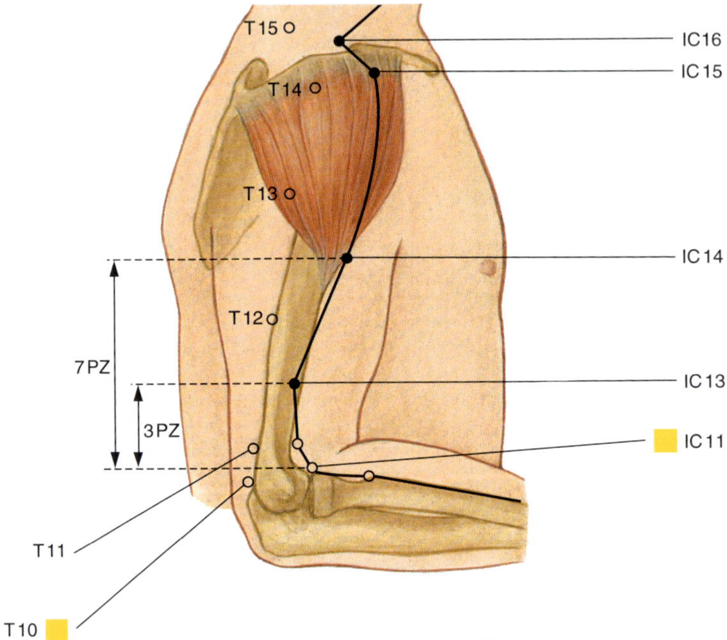
T15
IC16
IC15
T14
T13
IC14
T12
7PZ
IC13
3PZ
IC11
T11
T10

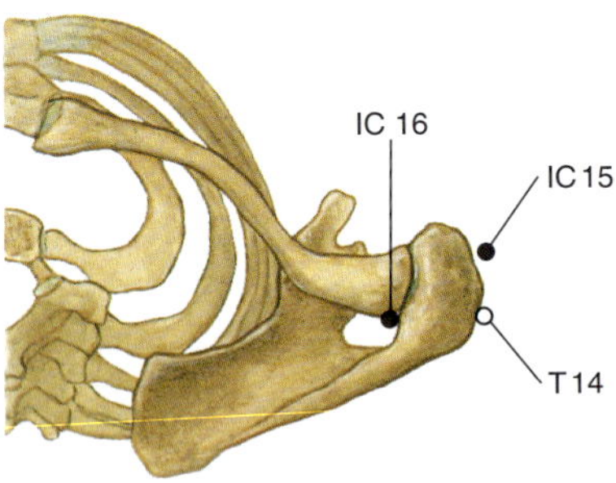
IC 16
IC15
T14

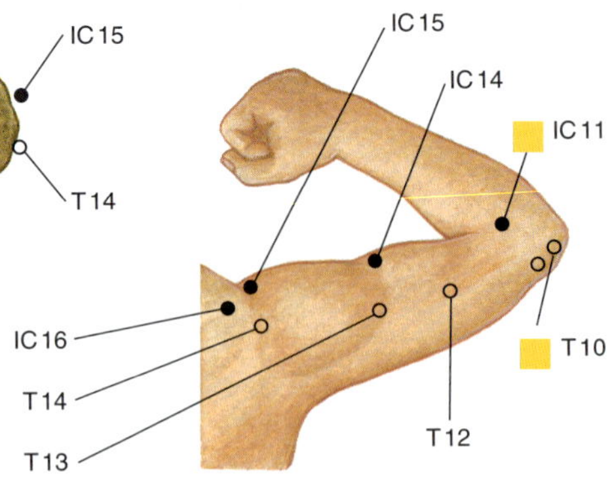
IC15
IC14
IC11
T10
IC16
T14
T13
T12

IC 13 **»Fünfter Weiler der Hand«**

手五里 *vicus quintus manus* (Di 13)
shǒuwǔlǐ

Lage:
3 PZ proximal IC 11, in Richtung IC 15

Wirkung:
Humor umwandelnd, die »Mitte« harmonisierend, das Xue haltend, *yang hepaticum* bändigend

Indikationen:
Schmerzen in Arm und Ellbogen, Schreckhaftigkeit, Ängstlichkeit, Klumpen in der Leibesmitte

Technik:
Nadelung kontraindiziert, Moxibustion möglich

IC 14 **»Arm und Schulterblatt«**

臂臑 *latus lacerti* (Di 14)
bìnaò

Lage:
Nahe der Spitze des *m. deltoideus*, 7 PZ proximal IC 11

Qualifikation:
»Verbindungspunkt« mit der unpaarigen Leitbahn »Haltenetz des Yang« (*sinarteria retinens yang*)

Wirkung:
Die Netzbahn durchgängig machend, die Sicht klärend

Indikationen:
Schmerzen im Oberarm, Nackenschmerzen, Kurzsichtigkeit, Schulterschmerz

Technik:
0,3–1 Zoll senkrecht, Moxibustion möglich

IC 15 **»Spalt unter der Schulterhöhe«**

肩髃 *fossa subacromiale* (Di 15)
jiānyú

Lage:
Der Punkt liegt unterhalb des Vorsprungs der Klavikula an der Schulter. Wenn der Patient den Arm seitlich anhebt, ergibt sich eine tastbare Mulde unter dem Vorsprung

Qualifikation:
»Verbindungspunkt«, über welchen die Hauptleitbahn des *o. intestini crassi* mit der »Emporsteigenden Yang-Leitbahn« (*sinarteria ascendens yang*) verbunden ist

Wirkung:
Ventus-Schädigungen aller Art austreibend

Indikationen:
Schulterschmerzen, Paresen, Steifigkeit, Nackenverspannung

Technik:
Schräge Nadelung 0,5–1,5 Zoll, Moxibustion möglich

IC 16 **»Großer Knochen«**

巨骨 *os amplum* (Di 16)
jùgǔ

Lage:
Vertiefung zwischen dem lateralen Ende der Klavikula, der Skapula und dem Akromion

Qualifikation:
»Verbindungspunkt«, über welchen die Hauptleitbahn des *o. intestini crassi* mit der »Emporsteigenden Yang-Leitbahn« (*sinarteria ascendens yang*) verbunden ist

Wirkung:
Stasen zerstreuend, die Netzbahnen freimachend, das *yang hepaticum* bändigend

Indikationen:
Schulterschmerzen, epileptische Anfälle, Stasen des Xue, Blockaden im Brustraum

Technik:
Schräge Nadelung beim sitzenden Patienten, Nadelspitze nach oben hinten, 0,8–1,5 Zoll, Moxibustion möglich

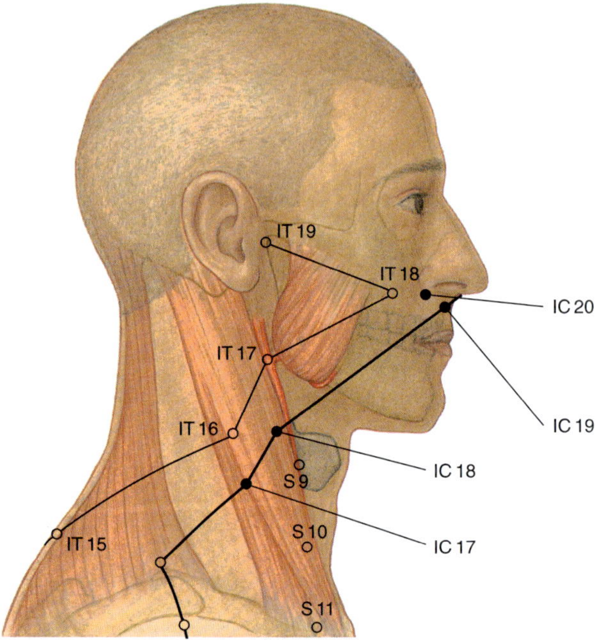
IT 19
IT 18
IC 20
IT 17
IC 19
IT 16
IC 18
S 9
IC 17
S 10
IT 15
S 11

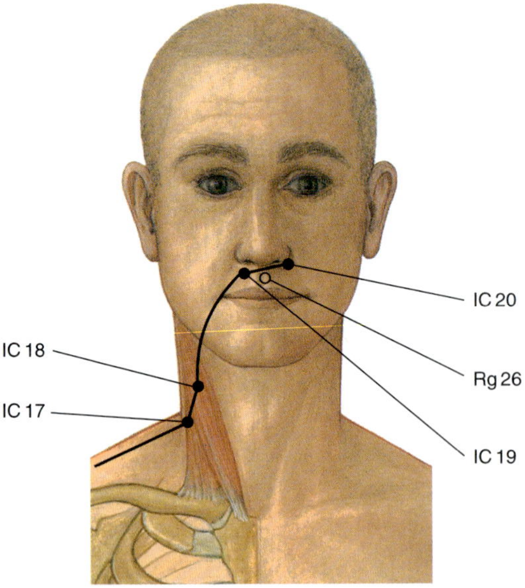
IC 20
Rg 26
IC 18
IC 17
IC 19

IC 17 **»Dreifuß des Himmels«**

天鼎 *tripus caelestis* (Di 17)
tiānding

Lage:
1 PZ schräg unterhalb des IC 18 am hinteren Rand des *m. sternocleidomastoideus*

Wirkung:
Schlund und Kehle freimachend

Indikationen:
Heiserkeit, Stimmverlust, Schluckauf, Halsenge

Technik:
Schräge Nadelung 0,3–0,8 Zoll, Moxibustion möglich

IC 18 **»Wasser-Punkt«**

扶突 *foramen aquaticum* (Di 18)
fútū

Lage:
1 PZ senkrecht unterhalb des Winkels der Mandibula, 3 PZ seitlich des Kehlkopfknorpels, am Vorderrand des *m. sternocleidomastoideus*

Wirkung:
Das Qi in den *oo. pulmonalis et renalis* stützend und in Bewegung bringend

Indikationen:
Heiserkeit, Stimmverlust, Husten mit viel Auswurf

Technik:
Schräge Nadelung 0,3–0,8 Zoll, Moxibustion möglich

IC 19 **»Kellerloch des Getreides«**

禾髎 *cella frumentaria* (Di 19)
héjiáo, héliáo

Lage:
Unterhalb des Nasenlochs, 0,5 PZ von Rg 26 auf der Mittellinie entfernt

Wirkung:
Netzbahn durchgängig machend, *ventus*-Schädigungen austreibend

Indikationen:
Verstopfte Nase, Munddeviation bei Insult, Nasenbluten

Technik:
Schräge Nadelung zur Mittellinie 0,3–0,5 Zoll, Moxibustion kontraindiziert

IC 20 **»Empfangen der Wohlgerüche«**

迎香 *accipiens odores* (Di 20)
yíngxiāng

Lage:
Am unteren Rand des Nasenflügels in einer Vertiefung

Qualifikation:
»Verbindungspunkt« zur Hauptleitbahn des *o. stomachi*

Wirkung:
Die Nase durchgängigmachend, *calor venti* zerstreuend

Indikationen:
Verstopfte Nase, Geruchsverlust, Wucherungen in der Nase, Nasenbluten, Paresen der Gesichtsmuskulatur

Technik:
0,3 Zoll senkrecht, Moxibustion kontraindiziert

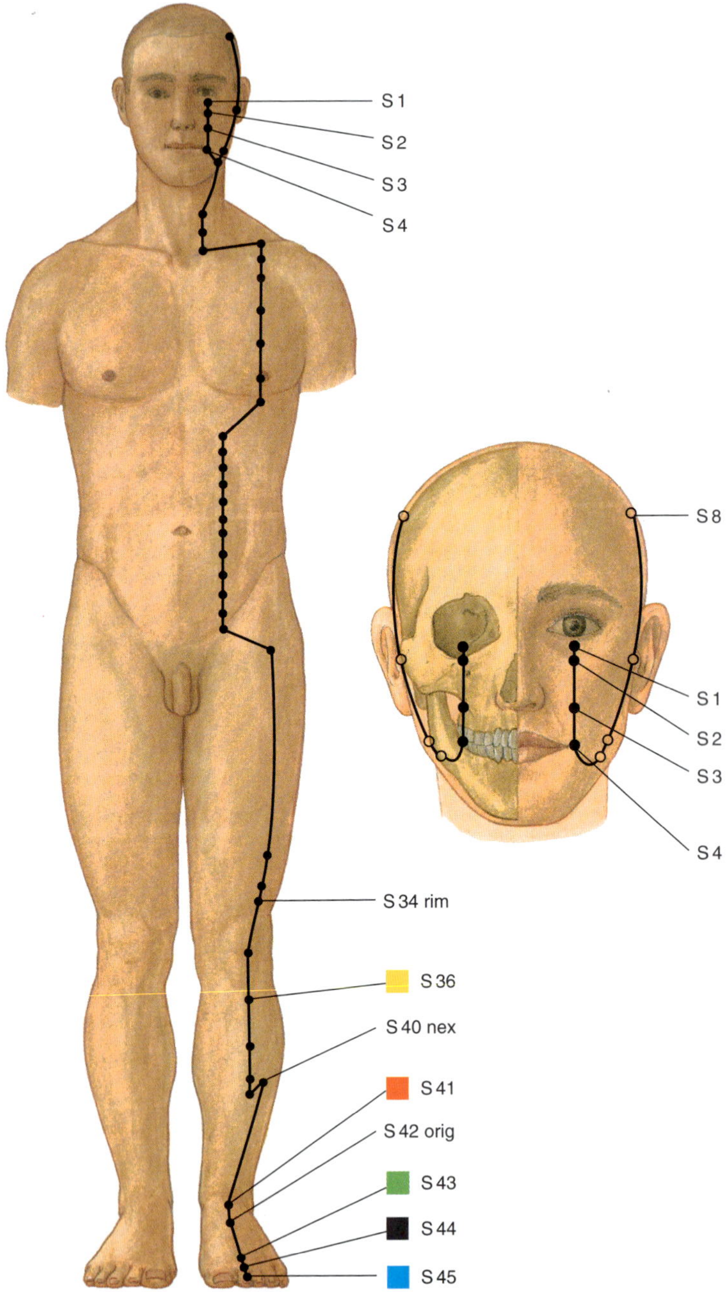
S 1
S 2
S 3
S 4
S 8
S 1
S 2
S 3
S 4
S 34 rim
S 36
S 40 nex
S 41
S 42 orig
S 43
S 44
S 45

Die Reizpunkte der Hauptleitbahn des *orbis stomachi* S (»Magen« Ma)

Die *splendor yang* (Überstrahlung des Yang) -Leitbahn des Fußes

S 1 »Punkt, der die Tränen aufnimmt«

承泣 *recipiens lacrimarum* (Ma 1)
chéngqì

Lage:
Bei geradem Blick ungefähr 0,7 PZ senkrecht unter der Pupille, knapp oberhalb des Randes des *os zygomaticum* (unterer Orbitarand)

Qualifikation:
»Verbindungspunkt« zwischen der Hauptleitbahn des *o. stomachi*, der »Emporsteigenden Yang-Leitbahn« (*sinarteria ascendens yang*) und der »Aufnehmenden Leitbahn« (*sinarteria respondens*)

Wirkung:
Ventus zerstreuend, *calor venti* austreibend, die Sicht klärend

Indikationen:
Tränenfluß, alle Arten von Sehstörungen, Augenerkrankungen wie Bindehautentzündungen, Kurz- und Weitsichtigkeit, Farbenblindheit, Nachtblindheit, Entzündungen und Atrophie des Sehnervs, grauer Star, einseitige Paresen der Gesichtsmuskulatur, Zucken der Gesichtsmuskulatur, Tinnitus

Technik:
Senkrechte Nadelung bei sehr dünnen Nadeln, äußerste Vorsicht, Stichtiefe 1–1,5 Zoll, indirekte Moxibustion möglich

S 2 »Rand des Wangenbeins«

四白 *margo zygomaticus* (Ma 2)
sìbái

Lage:
1 PZ senkrecht unterhalb der geradeaus blikkenden Pupille, unmittelbar auf dem Rand des *os zygomaticum*

Wirkung:
Ventus-Schädigungen austreibend, die Sicht klärend, den Energiefluß im *o. hepaticus* anregend und regulierend

Indikationen:
Fazialisparese, Trigeminus-Neuralgie, Konjunktivitis, Myopie, Schmerzhaftigkeit und Rötung der Augen, Kopfschmerzen, Drehschwindel, Augenjucken

Technik:
0,3–0,8 Zoll senkrecht, Vorsicht: Nervenaustritt am *foramen infraorbitale*

S 3 »Weites Kellerloch«

巨髎 *cella ampla* (Ma 3)
jùjiáo, jùliáo

Lage:
0,7 PZ lateral der Nasenöffnung, in Höhe des unteren Randes der Nasenflügel

Qualifikation:
Verbindung der Hauptleitbahn des *o. stomachi* mit der »Emporsteigenden Yang-Leitbahn« (*sinarteria ascendens yang*)

Wirkung :
Ventus-Schädigungen zerstreuend, das *qi hepaticum* stützend, das Xue bewegend, *calor venti* und gestaute *calor*-Befunde absenkend

Indikationen:
Spasmen und Paresen an verschiedenen Körperstellen, Paresen der Gesichtsmuskulatur, Schwellungen des Gesichts, Sehstörungen aller Art, z.B. Nachtblindheit, Kurzsichtigkeit, grüner Star, Nasenbluten, Zahnschmerzen, Rhinitis

Technik:
0,3–0,5 Zoll senkrecht, Moxibustion möglich

S 4 »Zwischenspeicher der Erde«

地仓 *granarium terrestre* (Ma 4)
dìcāng

Lage:
0,4 Zoll lateral des Mundwinkels

Qualifikation:
»Verbindungspunkt« zwischen den Hauptleitbahnen des *o. stomachi* und des *o. intestini crassi* sowie der »Aufnehmenden Leitbahn« (*sinarteria respondens*) und der »Emporsteigenden Yang-Leitbahn« (*sinarteria ascendens yang*)

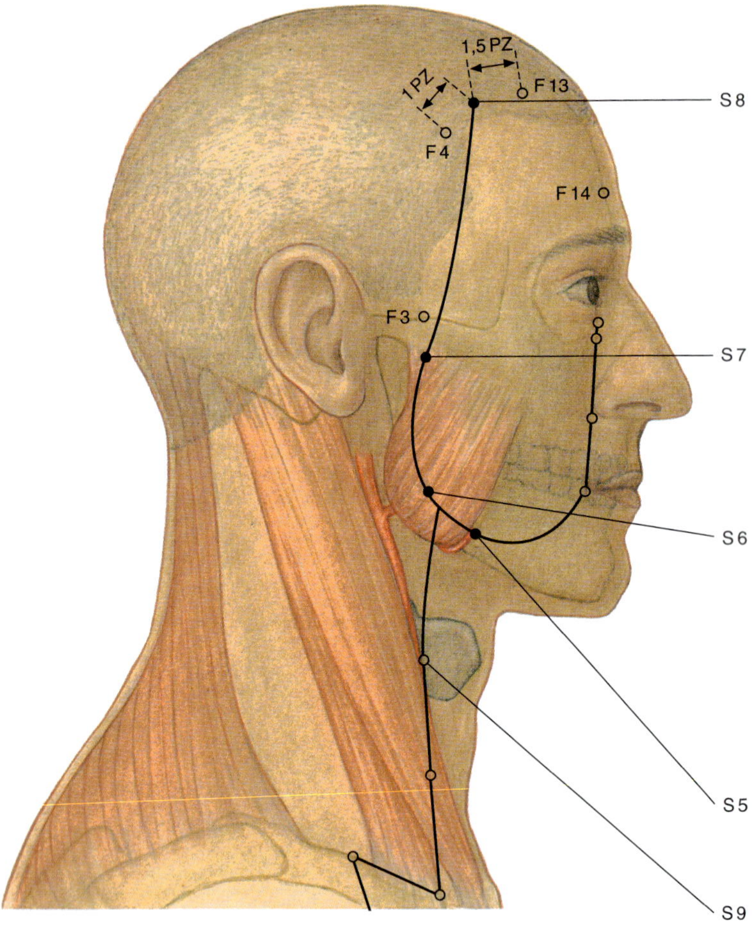
1,5 PZ
1 PZ
F 13
S 8
F 4
F 14
F 3
S 7
S 6
S 5
S 9

Wirkung:
Ventus internus besänftigend, Paresen und Paralysen aufhebend

Indikationen:
Facialisparese, krampfartige Bewegungsstörungen des Auges, Augenschmerzen, Kurzsichtigkeit, Nachtblindheit, Stimmverlust, Trigeminus-Neuralgie, bei Kindern: Darminfektionen und Wurmbefall

Technik:
Quere Nadelung in Richtung auf S 6, 1,5–2,5 Zoll

S 5 **»Punkt, der Großes empfängt«**
大迎 *magnum accipiens* (Ma 5)
dàyíng

Lage:
Vor dem Mandibularwinkel am Vorderrand des *m. masseter*, oberhalb des Unterrandes des Mandibularknochens, wo in einer Vertiefung ein Puls gefunden wird

Wirkung:
Ventus-Heteropathien zerstreuend, Netzbahnen durchgängig machend, die Wehrenergie emporhebend

Indikationen:
Folgesymptome nach Halbseitenlähmung, hängender Mundwinkel, Gedunsenheit von Gesicht und Nacken, Zahnschmerz

Technik:
Schräge Nadelung 0,3–0,5 Zoll, Moxibustion möglich

S 6 **»Maxilla«**
颊车 *maxilla* (Ma 6)
jiàchē

Lage:
Wenig vor und oberhalb des Mandibularwinkels

Wirkung:
Ventus-Heteropathien lösend, die Netzbahnen durchgängigmachend, Kiefersperre behebend

Indikationen:
Paresen im Gesichtsbereich, Kiefersperre, Stimmverlust, Zahnschmerzen nach Extraktion, Steifheit des Halses, Parotitis, Trigeminus-Neuralgie

Technik:
Schräge Nadelung in Richtung S 4, 0,3–0,5 Zoll

S 7 **»Unteres Paßtor«**
下关 *clusa inferior* (Ma 7)
xiàguān

Lage:
In einer Vertiefung am unteren Rand des *os zygomaticum*, vor dem *processus condyloideus mandibulae*, am Hinterrand des *m. masseter*

Qualifikation:
»Verbindungspunkt« zwischen den Hauptleitbahnen des *o. stomachi* und *o. felleus*

Wirkung:
Die *oo. lienalis, pulmonalis et renalis* stützend und kräftigend, *calor humidus* ableitend, die Netzbahnen freimachend

Indikationen:
Luxation des Kiefergelenks, Eiterfluß aus dem Ohr, Schwellungen des Zahnfleisches, Zahnschmerzen, Ohrschmerzen, Schwerhörigkeit, Tinnitus, Gesichtsparesen, Krämpfe des *m. masseter*, Trigeminus-Neuralgie

Technik:
Schräge Nadelung in Richtung auf S 4 oder senkrecht

S 8 **»Punkt der Halteleitbahn am Kopf«**
头维 *retinens capitis* (Ma 8)
tóuwéi

Lage:
Im Schläfenwinkel 0,5 Zoll innerhalb der Haargrenze, 1,5 Zoll lateral des Foramen *shen stirpis* F 13, 1 Zoll senkrecht über F 4

Qualifikation:
»Verbindungspunkt«, durch welchen die Hauptleitbahn des *o. felleus* mit der Hauptleitbahn des *o. stomachi* verbunden wird, sowie mit dem »Haltenetz des Yang« (*sinarteria retinens yang*)

Wirkung:
Ventus-Heteropathien zerstreuend, die *oo. hepaticus et felleus* stützend und harmonisierend

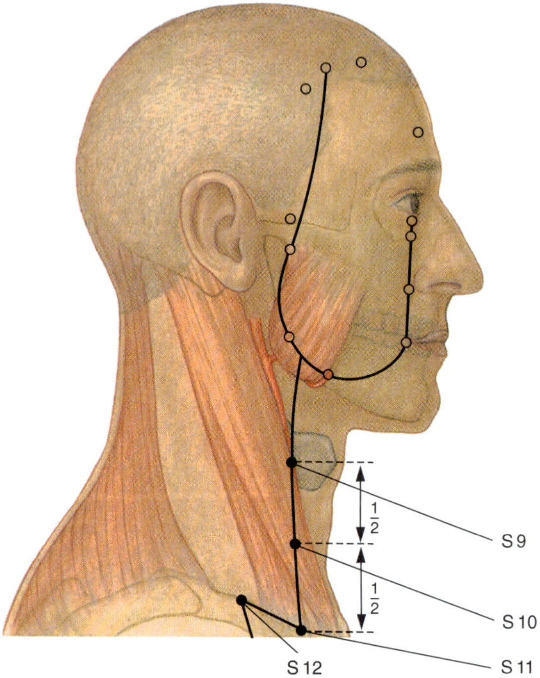
1/2
1/2
S 9
S 10
S 11
S 12

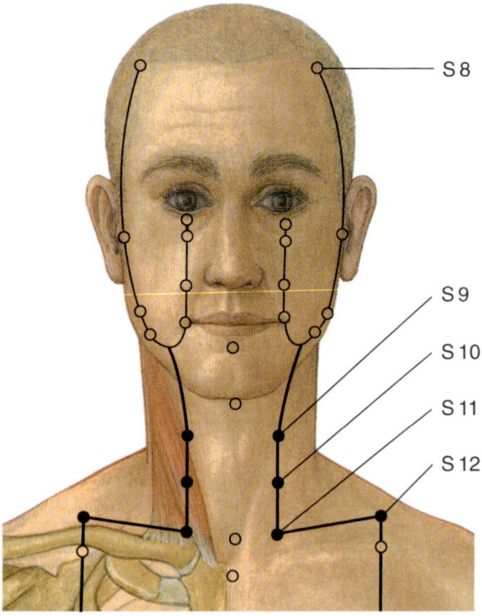
S 8
S 9
S 10
S 11
S 12

Indikationen:
Heftige Kopfschmerzen, als ob der Kopf zertrümmert würde, heftige Schmerzen in den Augen, als ob diese aus den Höhlungen treten sollten, bohrende Augenschmerzen, Zuckungen des Augapfels, Tränenfluß, Speichelfluß, Aufstoßen, Halbseitenparesen

Technik:
Quere Nadelung 0,8–1,5 Zoll, Stichrichtung von vorne nach hinten

S 9 **»Punkt, durch den man die Menschen aufnimmt«**
人迎 *accipiens hominum* (Ma 9)
rényíng

Lage:
In Höhe der Spitze des Adamsapfels, am Vorderrand des *m. sternocleidomastoideus*, hinter der *arteria carotis communis*

Qualifikation:
»Verbindungspunkt« zwischen der Hauptleitbahn des *o. stomachi* und der des *o. felleus*

Wirkung:
Qi und Xue harmonisierend, Hals und Kehle freimachend

Indikationen:
Heiserkeit, Asthma, trockene Kehle, Beklemmungsgefühl, Struma, Lymphadenitis, Schluckstörungen, Hypertonie, Halluzinationen, große Erregbarkeit

Technik:
0,4–1 Zoll senkrecht oder schräg

S 10 **»Tor des Wassers«**
水突 *porta aquae* (Ma 10)
shŭitū

Lage:
In der Mitte zwischen S 9 und S 11; in Höhe des unteren lateralen Randes des Kehlkopfknorpels am medialen Ursprung des *m. sternocleidomastoideus*

Wirkung:
Humor kanalisierend, »Schleim« ausleitend

Indikationen:
Rauhe belegte Kehle, Husten, Kurzatmigkeit, Schluckauf, innere und äußere Schwellungen des Halses, Asthma

Technik:
0,3–0,5 Zoll senkrecht, Moxibustion möglich

S 11 **»Haus des Qi«**
气舍 *domus qi* (Ma 11)
qìshè

Lage:
Senkrecht unter S 9 am oberen Rand der Klavikula, zwischen den beiden Köpfen des *m. sternocleidomastoideus*

Wirkung:
Das Qi entfaltend, *ventus* zerstreuend, *algor* austreibend

Indikationen:
Heiserkeit, Husten, Atembeschwerden, Nakkenverspannungen, rauhe Kehle, Schluckauf, Würgereiz, Schwellungen des inneren Halses, Struma

Technik:
0,3–0,5 Zoll senkrecht, Moxibustion möglich

S 12 **»Grube über dem Schlüsselbein«**
缺盆 *fossa supraclavicularis* (Ma 12)
quēpén

Lage:
Über dem Schlüsselbein, senkrecht über der Brustwarze, also 4 Zoll neben der Mittellinie

Wirkung:
Humor venti oder *calor venti* aus dem oberen und mittleren Calorium ausleitend

Indikationen:
Atembeklemmung, Asthma, Schluckauf, Zusammenschnürungsgefühl der Kehle, Husten, Gedunsenheit des Gesichts, Schwellung des Halses, Struma, Spasmen und Paresen der Arme, Nackensteife

Technik:
0,3–1 Zoll senkrecht oder schräg, Moxibustion möglich

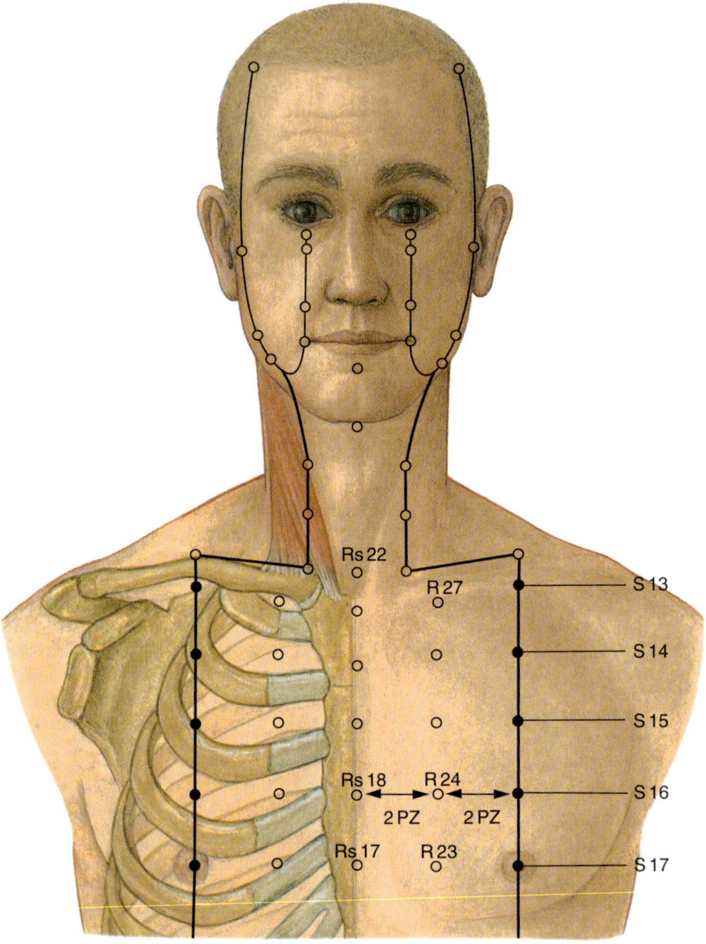
Rs 22
R 27
S 13
S 14
S 15
Rs 18
R 24
S 16
2 PZ
2 PZ
Rs 17
R 23
S 17

S 13 **»Tür des Qi«**

气户 *ostium qi* (Ma 13)
qìhù

Lage:
Am Unterrand der Klavikula senkrecht unter S 12

Wirkung:
Humor venti, bzw. *algor venti* zerstreuend, Gegenläufigkeiten absenkend

Indikationen:
Schluckauf, heftiger quälender Husten, krampfartig trocken, Atembeschwerden

Technik:
0,3–1 Zoll senkrecht, Moxibustion möglich

S 14 **»Schatzkammer«**

库房 *aerarium* (Ma 14)
kùfáng

Lage:
Auf der Verbindungslinie von S 12 und der Mamilla, im 1. Interkostalraum

Wirkung:
Humor, bzw. *calor humidus* aus dem mittleren Calorium austreibend

Indikationen:
Völlegefühl in der Brust, Husten, beklemmte Atmung, Auswurf (eitrig, blutig oder trüb), Schluckauf

Technik:
0,3–1 Zoll senkrecht, Moxibustion möglich

S 15 **»Schutzdach des Hauses«**

屋翳 *tecti pluteus* (Ma 15)
wūyì

Lage:
Auf der Verbindungslinie von S 12 und der Mamilla im 2. Interkostalraum

Wirkung:
Repletio humoris und *calor humoris* aus der »Mitte« ableitend, das *yang hepaticum* bändigend

Indikationen:
Müdigkeit, große Abgeschlagenheit, Gliederschwere, Berührungsempfindlichkeit der Haut, Husten mit viel Auswurf (eitrig oder blutig), Schmerzen der Brustdrüse, Spasmen und Paresen verschiedener Körperteile

Technik:
0,3–1 Zoll senkrecht, Moxibustion möglich

S 16 **»Fenster der Brust«**

膺窗 *fenestra thoracis* (Ma 16)
yīngchuāng

Lage:
Auf der Verbindung von S 12 und Mamilla im 3. Interkostalraum

Wirkung:
Calor humidus oder *humor* aus der Leibesmitte ausleitend

Indikationen:
Beklemmungsgefühl und Völlegefühl in der Brust, Lippenschwellung, Geräusche in den Eingeweiden, Diarrhö, Keuchatmung, Husten, Kurzatmigkeit, nächtliche Unruhe, Bauchschmerzen, Geschwüre der Brustdrüse

Technik:
0,4–1 Zoll schräg, Moxibustion möglich

S 17 **»Mitte der Brust«**

乳中 *medium mammae* (Ma 17)
rŭzhōng

Lage:
Mitte der Brustwarze

Wirkung:
Humor venti und *humor aestus* ableitend

Indikationen:
Plötzliche epileptiforme Anfälle, Sonnenstich, Hitzschlag, Benommenheit, Kopfschmerzen

Technik:
Klassisch nur wenige Hinweise auf mögliche Moxibustion, in neuester Zeit eventuell Nadelung von 0,3 Zoll bei Brustkrebs

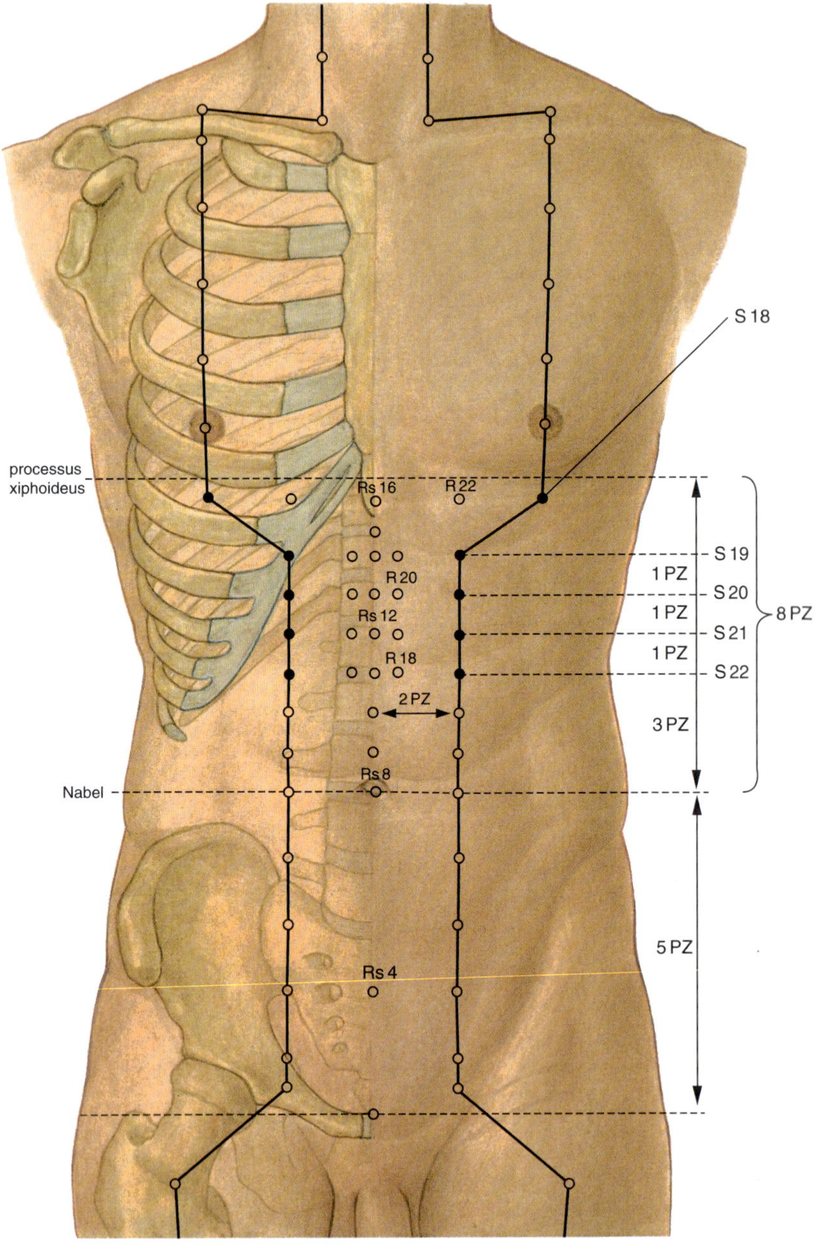
S 18
processus xiphoideus
Rs 16
R 22
S 19
1 PZ
R 20
S 20
Rs 12
1 PZ
8 PZ
S 21
R 18
1 PZ
S 22
2 PZ
3 PZ
Rs 8
Nabel
5 PZ
Rs 4

S 18 **»Wurzel der Brust«**
乳根 *radix mammae* (Ma 18)
rŭgēn

Lage:
Senkrecht unterhalb der Brustwarze im 5. Interkostalraum

Wirkung:
Humor der »Mitte« ausleitend

Indikationen:
Schmerzen, Beklemmungsgefühl, Völlegefühl, Druckgefühl auf der Brust, Verspannungen in der Leibesmitte, Würgereiz, Schwellungen und Schmerzhaftigkeit der Arme, Geschwüre und Schmerzhaftigkeit der Brust, kolikartige Schmerzen im Unterbauch, Diarrhö, Anorexie

Technik:
0,3–0,5 Zoll senkrecht, Moxibustion möglich

S 19 **»Er duldet's nicht«**
不容 *non licet* (Ma 19)
bùróng

Lage:
6 PZ oberhalb des Nabels, 2 PZ lateral der Mittellinie

Wirkung:
Calor der Bauenergie und des Xue kühlend, *humor*-Blockaden der »Mitte« zerschlagend

Indikationen:
Völlegefühl, Spasmen und Koliken im Unterbauch, Schmerzen in Schulter und Flanken, trockener Mund, Keuchatmung, Husten, Inappetenz, Übelkeit, Brechreiz, Erbrechen, blutiger Auswurf

Technik:
0,5–1 Zoll senkrecht, Moxibustion möglich

S 20 **»Punkt, der die Vollheit aufnimmt«**
承満 *recipiens plenitudinis* (Ma 20)
chéngmăn

Lage:
5 PZ oberhalb des Nabels, 2 PZ lateral der Mittellinie

Wirkung:
Calor humidus im mittleren Calorium kühlend, *oo. hepaticus et lienalis* harmonisierend

Indikationen:
Auftreibung des Unterleibes, Schmerzen, Geräusche im Unterleib, Trommelbauch, Magenschmerzen, Appetitlosigkeit, Diarrhö, Ikterus, Hämoptoe, Keuchatmung

Technik:
0,3–1 Zoll senkrecht, Moxibustion möglich

S 21 **»Tor der Scheidewand«**
梁门 *porta septi* (Ma 21)
liángmén

Lage:
4 PZ oberhalb des Nabels, 2 PZ lateral der Mittellinie

Wirkung:
Calor humidus der »Mitte« zerstreuend

Indikationen:
Spannung und Druck unter den kleinen Rippen, Abneigung gegen Nahrung, Diarrhö, stechende, schneidende Schmerzen im Bauch, *prolapsus ani*

Technik:
0,3–1 Zoll senkrecht, Moxibustion möglich

S 22 **»Tor der Paßsperre«**
关门 *porta clusae* (Ma 22)
guānmén

Lage:
3 PZ oberhalb des Nabels, 2 PZ lateral der Mittellinie

Wirkung:
Humor ausleitend, das Qi der »Mitte« fließen lassend

Indikationen:
Völlegefühl und Klumpengefühl in der Leibesmitte, Rumpeln der Eingeweide, plötzliche Schmerzen und Koliken, Diarrhö, Appetitverlust, Flatulenz, Gedunsenheit, Enuresis

Technik:
0,8–1 Zoll senkrecht, Moxibustion möglich

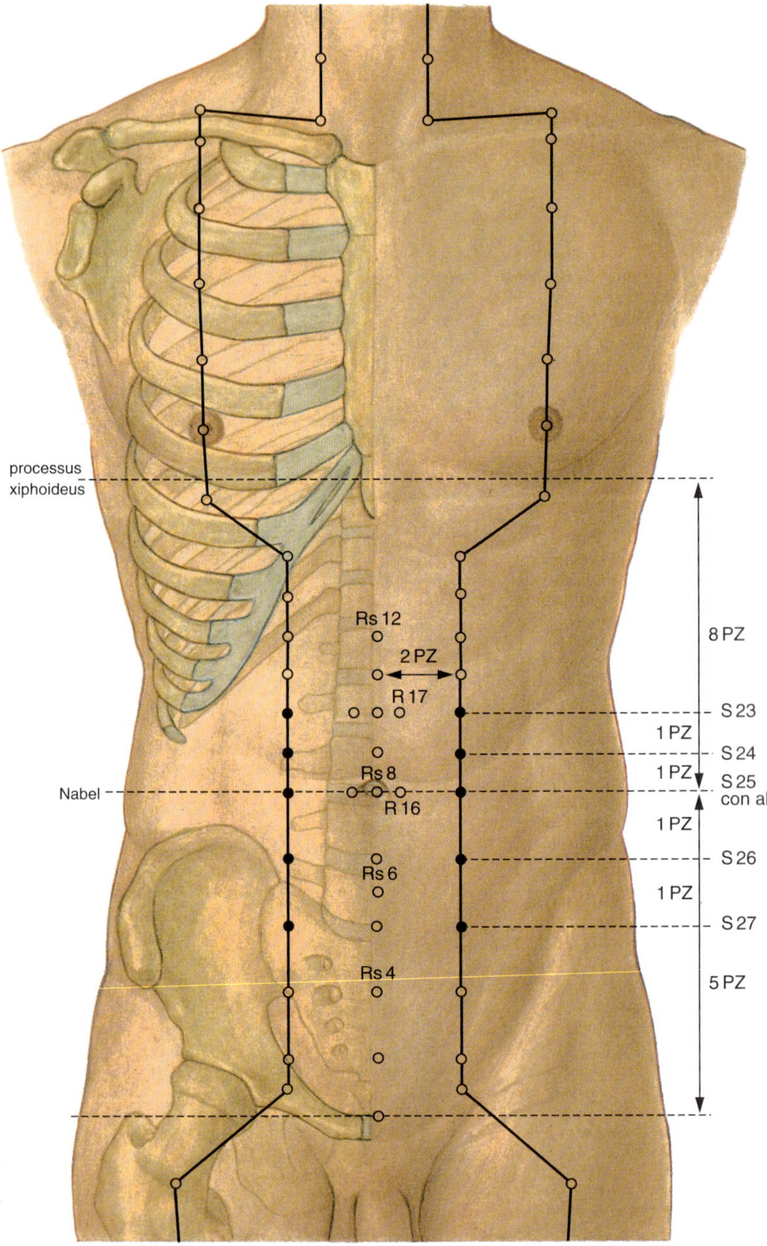
processus xiphoideus
Rs 12
2 PZ
R 17
Rs 8
Nabel
R 16
Rs 6
Rs 4
8 PZ
S 23
1 PZ
S 24
1 PZ
S 25
con ab
1 PZ
S 26
1 PZ
S 27
5 PZ

S 23 **»Das mächtige Eine«**
太乙 *unum maius* (Ma 23)
taìyǐ

Lage:
2 PZ oberhalb des Nabels, 2 PZ lateral der Mittellinie

Wirkung:
Sedierend, das Yang absenkend

Indikationen:
Große Unruhe, Raserei, Tobsucht

Technik:
0,8–1 Zoll senkrecht, Moxibustion möglich

S 24 **»Die Pforte des schlüpfrigen Fleisches«**
滑肉门 *porta carnis lubricae* (Ma 24)
húaròumén

Lage:
1 PZ oberhalb des Nabels, 2 PZ lateral der Mittellinie

Wirkung:
Das Yang absenkend, sedierend

Indikationen:
Raserei, Tobsucht, Epilepsie, Übelkeit, Brechreiz, Auswurf von Blut, schneidende Schmerzen in den Eingeweiden, *prolapsus ani*, Gedunsenheit des Gesichts, Beklemmungsgefühl in der Brust, Appetitverlust, Klumpenbildung im Unterleib (Neoplasie bei der Frau), Diarrhö

Technik:
0,8–1 Zoll senkrecht, Moxibustion möglich

S 25 **»Angel des Himmels«**
天枢 *cardo caeli* (Ma 25)
tiānshū

Lage:
2 PZ lateral des Nabels

Qualifikation:
»Sammlungspunkt« con ab des *o. intestini crassi*

Wirkung:
Den Energiefluß in den *oo. intestinorum* (Darmbereich) wiederherstellend und harmonisierend, das Qi regulierend, Blockaden auflösend

Indikationen:
Völlegefühl, Brechreiz, Erbrechen, Diarrhö, Darminfekt, Bauchschmerzen, Gedunsenheit, Keuchatmung, Polyurie oder im Gegenteil Urinverhaltung, Kollern in den Eingeweiden, gestörte Regel, Ausfluß (auch blutig), Schmerzen und Zusammenballungen im Unterleib, Unfruchtbarkeit, Atonie des Darmes, Obstipation, akute Dysenterie

Technik:
1,5–2,5 Zoll senkrecht, Moxibustion möglich

S 26 **»Äußerer Grabhügel«**
外陵 *tumulus externus* (Ma 26)
wàilíng

Lage:
1 PZ unterhalb des Nabels, 2 PZ seitlich der Mittellinie

Wirkung:
Algor-Heteropathien des unteren Caloriums aufhebend, Schmerz stillend

Indikationen:
Schmerzen im Unterleib, schneidend um den Nabel, Übelkeit, Schmerzen während der Regel

Technik:
0,5–1 Zoll senkrecht, Moxibustion möglich

S 27 **»Das große Winkelmaß«**
大巨 *norma magna* (Ma 27)
dàjù

Lage:
2 PZ unterhalb des Nabels, 2 PZ lateral der Mittellinie

Wirkung:
Das Qi im unteren Calorium kräftigend und regulierend, den *o. renalis* stützend

Indikationen:
Hemiplegie und Atrophie der Extremitäten, *ejaculatio praecox,* rasche Erschöpfbarkeit, allgemeine Müdigkeit, Schlafstörungen, Miktionsstörungen, stechende Schmerzen, Spannungsgefühl im Unterleib, Schreckhaftigkeit, Alpträume

Technik:
0,5–1 Zoll senkrecht, Moxibustion möglich

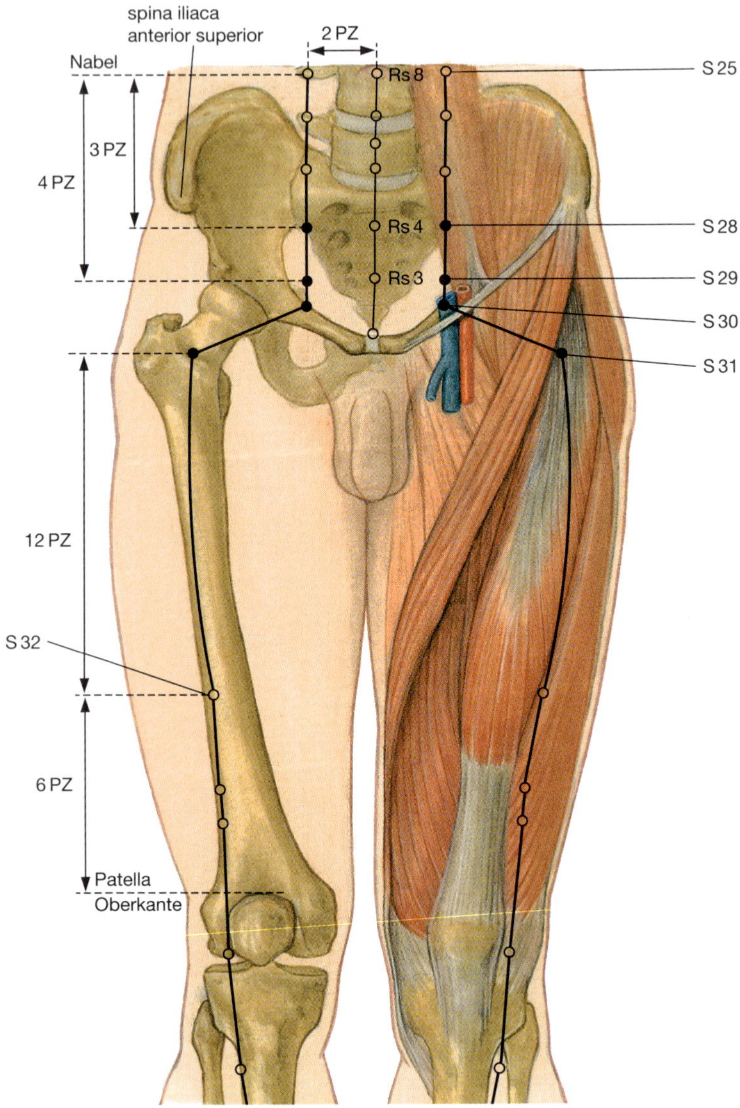
spina iliaca
anterior superior
2 PZ
Nabel
Rs 8
S 25
3 PZ
4 PZ
Rs 4
S 28
Rs 3
S 29
S 30
S 31
12 PZ
S 32
6 PZ
Patella
Oberkante

S 28 **»Weg des Wassers«**
水道 *via aquae* (Ma 28)
shŭidaò

Lage:
3 PZ unterhalb des Nabels, 2 PZ lateral der Mittellinie

Wirkung:
Calor humidus, der das Tricalorium affiziert hat, kühlend, Miktionsstörungen heilend

Indikationen:
Spannung, Schmerzen und Steifigkeit von Lenden und Rücken, Spannungsgefühl und Schmerzhaftigkeit im Unterleib, in den Genitalbereich ausstrahlende Schmerzen, Zusammenballung und Kältegefühl im Unterleib und am äußeren Genitale, Obstipation, Urinverhaltung, Regelstörungen aller Art

Technik:
0,5–1 Zoll senkrecht, Moxibustion möglich

S 29 **»Komm zurück«**
归来 *verte!* (Ma 29)
gūilái

Lage:
4 PZ unterhalb des Nabels, 2 PZ lateral der Mittellinie

Wirkung:
Schneidende, ziehende Schmerzen im Unterleib stillend, das *yin renale* stützend, Potenzstörungen heilend

Indikationen:
Ziehende, schneidende Schmerzen im Unterleib, Schrumpfung des Skrotums, Hodenhochstand, kaltes, schmerzhaftes Glied, reichlicher oder spärlicher Urin, Impotenz, Ausbleiben der Regel, *fluor albus,* Uterusprolaps, Regelstörungen

Technik:
0,5–1,5 Zoll senkrecht, Moxibustion möglich

S 30 **»Breite Straße des Qi«**
气冲 *impedimentale qi* (Ma 30)
qìchōng

Lage:
An der Oberkante des Schambeines, 2 PZ seitlich der Mittellinie

Qualifikation:
»Verbindungspunkt« zwischen der Hauptleitbahn des *o. stomachi* und der »Breiten Troßstraße« (*sinarteria impedimentalis*)

Wirkung:
Depletio des Yin im unteren Calorium kompensierend, *calor*-Heteropathien kühlend, das Yang absenkend, das Yin kräftigend

Indikationen:
Stiche, Schmerzen, Krämpfe im Unterbauch, bedingt durch *algor*, bei gleichzeitig nach oben schlagendem Yang mit Palpitationen, Schwindel, Unruhe, Schlaflosigkeit, *calor o. intestini crassi* mit Obstipation, Schmerzen, Völlegefühl, Defizienz des Yang mit Impotenz, Atrophie des Genitale, Genitalschmerzen, Hodenhochstand, Schmerzen in der Lendengegend, Unfruchtbarkeit

Technik:
0,3–0,5 Zoll senkrecht oder leicht schräg, Moxibustion möglich

S 31 **»Paßtor des Femurs«**
髀关 *clusa femoralis* (Ma 31)
bìguān

Lage:
Unterhalb der oberen, vorderen *spina iliaca*, auf gleicher Höhe mit der Unterkante der Schambeinsymphyse, 12 PZ oberhalb S32 an der lateralen Seite des *m. sartorius*

Wirkung:
Depletio o. renalis und *algor* im *o. renalis* kompensierend

Indikationen:
Hüftschmerzen, Kälte und Schwäche des Kniegelenks, Taubheitsgefühl in den Füßen, Spannung im Oberschenkel und in der Gesäßmuskulatur, Schwierigkeiten, das Bein zu beugen oder sich zu bücken, Schmerzen vom Bauch in den Oberschenkel austrahlend, Muskelatrophie

Technik:
0,6–1,2 Zoll senkrecht, Moxibustion möglich

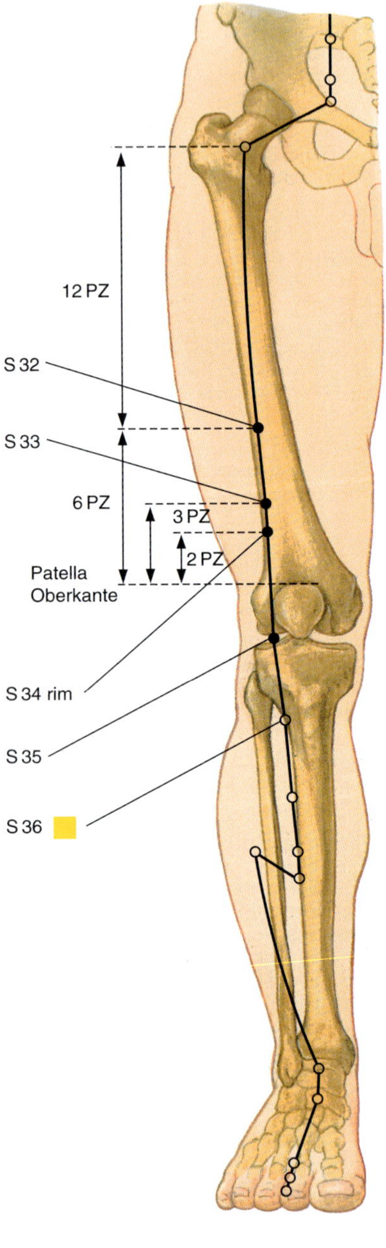
12 PZ
S 32
S 33
6 PZ
3 PZ
2 PZ
Patella
Oberkante
S 34 rim
S 35
S 36

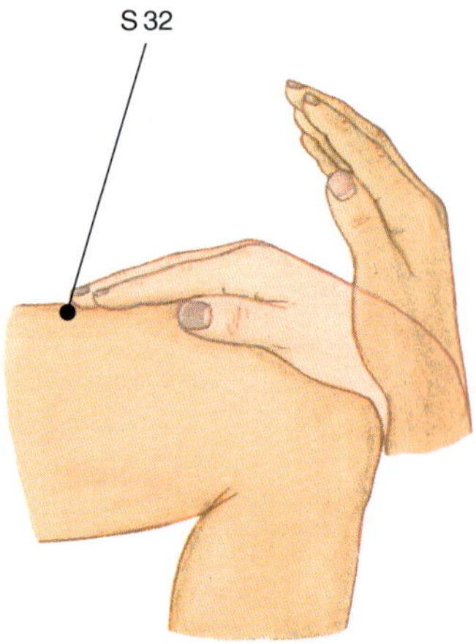
S 32

S 32

伏兔 **»Der sich an den Boden drückende Hase«**
lepus subreptus (Ma 32)
fútù

Lage:
6 PZ über der lateralen Kante und oberhalb der Oberkante der Patella

Wirkung:
Algor venti zerstreuend, das *qi hepaticum* anfachend und kräftigend

Indikationen:
Ameisenlaufen im ganzen Körper, Erregtheit oder Raserei, Krämpfe und Verspannungen, Schwere des Kopfes, gynäkologische Störungen aller Art, Schmerzhaftigkeit und Schwäche der Hüften, Lähmung der unteren Extremität, Hemiplegie, Kältegefühl des Knies

Technik:
0,5–2,5 Zoll senkrecht

S 33

阴市 **»Marktplatz des Yin«**
forum yin (Ma 33)
yīnshì

Lage:
3 PZ proximal des lateralen Oberrandes der Patella

Wirkung:
Algor-Heteropathien im unteren Calorium zerstreuend, *algor depletionis* kompensierend

Indikationen:
Schmerzen im Unterleib, Schmerzen des unteren Rückens, welche durch *algor* bedingt sind, Kraftlosigkeit der unteren Gliedmaßen, Gefühl, als ob Hüfte und Beine eiskalt wären, rasche Erschöpfbarkeit, Gedunsenheit

Technik:
1–2,5 Zoll senkrecht

S 34

梁丘 **»Hügel mit der Scheidewand«**
monticulus septi (Ma 34)
liángqīu

Lage:
2 PZ proximal des seitlichen Oberrandes der Patella

Qualifikation:
»Spaltpunkt« rim der Leitbahn

Wirkung:
Humor algidus, der das *yang stomachi* einschließt, zerstreuend, *repletio o. stomachi* zerstreuend, *algor*-Heteropathien neutralisierend

Indikationen:
Kolikartige Schmerzen im Bauch, Kälte der Füße, Schwellung und Schmerzhaftigkeit der Brustdrüse, Mastitis, Magenkrämpfe, Sodbrennen, Diarrhö, Lähmungsgefühl, Schmerzen in Knie und Bein, Kältegefühl der Füße, Unfähigkeit, das Knie zu beugen, Dynamisierung des Qi-Flusses, Anregung des Stoffwechsels (Adipositas)

Technik:
0,3–1,5 Zoll senkrecht, Moxibustion möglich

S 35

犊鼻 **»Kalbsnase«**
nasus vituli (Ma 35)
dúbí

Lage:
Beim gebeugten Knie unmittelbar unterhalb der Patella, seitlich neben der Patellasehne, laterales Knieauge

Wirkung:
Algor depletionis, auch *ventus humidus* im unteren Calorium zerstreuend

Indikationen:
Paresen der unteren Gliedmaßen, geschwürige Prozesse an Beinen und Füßen, Knieschmerzen, Unfähigkeit zum Beugen und Strecken, Entzündung und Schwellung des Knies

Technik:
1,5–2 Zoll senkrecht, Moxibustion möglich

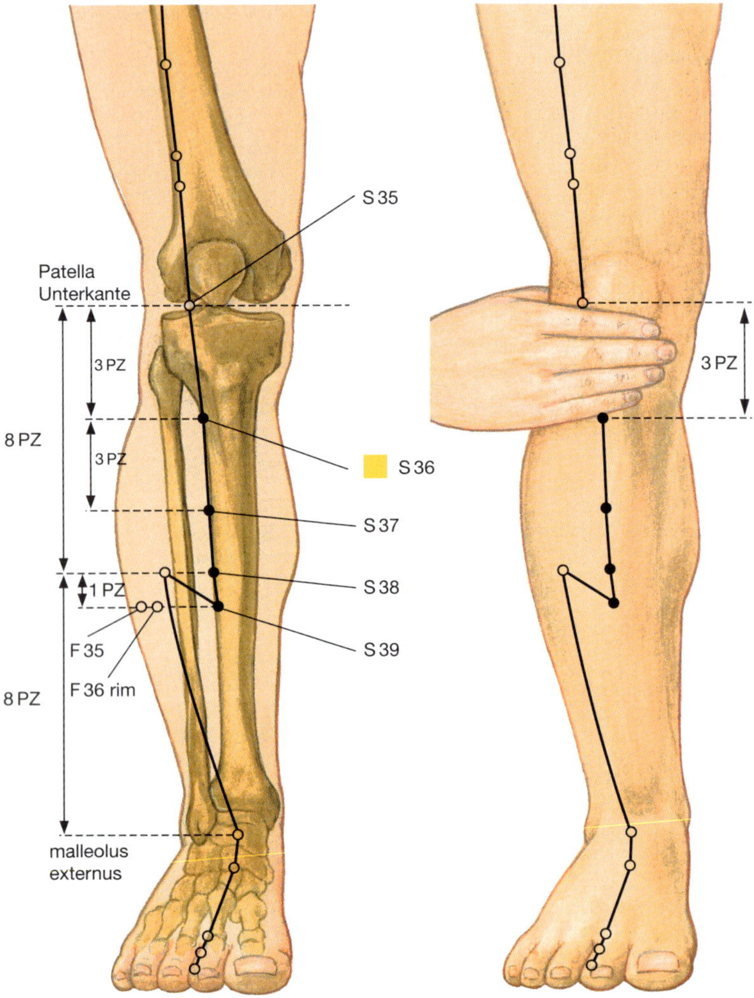
S 35
Patella
Unterkante
3 PZ
8 PZ
3 PZ
S 36
S 37
S 38
1 PZ
S 39
F 35
F 36 rim
8 PZ
malleolus
externus
3 PZ

S 36 **»Dritter Weiler am Fuß«**
足三里 *vicus tertius pedis* (Ma 36)
zúsānlǐ

Lage:
3 PZ unterhalb der Unterkante der Patellaunterkante, 1 PZ fibular der Tibiakante, in Höhe der *tuberositas tibiae*

Qualifikation:
»Vereinigungspunkt« der Fünf Induktorien, Wandlungsphase »Erde«

Wirkung:
Die *oo. lienalis et stomachi* regulierend und stützend, Qi und Xue harmonisierend

Indikationen:
Zur *suppletio* des Qi, also bei allen Arten von *humor-* und *deplètio*-Befunden, Völlegefühl, Leibschmerzen, Magenschmerzen, stockende Verdauung, Diarrhö, aber auch Obstipation, Störungen der Nahrungsaufnahme, Gedunsenheit, Paresen, Lähmungserscheinungen, Müdigkeit, Mattigkeit, Kräfteverfall, Kopfschmerz, Hypertonus, Benommenheit

Technik:
0,5–2 Zoll senkrecht, Moxibustion möglich

S 37 **»Obere Enge des weiten Feldes«**
巨虛上廉, 上巨虛 *angustiae superiores agri ampli*
jùxū shànglián, shàngjùxū (Ma 37)

Lage:
3 PZ distal von S 36, 1 PZ neben der Tibiakante nach fibular

Qualifikation:
»Vereinigungspunkt« der unteren Extremität für den *o. intestini crassi*

Wirkung:
Die *oo. stomachi et intestinorum* regulierend, *calor humidus* klärend und kühlend, Blockaden und Verhärtungen erweichend

Indikationen:
Verdauungsschwäche und -blockaden, Schmerzen in der Leibesmitte mit Diarrhö oder Obstipation, Schmerzen im Darmbereich, Appendizitis, Paresen, Taubheitsgefühl, rheumatoide Beschwerden, Gedunsenheit, Gelenkschmerzen

Technik:
0,3–2 Zoll senkrecht, Moxibustion möglich

S 38 **»Öffnung der Erschlaffung«**
条口 *os relaxationis* (Ma 38)
tiáokǒu

Lage:
In der Mitte der Außenseite des Unterschenkels, also 8 PZ distal S 35, 1 PZ lateral der Tibiakante

Wirkung:
Ventus humidus zerstreuend, Paresen behebend

Indikationen:
Taubheitsgefühl und Schmerzen des Fußes und des Knies, Wadenkrämpfe, Schulterschmerz, Knie-, Hüft- und Rückenschmerzen

Technik:
0,5–2 Zoll senkrecht, Moxibustion möglich

S 39 **»Untere Enge des weiten Feldes«**
巨虛下廉, 下巨虛 *angustiae inferiores agri ampli*
jùxū xiàlián, xiàjùxū (Ma 39)

Lage:
1 PZ distal von S 38

Qualifikation:
»Vereinigungspunkt« der unteren Extremität für den o. intestini tenuis

Wirkung:
Calor venti, calor humidus und *humor venti* im unteren Calorium durch Kräftigung der Wehrenergie und des *qi renale* behebend

Indikationen:
Abdominalschmerzen, Mastitis, Schmerzen im unteren Rückenbereich, große Müdigkeit, Defizienz des *qi renale* mit Entfärbung der Haare, spontane Schweiße, Schmerzen im kleinen Becken, Diarrhö, Lähmungserscheinungen, ständiges Frieren, Schmerzen in Fuß und Ferse, Bauchschmerzen, Diarrhö mit Eiter oder mit Blut vermischt

Technik:
0,3–2 Zoll senkrecht, Moxibustion möglich

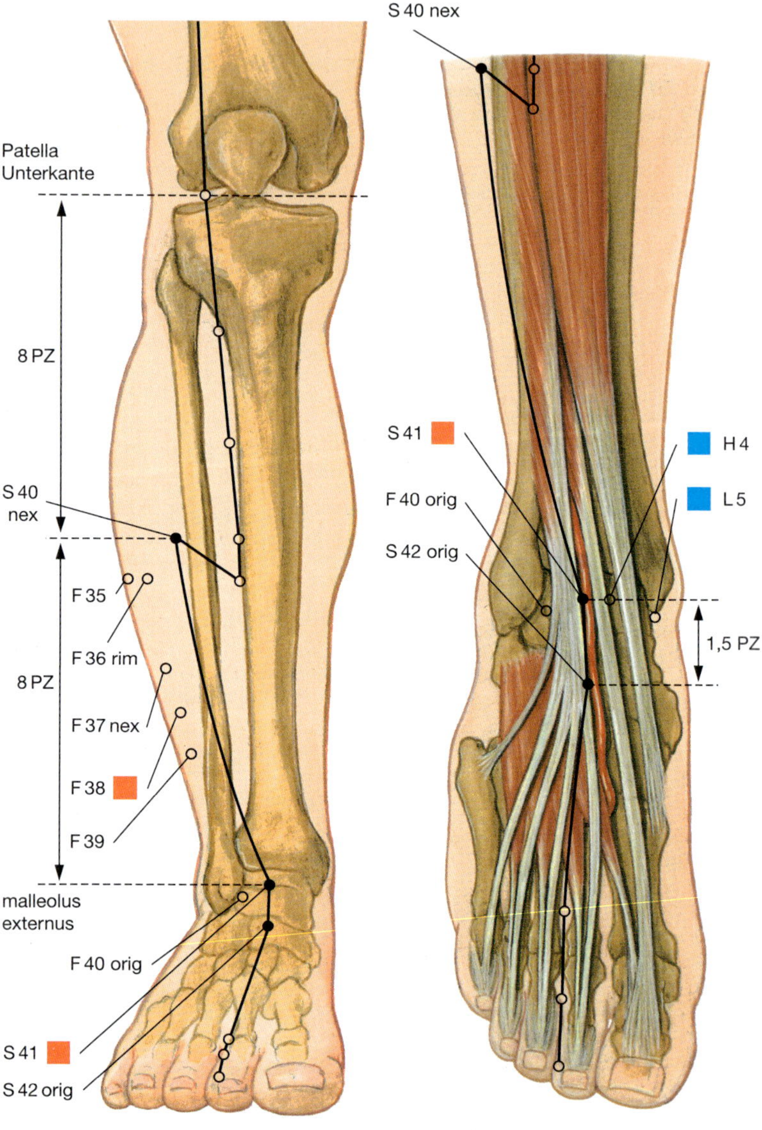
Patella
Unterkante
8 PZ
S 40
nex
8 PZ
F 35
F 36 rim
F 37 nex
F 38
F 39
malleolus
externus
F 40 orig
S 41
S 42 orig
S 40 nex
S 41
F 40 orig
S 42 orig
H 4
L 5
1,5 PZ

S 40 **»Üppige Fülle«**
丰隆 *abundantia* (Ma 40)
fēnglóng

Lage:
Genau in der Mitte zwischen Unterkante der Patella, S 35 und der Spitze des *malleolus externus*, jeweils 8 PZ entfernt, 1 PZ nach fibular vom Punkt S 38

Qualifikation:
»Verknüpfungspunkt« nex der Leitbahn, dadurch Verbindung zur gekoppelten Yin-Leitbahn (Hauptleitbahn des *o. lienalis*)

Wirkung:
Humor umwandelnd, »Schleim« austreibend, *qi lienale et stomachi* bewegend, wirkt sedierend, das Yang absenkend

Indikationen:
Sputum bei Asthma und Husten, Benommenheit, Schwindel, kalte Hände und Füße, Aufstoßen, Gedunsenheit, Schmerzhaftigkeit oder Paralyse von Hüft- und Kniegelenk, starke Kopfschmerzen, Halsengegefühl mit Stimmverlust, hochschlagendes Yang mit großer Unruhe, Bewegungsdrang, Unbeherrschtheit, Folgen von »Schleim«-Prozessen wie Epilepsie, Schwindel, Polio, Paresen nach Schlaganfall

Technik:
0,3–2 Zoll senkrecht, Moxibustion möglich

S 41 **»Befreiter Wasserlauf«**
解溪 *rivulus liberatus* (Ma 41)
jiěxī

Lage:
Am Fußrücken auf der Mitte der Mittelfußfalte zwischen den Sehnen des *m. extensor hallucis longus* und des *m. extensor digitorum longus*

Qualifikation:
»Durchgangspunkt« der Fünf Induktorien, Wandlungsphase »Feuer«

Wirkung:
Humor venti und auch *calor venti* zerstreuend, Krämpfe lösend, Schmerz stillend

Indikationen:
Ventus-Befunde mit Flexus (heißer Kopf, kalte Füße), heftige, unerträgliche Kopfschmerzen mit gerötetem Gesicht und geröteten Augen, Völlegefühl und Spannungen des Bauches, Muskelspasmen, Gedunsenheit des Gesichtes, Schwindel, Unruhe, Bedrücktheit, Weinerlichkeit, Schwellung, Steifigkeit des Knies, Katarakt, Sprunggelenksschmerzen

Technik:
0,3–1 Zoll senkrecht, Moxibustion möglich

S 42 **»Yang der großen Straße«**
冲阳 *yang impedimentalis* (Ma 42)
chōngyáng

Lage:
Am höchsten Punkt des Fußrückens, 1,5 PZ distal S 41, der Puls der *arteria dorsalis pedis* ist tastbar (*foramen mobilis* = pulsierendes Foramen)

Qualifikation:
»Originalis« orig (Punkt, wo das Ur-Qi erreicht werden kann)

Wirkung:
Calor humidus und *ardor* des mittleren Caloriums kühlend und ausleitend, das Yang bändigend und absenkend

Indikationen:
Plötzliche *ventus*-Noxe mit Krämpfen, Paresen, heftigen Schmerzen, Deviation von Mund und Auge, Gesichtsschwellung, Wechsel von Hitze und Kälte, Gedunsenheit, gespannter Unterleib, extreme Erregung und Raserei, Schwäche, Nachgiebigkeit der Füße, Zahnschmerzen im Oberkieferbereich

Technik:
0,5 Zoll senkrecht, Moxibustion möglich

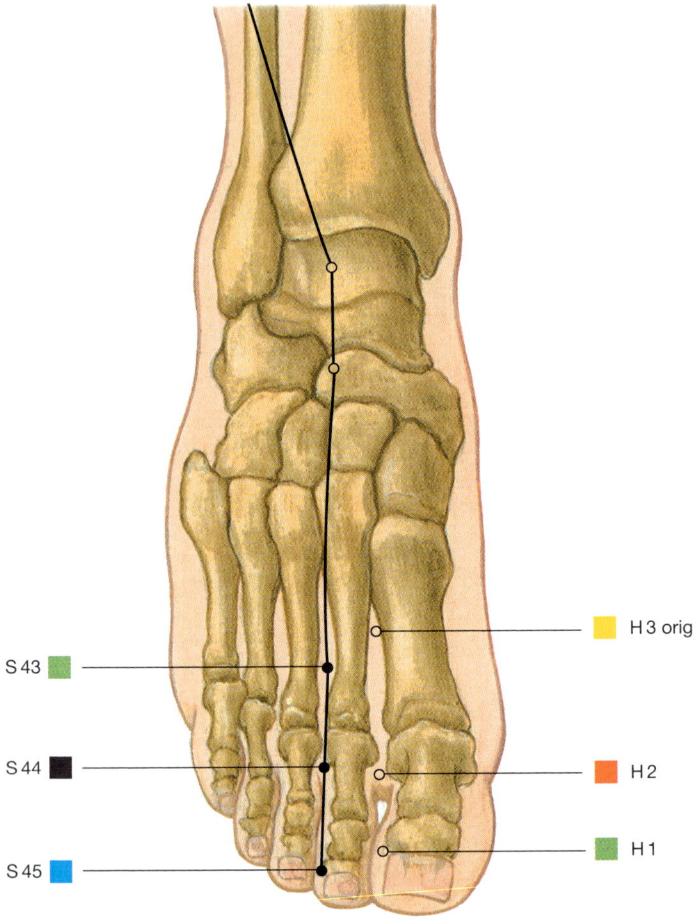
H 3 orig
S 43
S 44
H 2
H 1
S 45

S 43 **»Das eingebrochene Tal«**
陷谷 *vallis demersa* (Ma 43)
xiàngŭ

Lage:
Zwischen dem 2. und 3. Metatarsale in einer Vertiefung

Qualifikation:
»Induktorium« der Fünf Induktorien, Wandlungsphase »Holz«

Wirkung:
Humor aus den mittleren *orbes* ausleitend

Indikationen:
Gedunsenheit des Gesichts und der Augenregion, Ödeme an verschiedenen Körperstellen, Singultus, Bauchschmerzen, hartnäckige fieberhafte Erkrankungen, wenig Schweiß, abdominelle Schmerzen, Spannungsgefühl in der Brust

Technik:
0,3–1 Zoll senkrecht, Moxibustion möglich

S 44 **»Innere Vorhalle«**
内庭 *vestibulum internum* (Ma 44)
neìtíng

Lage:
Distal des Metatarso-Phalangeal-Gelenkes der 2. Zehe an der fibularen Seite in einer Vertiefung an der Aponeurose

Qualifikation:
»Punkt des Ausgießens« der Fünf Induktorien, Wandlungsphase »Wasser«

Wirkung:
Calor humidus, bzw. *ardor* des *o. stomachi* kühlend und kanalisierend, das Qi regulierend, schmerzstillend

Indikationen:
Flexus-Kälte in den Gliedmaßen, Völlegefühl und Auftreibung des Bauches, Schreckhaftigkeit, Facialisparese, Trigeminus-Neuralgie, Kiefersperre, Zahnschmerzen (Oberkiefer), Nasenbluten, Diarrhö mit eitrigen Einschlüssen, auch blutig, Tonsillitis, großer Durst, gastrische Schmerzen, Schlafstörungen

Technik:
Schräge Nadelung 0,3–0,8 Zoll, Moxibustion möglich

S 45 **»Die unterdrückte Heiterkeit«**
厉兑 *laetitia repressa* (Ma 45)
lìduì

Lage:
Auf der fibularen Seite der 2. Zehe, etwa 0,1 Zoll neben dem Nagelwinkel

Qualifikation:
»Brunnenpunkt« der Fünf Induktorien, Wandlungsphase »Metall«

Wirkung:
Massive »Schleim«-Blockade, die im Gefolge von *calor humidus* und *ardor* aufgetreten ist, zerschlagend, *ardor* kühlend, das Qi mobilisierend, Gegenläufigkeiten und Flexus absenkend

Indikationen:
Gedunsenheit des Gesicht, verzerrter Mund, Kiefersperre, zusammengeschnürter Hals, Fremdkörpergefühl im Hals, große Müdigkeit, verstopfte Nase, Nasenbluten, große Schreckhaftigkeit, Schlaflosigkeit, große Erregtheit, hysterisches Verhalten, Raserei, viele Träume, Alpträume, Zahnschmerzen

Technik:
0,1 Zoll senkrecht, Moxibustion möglich

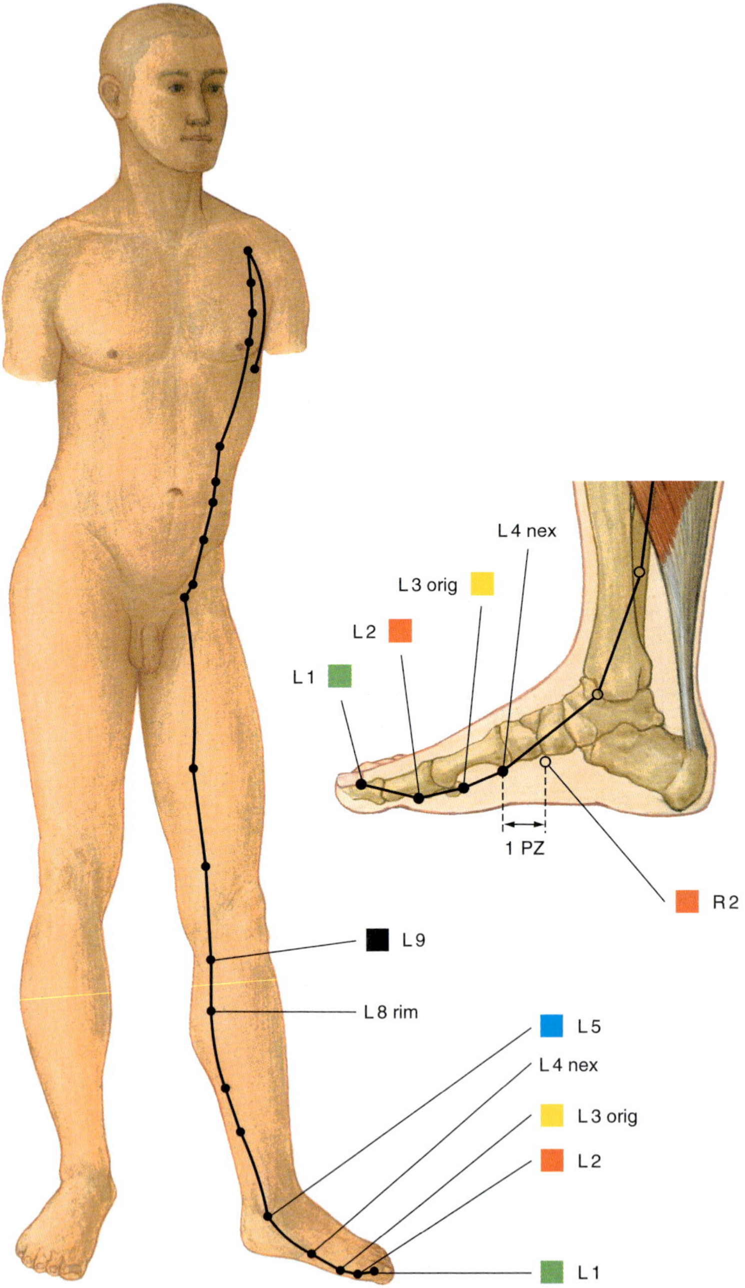
L 4 nex
L 3 orig
L 2
L 1
1 PZ
R 2
L 9
L 8 rim
L 5
L 4 nex
L 3 orig
L 2
L 1

Die Reizpunkte der Hauptleitbahn des *orbis lienalis* L (»Milz« MP)

Die *yin maior* (großes Yin)-Leitbahn des Fußes

L 1 »Verborgene Weiße«

隐白 *candor occultus* (MP 1)
yǐnbái

Lage:
An der tibialen Seite der Großzehe 0,1 Zoll proximal vom Nagelwinkel

Qualifikation:
»Brunnenpunkt« der Fünf Induktorien, Wandlungsphase »Holz«

Wirkung:
Den *o. lienalis* kräftigend, *humor* austreibend, das Xue regulierend

Indikationen:
Wenn der *o. hepaticus* (Wandlungsphase »Holz«) den *o. lienalis* (Wandlungsphase »Erde«) überwältigt hat, Bauchbeschwerden, Blähungen, Erbrechen, Durchfälle, mangelnde innere Wärme, kalte Füße, Leukorrhö, Menorrhagie, starke gynäkologische Blutungen, Blut im Urin, Nasenbluten, infantile Krampfneigung, Hodenhochstand, Schlafstörungen traumreich

Technik:
0,1–0,2 Zoll senkrecht, eventuell blutend, Moxibustion möglich

L 2 »Die große Stadt«

大都 *urbs magna* (MP 2)
dàdū

Lage:
An der tibialen, also medialen Seite der großen Zehe, distal vom Metatarso-Phalangeal-Gelenk an der Grenzlinie von »weißem zu rotem Fleisch«

Qualifikation:
»Punkt der Ausgießens« der Fünf Induktorien, Wandlungsphase »Feuer«

Wirkung:
Das *qi lienale* kräftigend, *calor humidus* kühlend, *humor* umwandelnd, »Schleim«-Blockaden brechend

Indikationen:
Abdominelle Spannungen, Magenschmerzen, Verdauungsstörungen, Übelkeit, Brechreiz, Abgeschlagenheit, kalte Hände, kalte Füße, Rücken- und Hüftschmerzen, Schmerzen im Knöchelgelenk, Schreckhaftigkeit bei Kindern, Fieber ohne Schweiß, Unruhe

Technik:
0,3–0,8 Zoll senkrecht, Moxibustion möglich

L 3 »Das größte Weiße«

太白 *candidum maius* (MP 3)
taìbái

Lage:
Auf der Innenseite des Hallux, 1 PZ proximal des Kopfes des 1. Metatarsale an der Grenze von »weißem zu rotem Fleisch«

Qualifikation:
1. »Induktorium« der Fünf Induktorien, Wandlungsphase »Erde«
2. »Originalis« orig (Punkt, wo das Ur-Qi erreicht werden kann)

Wirkung:
Calor humidus der *oo. stomachi et lienalis* kühlend und ausleitend, »Schleim« lösend, das Qi absenkend, die Säfte erhaltend

Indikationen:
Magenschmerzen, abdominelle Spannungen, Übelkeit, Brechreiz, Brechdurchfälle mit heftigen Schmerzen, Obstipation mit hart gespanntem Bauch, Müdigkeit, Gelenkschmerzen, Fieber mit großer Unruhe

Technik:
0,3–0,8 Zoll senkrecht, Moxibustion möglich

L 4 »Enkel des Herzogs«

公孙 *basis metatarsalis halucis* (MP 4)
gōngsūn

Lage:
1 PZ proximal von L 3; in einer Vertiefung distal unterhalb der Basis des 1. Metatarsale an der Grenze von »weißem zu rotem Fleisch«

Qualifikation:
1. »Verknüpfungspunkt« nex der Leitbahn, dadurch Verbindung zur gekoppelten Yang-Leitbahn (Hauptleitbahn des *o. stomachi*)

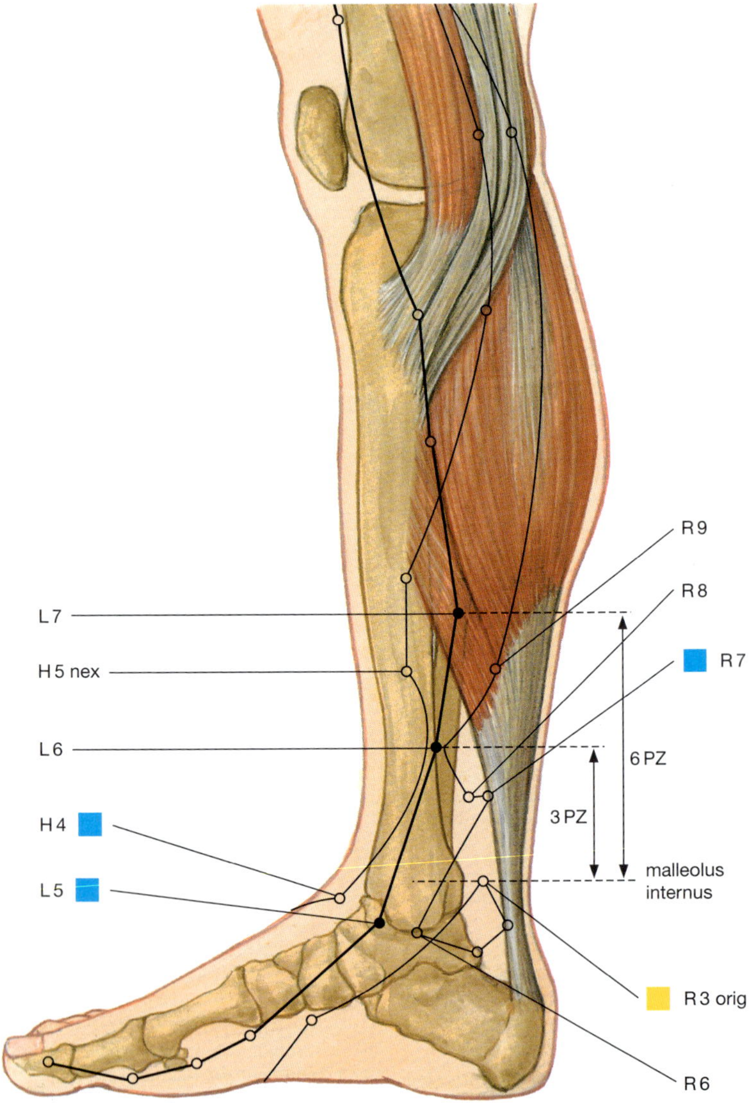
R 9
R 8
R 7
L 7
H 5 nex
L 6
6 PZ
3 PZ
H 4
L 5
malleolus
internus
R 3 orig
R 6

2. »Verbindungspunkt«, mit welchem die »Große Troßstraße« (*sinarteria impedimentalis*) initiiert wird.

Wirkung:
Die *oo. lienalis et stomachi* kräftigend, *repletio humoris* korrigierend, die Leitbahn »Große Troßstraße« regulierend

Indikationen:
Schmerzen in Folge Dysregulation der »Großen Troßstraße«: Menstruationsbeschwerden, gynäkologische Schmerzen; Magenschmerzen, Abdominalschmerz; cardiale und Brustschmerzen, infektiöse Wechselfieber, Appetitverlust, heftige Schweißausbrüche, Gedunsenheit des Gesichts, große Unruhe, bitterer Mundgeschmack, Auftreibung des Unterleibes, Palpitationen, Verdauungsstörungen, Diarrhö, Ikterus, Ängstlichkeit, Schreckhaftigkeit, Schmerzen im Malleolus

Technik:
0,4–2 Zoll senkrecht, Moxibustion möglich

L 5 **»Kleiner Fersenberg«**
商丘 *monticulus tali* (MP 5)
shāngqiū

Lage:
In einer Vertiefung an der vorderen und unteren Grenze des malleolus medialis

Qualifikation:
»Durchgangspunkt« der Fünf Induktorien, Wandlungsphase »Metall«

Wirkung:
Die *oo. lienalis et stomachi* kräftigend, *humor* ausleitend, »Schleim«-Blockaden aufbrechend

Indikationen:
Humor affiziert alle anderen *orbes*, Tympanie, Diarrhö oder Obstipation, Übelkeit und Erbrechen, Verdauungsstillstand, Ikterus, bedrückte Stimmung, Alpträume, Müdigkeit, Schlafsucht, Gliederschwere, Knöchelschmerzen, Schmerzen im Genitalbereich, Krampfneigung der Kleinkinder, epileptiforme Anfälle, Gedunsenheit und Geschwüre des Fußes, Schmerzen der Mamma

Technik:
0,3–0,8 Zoll senkrecht, Moxibustion möglich

L 6 **»Die Verbindung der drei Yin«**
三阴交 *copulatio trium yin* (MP 6)
sānyīnjiāo

Lage:
3 PZ senkrecht über dem *malleolus internus* am Hinterrand der Tibia

Qualifikation:
1. »Verbindungspunkt« mit den Hauptleitbahnen der *oo. renalis et hepaticus*
2. »Verknüpfungspunkt« nex der drei Yin-Leitbahnen des Fußes

Wirkung:
Den *o. lienalis* kräftigend, *humor* umwandelnd, den *o. hepaticus* lösend, den *o. renalis* stützend, Steigerung und Dynamisierung des Säfteumlaufes

Indikationen:
Spannungsgefühl, Kollern im Unterleib, Müdigkeit, Gliederschwere, Diarrhö, Verdauungsstillstand, Übelkeit, kolikartige Unterleibsschmerzen, Schwäche der unteren Extremität, Miktionsstörungen, Regelstörungen, Unfruchtbarkeit, erschwerte Geburt, Abortus, haftende Plazenta, gynäkologische Störungen, Schmerzen im Genitale, Ausfluß, Geschwürbildung und Klumpenbildung im Unterleib, zur Erleichterung des Geburtsvorganges, bei ausbleibender Regel, gestörte Libido, Samenverlust, Enuresis, Urinretention

Technik:
0,3–0,5 Zoll senkrecht, bis 2 Zoll schräg, Moxibustion möglich

L 7 **»Tal des Sickerflusses«**
漏谷 *vallis percolationis* (MP 7)
loùgŭ

Lage:
6 PZ oberhalb des *malleolus internus*, in der Mitte der Innenseite des Unterschenkels

Wirkung:
»Schleim«-Blockaden, die auf den *o. pulmonalis* übergreifen, zerstreuend, das Qi der *oo. lienalis et pulmonalis* stützend

Indikationen:
Tympanie, kolikartige Beschwerden, kalte Hände und Füße, gedrückte Stimmung, Paresen und Lähmungen der unteren Extremität,

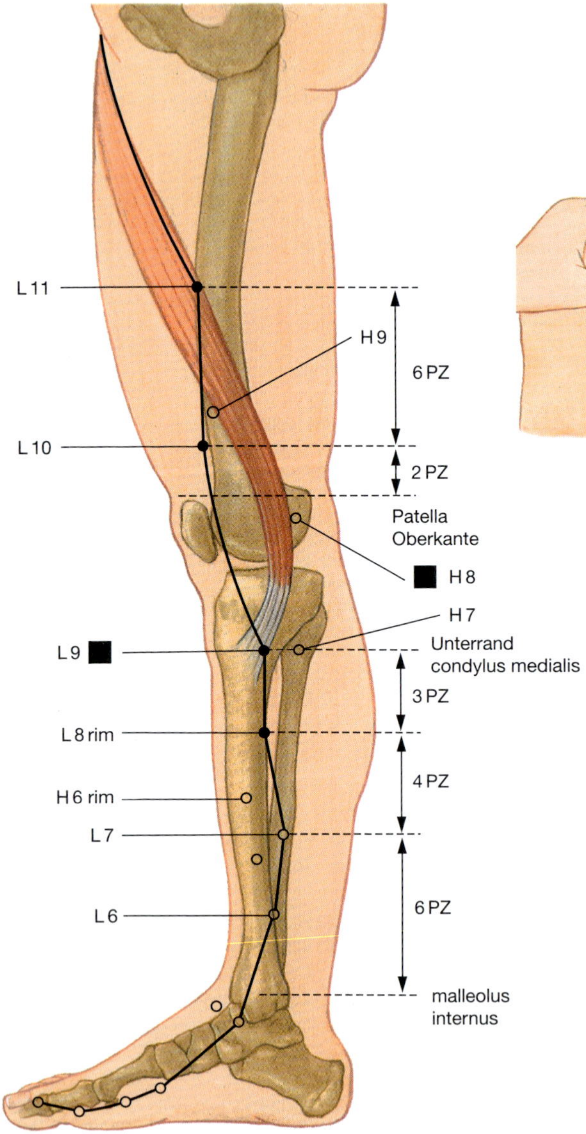
L 11
H 9
6 PZ
L 10
2 PZ
Patella
Oberkante
H 8
H 7
L 9
Unterrand
condylus medialis
3 PZ
L 8 rim
4 PZ
H 6 rim
L 7
6 PZ
L 6
malleolus
internus

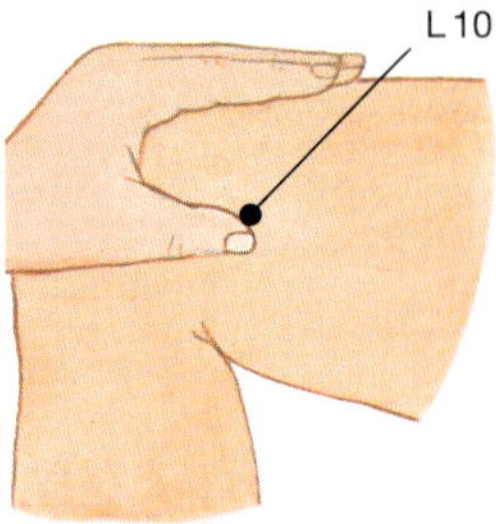
L 10

Schwellung und Schmerzhaftigkeit des Fußgelenks, Samenverlust

Technik:
0,3 Zoll senkrecht

L 8 **»Mechanismus der ›Erde‹«**
地机 *domus lienalis* (MP 8)
dìjī

Lage:
3 PZ unterhalb L 9, hinter der Tibiakante

Qualifikation:
»Spaltpunkt« rim der Leitbahn

Wirkung:
Bauenergie und Xue harmonisierend, den *para-orbis uteri* einstimmend

Indikationen:
Schmerzen im Lendenbereich, Gedunsenheit, Diarrhö, verminderte Urinausscheidung, Ödeme, Potenzstörungen, Verdichtungen und Verhärtungen (Tumorbildung) im gynäkologischen Bereich

Technik:
0,3–1,5 Zoll senkrecht, Moxibustion möglich

L 9 **»Die Quelle am Yin-Grabhügel«**
阴陵泉 *fons tumuli yin* (MP 9)
yīnlíngqúan

Lage:
In einer Vertiefung am Unterrand des *condylus medialis* der Tibia bei gebeugtem Knie (leicht davor über dem Tibiaknochen)

Qualifikation:
»Vereinigungspunkt« der Fünf Induktorien, Wandlungsphase »Wasser«

Wirkung:
Humor algidus, der in *calor* oder *ardor* übergeht, regulierend, das Qi in das untere Calorium führend

Indikationen:
Kältegefühl im Bauch, Spannung unter den Rippenbögen, Schwellung des Bauches, Lendenschmerzen, Brechdurchfall, Inappetenz, Unverträglichkeit, unwillkürlicher Harnabgang, Ödeme, Ikterus, Urinretention, Schmerzen des äußeren Genitale, unregelmäßige Menstruation, Knie- und Beinschmerzen (Innenseite), Knie- und Knöchelschwellung, Wechsel von Frieren und Schwitzen

Technik:
0,5–2 Zoll senkrecht, Moxibustion möglich

L 10 **»Meer des Xue«**
血海 *mare xue* (MP 10)
xuèhǎi

Lage:
2 PZ proximal des Oberrandes der Patella über dem medialen Patellarand

Wirkung:
Das Xue regulierend, Regelstörungen behebend

Indikationen:
Alle Arten von Regelstörungen, Amenorrhö, Dysmenorrhö, Uterusblutungen, Hautsymptome (Xue), Ekzeme, Urticaria, Juckreiz, Kniebeschwerden, Testitis

Technik:
0,5-1,5 Zoll senkrecht, Moxibustion möglich

L 11 **»Tor des Schützen«**
箕门 *porta sagittarii* (MP 11)
jīmén

Lage:
An der Innenseite des Oberschenkels, 6 PZ senkrecht proximal L 10

Wirkung:
Den *o. vesicalis* kräftigend, Miktion normalisierend

Indikationen:
Harnverhaltungen, Enuresis, Schmerzen und Schwellungen in der Inguinalregion

Technik:
0,5–1 Zoll senkrecht, Moxibustion möglich

L 12 **»Die Pforte der großen Straße«**
冲门 *porta impedimentalis* (MP 12)
chōngmén

Lage:
3,5 Zoll lateral der Körpermittellinie auf Höhe des Oberrandes der Symphyse

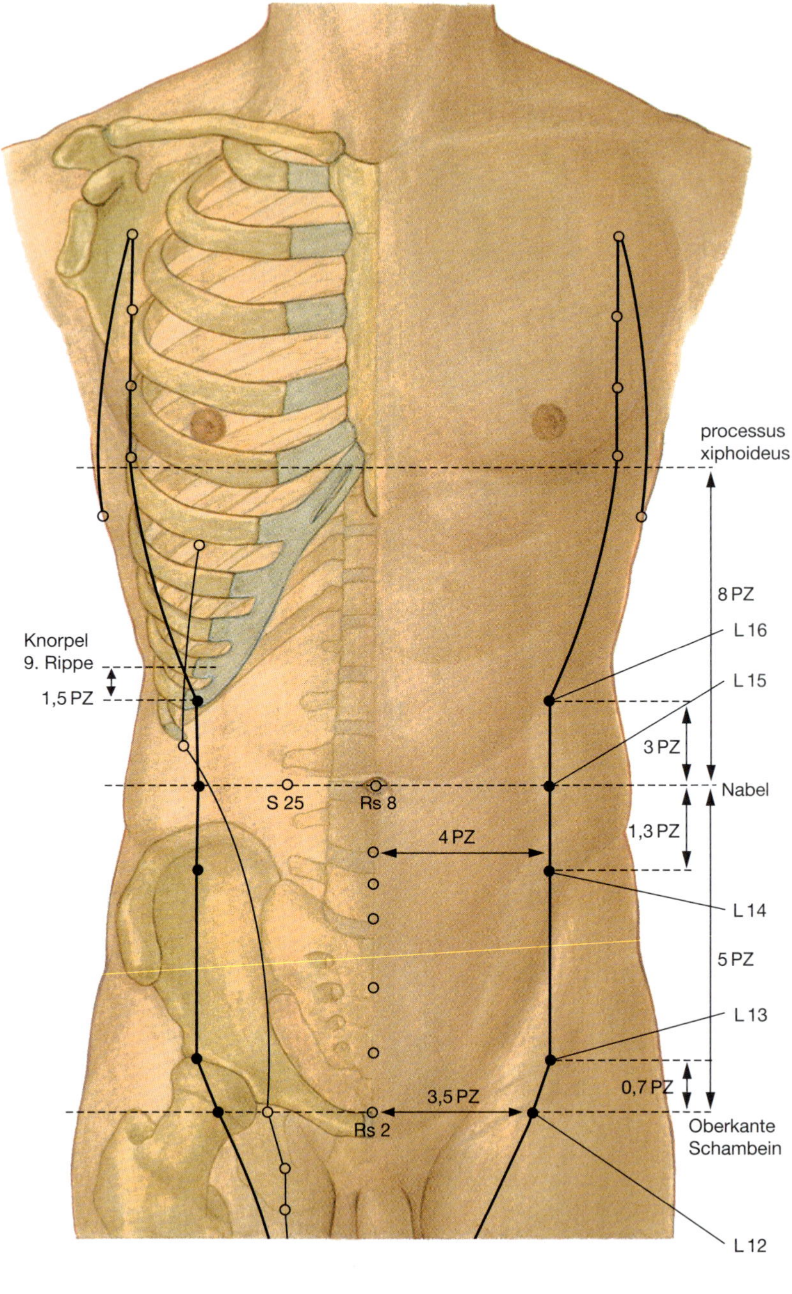
processus
xiphoideus
8 PZ
L 16
Knorpel
9. Rippe
1,5 PZ
L 15
3 PZ
Nabel
S 25
Rs 8
1,3 PZ
4 PZ
L 14
5 PZ
L 13
0,7 PZ
3,5 PZ
Rs 2
Oberkante
Schambein
L 12

Qualifikation:
»Verbindungspunkt« mit der Hauptleitbahn des *o. hepaticus* sowie der Leitbahn »Haltenetz des Yin« *(sinarteria retinens yin)*

Wirkung:
Das Qi der *oo. vesicalis et renalis* kräftigend, *depletio* und *algor* im unteren Calorium ausgleichend

Indikationen:
Abdominalschmerzen, Kältegefühl, Diarrhö, Leukorrhö, Uterus-Blutungen, Genitalschmerzen, Verdichtungen und Verhärtungen im kleinen Becken, unruhige Frucht während der Schwangerschaft

Technik:
0,5–1 Zoll senkrecht, Moxibustion möglich

L 13 **»Ein Haus wie eine Versammlungshalle«**
府舍 *domus aulicus* (MP 13)
fŭshè

Lage:
0,7 PZ über L 12, 4 PZ lateral der Mittellinie

Qualifikation:
»Verbindungspunkt« mit der Hauptleitbahn des *o. hepaticus* und der Leitbahn »Haltenetz des Yin« (*sinarteria retinens yin*)

Wirkung:
Den Flüssigkeitshaushalt regulierend, die *oo. lienalis et vesicalis* stützend

Indikationen:
Verhärtungen und Verdichtungen im Unterleib, Schmerzen und Spannungsgefühl, Brechdurchfall, Übelkeit, Kopfschmerzen

Technik:
0,7–1,5 Zoll senkrecht, Moxibustion möglich

L 14 **»Knoten im Abdomen«**
腹结 *nodus abdominalis* (MP 14)
fùjié

Lage:
1,3 PZ unterhalb L 15, 4 PZ lateral der Mittellinie

Wirkung:
Algor humidus-Heteropathien ableitend

Indikationen:
Schmerzen im Unterbauch, Obstipation, Dysenterie, Kältegefühl im Bauch

Technik:
0,7–2 Zoll senkrecht, Moxibustion möglich

L 15 **»Foramen der großen Querfalte«**
大横 *transversum magnum* (MP 15)
dàhéng

Lage:
Auf der Höhe des Nabels 4 PZ lateral

Qualifikation:
»Verbindungspunkt« mit dem »Haltenetz des Yin« (*sinarteria retinens yin*)

Wirkung:
Algor-Heteropathien, sowie *algor venti* aus den *oo. lienalis et pulmonalis* austreibend

Indikationen:
Frösteln auf Grund von *ventus*, Gliederschwere, häufige Schweiße, Diarrhö oder Obstipation, Schmerzen im Bauchbereich, Depression, gedrückte Stimmung

Technik:
0,7–2 Zoll senkrecht, Moxibustion möglich

L 16 **»Jammervolles Gefühl im Bauch«**
腹哀 *aegritudo abdominalis* (MP 16)
fù'āi

Lage:
3 PZ oberhalb L 15, 1,5 PZ unterhalb des Knorpels der 9. Rippe

Qualifikation:
»Verbindungspunkt« mit dem »Haltenetz des Yin« (*sinarteria retinens yin*)

Wirkung:
Algor depletionis der »Mitte« behebend

Indikationen:
Heftige Schmerzen im Bauch, Kältegefühl, Verdauungsstillstand, Obstipation oder Diarrhö, Dysenterie

Technik:
0,3–2 Zoll senkrecht, Moxibustion möglich

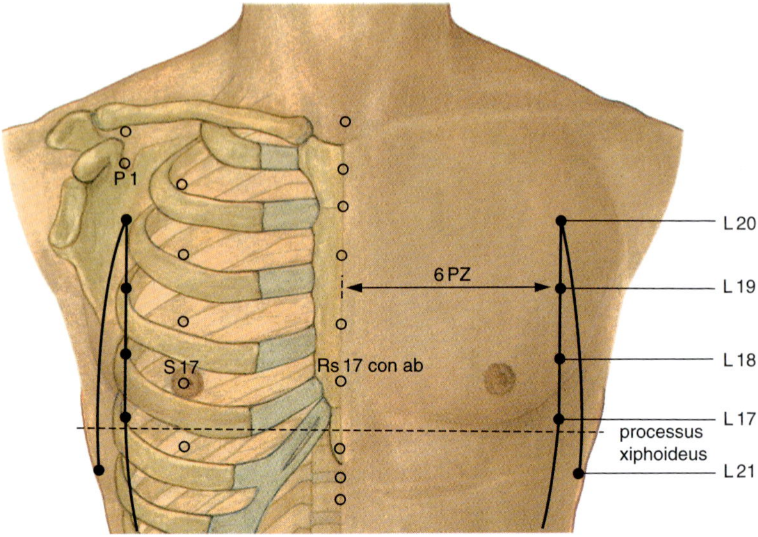
P 1
S 17
Rs 17 con ab
6 PZ
L 20
L 19
L 18
L 17
processus
xiphoideus
L 21

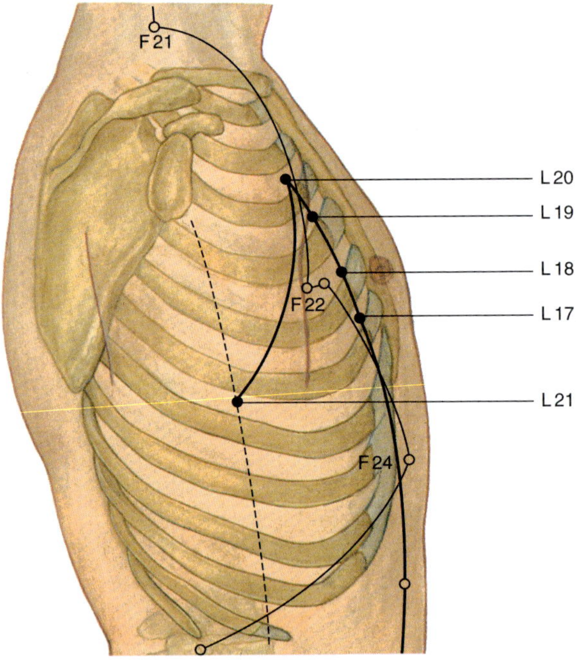
F 21
L 20
L 19
L 18
F 22
L 17
L 21
F 24

L 17 **»Paßsperre des Lebensloses«**

命关，食窦 *clusa fortunae* (MP 17)
mìngguān, shídòu

Lage:
6 PZ lateral der Medianen im 5. Interkostalraum

Wirkung:
Massive *humor*-Heteropathien ausleitend

Indikationen:
Völlegefühl, Beklemmungsgefühl in der Brust und im Hypochondrium, Gedunsenheit, Ascites

Technik:
0,4–2 Zoll senkrecht, Moxibustion möglich

L 18 **»Himmlischer Wasserlauf«**

天溪 *rivulus caelestis* (MP 18)
tiānxī

Lage:
Über L 17 6 PZ seitlich der Medianen im 4. Interkostalraum auf Höhe der Brustwarze, 2 PZ seitlich

Wirkung:
Das Qi der »Mitte« energisch kräftigend

Indikationen:
Beklemmung, Spannungsgefühl, Schmerzen in der Brust, Husten, Atembeklemmung, Mastitis, mangelnde Laktation, Schwellung und Geschwüre der Mamma und des Unterleibes

Technik:
0,4–1,5 Zoll senkrecht, Moxibustion möglich

L 19 **»Auf dem Land der Brust«**

胸乡 *rus pectoris* (MP 19)
xiōngxiāng

Lage:
6 PZ von der Medianen im 3. Interkostalraum

Wirkung:
Spannung und Schmerz aus der Brust weichen lassend

Indikationen:
Spannungsgefühl in der Brust und Hypochondrium, sowie Schmerzen, die in den Rücken ausstrahlen

Technik:
0,4–1,5 Zoll senkrecht, Moxibustion möglich

L 20 **»Das eingefriedete Lager«**

周荣 *castra angularia* (MP 20)
zhōuyīng, zhōuróng

Lage:
Senkrecht unter P 1 im 2. Interkostalraum

Wirkung:
Calor humidus aus dem *o. pulmonalis* zerstreuend, kühlend

Indikationen:
Völlegefühl in Brust und Flanken, Schluckstörungen, starker Durst, Husten mit viel Schleim, Inappetenz

Technik:
Schräge Nadelung 0,4–1,5 Zoll, Moxibustion möglich

L 21 **»Die große Umhüllung«**

大包 *nexorium magnum lienale* (MP 21)
dàbāo

Lage:
Auf der mittleren Axillarlinie im 6. Interkostalraum

Qualifikation:
»Großer Verknüpfungspunkt« nex, durch welchen der Kontakt zwischen der Hauptleitbahn und den Netzleitbahnen (*reticulares*) des Funktionsbereiches verstärkt wird

Wirkung:
Das Qi der »Mitte« stützend und regulierend

Indikationen:
Schmerz in Brust und Flanken, Asthma, Kraftlosigkeit, Spannungslosigkeit

Technik:
0,3–1,5 Zoll senkrecht, Moxibustion möglich

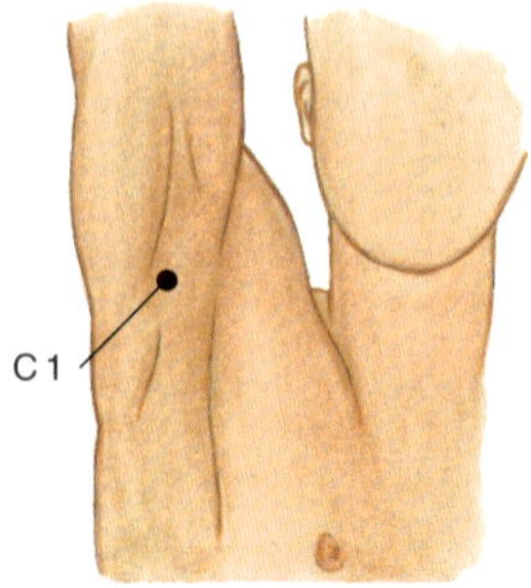
C 1

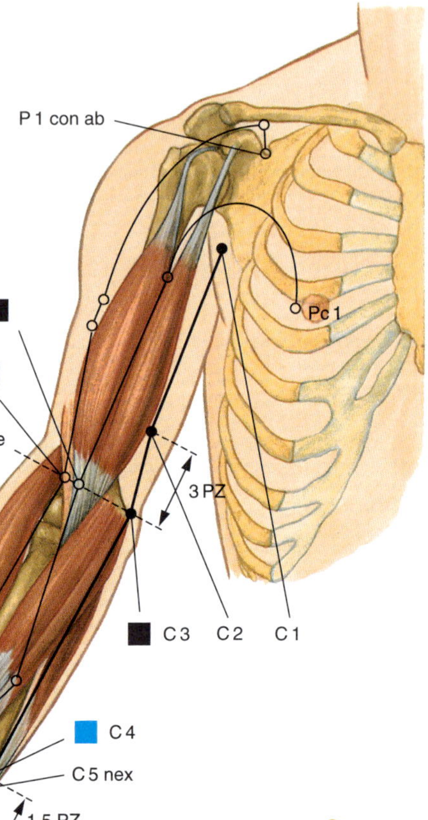
P 1 con ab
Pc 3
P 5
Ellbeuge
Pc 1
3 PZ
C 3
C 2
C 1
Handgelenks-
falte
C 4
C 5 nex
1,5 PZ
C 6 rim
C 7 orig
C 8
C 9

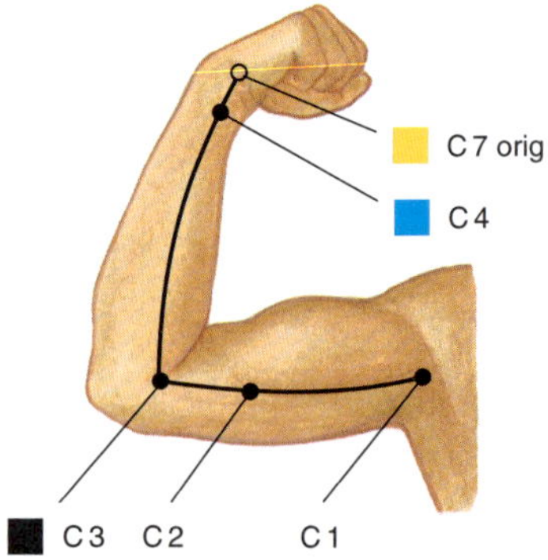
C 7 orig
C 4
C 3
C 2
C 1

Die Reizpunkte der Hauptleitbahn des *orbis cardialis* C (»Herz« He)
Die Yin minor (kleines Yin)-Leitbahn der Hand

C 1 **»Quelle am äußersten Ende«**
极泉 *fons culminis* (He 1)
jíquán

Lage:
In der Tiefe der Achselhöhle medial neben der *arteria axillaris* bei abduziertem Arm

Wirkung:
Calor repletionis in den *oo. hepaticus, pulmonalis et lienalis* zerstreuend

Indikationen:
Schmerzen, vor allem in der oberen Extremität, Schmerzen und Spannung in den Flanken (Leberschmerzen), Herzschmerzen, Asthma, Brechreiz, Aufstoßen, Ikterus, Traurigkeit, gedrückte Stimmung, trockene Kehle

Technik:
0,1–1,5 Zoll senkrecht, Moxibustion möglich

C 2 **»Blaugrüne Quelle«**
青灵道 *fons caeruleus* (He 2)
qīnglíngqúan

Lage:
An der Innenseite des Oberarms, 3 PZ oberhalb des Ellbogens, in einer Rinne an der Innenseite des Biceps

Wirkung:
Das *yin hepaticum* stützend, das *yang hepaticum* dynamisierend

Indikationen:
Kopfschmerz, Schüttelfrost, Schmerzen in Schulter und Arm, Brust und Hypochondrium, Ikterus

Technik:
0,3–1 Zoll senkrecht, Moxibustion möglich

C 3 **»Das kleine Meer«**
少海 *mare minus* (He 3)
shàohăi

Lage:
Am medialen Ende der Ellbogenfalte, bei gebeugtem Ellbogen oberhalb des medialen *epicondylus humeri*

Qualifikation:
»Vereinigungspunkt« der Fünf Induktorien, Wandlungsphase »Wasser«

Wirkung:
Ventus-Heteropathien und *ventus humidus* zerstreuend, sedierend, Netzbahnen durchgängig machend

Indikationen:
Kopfschmerz, Schwindel, Paresen, Steifheit der Arme, Nackensteife, Taubheit des Armes, Tremor der Hand, Zahnschmerzen, Übelkeit, Schluckauf, Druck der Leibesmitte, Struma, Neuralgien, Entzündung und Schwellung der Lymphknoten, Spasmen, Herzschmerzen, Vergeßlichkeit, Schlafstörungen mit Schweißen, Epicondylitis

Technik:
0,3–1,5 Zoll senkrecht, Moxibustion möglich

C 4 **»Weg der Struktivkraft«**
灵道 *via vis structivae* (He 4)
língdaò

Lage:
An der Innenseite des Unterarms, ulnar, 1,5 PZ proximal der Handgelenksfalte

Qualifikation:
»Durchgangspunkt« der Fünf Induktorien, Wandlungsphase »Metall«

Wirkung:
Depletio des *o. renalis* kompensierend, *ventus* und *humor* zerstreuend

Indikationen:
Herzschmerzen, stechende Schmerzen in Brust und Leibesmitte, Brechreiz, Spasmen im Ellbogengelenk, Stimmverlust, Depression und Phobien, bewegtes *qi cardiale*

Technik:
0,3 Zoll senkrecht, Moxibustion möglich

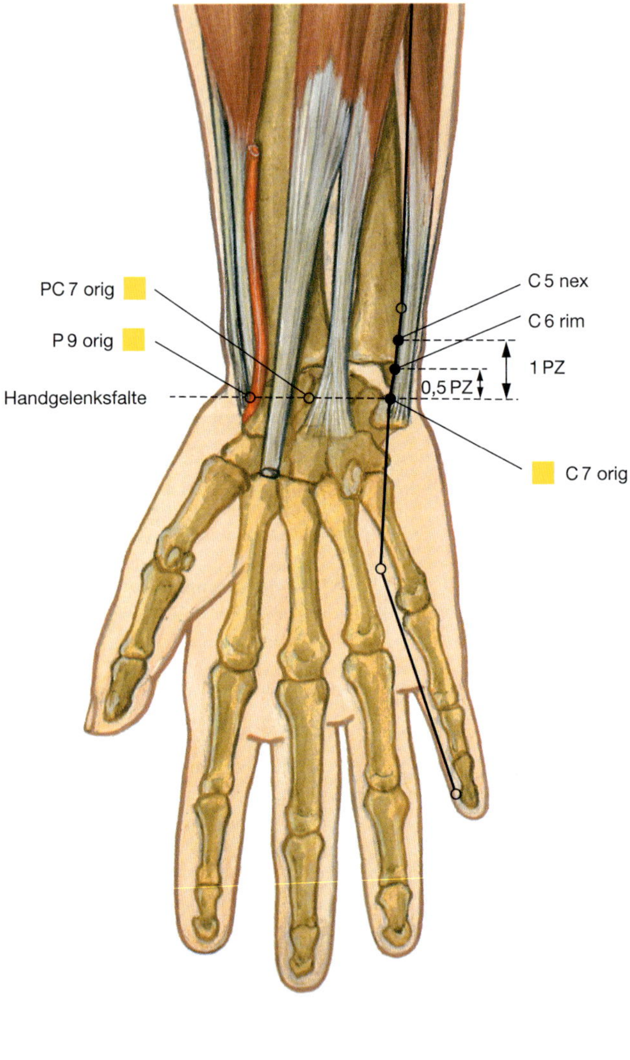
PC 7 orig
P 9 orig
Handgelenksfalte
C 5 nex
C 6 rim
1 PZ
0,5 PZ
C 7 orig

C 5 »Der verbindende Weiler«

通里 *vicus communicans* (He 5)
tōnglǐ

Lage:
Bei supinierter Hand 1 PZ proximal C 7

Qualifikation:
»Verknüpfungspunkt« nex der Leitbahn, dadurch Verbindung zur gekoppelten Yang-Leitbahn (Hauptleitbahn des *o. intestini tenuis*)

Wirkung:
Ventus-Noxen austreibend, die die *oo. pulmonalis et hepaticus*, aber auch die *oo. cardialis et renalis* betroffen haben

Indikationen:
Kopfschmerz, Drehschwindel, Fieber, Reizbarkeit, zusammengeschnürte Kehle, häufiges Niesen, gerötetes Gesicht, Atembeklemmung, Augenschmerzen, Palpitationen, Kurzatmigkeit, Enuresis, Schmerzen in Hand, Handgelenk, Ellbogen

Technik:
0,5–1 Zoll senkrecht, Moxibustion möglich

C 6 »Spaltpunkt des kleinen Yin«

阴郄 *rimicum yin minoris* (He 6)
yīnxī

Lage:
O,5 PZ proximal von C 7

Qualifikation:
»Spaltpunkt« rim der Leitbahn

Wirkung:
Das *yin cardiale* stützend, das Xue haltend

Indikationen:
Fieber am späten Nachmittag, Schweiße im Schlaf, Nasenbluten, Palpitationen, Schreckhaftigkeit, Angstzustände, Spannungsgefühl in der Brust, zusammengeschnürter Hals, Frostigkeit

Technik:
0,3 Zoll senkrecht, Moxibustion möglich

C 7 »Die Straße zur Heiterkeit« (Pforte des Shen)

兑冲，神门 *impedimentale laetitiae* (*porta shen*) (He 7)
duìchōng, shénmén

Lage:
Proximal und radial des *os pisiforme* in der Handgelenksfalte, radial der Sehne des *m. flexor carpi ulnaris*

Qualifikation:
1. »Induktorium« der Fünf Induktorien, Wandlungsphase »Erde«
2. »Originalis« orig (Punkt, wo das Ur-Qi erreicht werden kann)

Wirkung:
Das *qi cardiale* (shen qi) stützend, haltend, auf diese Weise sedierend, beruhigend; *calor* kühlend, das Yang absenkend, die Netzbahnen durchgängig machend

Indikationen:
Unruhe, Reizbarkeit, Manie, Depression, Epilepsie, Palpitationen, Ängstlichkeit, Schreckhaftigkeit, Kurzatmigkeit, unmotivierte Lachanfälle, heiße Handteller, Teilnahmslosigkeit, Absenzen, Schlaflosigkeit, Gedächtnisschwäche, große Stimmungsumschwünge, Herzschmerzen, Neurasthenie, Herzneurosen

Technik:
0,3–0,5 Zoll senkrecht, Moxibustion möglich

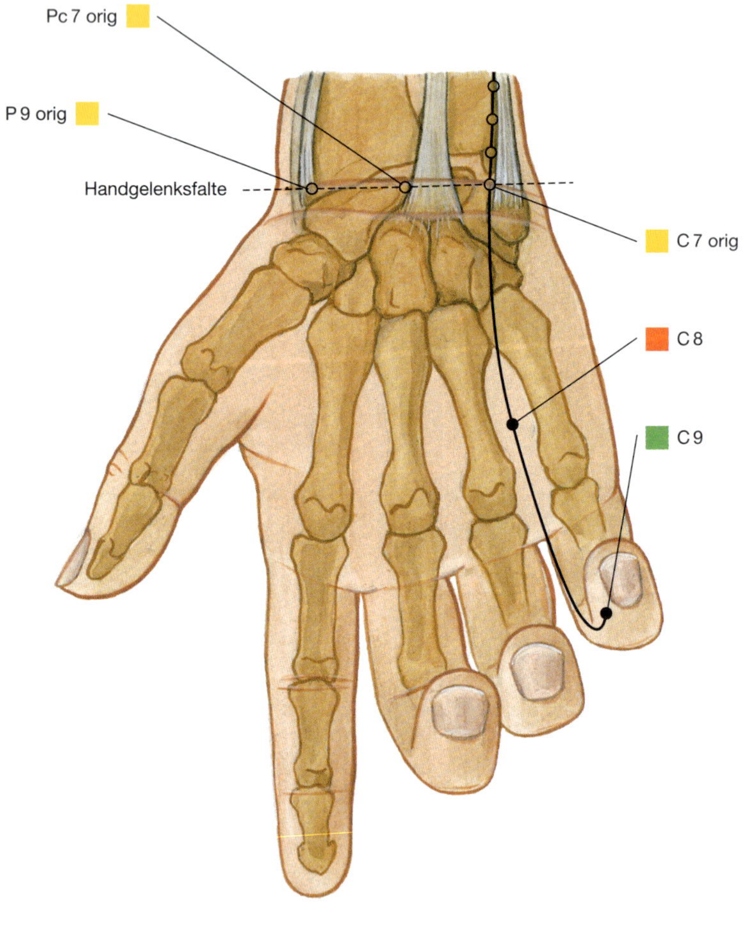
Pc 7 orig
P 9 orig
Handgelenksfalte
C 7 orig
C 8
C 9

C 8 **»Die kleine Versammlungshalle«**
少府 *aula minor* (He 8)
shaòfŭ

Lage:
Zwischen 4. und 5. Metakarpale, wenn man die Hand zur Faust ballt, wo die Spitze des kleinen Fingers den Handteller trifft

Qualifikation:
»Punkt des Ausgießens« der Fünf Induktorien, Wandlungsphase »Feuer«

Wirkung:
Das Qi in der »Mitte« und im *o. renalis* stützend und regulierend, *calor* kühlend, das Yang bändigend und absenkend

Indikationen:
Atembeklemmung, Furchtsamkeit, gedrückte Stimmung, Schmerzen in der Brust, ziehende Schmerzen im Oberarm, Spannung vom Ellbogen in die Achselhöhle, Harnverhalten, Enuresis, Palpitationen, Schwindel, Mundgeruch

Technik:
0,2–0,5 Zoll senkrecht, Moxibustion möglich

C 9 **»Die kleinere Straße«**
少冲 *impedimentale minus* (He 9)
shàochōng

Lage:
An der radialen Seite des kleinen Fingers, 0,1 Zoll proximal des Nagelwinkels

Qualifikation:
»Brunnenpunkt« der Fünf Induktorien, Wandlungsphase » Holz«

Wirkung:
Das *qi lienale* stützend, *calor* kühlend, das Yang bändigend

Indikationen:
Fieber mit Unruhe, Spannungsgefühl im Körper, Brechreiz, Durst, Schleimprozesse im oberen Calorium mit gedrückter Stimmung, Kollaps, Schock, Ohnmachtsneigung, Enge des Halses, Würgegefühl, große Stimmungsschwankungen, Herzschmerzen, Palpitationen, Erste-Hilfe-Punkt bei Apoplexie

Technik:
0,1 Zoll senkrecht (eventuell blutend), Moxibustion möglich

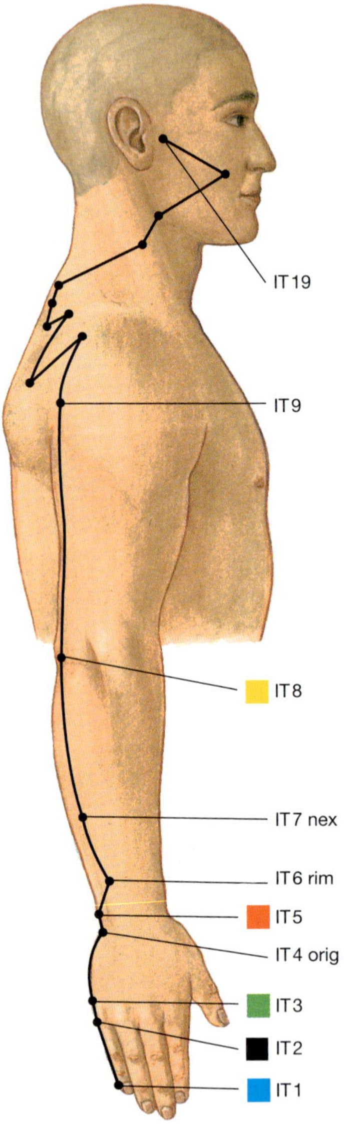
IT19
IT9
IT8
IT7 nex
IT6 rim
IT5
IT4 orig
IT3
IT2
IT1

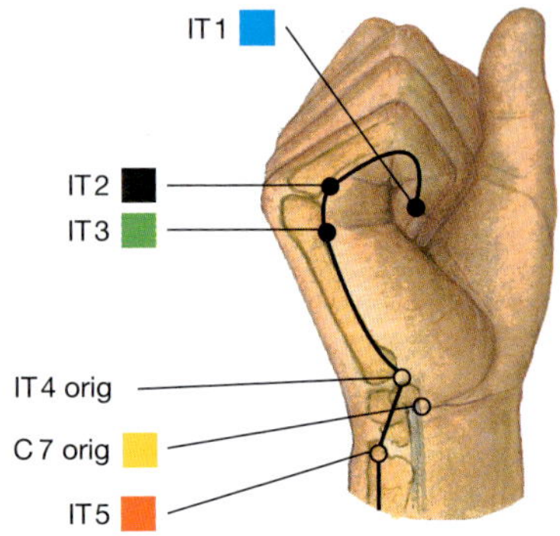
IT1
IT2
IT3
IT4 orig
C7 orig
IT5

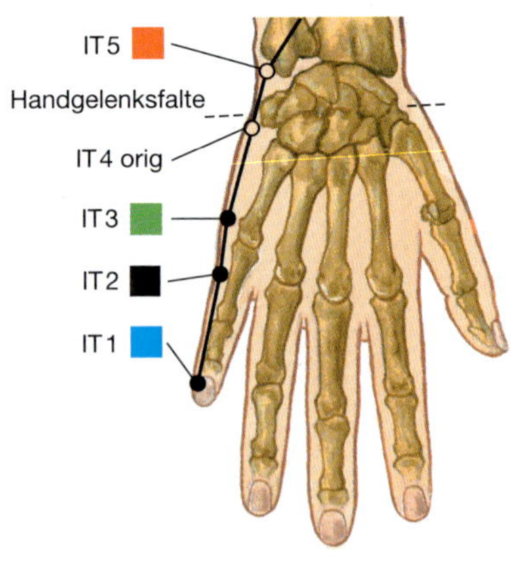
IT5
Handgelenksfalte
IT4 orig
IT3
IT2
IT1

Die Reizpunkte der Hauptleitbahn des *orbis intestini tenuis* IT (»Dünndarm« Dü)
Die Yang maior (großes Yang)-Leitbahn der Hand

IT 1 **»Der kleine Moorsee«**
少泽 *lacus minor* (Dü 1)
shàozé

Lage:
An der ulnaren Seite des kleinen Fingers, 0,1 PZ proximal vom Nagelwinkel

Qualifikation:
»Brunnenpunkt« der Fünf Induktorien, Wandlungsphase »Metall«

Wirkung:
Calor venti-Heteropathien zerstreuend, die Milch zum Fließen bringend

Indikationen:
Wechselfieber, geschlossene »Oberfläche«, Schweißlosigkeit, zusammengeschnürter Hals mit Atemnot, Schwerhörigkeit, Nasenbluten, Nackenkopfschmerz, Schleier auf der Cornea, Pterygium, Kollapsneigung, Brustenge, spastische Verspannung des Armes, Ohnmacht, epileptiforme Anfälle, Mastitis, mangelnder Milchfluß

Technik:
0,1 Zoll senkrecht, Moxibustion möglich

IT 2 **»Das vordere Tal«**
前谷 *vallis anterior* (Dü 2)
qiángŭ

Lage:
Distal vom Metakarpo-Phalangeal-Gelenk des kleinen Fingers an der ulnaren Seite an der Grenze zwischen »weißem und rotem Fleisch«

Qualifikation:
»Punkt des Ausgießens« der Fünf Induktorien, Wandlungsphase »Wasser«

Wirkung:
Ventus und *calor venti* zerstreuend, die Milch fließen lassend

Indikationen:
Schmerzen in Kopf und Nacken, Schmerzen in den Augen, Schleierbildung des Auges, Tinnitus, Nasenbluten, verstopfte Nase, zusammengeschnürter Hals, Armschmerzen, geschlossene »Oberfläche«, Fieber bei Schweißlosigkeit, epileptische Anfälle, Mastitis, ausbleibende Milch, Husten, Brustvölle, Atemstörungen

Technik:
0,2–0,5 Zoll senkrecht, Moxibustion möglich

IT 3 **»Der hintere Wasserlauf«**
后溪 *rivulus posterior* (Dü 3)
hòuxī

Lage:
Proximal des Metakarpo-Phalangeal-Gelenks des kleinen Fingers an der Außenseite, an der Grenze von »weißem zu rotem Fleisch«

Qualifikation:
1. »Induktorium« der Fünf Induktorien, Wandlungsphase »Holz«
2. »Verbindungspunkt«, mit welchem die »Leitbahn der Steuerung« (*sinarteria regens*) initiiert wird

Wirkung:
Calor venti-Heteropathien zerstreuend, den Bewegungsapparat entkrampfend, die Leitbahnen freimachend, die »Leitbahn der Steuerung« (*sinarteria regens*) durchgängig machend, das Bewußtsein klärend

Indikationen:
Wechselfieber mit Husten, Spannung und Schmerzen in der Brust, gerötete Augen, Schleier vor den Augen, Nasenbluten, verstopfte Nase, Schweiße im Schlaf, Tinnitus, Taubstummheit, Schwerhörigkeit, Nackenschmerz, Kopfschmerz, Schulterschmerzen, Rückenschmerzen, Handschmerzen, Zucken der Finger, Spasmen, Übelkeit, Brechreiz, epileptische Anfälle, Ikterus

Technik:
0,2–2 Zoll senkrecht, Moxibustion möglich

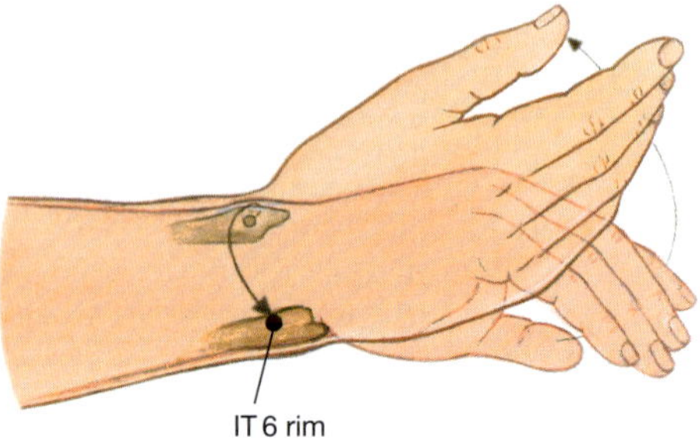
IT 6 rim

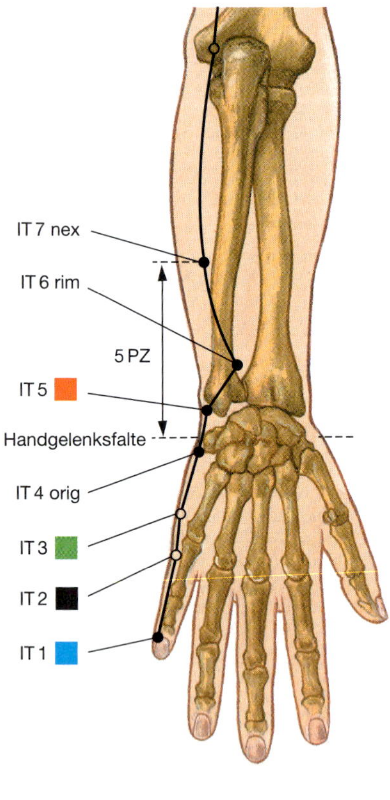
IT 7 nex
IT 6 rim
5 PZ
IT 5
Handgelenksfalte
IT 4 orig
IT 3
IT 2
IT 1

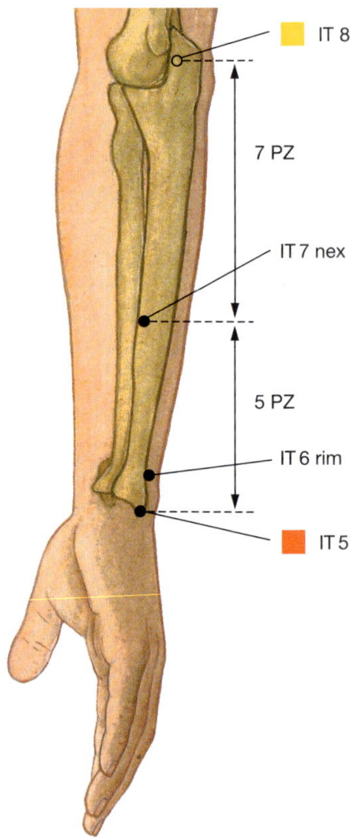
IT 8
7 PZ
IT 7 nex
5 PZ
IT 6 rim
IT 5

IT 4 **»Handgelenksknochen«**
腕骨 *foramen carpicum* (Dü 4)
wàngǔ

Lage:
An der ulnaren Seite der Hand an der Grenze von »weißem zu rotem Fleisch« in einer Vertiefung zwischen der Basis des *os metacarpale* V, dem *os hamatum* und dem *os pisiforme*; in der Handgelenksfalte

Qualifikation:
»Originalis« orig (Punkt, wo das Ur-Qi zugänglich ist)

Wirkung:
Bei *calor intimae* die geschlossene »Oberfläche« öffnend, *calor* und *ardor* kühlend, »Schleim« ableitend

Indikationen:
Ventus-Beschwerden wie Fieber ohne Schweiß, Schmerzen in den Flanken, Beklemmungsgefühl, Kopfschmerzen, Unruhe, Schwellung von Nacken und Hals, Schulterschmerzen, Fingerspasmen, Kraftlosigkeit des Handgelenks, Schmerzen im Handgelenk, Tinnitus, Tränenfluß, Augenschleier, Hemiplegie, Paresen, spastische Verspannungen, epileptiforme Symptome im Kindesalter, Ikterus, Diabetes

Technik:
0,2–1 Zoll senkrecht, Moxibustion möglich

IT 5 **»Tal des Yang«**
阳谷 *vallis yang* (Dü 5)
yánggǔ

Lage:
Zwischen dem *processus styloideus ulnae* und dem *os triquetrum* auf der Grenze von »weißem und rotem Fleisch«

Qualifikation:
»Durchgangspunkt« der Fünf Induktorien, Wandlungsphase »Feuer«

Wirkung:
Calor venti-Heteropathien zerstreuend

Indikationen:
Schwerhörigkeit, Tinnitus, Schwindel, Augenschmerzen, Schulterschmerzen, Schmerzen von Arm und Handgelenk, Fieber ohne Schweiß, Nacken- und Halsbeschwerden, Zahnschmerzen, Halsenge und Stimmverlust, Epilepsie, beim Kind Spasmen und Krämpfe, geschwollenes Kiefergelenk

Technik:
0,2–0,3 Zoll senkrecht, Moxibustion möglich

IT 6 **»Glückliches Alter«**
养老 *senectus felix* (Dü 6)
yǎnglǎo

Lage:
Auf der radialen Seite des *processus styloideus ulnae* in einer Vertiefung, bei leicht angewinkeltem Arm, wird die Handfläche der Brust zugekehrt

Qualifikation:
»Spaltpunkt« rim der Leitbahn

Wirkung:
Den *o. hepaticus* harmonisierend, *ventus* zerstreuend, den Bewegungsapparat entkrampfend, Netzbahnen durchgängig machend, Sicht klärend

Indikationen:
Schmerzen in Arm, Schulter, Ellbogen, Nackensteife, Verspannung des Halses, Okzipitalkopfschmerz, Interkostalneuralgie, Appendizitis, unscharfe, schwache Sicht, Sehstörungen, Schmerzen der Lendengegend, Schmerzen der unteren Extremität, Schwindel, Herzschmerzen

Technik:
0,3–0,8 Zoll senkrecht, Moxibustion möglich

IT 7 **»Punkt, der die Orthopathie stützt«**
支正 *adminiculans orthopathiam* (Dü 7)
zhīzhèng

Lage:
Auf der Verbindungslinie zwischen IT 5 und IT 8, 5 Zoll proximal IT 5, nahe dem Außenrand der Ulna, bei angewinkeltem Ellbogen und pronierter Hand palmarseits

Qualifikation:
»Verknüpfungspunkt« nex zur komplementären Hauptleitbahn des *o. cardialis*

Wirkung:
Das *qi hepaticum* stützend, *ventus* und *calor venti* austreibend

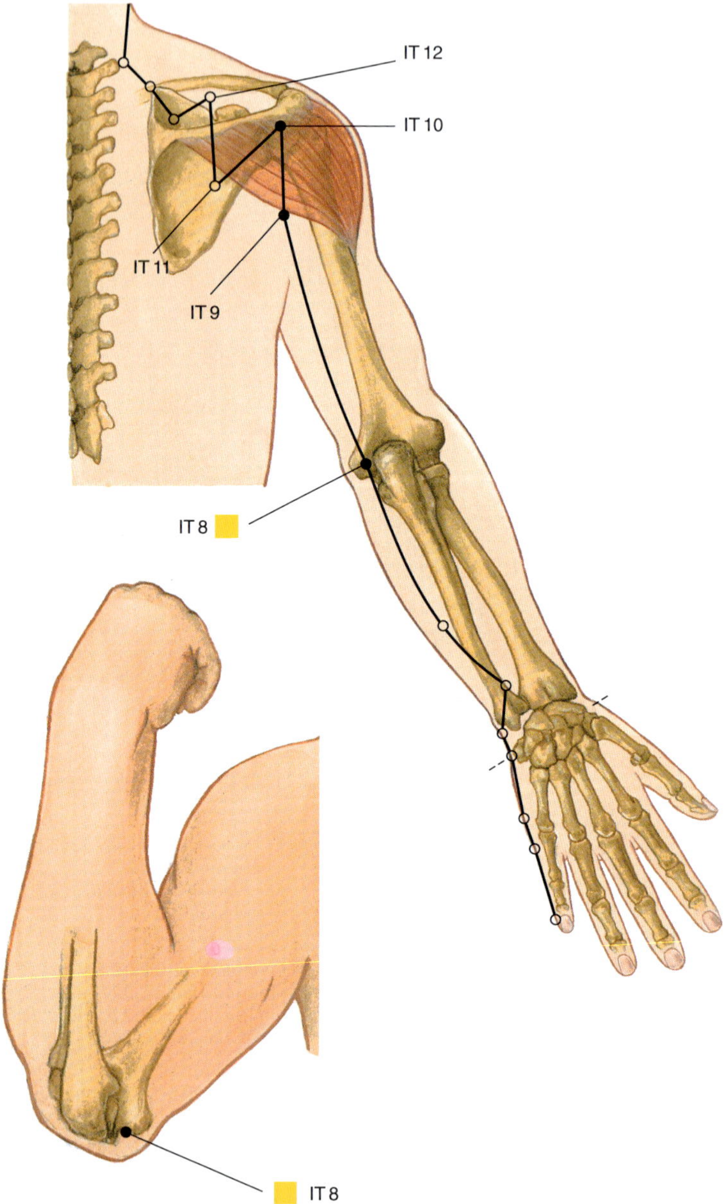
IT 12
IT 10
IT 11
IT 9
IT 8
IT 8

Indikationen:
Herzschmerzen, Gemütsstörungen, Furchtsamkeit, Trübsinnigkeit, Raserei, epileptiforme Anfälle, Fieber ohne Schweiß, Kopfschmerzen, Schwäche, Kraftlosigkeit der Gliedmaßen, unerträgliche Schmerzen in Ellbogen und Armen, Hand und Fingern, Schwindelanfälle, unscharfe Sicht

Technik:
0,3–0,8 Zoll senkrecht, Moxibustion möglich

IT 8 **»Kleines Meer«**
小海 *mare parvum* (Dü 8)
xiǎohaǐ

Lage:
Dorsal am Ellbogen, Vertiefung zwischen *olecranon ulnae* und der Spitze des *epicondylus humeri*, Grenze von »weißem zu rotem Fleisch«

Qualifikation:
»Vereinigungspunkt« der Fünf Induktorien, Wandlungsphase »Erde«

Wirkung:
Die *oo. hepaticus et cardialis* harmonisierend, das Yang absenkend, *ventus* zerstreuend, *calor* kühlend, Netzbahnen freimachend, Spasmen lösend

Indikationen:
Ventus-Befunde wie Schmerzen im Nacken, seitlichen Hals, Schulter, Oberarm, Ellbogen, Schwellung des Zahnfleisches, Schwindel mit Nackenschmerzen, Wechselfieber, Geschwürneigung, Schwellung des Ellbogengelenks, epileptiforme Anfälle, Nackensteife, Krämpfe, Gesichtsschwellung, Tinnitus, Schwerhörigkeit, Schwindel, intestinale Erkrankungen

Technik:
0,2–0,5 Zoll senkrecht, Moxibustion möglich

IT 9 **»Geradheit der Schulter«**
肩贞 *rectum alae* (Dü 9)
jiānzhēn

Lage:
Bei Abduktion 1 Zoll über der hinteren Axillarfalte; am Hinterrand des *promontorium humeri* und *m. deltoideus*

Wirkung:
Netzbahnen öffnend, *ventus* und *ventus humidus* zerstreuend

Indikationen:
Schmerzen in der Skapula und dem Schultergelenk, Wechselfieber, Tinnitus, Schwerhörigkeit, Schmerzen und Paresen in den Extremitäten, Schwellung der Wange, Zahnschmerzen, fieberhafte Erkrankungen

Technik:
0,5–1,5 Zoll senkrecht, Moxibustion möglich

IT 10 **»Einflußpunkt des Armmuskels«**
臑俞 *inductorium lacerti* (Dü 10)
naòshū

Lage:
Am Unterrand der *spina scapulae* senkrecht über der Achselfalte

Qualifikation:
»Verbindungspunkt« mit der »Aufsteigenden Yang-Leitbahn« *(sinarteria ascendens yang)* und dem »Haltenetz des yang« *(sinarteria retinens yang)*

Wirkung:
Ventus-Heteropathien aller Art zerstreuend, *humor* ausleitend

Indikationen:
Heftige Schmerzen im Schultergelenk, *frozen shoulder*, Kraftlosigkeit des Gelenks, Gedunsenheit, Schwellung verschiedener Körperteile, Hypertonie

Technik:
0,8–1,5 Zoll senkrecht, Moxibustion möglich

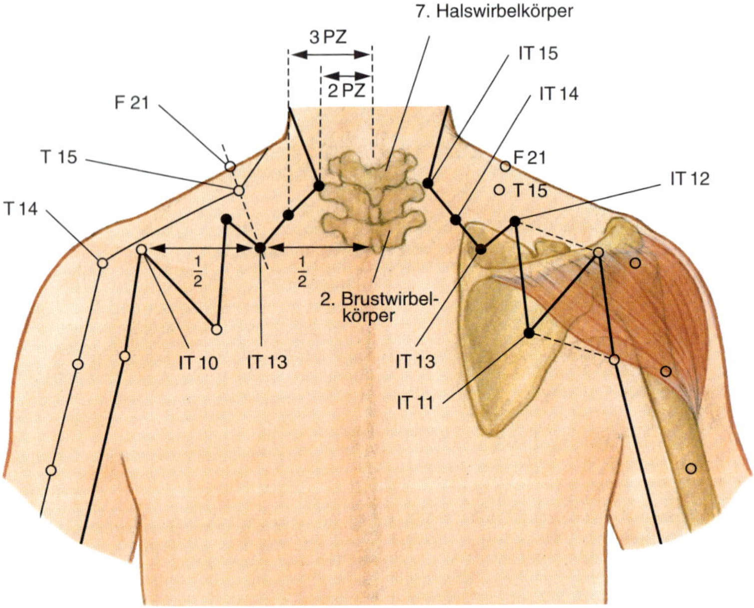
7. Halswirbelkörper
3 PZ
2 PZ
IT 15
IT 14
F 21
T 15
F 21
T 15
IT 12
T 14
1/2
1/2
2. Brustwirbel-
körper
IT 10
IT 13
IT 13
IT 11

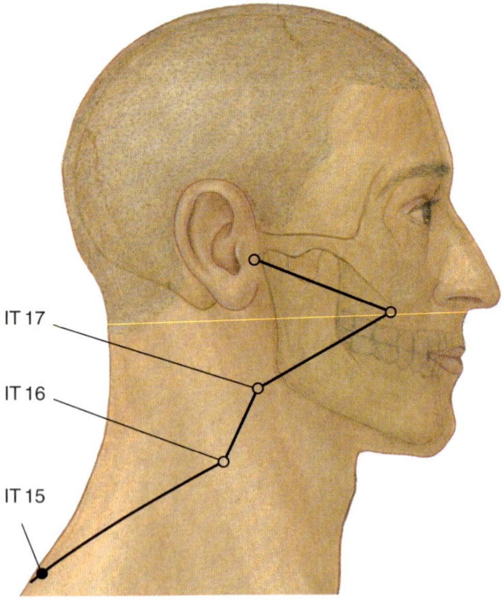
IT 17
IT 16
IT 15

IT 11 **»Geschlecht des Himmels«**
天宗 *genus caelestre* (Dü 11)
tiānzōng

Lage:
In der Mitte der *fossa infraspinata* der Skapula, gleichmäßiges Dreieck zwischen IT 9, IT 10 und IT 11

Wirkung:
Humor venti lösend

Indikationen:
Schmerzen in Schulter und Oberarm, Schmerzen, die vom Ellbogen auf die Rückseite des Oberarms und zur Schulter ziehen, Völlegefühl, Spannung in der Brust, Husten, Schwellung von Wange und Kiefergegend

Technik:
0,5–1 Zoll senkrecht, Moxibustion möglich

IT 12 **»Punkt, über den man *ventus* in den Griff bekommt«**
秉风 *continens ventum* (Dü 12)
bǐngfēng

Lage:
In der Mitte der *fossa supraspinata*, direkt über IT 11

Qualifikation:
»Verbindungspunkt« mit den Hauptleitbahnen der *oo. intestini tenuis, intestini crassi, cardialis, tricalorii, felleus, stomachi*

Wirkung:
Ventus-Heteropathien zerstreuend

Indikationen:
Schmerzhaftigkeit und Beugungsunfähigkeit des Schultergelenks

Technik:
0,5–1 Zoll senkrecht, Moxibustion möglich

IT 13 **»Gekrümmte Mauer«**
曲垣 *murus curvus* (Dü 13)
qūyúan

Lage:
Am medialen Ende der *fossa supraspinata*, Mitte zwischen IT 10 und *processus spinosus* des 2. BWK

Wirkung:
Calor kühlend, *ventus* zerstreuend

Indikationen:
Blockade und Schmerzhaftigkeit sowie Hitze am Schultergelenk, ausstrahlende Schmerzen zum Schulterblatt

Technik:
0,5–0,8 Zoll senkrecht, Moxibustion möglich

IT 14 **»Äußerer Einflußpunkt der Schulter«**
肩外俞 *inductorium externum alae* (Dü 14)
jiān wàishū

Lage:
3 PZ lateral vom *processus spinosus* des 1. BWK, am oberen Paß der Skapula

Wirkung:
Ventus und *ventus algidus* lösend

Indikationen:
Schmerzen im Schulterblatt, Steifheit, Verspannung der Nackenmuskulatur, *algor*-Blokkierung mit Schmerzen im Oberarm

Technik:
0,6 Zoll senkrecht, Moxibustion möglich

IT 15 **»Mittlerer Einflußpunkt der Schulter«**
肩中俞 *inductorium medium alae* (Dü 15)
jiān zhōngshū

Lage:
2 PZ seitlich des *processus spinosus* des 7. HWK

Wirkung:
Humor venti zerstreuend, *calor* kühlend, »Schleim« ausleitend

Indikationen:
Husten und Kontravektionen, blutiger Auswurf, Wechselfieber, Sehstörungen, Schmerzen in Schulter und Rücken

Technik:
0,3–0,6 Zoll senkrecht, Moxibustion möglich

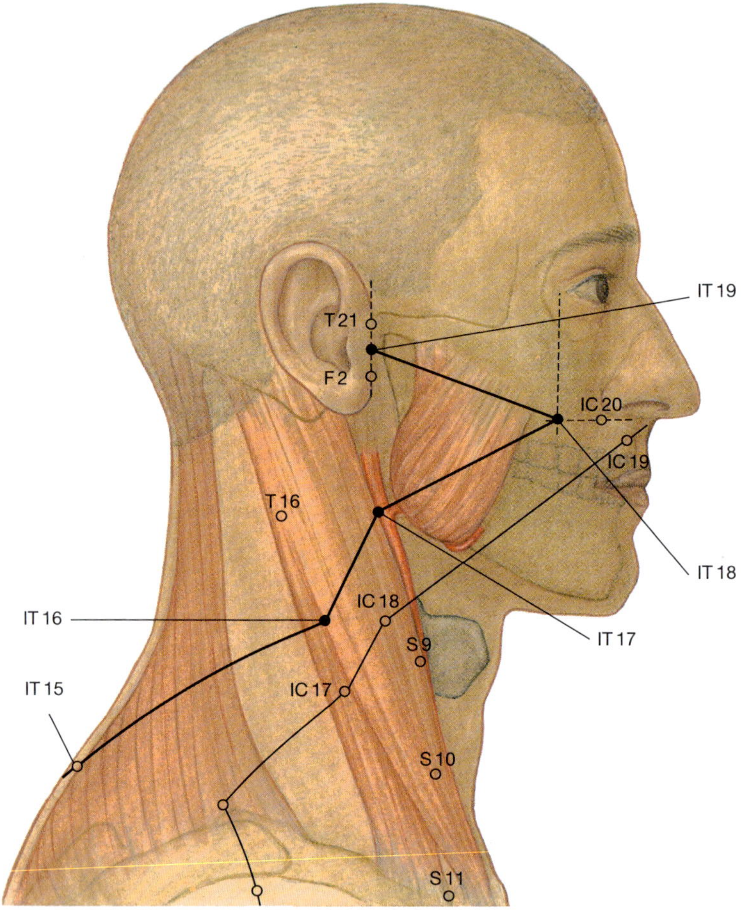
IT 19
T 21
F 2
IC 20
IC 19
T 16
IT 18
IC 18
IT 16
IT 17
S 9
IT 15
IC 17
S 10
S 11

IT 16 **»Fenster des Himmels«**

天窗 *fenestra caeli* (Dü 16)
tiānchūang

Lage:
Am hinteren Rand des *m. sternocleidomastoideus*, 0,5 PZ hinter IC 18, also seitlich des Kehlkopfknorpels

Wirkung:
Qi hepaticum harmonisierend, *ventus* austreibend, Spasmen und Paresen behebend

Indikationen:
Zusammenschnürungsgefühl des Halses, Stimmverlust, Atembeklemmung, Schluckbeschwerden, Schwellung von Wange und Hals, Halsschmerz, steifer Nacken, Schwerhörigkeit, Tinnitus, Hämorrhoiden

Technik:
0,3–0,6 Zoll senkrecht, Moxibustion möglich

IT 17 **»Antlitz des Himmels«**

天容 *vultus caelestis* (Dü 17)
tiānróng

Lage:
Hinter dem Mandibularwinkel am Vorderrand des *m. sternocleidomastoideus,* auf einer Senkrechten unter dem Ohrläppchen, unterhalb T 17

Wirkung:
Ventus-Heteropathien, auch *calor* zerstreuend, das *qi hepaticum* stützend, *humor* ausleitend

Indikationen:
Aphasie, Druck und Beklemmung in der Brust, Atemnot, Auswurf dünnen Schleims, Zahnschmerzen, Schwerhörigkeit, Tinnitus, Enge des Halses, Fieber, Halsschmerz, Geschwüre an Hals und Nacken, Tonsillitis, Pharyngitis

Technik:
0,1–0,8 Zoll senkrecht, Moxibustion möglich

IT 18 **»Kellerloch der Wange«**

顴髎 *cella zygomatica* (Dü 18)
qúanjiáo, quánliáo

Lage:
Auf der Höhe wie IC 20 und unterhalb des äußeren Augencanthus

Qualifikation:
»Verbindungspunkt« der Hauptleitbahnen des *o. intestini tenuis* und des *o. tricalorii*

Wirkung:
Ventus-Heteropathien aller Art zerstreuend

Indikationen:
Spasmen und Paresen der Gesichtsmuskulatur, Zuckungen, Zahnschmerzen, Schwindel, Geschwüre, Trigeminus-Neuralgie, Facialisparese

Technik:
0,2–1 Zoll senkrecht, Moxibustion möglich

IT 19 **»Palast des Gehörs«**

听宫 *conclave auditus* (Dü 19)
tīnggōng

Lage:
Vor dem Ohr in der Vertiefung zwischen Tragus und Kiefergelenk, wenn der Mund leicht geöffnet ist

Qualifikation:
»Verbindungspunkt« zwischen den Hauptleitbahnen der *oo. intestini tenuis, tricalorii et felleus*

Wirkung:
Gehörstörungen aller Art, auch Tinnitus behebend

Indikationen:
Schwerhörigkeit, Taubheit, Tinnitus, Ohrschmerz, Otitis, Trigeminus-Neuralgie, Zahnschmerz, Facialisparese

Technik:
0,3–0,5 Zoll senkrecht, Moxibustion möglich

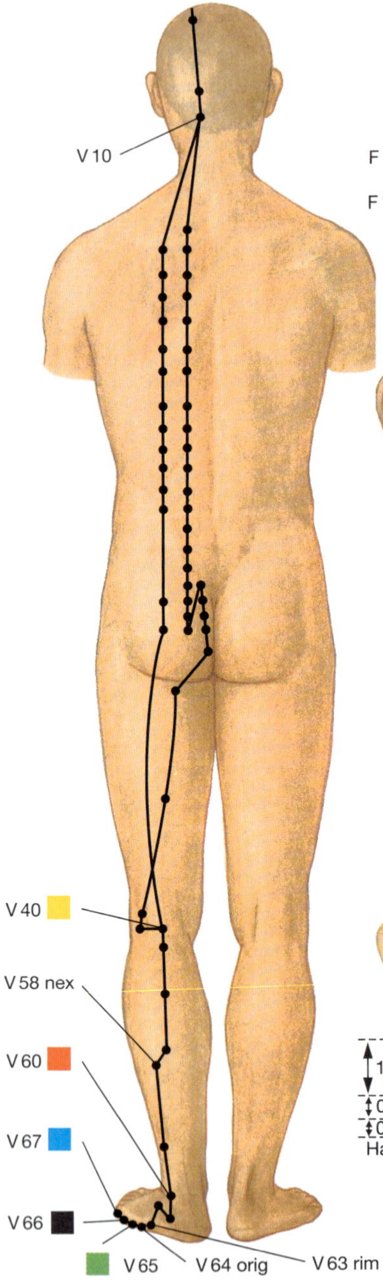
V 10
V 40
V 58 nex
V 60
V 67
V 66
V 65
V 64 orig
V 63 rim

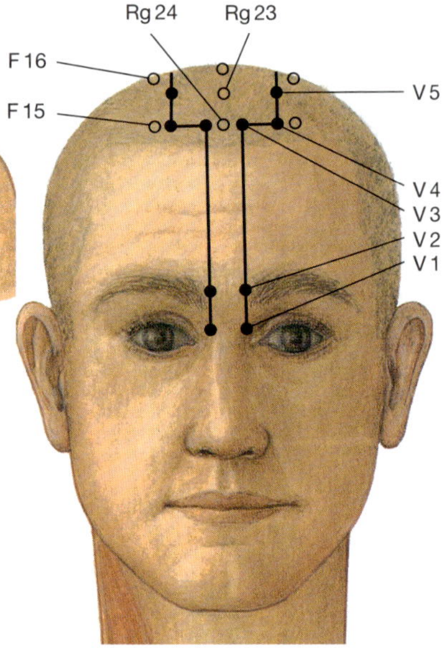
Rg 24
Rg 23
F 16
F 15
V 5
V 4
V 3
V 2
V 1

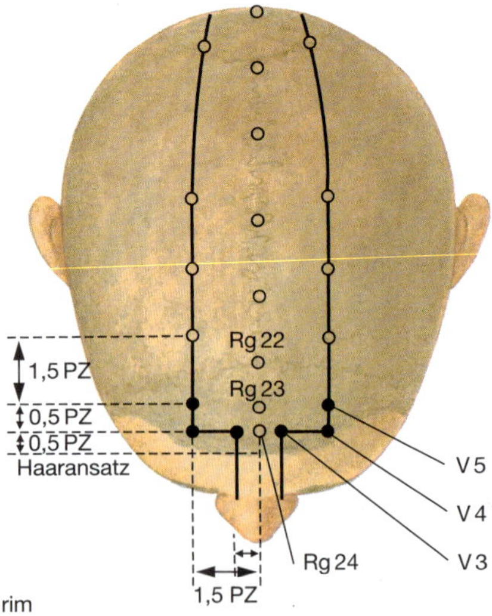
Rg 22
Rg 23
1,5 PZ
0,5 PZ
0,5 PZ
Haaransatz
V 5
V 4
V 3
Rg 24
1,5 PZ

Die Reizpunkte der Hauptleitbahn des *orbis vesicalis* V (»Blase« Bl)
Die Yang maior (großes Yang)-Leitbahn des Fußes

V 1 **»Helle des Auges«**
睛明 *canthus nasalis* (Bl 1)
jīngmíng

Lage:
In einer Vertiefung leicht medial und oberhalb des medialen *canthus nasalis*

Qualifikation:
»Verbindungspunkt« zwischen den Hauptleitbahnen der *oo. vesicalis, intestini tenuis, stomachi*, der »Emporsteigenden Yang-Leitbahn« (*sinarteria ascendens yang*), der »Emporsteigenden Yin-Leitbahn« (*sinarteria ascendens yin*)

Wirkung:
Ventus zerstreuend, *calor* kühlend, Netzbahnen freimachend, Sicht klärend

Indikationen:
Myopie, Schmerzen und Rötung vom Auge, Strabismus, Nachtblindheit, Optikusatrophie, Retinitis, Frühstadium des Kataraktes

Technik:
0,1 Zoll senkrecht (Ausnahmen bis 1,5 Zoll)

V 2 **»Zusammengelegter Bambus«**
攒竹 *bambusae colligatae* (Bl 2)
cúanzhú

Lage:
Am medialen Ende der Augenbraue, direkt über V 1

Wirkung:
Ventus zerstreuend, die Netzbahnen freimachend, die Sicht klärend

Indikationen:
Stirnkopfschmerzen, verstopfte Nase, Facialisparese, Epilepsie, Fehlsichtigkeit, getrübte Sicht, Tränenfluß, Augenrötung, Augenjukken, Augenschmerz, Cornea-Trübung, Lidzucken

Technik:
0,1–0,3 Zoll senkrecht, schräg bis 0,8 Zoll

V 3 **»Straße der Augenbraue«**
眉冲 *impedimentale supercilii* (Bl 3)
méichōng

Lage:
Senkrecht oberhalb V 2, 0,5 PZ innerhalb der Haargrenze

Wirkung:
Ventus-Heteropathien zerstreuend

Indikationen:
Epilepsie, Kopfschmerz, Schwindel, verstopfte Nase, Apoplexie

Technik:
0,2–0,3 Zoll in Richtung auf das Schädeldach, Moxibustion möglich

V 4 **»Große Straße der Nase«**
曲差，鼻冲 *impedimentale nasi* (Bl 4)
qūchā, bìchōng

Lage:
1,5 PZ lateral Rg 24, also von der Mittellinie, 0,5 PZ innerhalb der Haargrenze

Wirkung:
Die »Oberfläche« öffnend, *calor* kühlend, *ventus* zerstreuend

Indikationen:
Ventus bei geschlossener »Oberfläche«, Schweißlosigkeit, Fieber, Kopfschmerz, Nasenbluten, verstopfte Nase, Augenbeschwerden

Technik:
0,2–0,4 Zoll schräg, Moxibustion möglich

V 5 **»An der fünften Stelle«**
五处 *quinto loco* (Bl 5)
wŭchù

Lage:
1,5 Zoll seitlich Rg 23, also der Medianen, 1 Zoll hinter der Haargrenze

Wirkung:
Ventus zerstreuend, »Oberfläche« und Netzbahnen freimachend, Krämpfe lösend

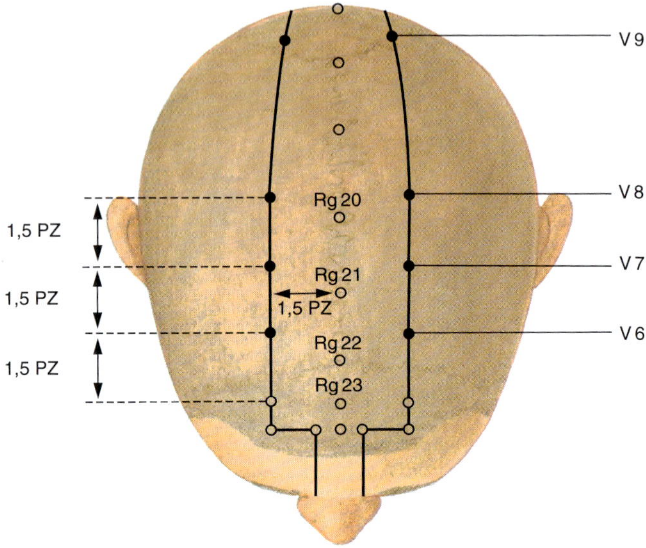
V 9
Rg 20
V 8
1,5 PZ
Rg 21
V 7
1,5 PZ
1,5 PZ
Rg 22
V 6
1,5 PZ
Rg 23

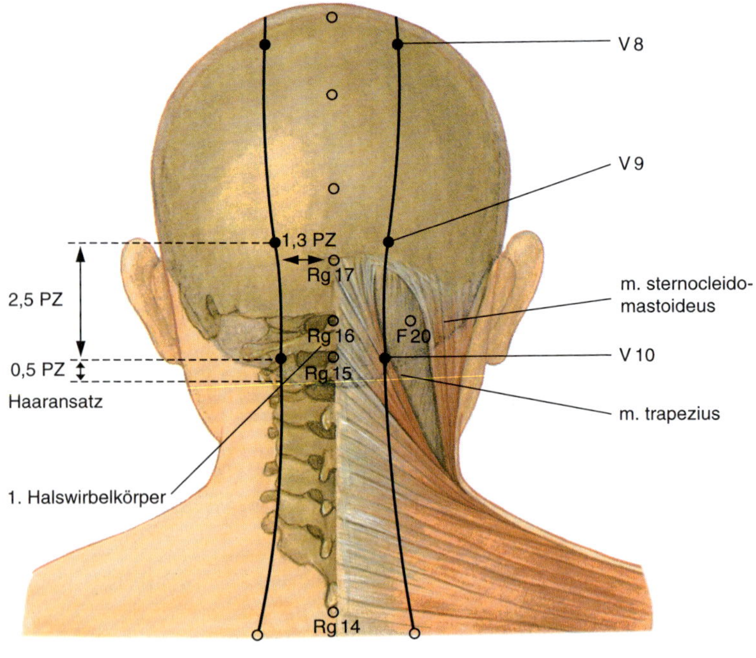
V 8
V 9
1,3 PZ
Rg 17
m. sternocleido-
mastoideus
2,5 PZ
F 20
Rg 16
V 10
0,5 PZ
Rg 15
Haaransatz
m. trapezius
1. Halswirbelkörper
Rg 14

Indikationen:
Kopfschmerzen, Schmerzen und Krämpfe der Rückenmuskulatur, Opisthotonus, Epilepsie, Schwindel, Benommenheit

Technik:
0,3 Zoll schräg, Moxibustion möglich

V 6

承光

»Punkt, welcher das Licht aufnehmen läßt«
recipiens luminem (Bl 6)
chéngguāng

Lage:
1,5 Zoll hinter V 5, 1,5 Zoll neben der Medianen

Wirkung:
Ventus zerstreuend, *humor* umwandelnd, Schleier weichen lassend

Indikationen:
Schwindel, Kopfschmerz, Brechreiz, Erbrechen, Übelkeit, verstopfte Nase, Geruchsverlust, Gesichtsspasmen oder -paresen, dünner Nasenschleim, Augenschleier, Nachtblindheit

Technik:
0,2–0,3 Zoll quer

V 7

通天

»Himmelskommunikation«
caelo communicans (Bl 7)
tōngtiān

Lage:
1,5 Zoll lateral der Medianen, 1,5 Zoll hinter V 6, also 4 Zoll hinter der Haargrenze

Wirkung:
Ventus zerstreuend, *humor venti*-Blockaden brechend, Krämpfe lösend

Indikationen:
Steifheit des Nackens, Nasenbluten, dünnes Nasensekret, verstopfte Nase, Halbseitenparesen, Schwindel, Ohnmacht, Struma, Epilepsie

Technik:
0,2–0,3 Zoll schräg, Moxibustion möglich

V 8

络却

»Verbindung mit Zurückweichendem«
nectens recedentem (Bl 8)
luòquè

Lage:
1,5 Zoll hinter V 7, 1,5 Zoll lateral der Medianen

Wirkung:
Ventus zerstreuend, *humor venti* ableitend, Netzbahnen freimachend, das *qi hepaticum* emporhebend und kräftigend

Indikationen:
Nachtblindheit, plötzliche Blindheit, Benommenheit, Völle im Bauch, Schwindel, Tinnitus, Raserei

Technik:
0,2–0,3 Zoll schräg, Moxibustion möglich

V 9

玉枕

»Nackenstütze aus Jade«
cervical iaspidis (Bl 9)
yùzhěn

Lage:
Über dem Oberrand der *protuberantia occipitalis externa*, 1,3 Zoll lateral der Mittellinie, ca. 2,5 Zoll über V 10 (ungefähr Höhe Rg 17)

Wirkung:
Ventus zerstreuend, Netzbahnen durchgängig machend

Indikationen:
Unerträgliche Schmerzen in den Augen, als ob diese aus den Höhlen gezogen würden, Kurzsichtigkeit, heftige Kopfschmerzen, Geruchsverlust, verstopfte Nase

Technik:
0,3–0,5 Zoll schräg, Moxibustion möglich

V 10

天柱

»Säule des Himmels«
columna caeli (Bl 10)
tiānzhù

Lage:
1,3 Zoll lateral Rg 15, zwischen den *processi spinosi* 1. und 2. HWK, ungefähr 0,5 Zoll innerhalb des Haaransatzes auf der lateralen Seite des *m. trapecius*

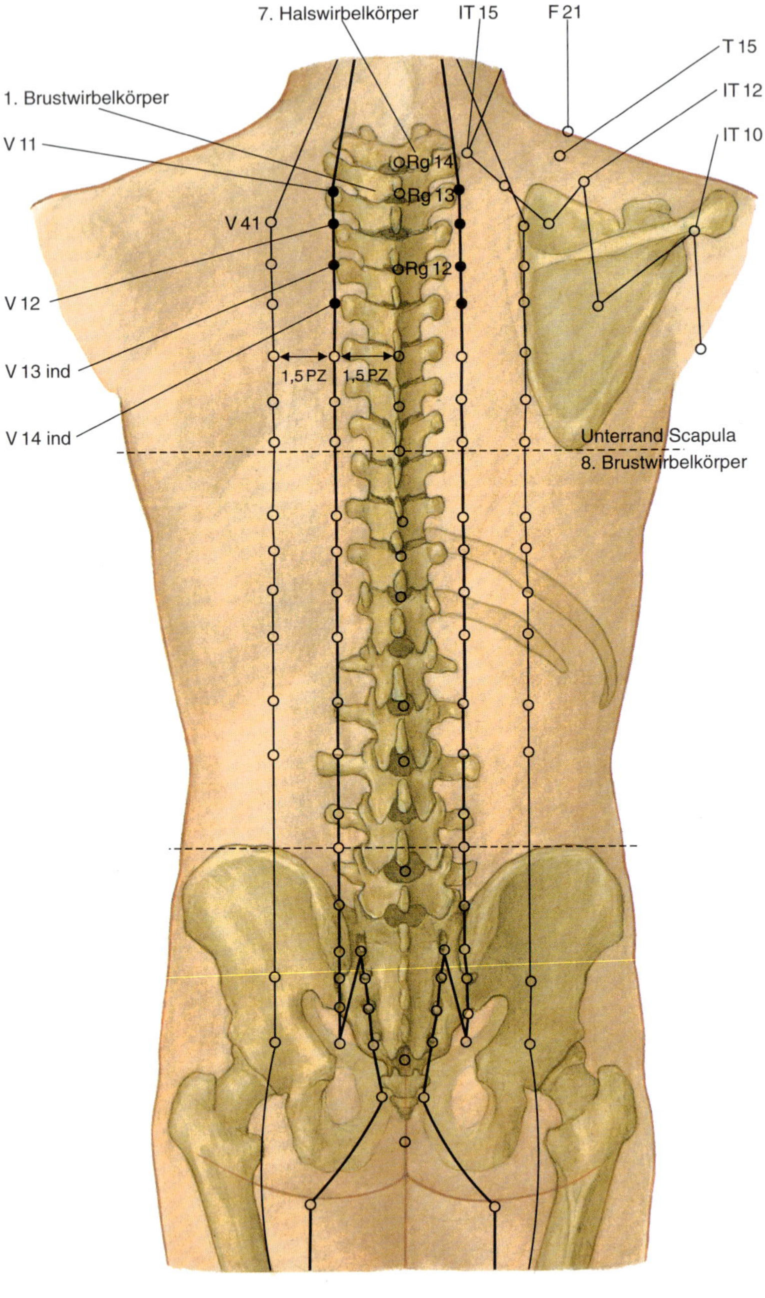
7. Halswirbelkörper
IT 15
F 21
T 15
IT 12
IT 10
1. Brustwirbelkörper
V 11
Rg 14
Rg 13
V 41
Rg 12
V 12
V 13 ind
V 14 ind
1,5 PZ
1,5 PZ
Unterrand Scapula
8. Brustwirbelkörper

Wirkung:
Ventus zerstreuend, *humor* umwandelnd, Netzbahnen durchgängig machend

Indikationen:
Drehschwindel, heftigste Kopfschmerzen, Schmerzen in den Augen, Nackenschmerz, Raserei, verstopfte Nase, Geruchsverlust, Scheitelkopfschmerz, Halsschwellung, Schlafstörungen

Technik:
0,3–1 Zoll senkrecht

V 11 **»Großes Weberschiffchen«**
大杼 *radius magnus* (Bl 11)
dàzhù

Lage:
1,5 Zoll seitlich der Medianen in Höhe des Dornvorsatzes 1. BWK

Qualifikation:
1. »Verbindungspunkt« zwischen den Hauptleitbahnen des *o. vesicalis* und *o. intestini tenuis*, sowie der »Leitbahn der Steuerung« (*sinarteria regens*)
2. »Zusammenkunftspunkt« conv der Knochen

Wirkung:
Ventus mit *algor* oder *calor* zerstreuend, *ardor* kühlend, *calor humidus* ausleitend

Indikationen:
Erkältungsneigung, Grippe, Husten, Fieber, Kopfschmerzen, Halsenge, Schluckstörungen, Beklemmung der Brust, Rückenschmerzen, Schüttelfrost, Schwindel, Nackensteife, Abgeschlagenheit, Spasmen, epileptiforme Anfälle

Technik:
0,5–1 Zoll senkrecht, Moxibustion möglich

V 12 **»Pforte der Winde«**
风门 *porta ventorum* (Bl 12)
fēngmén

Lage:
1,5 Zoll lateral vom *processus spinosus* des 2. BWK

Qualifikation:
»Verbindungspunkt« zwischen der Hauptleitbahn des *o. vesicalis* und der »Leitbahn der Steuerung« (*sinarteria regens*)

Wirkung:
O. pulmonalis entfaltend und stützend, das Qi harmonisierend, *calor* kühlend, *ventus* zerstreuend, Netzbahnen freimachend

Indikationen:
Fieber, erschwerte Atmung, Asthma, Husten, Nackensteife, Kopfschmerzen, Schwindel, Grippe, Bronchitis

Technik:
0,5–1 Zoll senkrecht, 1–2 Zoll quer, Moxibustion möglich

V 13 **»Einflußpunkt des ›Lungen‹-Funktionskreises«**
肺俞 *inductorium pulmonale* (Bl 13)
fèishū

Lage:
1,5 Zoll lateral des Dornfortsatzes 3. BWK

Qualifikation:
»Einflußpunkt am Rücken« ind (*inductorium dorsale*) für den »Lungen«-Funktionskreis (*o. pulmonalis*)

Wirkung:
Die *oo. pulmonalis et renalis* stützend und harmonisierend, das Qi regulierend, das Yin kräftigend, *calor* kühlend, Yang absenkend

Indikationen:
Große Erschöpfung, Verkrümmung des Rückgrats, Kurzatmigkeit, Schweiße während des Schlafes, Husten, Asthma, blutiges Sputum, Brustschmerzen, trockener Mund, Ikterus, Flankenschmerzen, Übelkeit, Brechreiz, Inappetenz, große Erregbarkeit, Raserei, Grippe, Nackensteife, Krämpfe, Paresen, Struma, Enge des Halses, Atemnot, epileptiforme Symptome

Technik:
0,3–1 Zoll senkrecht, 1–2 Zoll quer, Moxibustion möglich

V 14 **»Einflußpunkt für das ›weichende Yin‹«**
厥阴俞 *inductorium yin flectentis* (Bl 14)
júeyīnshū

Lage:
1,5 Zoll lateral des Dornfortsatzes des 4. BWK

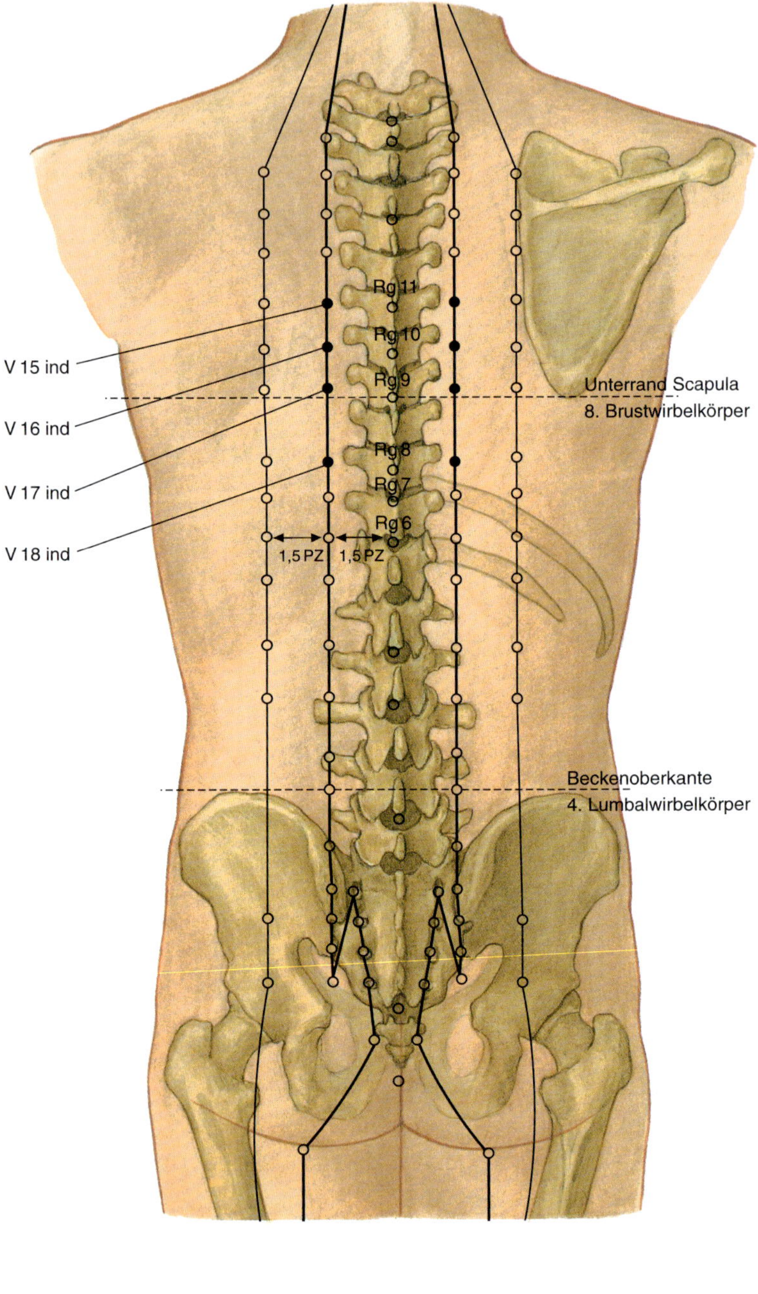
Rg 11
Rg 10
Rg 9
Rg 8
Rg 7
Rg 6
V 15 ind
V 16 ind
V 17 ind
V 18 ind
1,5 PZ
1,5 PZ
Unterrand Scapula
8. Brustwirbelkörper
Beckenoberkante
4. Lumbalwirbelkörper

Qualifikation:
»Einflußpunkt des Rückens« ind für das »weichende Yin« (*inductorium dorsale yin flectentis*), Funktionskreis des »Herzbeutels« (*o. pericardialis*)

Wirkung:
Den *o. pericardialis* harmonisierend

Indikationen:
Übelkeit, Brechreiz, Erbrechen, Klumpengefühl in Brust und Leibesmitte, Beklemmung der Brust, Husten, Zahnschmerz

Technik:
0,5–1 Zoll senkrecht, 1–2 Zoll quer, Moxibustion möglich

V 15

心俞 **»Einflußpunkt des ›Herz‹-Funktionskreises«**
inductorium cardiale (Bl 15)
xīnshū

Lage:
1,5 Zoll lateral Dornfortsatz 5. BWK

Qualifikation:
»Einflußpunkt des Rückens« ind für den Funktionskreis des »Herzens« (*inductorium dorsale o. cardialis*)

Wirkung:
O. cardialis stabilisierend, sedierend, das Xue regulierend, Qi harmonisierend

Indikationen:
Husten, blutiger Auswurf, Beklemmungsgefühl der Brust, Herzschmerzen, Unruhe, Palpitationen, Arrhythmie, Nervosität, Vergeßlichkeit, verzögertes Sprechen der Kinder, starke Schweiße, rote Lippen, Halbseitenlähmung, Bewußtseinstrübung, Übelkeit, Brechreiz, Wechselfieber, Schweiße während des Schlafes, Schlaflosigkeit

Technik:
0,3–1 Zoll senkrecht, Moxibustion möglich

V 16

督俞 **»Einflußpunkt der ›Steuerungsleitbahn‹«**
inductorium regentis (Bl 16)
dūshū

Lage:
1,5 Zoll seitlich, Dornfortsatz 6. BWK

Qualifikation:
»Einflußpunkt des Rückens« ind für die »Leitbahn der Steuerung« (*inductorium dorsale* der *sinarteria regens*)

Wirkung:
Das Qi in die »Mitte« und Tiefe führend, »Schleim« zerschlagend

Indikationen:
Wechselfieber, Erkältung mit Fieber, Schmerzen in Brust und Leibesmitte, Kollern in den Eingeweiden, Schluckauf, Endocarditis, Pericarditis, Mastitis, Pruritus

Technik:
0,7–1 Zoll schräg, Moxibustion möglich

V 17

膈俞 **»Einflußpunkt des Zwerchfells«**
inductorium diaphragmatis (Bl 17)
géshū

Lage:
1,5 Zoll lateral des Dornfortsatzes 7. BWK

Qualifikation:
1. »Einflußpunkt des Rückens« ind für das Zwerchfell
2. »Zusammenkunftspunkt« conv für das Xue

Wirkung:
Das Xue regulierend, Stasen verteilend, Spannung in Brust und Leibesmitte lösend, *depletio* kompensierend

Indikationen:
Spontane Schweiße oder Schweiße im Schlaf, blutiges Erbrechen, Druckgefühl im Bauch, Inappetenz, Leibschmerzen, Müdigkeit, Gliederschwere, Halsenge, Koliken, Husten, Schluckauf, Ösophagusspasmen, Anämie, Urticaria

Technik:
0,3–0,5 Zoll senkrecht, Moxibustion möglich

V 18

肝俞 **»Einflußpunkt des ›Leber‹-Funktionskreises«**
inductorium hepaticum (Bl 18)
gānshū

Lage:
1,5 Zoll lateral des Dornfortsatzes 9. BWK

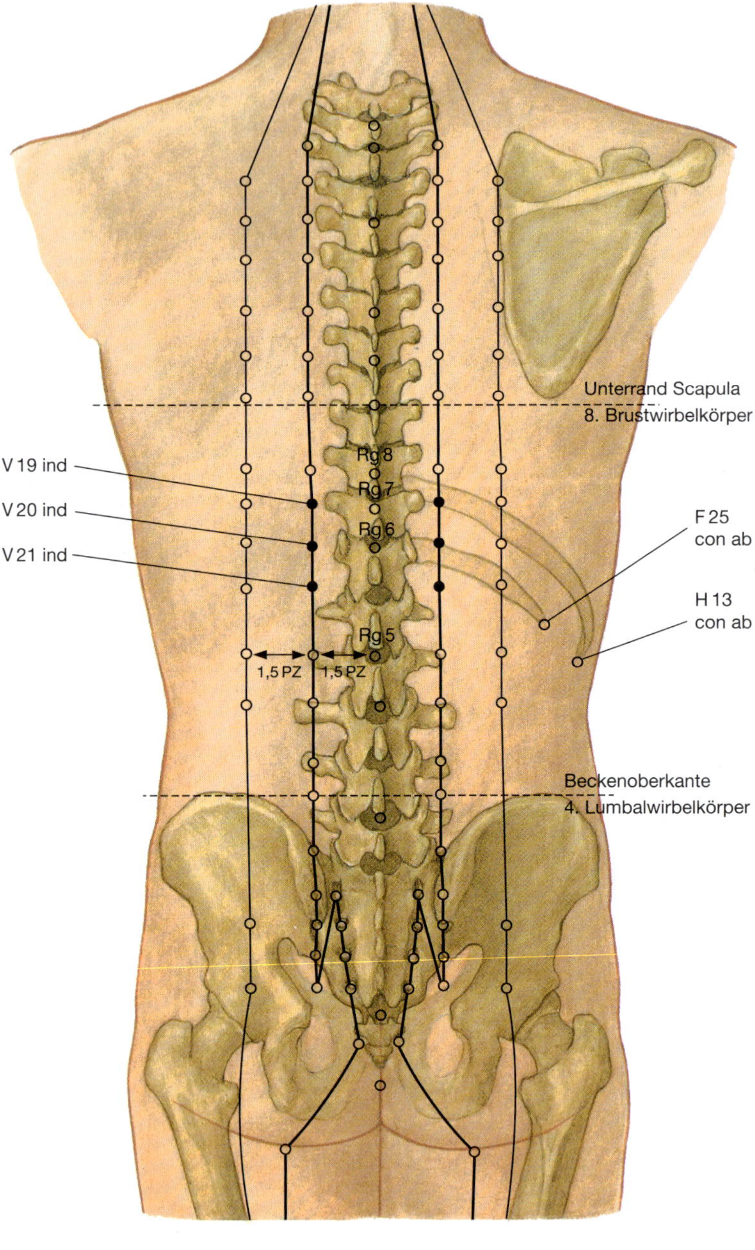
Unterrand Scapula
8. Brustwirbelkörper
Rg 8
V 19 ind
Rg 7
V 20 ind
Rg 6
V 21 ind
F 25
con ab
H 13
con ab
Rg 5
1,5 PZ
1,5 PZ
Beckenoberkante
4. Lumbalwirbelkörper

Qualifikation:
»Einflußpunkt des Rückens« für ind den »Leber«-Funktionsbereich (*inductorium dorsale* des *o. hepaticus*)

Wirkung:
Die *oo. hepaticus et felleus* kräftigend, *calor humidus* kühlend und ausleitend, das Qi harmonisierend, Blockaden lösend, Augen klärend

Indikationen:
Reizbarkeit, Jähzorn, Verdichtungen und Verhärtungen im Oberbauch, Schmerzen in Oberbauch und Rücken, Krämpfe in den Extremitäten, Augenkrankheiten aller Art, Schwindel, Ikterus

Technik:
0,3–0,5 Zoll senkrecht, Moxibustion möglich

V 19

胆俞

»Einflußpunkt des ›Gallen‹-Funktionskreises«
inductorium felleum (Bl 19)
dǎnshū

Lage:
1,5 Zoll lateral des Dornfortsatzes 10. BWK

Qualifikation:
»Einflußpunkt des Rückens« ind für den »Gallen«-Funktionskreis (*inductorium dorsale* für den *o. felleus*)

Wirkung:
Calor aus den *oo. hepaticus et felleus* ableitend, *o. lienalis* harmonisierend, *o. stomachi* stützend, Leibesmitte freimachend

Indikationen:
Kopfschmerzen, Schüttelfrost, Fieber ohne Schweiß, Schwellung der Achselhöhle, bitterer Mundgeschmack, trockener Mund, Halsschmerz, Brechreiz, Übelkeit, Ikterus, spontane Schweiße, Schweiße im Schlaf, rasche Erschöpfbarkeit, Hepatitis, Cholezystitis, Schmerzen in Gallenbereich, Tuberkulose der Lymphdrüsen, Neuralgien im Steißbein

Technik:
0,3–0,5 Zoll senkrecht, Moxibustion möglich

V 20

脾俞

»Einflußpunkt des ›Mitten‹-Funktionskreises«
inductorium lienale (Bl 20)
píshū

Lage:
1,5 Zoll lateral des Dornfortsatzes 11. BWK

Qualifikation:
»Einflußpunkt des Rückens« ind für den »Mitten«-Funktionskreis (*inductorium dorsale o. lienalis*)

Wirkung:
Bewegt das *qi lienale*, harmonisiert, stützt die Assimilation, eliminiert *humor*, reguliert das Xue

Indikationen:
Abmagerung, Völlegefühl, Gedunsenheit, Ödemneigung, Ikterus, Appetitlosigkeit, Tympanie, Schmerzen in Brust und Rücken, bei »Schleim«-Blockaden, Schluckauf, Übelkeit, Erbrechen, Diarrhö, Müdigkeit, Erschöpfbarkeit, Dysenterie, Anämie, Uterusblutungen, Urticaria

Technik:
0,3–0,5 Zoll senkrecht, Moxibustion möglich

V 21

胃俞

»Einflußpunkt des ›Magen‹-Funktionskreises«
inductorium stomachi (Bl 21)
wèishū

Lage:
1,5 Zoll lateral des Dornfortsatzes 12. BWK

Qualifikation:
»Einflußpunkt des Rückens« ind für den »Magen«-Funktionskeis (*inductorium dorsale o. stomachi*)

Wirkung:
Die *oo. lienalis et stomachi* stützend, harmonisierend, *humor* umwandelnd, Blockaden zerbrechend

Indikationen:
Inappetenz, Abmagerung, Erbrechen, Übelkeit, Brechdurchfälle, Magenschmerz, Schlafstörungen, Pädatrophie, Druckgefühl in Brust und Flanken, Gastritis, Ulcus, Pankreatitis, Hepatitis, Enteritis

Technik:
0,3–0,5 Zoll senkrecht, Moxibustion möglich

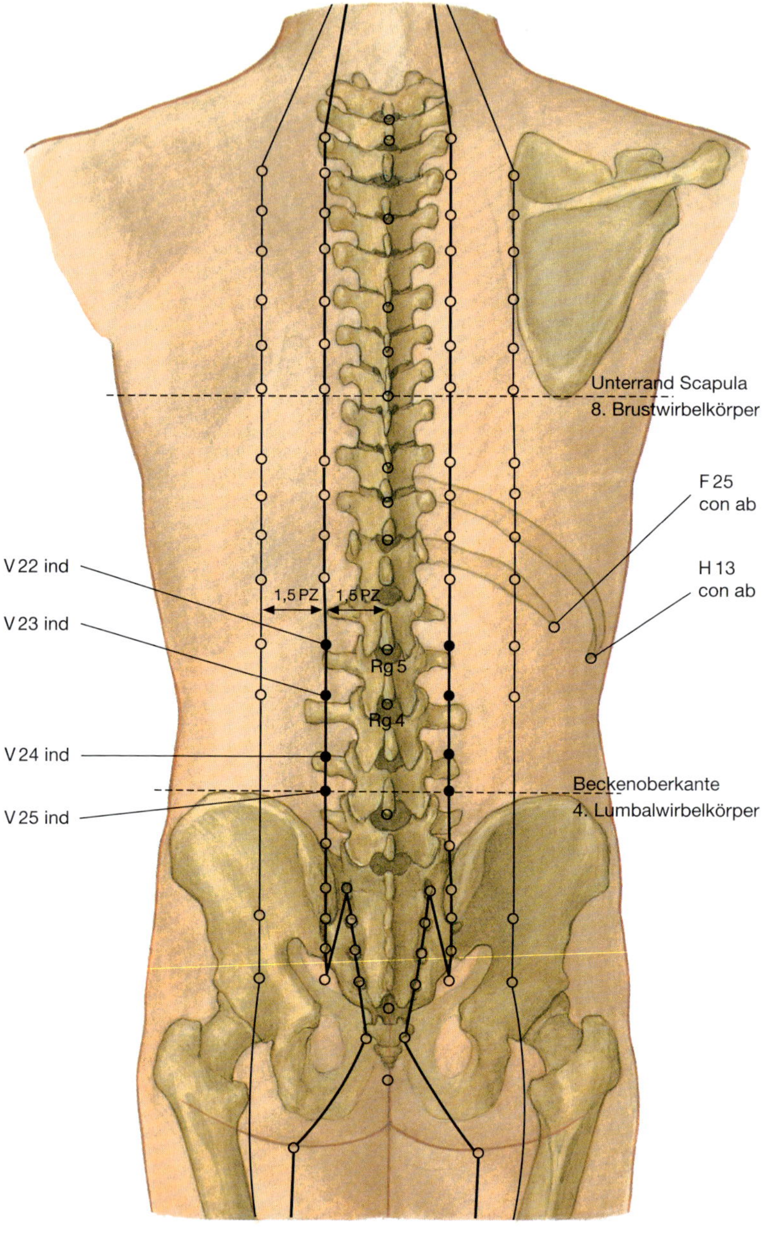
Unterrand Scapula
8. Brustwirbelkörper
F 25
con ab
H 13
con ab
V 22 ind
V 23 ind
1,5 PZ
1,5 PZ
Rg 5
Rg 4
V 24 ind
Beckenoberkante
4. Lumbalwirbelkörper
V 25 ind

V 22
三焦俞
»Einflußpunkt der ›Drei Wärmebereiche‹«
inductorium tricalorii (Bl 22)
sānjiāoshū

Lage:
1,5 Zoll lateral des Dornfortsatzes 1. LWK

Qualifikation:
»Einflußpunkt des Rückens« ind der »Drei Wärmebereiche« (*inductorium dorsale o. tricalorii*)

Wirkung:
Die Dynamik des Qi anfachend, Säftehaushalt harmonisierend, *humor* umwandelnd

Indikationen:
Verdichtungen und Verhärtungen im Bauchbereich, Abmagerung oder Gedunsenheit, Ikterus, Völlegefühl, Inappetenz, Verdauungsstörungen, Diarrhoe, Kopfschmerz, Schwindel, Rücken-, Schulterschmerz, Steifigkeit von Rücken und Lenden, Gastritis, Enteritis, Ascites, Nephritis

Technik:
0,5–1 Zoll senkrecht, Moxibustion möglich

V 23
肾俞
»Einflußpunkt des ›Nieren‹-Funktionskreises«
inductorium renale (Bl 23)
shènshū

Lage:
1,5 Zoll lateral des Dornfortsatzes 2. LWK

Qualifikation:
»Einflußpunkt des Rückens« ind für den »Nieren«-Funktionskreis (*inductorium dorsale o. renalis*)

Wirkung:
O. renalis stützend und harmonisierend, Lenden kräftigend, Gehör verbessernd, Sicht klärend

Indikationen:
Mangelnde Lebenswärme, Abmagerung, Schwerhörigkeit, Tinnitus, Kurzatmigkeit, Schwäche der unteren Extremitäten und Lenden, Lumbago, Frostigkeit, Samenverlust, Impotenz, Unfruchtbarkeit, Miktionsstörungen, Enuresis, fahles Gesicht, dunkler Teint, Kältegefühl, Diarrhö, Sehstörungen aller Art, Epilepsie, Wechselfieber, Ängstlichkeit, Diabetes, Menstruationsstörungen, profuse Leukorrhö, Ödeme, Urolithiasis

Technik:
1,5–2 Zoll senkrecht leicht in Richtung zur Wirbelsäule, Moxibustion möglich

V 24
气海俞
»Einflußpunkt des ›Meer des Qi‹«
inductorium maris qi (Bl 24)
qìhaǐshū

Lage:
1,5 Zoll seitlich des Dornfortsatzes 3. LWK

Qualifikation:
»Einflußpunkt des Rückens« ind zur Beeinflussung des Qi (*inductorium dorsale maris qi*)

Wirkung:
Das Qi in das untere Calorium hinabführend, Qi und Xue regulierend, Lenden und Knie kräftigend

Indikationen:
Schmerzen in der Lendengegend, blutende Hämorrhoiden, Dysmenorrhö

Technik:
0,3–1 Zoll senkrecht, Moxibustion möglich

V 25
大肠俞
»Einflußpunkt des ›Dickdarm‹-Funktionskreises«
inductorium intestini crassi (Bl 25)
dàchángshū

Lage:
1,5 Zoll lateral Dornfortsatz 4. LWK, auf der Höhe des Beckenkamms

Qualifikation:
»Einflußpunkt des Rückens« ind für den »Dickdarm«-Funktionskreis (*inductorium dorsale o. intestini crassi*)

Wirkung:
Das Qi des *o. intestini crassi* bewegend, so die *oo. intestinorum et stomachi* regulierend, Nahrungsassimilation verbessernd, Lenden und Knie kräftigend

Indikationen:
Auftreibung des Unterleibes, Diarrhö oder Obstipation, erschwerte Urinausscheidung, Schmerzen in Bauch, Lenden und Rücken, Abmagerung, kolikartige Schmerzen der Eingeweide, Blut im Stuhl

Technik:
0,5–2 Zoll senkrecht, Moxibustion möglich

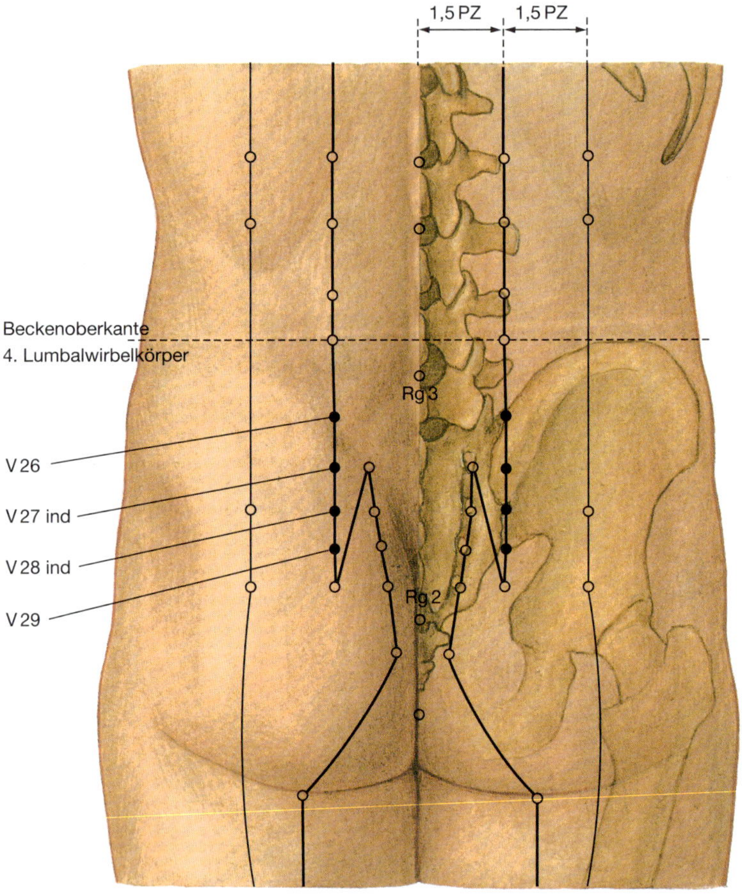
1,5 PZ
1,5 PZ
Beckenoberkante
4. Lumbalwirbelkörper
Rg 3
V 26
V 27 ind
V 28 ind
V 29
Rg 2

V 26

关元俞 **»Einflußpunkt des ersten Paßtores«**
inductorium primae clusarum (Bl 26)
guānyúanshū

Lage:
1,5 Zoll lateral Dornfortsatz 5. LWK, leicht oberhalb der Impression *spina iliaca posterior superior* (Michaelisraute)

Wirkung:
Das untere Calorium harmonisierend, das Qi dorthin absenkend, *humor* ausleitend, Lenden und Knie kräftigend

Indikationen:
Diarrhö, erschwerte Miktion, Enuresis, Schmerzen und Schwäche der Lenden, Neoplasien im gynäkologischen Raum

Technik:
0,5–2 Zoll senkrecht, Moxibustion möglich

V 27

小肠俞 **»Einflußpunkt des ›Dünndarm‹-Funktionskreises«**
inductorium intestini tenuis (Bl 27)
xiǎochángshū

Lage:
1,5 Zoll seitlich des 1. Sakralwirbels

Qualifikation:
»Einflußpunkt des Rückens« ind für den »Dünndarm«-Funktionskreis (*inductorium dorsale o. intestini tenuis*)

Wirkung:
Das Qi in das untere Calorium absenkend, die *oo. vesicalis et intestinorum* harmonisierend, *humor* kanalisierend, *calor* kühlend

Indikationen:
Enuresis, spärlicher, dunkler Urin, Hämaturie, rektale Schmerzen, Hämorrhoiden, unstillbarer Durst (Diabetes), Diarrhö, Gedunsenheit der unteren Extremitäten, kolikartige Bauchschmerzen, Kopfschmerz, Müdigkeit, *fluor albus*, Obstipation, Adnexitis, Enteritis

Technik:
0,5–2 Zoll senkrecht, Moxibustion möglich

V 28

膀胱俞 **»Einflußpunkt des ›Blasen‹-Funktionskreises«**
inductorium vesicale (Bl 28)
pánggūangshū

Lage:
1,5 Zoll seitlich des 2. Sakralwirbels

Qualifikation:
»Einflußpunkt des Rückens« ind für den »Blasen«-Funktionskreis (*inductorium dorsale o. vesicalis*)

Wirkung:
Qi vesicale kräftigend, Rücken beweglich machend

Indikationen:
Schmerzen im Blasenbereich, Miktionsstörungen aller Art, Enuresis, dunkler, spärlicher Urin, Obstipation, Diarrhö, Unterleibsschmerzen, Wadenkrämpfe, Steifigkeit der Knie, Rückensteifigkeit, lumbo-sakrale Schmerzen, gynäkologische Neoplasien

Technik:
0,3–1,5 Zoll senkrecht, Moxibustion möglich

V 29

中膂俞 **»Einflußpunkt für den mittleren Rücken«**
inductorium pro medio tergo (Bl 29)
zhōnglǚshū

Lage:
1,5 Zoll seitlich des 3. Sakralwirbels

Wirkung:
Das *qi renale* stützend, das *yin renale* mehrend, *calor o. vesicalis* kühlend

Indikationen:
Mangelnder Schweiß, Diarrhö mit blutigen oder eitrigen Einschlüssen, Verspannung, Schmerzhaftigkeit der Rückenmuskulatur

Technik:
0,3–1 Zoll senkrecht, Moxibustion möglich

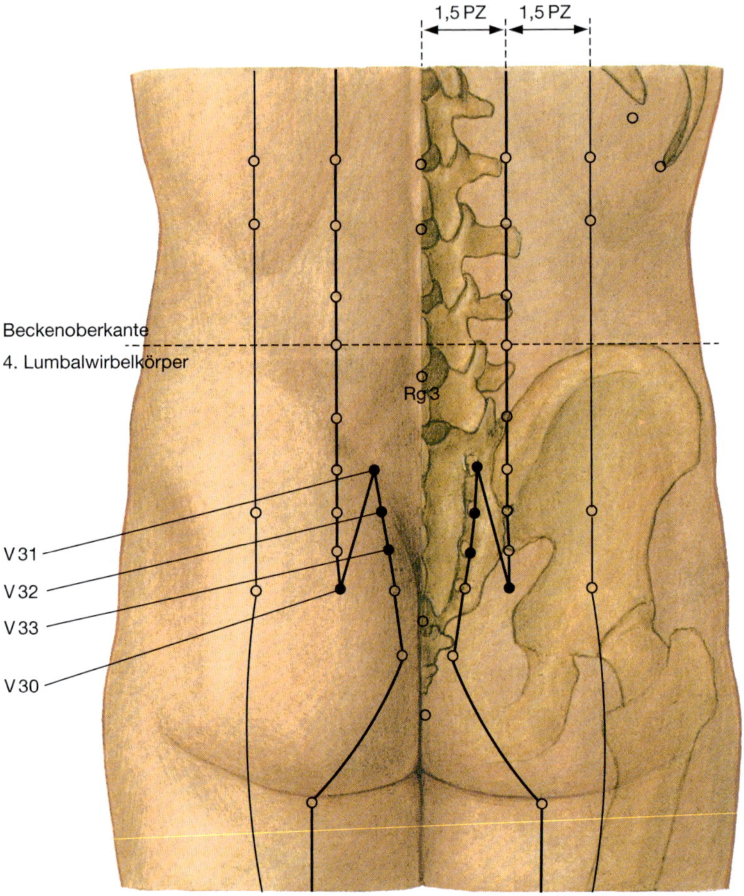
1,5 PZ
1,5 PZ
Beckenoberkante
4. Lumbalwirbelkörper
Rg 3
V 31
V 32
V 33
V 30

V 30

白环俞 **»Einflußpunkt des weißen Ringes«**
inductorium anuli candidi (Bl 30)
báihúanshū

Lage:
1,5 Zoll seitlich der Medianen in Höhe des 4. Sakralloches

Wirkung:
Das Qi in das untere Calorium hinabführend, *ventus* und *humor* eliminierend, *calor* kühlend, Schmerz stillend

Indikationen:
Miktionsstörungen, Enuresis, Obstipation, Schmerzen im Unterleib, infektiöse Prozesse, Beinschwäche, Hüftschmerzen, Kältegefühl, Spasmen, Verspannungen, *fluores*, heftige Blutungen außerhalb der Regel, Endometritis, Samenverlust

Technik:
0,5–2 Zoll senkrecht, Moxibustion möglich

V 31

上髎 **»Oberes Kellerloch«**
cella superior (Bl 31)
shàngjiáo, shàngliáo

Lage:
1. *foramen sacrale* neben dem 1. Sakralwirbel

Qualifikation:
»Verbindungspunkt« der Hauptleitbahnen der *oo. vesicalis et felleus*

Wirkung:
Das Qi in die *oo. vesicalis et renalis* absenkend, *calor* und *humor* eliminierend

Indikationen:
Miktionsstörungen, Obstipation, Übelkeit, Aufstoßen, Erbrechen, *fluores*, *prolapsus uteri*, Schmerzen in Lenden und Knie

Technik:
0,3–1,5 Zoll senkrecht, Moxibustion möglich

V 32

次髎 **»Das nächstfolgende Kellerloch«**
cella secunda (Bl 32)
cìjiáo, cìliáo

Lage:
2. *foramen sacrale* neben 2. Sakralwirbel

Wirkung:
Calor humidus aus dem unteren Calorium ausleitend

Indikationen:
Miktionsstörungen, spärlicher rötlicher Urin, Diarrhoe, kolikartige Bauchschmerzen, Schmerzen in Lenden und Genitalbereich, blutige oder eitrige Ausflüsse

Technik:
0,3–1,5 Zoll senkrecht, Moxibustion möglich

V 33

中髎 **»Mittleres Kellerloch«**
cella media (Bl 33)
zhōngjiáo, zhōngliáo

Lage:
3. *foramen sacrale*

Qualifikation:
»Verbindungspunkt« der Hauptleitbahnen des *o. felleus* und des *o. vesicalis*

Wirkung:
Qi und Xue im unteren Calorium kräftigend, harmonisierend, *depletio* kompensierend, *calor* kühlend

Indikationen:
Miktionsstörungen aller Art, Obstipation, Diarrhö, Kachexie, Regelstörungen und Ausflüsse, Unfruchtbarkeit der Frau

Technik:
0,2–1,5 Zoll senkrecht, Moxibustion möglich

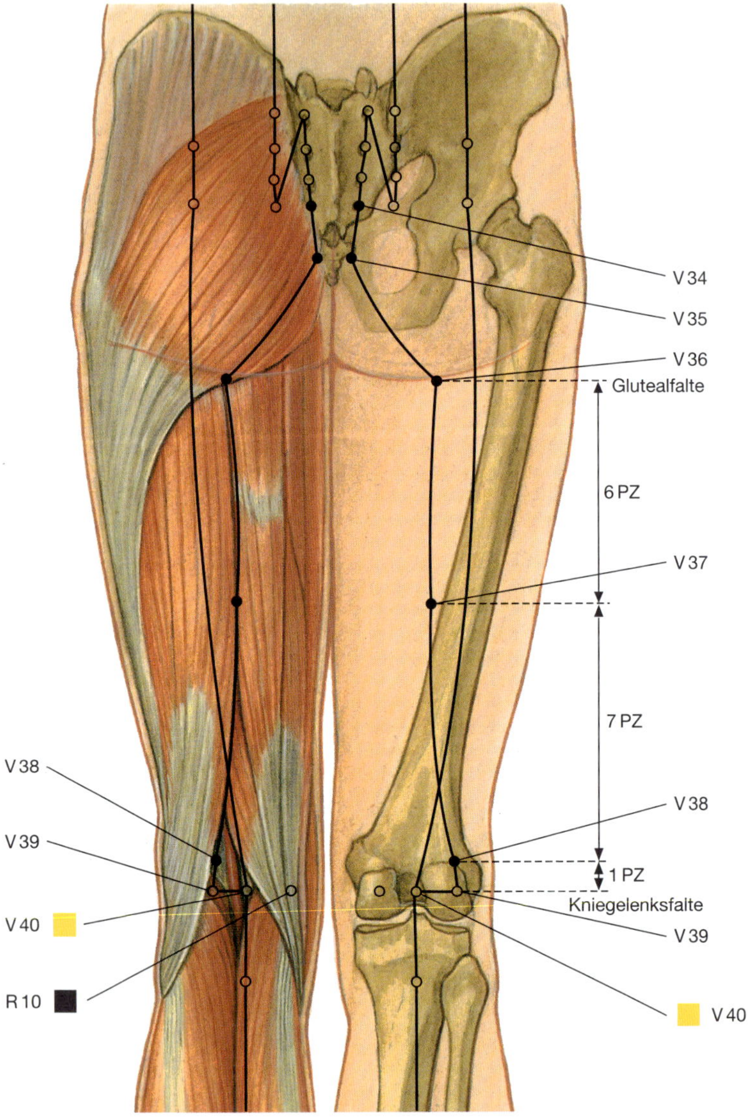
V 34
V 35
V 36
Glutealfalte
6 PZ
V 37
7 PZ
V 38
V 38
V 39
1 PZ
Kniegelenksfalte
V 39
V 40
V 40
R 10

V 34 **»Unteres Kellerloch«**
下髎 *cella inferior* (Bl 34)
xiàjiáo, xiàliáo

Lage:
4. *foramen sacrale*

Qualifikation:
»Verbindungspunkt« der Hauptleitbahnen des *o. felleus* und *o. vesicalis*

Wirkung:
Yin renale stützend, *qi vesicale* kräftigend, *calor* kühlend

Indikationen:
Miktionsstörungen aller Art, Obstipation, Diarrhö, blutige Stühle, Steifheit im Lendenbereich, Lendenschmerz, *fluores*

Technik:
0,2–1,5 Zoll senkrecht, Moxibustion möglich

V 35 **»Die zusammentreffenden Yang«**
会阳 *yang conventa* (Bl 35)
huìyáng

Lage:
0,5 Zoll neben dem Steißbein

Wirkung:
Defizienz des *yin renale* und *yang renale* kompensierend, *calor* und *calor humidus* ausleitend

Indikationen:
Regelstörungen aller Art, Lendenschmerz während der Regel, Hitze im Unterleib, kalter Schweiß am Genitale, eitriger, blutiger Ausfluß, Impotenz des Mannes, Diarrhö mit blutigen Einschlüssen, Hämorrhoiden, Beinschmerzen

Technik:
0,8–1,5 Zoll senkrecht, Moxibustion möglich

V 36 **»Spalte des Fleisches«**
承扶, 肉郄 *rima carnis* (Bl 36)
chéngfú, roùxì

Lage:
In der Mitte der Glutealfalte

Wirkung:
Depletio o. renalis kompensierend

Indikationen:
Obstipation, Schmerzen im Analbereich, Hämorrhoiden, Rücken- und Lendenschmerz, Genitalschmerz, Kälte im kleinen Becken, Miktionsstörungen, Ischialgie, Lähmungsgefühl der Beine

Technik:
0,7–3 Zoll senkrecht, Moxibustion möglich

V 37 **»Pforte des Femurs«**
殷门 *porta femoris* (Bl 37)
yīnmén

Lage:
Auf der Verbindungslinie zwischen V 36 und Kniegelenksfalte, 6 PZ unter V 36, 8 PZ über der Mitte der Kniegelenksfalte

Wirkung:
Humor umwandelnd und kanalisierend, Öffnung der Netzleitbahnen, Bewegung von Qi und Xue

Indikationen:
Ischialgie, Lumbago, Okzipitalkopfschmerz, Paralyse und Taubheit der unteren Extremität, Steifigkeit von Lenden und Rücken, Schwellungen des Oberschenkels, Luxation des Hüftgelenks, Diarrhö mit blutigen Einschlüssen

Technik:
0,7–3 Zoll senkrecht, Moxibustion möglich

V 38 **»Oberflächlicher Spalt«**
浮郄 *rima superficialis* (Bl 38)
fúxì

Lage:
1 Zoll oberhalb V 39

Wirkung:
Calor humidus und daraus resultierende Blockaden im unteren Calorium beseitigend, Paresen der unteren Extremität heilend

Indikationen:
Obstipation, dunkler, spärlicher Urin, Brechdurchfall, Krämpfe, Schwäche des Hüftgelenkes, Krämpfe im Unterschenkelbereich, Spasmen in der Kniekehle

Technik:
0,5–1,5 Zoll senkrecht, Moxibustion möglich

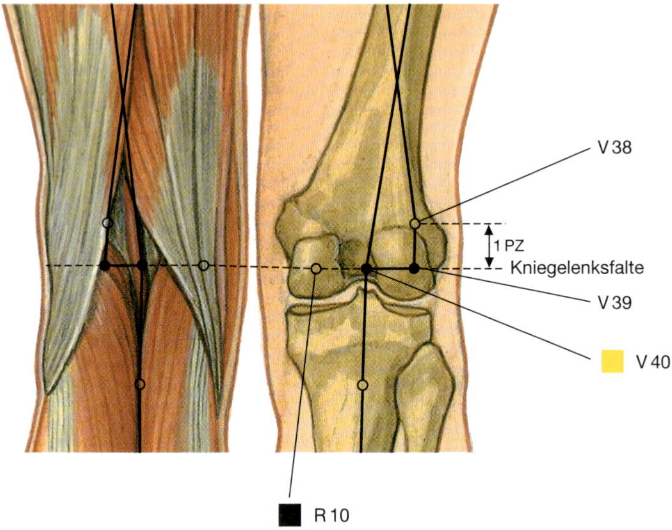
V 38
1 PZ
Kniegelenksfalte
V 39
V 40
R 10

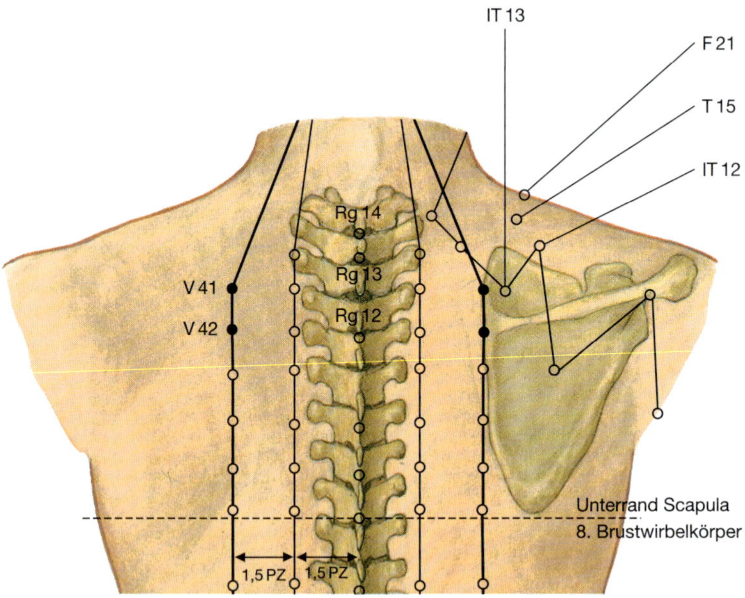
IT 13
F 21
T 15
IT 12
Rg 14
Rg 13
Rg 12
V 41
V 42
Unterrand Scapula
8. Brustwirbelkörper
1,5 PZ
1,5 PZ

V 39 **»Yang des Staugewässers«**

委阳 *yang lacunae* (Bl 39)
weǐyáng

Lage:
Am Außenrand der Kniegelenksfalte, am Innenrand der Sehne des *m. biceps femoris*

Qualifikation:
1. Ausgangspunkt der *paracardinalis vesicalis* (Leitbahnzweig des *o. vesicalis*)
2. »Vereinigungspunkt« der Fünf Induktorien an der unteren Extremität für den *o. tricalorii*

Wirkung:
Das Wasser kanalisierend, den *o. vesicalis* kräftigend

Indikationen:
Miktionsstörungen, trüber, milchiger Urin, Schwellungen in der Achselhöhle, Spannung und Druck in der Brust, Völlegefühl im Unterbauch, Urinverhalten, Hämorrhoiden, ziehende Lendenschmerzen, Nephritis, Cystitis, Enuresis

Technik:
0,7–1,5 Zoll senkrecht, Moxibustion möglich

V 40 **»Die Mitte des Staugewässers«**

委中 *medium lacunae* (Bl 40)
weǐzhōng

Lage:
In der Mitte der Kniegelenksfalte (*fossa poplitea*), wo ein Puls tastbar ist.

Qualifikation:
1. Ausgangspunkt für die *paracardinalis vesicalis* (Leitbahnzweig des *o. vesicalis*)
2. »Vereinigungspunkt« der Fünf Induktorien, Wandlungsphase »Erde«

Wirkung:
Oo. renalis et hepaticus stützend und regulierend, das Yang bändigend, *calor* kühlend, Lenden und Knie stärkend

Indikationen:
Rücken- und Lendenschmerz, Verrenkungen, Luxationen, Lumbalgie, Paresen und Lähmungen der Gliedmaßen, Halbseitenlähmung, Schwellung von Lenden und Beinen, Fieber ohne Schweiß, Brechdurchfall, Leibschmerzen, Enuresis, spontane Schweiße, Schweiße im Schlaf, Wechselfieber, Geschwüre, Kniegelenksentzündung

Technik:
0,5–1 Zoll senkrecht, auch blutige Nadelung, Moxibustion möglich

V 41 **»Angefügtes Teil«**

附分 *pars addita* (Bl 41)
fùfēn

Lage:
Höhe Dornfortsatz 2. BWK, 3 PZ lateral

Qualifikation:
»Verbindungspunkt« zwischen den Hauptleitbahnen des *o. vesicalis* und des *o. intestini tenuis*

Wirkung:
Species öffnend, *ventus* zerstreuend

Indikationen:
Krämpfe, Schmerzen, Spannung von Schulter und Rücken, Nackensteife

Technik:
0,3–0,8 Zoll senkrecht, Moxibustion möglich

V 42 **»Tür der Seele«**

魄户 *ostium animae* (Bl 42)
pòhù

Lage:
Höhe Dornfortsatz 3. BWK, 3 PZ lateral

Wirkung:
Das *qi pulmonale* stützend, Wehrenergie mobilisierend, das *po* (geistige Komponente) stützend

Indikationen:
Steifheit, Schmerzhaftigkeit der Nackenmuskulatur, Rücken- und Brustschmerzen, Keuchatmung. Lungenemphysem, Übelkeit, Brechreiz

Technik:
0,5–0,8 Zoll senkrecht, Moxibustion möglich

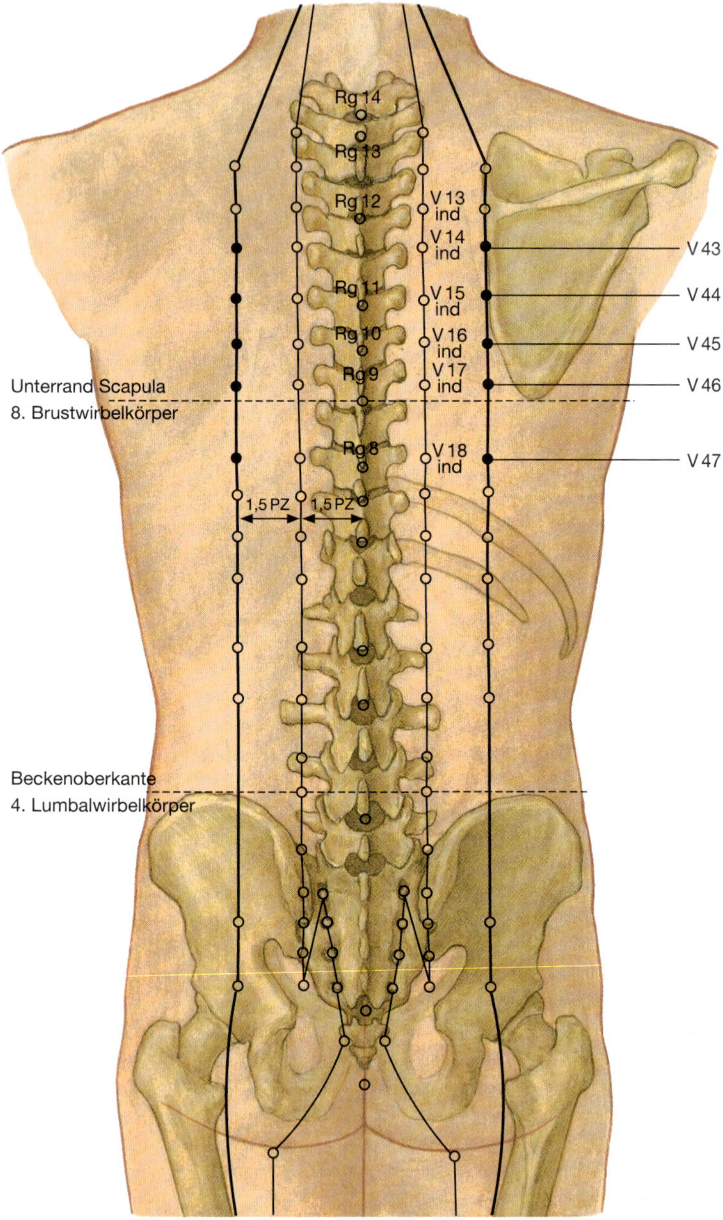
Rg 14
Rg 13
Rg 12
V 13 ind
V 14 ind
V 43
Rg 11
V 15 ind
V 44
Rg 10
V 16 ind
V 45
Rg 9
V 17 ind
V 46
Unterrand Scapula
8. Brustwirbelkörper
Rg 8
V 18 ind
V 47
1,5 PZ
1,5 PZ
Beckenoberkante
4. Lumbalwirbelkörper

V 43 **»Das Innere«**
膏肓 *venae et viscera* (Bl 43)
gāohuāng, gāohuāngshū

Lage:
Höhe Dornfortsatz 4. BWK, 3 PZ lateral

Wirkung:
Oo. lienalis et hepaticus stützend, *qi pulmonale* regulierend, Assimilationskraft stärkend

Indikationen:
Erschöpfung mit Husten, blutigem Auswurf, Tuberkulose, Abmagerung, Samenverlust im Schlaf, Vergeßlichkeit, Koordinationsstörungen, Rückenschmerzen, Bronchitis, Asthma

Technik:
In lateraler Richtung schräg 0,5–1 Zoll, Moxibustion empfehlenswert

V 44 **»Vorhof der konstellierenden Kraft«**
神堂 *atrium shen* (Bl 44)
shéntáng

Lage:
Höhe Dornfortsatz 5. BWK, 3 PZ lateral

Wirkung:
Ventus und *humor venti* ableitend

Indikationen:
Verspannung, Schmerzhaftigkeit der Rükkenmuskulatur, Husten, Spannungsgefühl, Schluckauf

Technik:
0,3–0,8 Zoll schräg nach außen, Moxibustion möglich

V 45 **»Trefflich!«**
譩譆 *exoptatum!* (Bl 45)
yìxǐ

Lage:
Höhe Dornfortsatz 6. BWK, 3 PZ lateral

Wirkung:
»Oberfläche« öffnend, *ventus* zerstreuend, *calor venti, calor humidus* ableitend

Indikationen:
Völlegefühl, Tympanie, Ascites, Appetitverlust, Schüttelfrost, Schulter-, Rückenschmerzen, Atembeschwerden, »Schleim«-Befund, Husten, Asthma, Fieber ohne Schweiß

Technik:
0,5 Zoll schräg, Moxibustion möglich

V 46 **»Paßtor des Zwerchfells«**
膈关 *clusa diaphragmatis* (Bl 46)
géguān

Lage:
Höhe Dornfortsatz 7. BWK, 3 PZ lateral

Wirkung:
Das Qi der *oo. pulmonalis et lienalis* kräftigend, »Oberfläche« offenhaltend, *ventus, humor* austreibend

Indikationen:
Verspannungsschmerzen der Rückenmuskulatur, diffuse Körperschmerzen, Übelkeit, Schluckauf, saures Aufstoßen, Auswurf von dünnem Schleim, Druckgefühl auf der Brust, Beklemmungsgefühl, Obstipation, Diarrhö

Technik:
0,5–0,8 Zoll senkrecht, Moxibustion möglich

V 47 **»Pforte des Animus«**
魂门 *porta animi* (Bl 47)
húnmén

Lage:
Höhe Dornfortsatz 9. BWK, 3 PZ seitlich

Wirkung:
Das Qi der Leibesmitte stützend (insbesondere den *o. hepaticus; hun,* lat. *animus,* ist der geistige Aspekt des *o. hepaticus*)

Indikationen:
Verdauungsstörungen, Übelkeit, Brechreiz, Diarrhö, Obstipation, dunkel gefärbter Urin, verminderter Urin, Schmerzen im Hypochondrium

Technik:
0,5–0,8 Zoll schräg, Moxibustion möglich

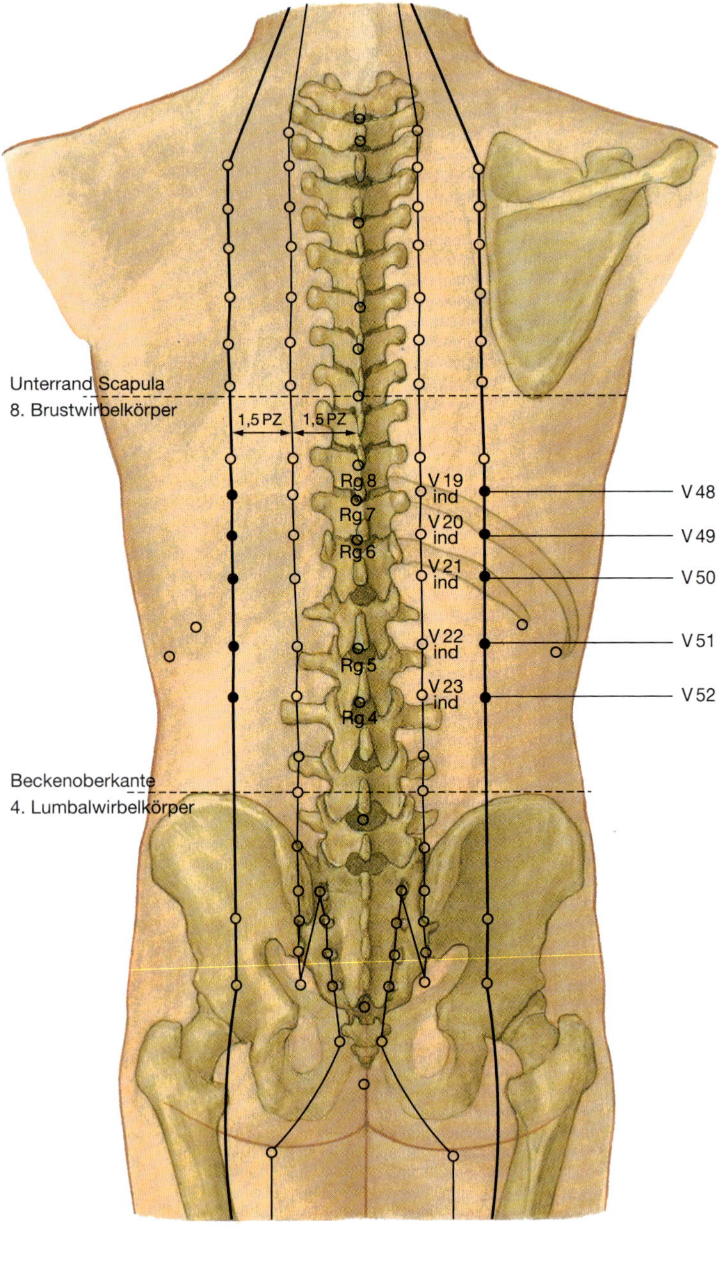
Unterrand Scapula
8. Brustwirbelkörper
1,5 PZ
1,5 PZ
Rg 8
Rg 7
Rg 6
Rg 5
Rg 4
V 19 ind
V 20 ind
V 21 ind
V 22 ind
V 23 ind
V 48
V 49
V 50
V 51
V 52
Beckenoberkante
4. Lumbalwirbelkörper

V 48 **»Generalpunkt des Yang«**
阳纲 *generale yang* (Bl 48)
yánggāng

Lage:
Höhe Dornfortsatz 10. BWK, 3 PZ lateral

Wirkung:
Das Yang der *oo. stomachi et intestinorum* kräftigend, Ausscheidungen regulierend

Indikationen:
Schmerzen im Unterleib, Appetitlosigkeit, Obstipation oder Diarrhö, spärlicher, dunkler Urin, Auftreibung des Unterleibes, Ikterus, Müdigkeit, Cholezystitis

Technik:
0,5–0,8 Zoll schräg, Moxibustion möglich

V 49 **»Haus der Phantasie«**
意舍 *domus phantasiae* (Bl 49)
yìshè

Lage:
Höhe Dornfortsatz 11. BWK, 3 PZ lateral

Wirkung:
Das Qi der »Mitte«, aber auch *oo. hepaticus et felleus* regulierend, *o. pulmonalis* stützend

Indikationen:
Völlegefühl, Tympanie, Diarrhö, Schmerzen im Rücken, Appetitlosigkeit, Brechreiz, Erbrechen

Technik:
0,5–0,8 Zoll schräg, Moxibustion möglich

V 50 **»Der Getreidespeicher ›Magen‹-Funktionskreis«**
胃仓 *granarium stomachi* (Bl 50)
wèicāng

Lage:
Höhe Dornfortsatz 12. BWK, 3 PZ lateral

Wirkung:
O. stomachi kräftigend, Verdauung regulierend

Indikationen:
Spannungsgefühl, Tympanie im Bauch, Inappetenz, Schmerzen in der Magengrube, Rückenschmerzen, Gedunsenheit

Technik:
0,5–0,8 Zoll schräg, Moxibustion möglich

V 51 **»Das Tor des Inneren«**
肓门 *porta viscerum* (Bl 51)
huāngmén

Lage:
Höhe Dornfortsatz 1. LWK, 3 PZ seitlich

Wirkung:
Calor und *calor repletionis* der »Mitte« zerstreuend

Indikationen:
Schmerzen der Leibesmitte, Obstipation, Mastopathie

Technik:
0,5–0,8 Zoll senkrecht, Moxibustion möglich

V 52 **»Zimmer der Potenz«**
志室 *conclave potentiae* (Bl 52)
zhìshì

Lage:
Höhe Dornfortsatz 2. LWK, 3 PZ seitlich

Wirkung:
Das *qi renale* erhaltend und kräftigend

Indikationen:
Schwellung und Schmerzen im Genitale, Rückenschmerzen, Krämpfe, Verspannungen, Samenverluste im Schlaf, Miktionsstörungen aller Art, Gedunsenheit, Übelkeit, Brechreiz, Schmerzen und Spannungen in der Leibesmitte, Brechdurchfall

Technik:
0,5–0,8 Zoll senkrecht, Moxibustion möglich

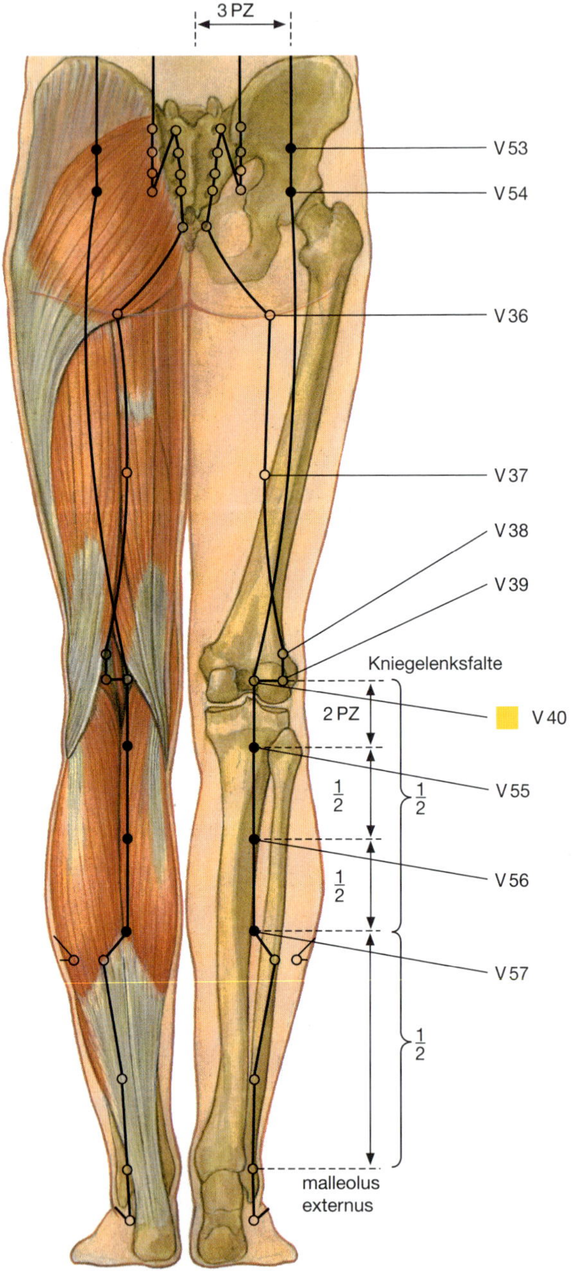
3 PZ
V 53
V 54
V 36
V 37
V 38
V 39
Kniegelenksfalte
2 PZ
V 40
V 55
1/2
1/2
V 56
1/2
V 57
1/2
malleolus
externus

V 53 **»Die eingewickelten Eingeweide«**
胞肓 *viscera involuta* (Bl 53)
bāohuāng

Lage:
Auf Höhe des 2. *foramen sacrale*, 3 PZ seitlich der Mittellinie

Wirkung:
Humor und *calor humidus* der »Mitte« und des unteren Caloriums austreibend

Indikationen:
Verdauungsstörungen, Obstipation oder Diarrhö, Miktionsstörungen aller Art bis zum Harnverhalten, Gedunsenheit, Schwellung des Genitale, Schmerzen in Rücken und Lenden

Technik:
0,5–1,5 Zoll senkrecht, Moxibustion möglich

V 54 **»Der nachfolgende Rand«**
秩边 *margo subsequens* (Bl 54)
zhìbiān

Lage:
Auf der Höhe des 4. *foramen sacrale*, 3 PZ seitlich der Mittellinie

Wirkung:
Humor und *calor depletionis* im unteren Calorium korrigierend

Indikationen:
Schmerzen im Steißbein, Schmerzen im Genitale, analer und rektaler Schmerz, spärlicher Urin, Hämorrhoiden, Rektumprolaps, Obstipation, motorische Störungen und Schmerzen der unteren Extremität

Technik:
0,5–2 Zoll senkrecht

V 55 **»Die verbundenen Yang«**
合阳 *yang coniuncta* (Bl 55)
héyáng

Lage:
2 Zoll unterhalb V 40

Wirkung:
O. hepaticus regulierend, *calor* des Xue kühlend, *ventus* zerstreuend

Indikationen:
Krampfhafte Verspannungen der Lenden- und Rückenmuskulatur, ziehende Schmerzen im Bauch, Kniegelenksschmerz und -schwellung, *fluores*, Uterusblutungen

Technik:
0,5–1 Zoll senkrecht, Moxibustion möglich

V 56 **»Stützung des Bewegungsapparates«**
承筋 *recipiens nervos* (Bl 56)
chéngjīn

Lage:
In der Mitte zwischen V 55 und V 57

Wirkung:
O. hepaticus stützend, *ventus* austreibend, *calor humidus* ausleitend

Indikationen:
Spastische Verspannung von Lenden- und Rückenmuskulatur, Lähmung der unteren Extremitäten, Schwellung in der Axilla, Miktionsstörungen, Obstipation, Nasenbluten, Hämorrhoiden

Technik:
Eventuell senkrecht bis 0,5 Zoll, Moxibustion empfehlenswert

V 57 **»Säule des Fleisches«**
承山, 肉柱 *columna carnis* (Bl 57)
chéngshān, ròuzhù

Lage:
In der Vertiefung zwischen den Gastrocnemius-Köpfen oder in der Mitte der Linie zwischen V 40 und V 60

Wirkung:
Das Qi der »Mitte« und des *o. hepaticus* kräftigend und regulierend, *calor* kühlend, *humor* ausleitend, Hämorrhoiden heilend

Indikationen:
Gedunsenheit, Geschwüre, Rötung des Fußes, Schmerzhaftigkeit von Fuß und Unterschenkel, Schmerz in Lenden und Beinen, Paralyse der unteren Extremität, Muskelverspannungen, Obstipation, Halsschmerzen, *prolapsus ani*, Analfissur, Hämorrhoiden aller Art, Verdauungsstörungen

Technik:
0,5–2 Zoll senkrecht, Moxibustion möglich

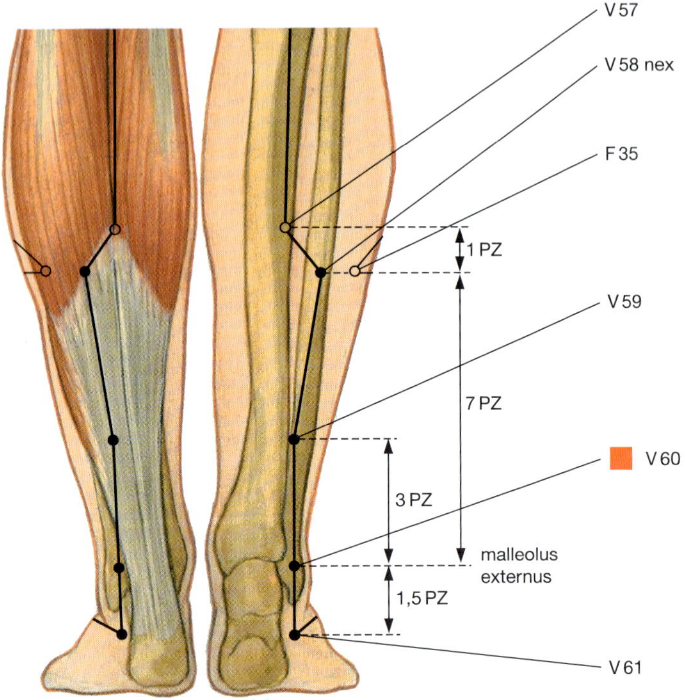
V 57
V 58 nex
F 35
1 PZ
V 59
7 PZ
V 60
3 PZ
malleolus externus
1,5 PZ
V 61

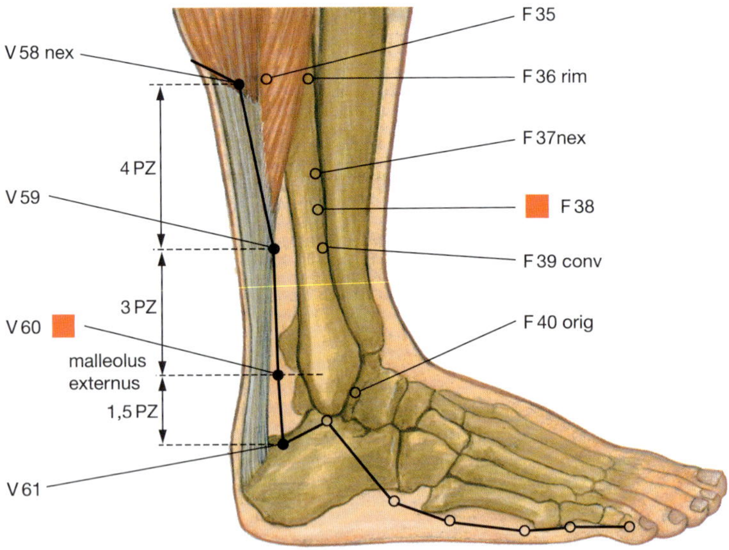
F 35
V 58 nex
F 36 rim
F 37nex
4 PZ
F 38
V 59
F 39 conv
3 PZ
F 40 orig
V 60
malleolus externus
1,5 PZ
V 61

V 58 **»Das zurückweichende Yang«**

飞阳, 厥阳 *yang flectens* (Bl 58)
fēiyáng, júeyáng

Lage:
7 PZ proximal V 60, am lateralen Rand des *m. gastrocnemius*, 1 Zoll unterhalb V 57, gleiche Höhe F 35/F 36

Qualifikation:
»Verknüpfungspunkt« nex der Leitbahn, dadurch Verbindung zur gekoppelten Yin-Leitbahn (Hauptleitbahn des *o. renalis*)

Wirkung:
Ventus, humor, calor aus dem mittleren Calorium austreibend

Indikationen:
Kopfschmerz, unscharfe Sicht, Schwäche und Schmerzen des Beines und des unteren Rückens, Unterschenkelschmerzen, Miktionsstörungen, Schmerzhaftigkeit der Augen, Rötung, Verspannung der Muskulatur, verstopfte Nase, Nasenbluten, epileptiforme Anfälle, rheumatische Arthritis, Nephritis, Cystitis

Technik:
0,5–2 Zoll senkrecht, Moxibustion möglich

V 59 **»Yang der Ferse«**

跗阳 *yang tarsi* (Bl 59)
fūyáng

Lage:
3 Zoll senkrecht über V 60

Qualifikation:
1. »Verbindungspunkt« zwischen der Hauptleitbahn des *o. vesicalis* und der »Emporsteigenden Yang-Leitbahn« (*sinarteria ascendens yang*)
2. »Spaltpunkt« rim der »Emporsteigenden Yang-Leitbahn« (*sinarteria ascendens yang*)

Wirkung:
Depletio der *oo. hepaticus et renalis* behebend, das Qi nach unten führend

Indikationen:
Kopfschmerz mit Schweregefühl, Hitzewallungen, Brechdurchfall, Krämpfe der Gliedmaßen, schmerzhafte Lenden, Oberschenkelschmerz, Lähmung der unteren Extremitäten, Schwellung und Schmerzen des *malleolus externus*

Technik:
0,5–1 Zoll senkrecht, Moxibustion möglich

V 60 **»Olympus«**

昆仑 *olympus* (Bl 60)
kúnlún

Lage:
Auf der horizontalen Linie in der Mitte zwischen dem *malleolus externus* und der Achilles-Sehne

Qualifikation:
»Durchgangspunkt« der Fünf Induktorien, Wandlungsphase »Feuer«

Wirkung:
O. hepaticus stützend, das Qi bewegend, das *qi renale* bewegend, *ventus* austreibend, Netzbahnen durchgängig machend, Bewegungsapparat stärkend, Hüfte kräftigend

Indikationen:
Kopfschmerz, Steifigkeit des Nackens, Schwindel, Verkrampfung von Schulter und Rücken, Spasmen und Paresen der Extremitäten, stechende, reißende Schmerzen in den Augen, Krämpfe und Zuckungen der kleinen Kinder, Nasenbluten, Knöchelschwellungen, Fußschmerzen, Schwellungsschmerz des Knies, Knotengefühl, Genitalschwellung, erschwerte Geburt

Technik:
0,3–1 Zoll senkrecht, Moxibustion möglich

V 61 **»Der Diener grüßt«**

仆参 *servi salutatio* (Bl 61)
púcān

Lage:
1,5 Zoll senkrecht unter V 60, eine Vertiefung am Fersenbein

Qualifikation:
»Verbindungspunkt« zwischen der Hauptleitbahn des *o. vesicalis* und der »Emporsteigenden Yang-Leitbahn« (*sinarteria ascendens yang*)

Wirkung:
O. hepaticus stützend, harmonisierend, *ventus* besänftigend, Bewegungsapparat kräftigend

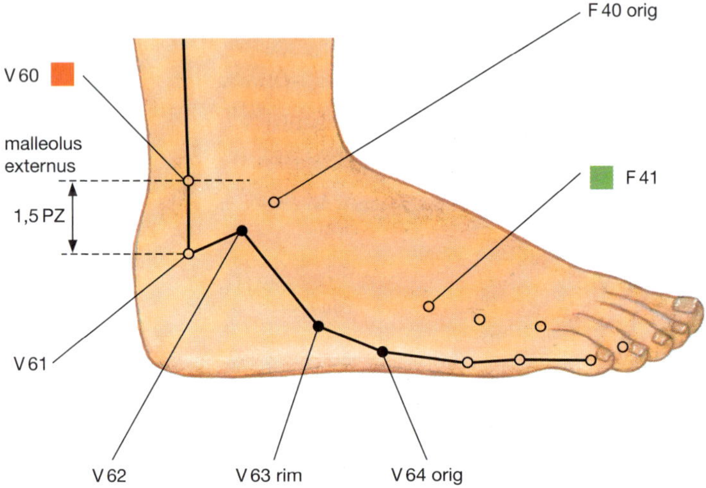
F 40 orig
V 60
malleolus
externus
F 41
1,5 PZ
V 61
V 62
V 63 rim
V 64 orig

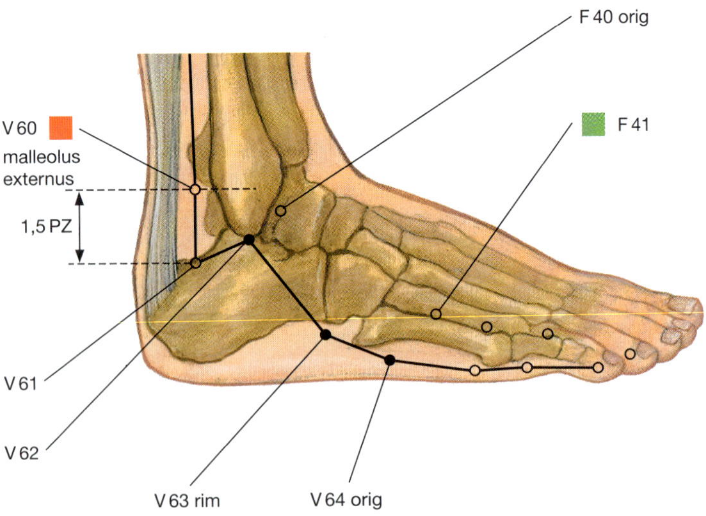
F 40 orig
V 60
malleolus
externus
F 41
1,5 PZ
V 61
V 62
V 63 rim
V 64 orig

Indikationen:
Lähmungsgefühl der Füße, Schmerzen in Fuß, Knöchel und Ferse, Schwellung Fuß und Knie, Brechdurchfall, Wadenkrämpfe, epileptiforme Symptome, Halluzinationen, Miktionsstörungen

Technik:
0,2–0,5 Zoll senkrecht, Moxibustion möglich

V 62 **»Ursprung der ›Emporziehenden Yang-Leitbahn‹«**
申脉 *origo ascendentis yang* (Bl 62)
shēnmò, shēnmài

Lage:
In einer Vertiefung am unteren Rand des *malleolus lateralis*

Qualifikation:
Ursprung der »Emporsteigenden Yang-Leitbahn« *(sinarteria ascendens yang)*

Wirkung:
Das *qi hepaticum* stützend, harmonisierend, Bewegungsapparat entkrampfend, die »Emporsteigende Yang-Leitbahn« (*sinarteria ascendens yang*) durchgängig machend, Bewußtsein klärend

Indikationen:
Kopfschmerz, Drehschwindel, Schmerzen in Lenden und Beinen, Apoplexie, Halbseitenlähmung, Facialisparese, Sprachverlust, epileptische Anfälle am Tage, spontane Schweiße, Unterschenkelschmerzen, Schwäche von Hüften und Beinen, Einknicken der Fußgelenke, Steifheit von Fuß und Kniegelenk, Schmerzen im Unterleib während der Menstruation, Tinnitus, Palpitationen, Schlafstörungen, Malposition des Feten

Technik:
0,3–0,5 Zoll senkrecht, Moxibustion möglich

V 63 **»Das eherne Tor«**
金门 *porta metalli* (Bl 63)
jīnmén

Lage:
Anterio inferior vom *malleolus externus* in einer Vertiefung unter dem *os cuboideum*, in der Mitte zwischen V 62 und V 64

Qualifikation:
»Spaltpunkt« rim der Hauptleitbahn des *o. vesicalis*

Wirkung:
Ventus besänftigend, das *qi hepaticum* stützend und regulierend, Krämpfe und Paresen lösend

Indikationen:
Epilepsie, infantile Konvulsionen, Nackenschmerz, Schmerzen des *malleolus externus*, Brechdurchfall, Wadenkrämpfe, Kniegelenksschmerz

Technik:
0,3–0,5 Zoll senkrecht, Moxibustion möglich

V 64 **»Pyramidenknochen«**
京骨 *os pyramidale* (Bl 64)
jīnggŭ

Lage:
An der Grenze von »weißem zu rotem Fleisch«, unterhalb der *tuberoitas* des 5. Metatarsale

Qualifikation:
»Originalis« orig (Punkt, wo das Ur-Qi erreicht werden kann)

Wirkung:
Ventus austreibend, sedierend, Bewußtsein klärend

Indikationen:
Kopfschmerz, Encephalitis, Epilepsie, Nackensteife, Palpitationen, Fieber mit Krämpfen, Schleier vor den Augen, Rötung der Augen, Nasenbluten, Schwindel, Schreckhaftigkeit, Inappetenz, Durstlosigkeit, Schmerzen der Lenden, Hüftgelenke, Knie, Fuß

Technik:
0,3–1 Zoll senkrecht, Moxibustion möglich

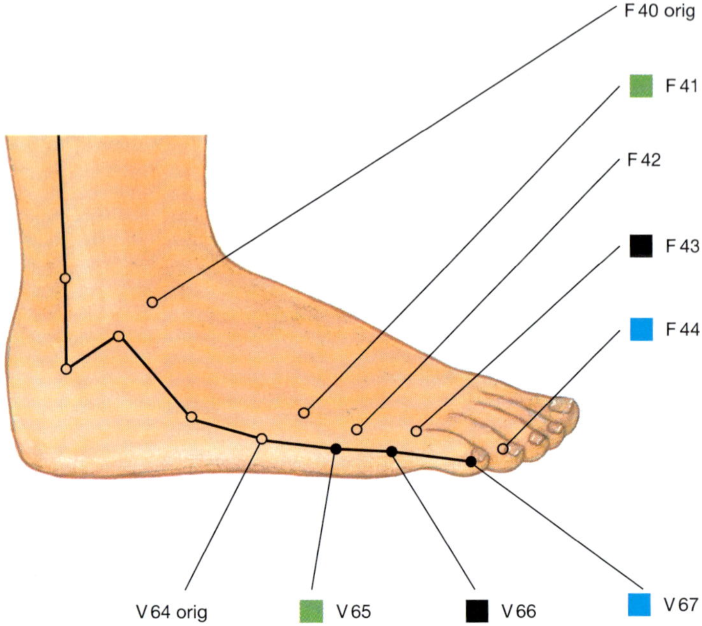
F 40 orig
F 41
F 42
F 43
F 44
V 64 orig
V 65
V 66
V 67

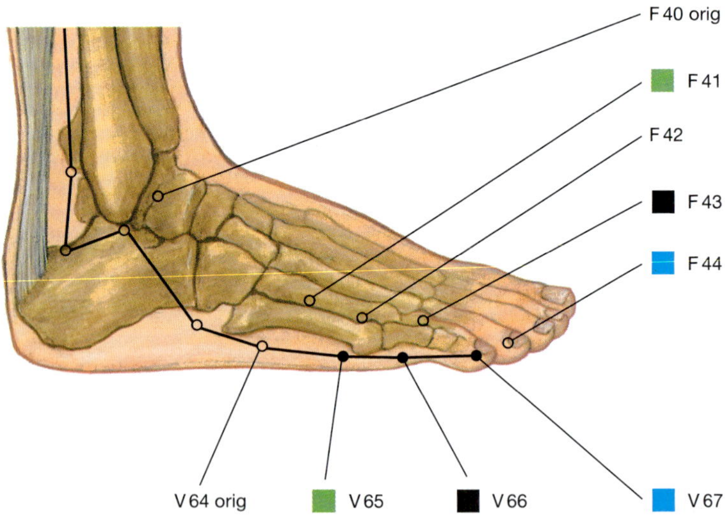
F 40 orig
F 41
F 42
F 43
F 44
V 64 orig
V 65
V 66
V 67

V 65 **»Der geschnürte Knochen«**

束骨 *os ligatum* (Bl 65)
shùgŭ

Lage:
Unterhalb und proximal des 5. Metatarsalis-Köpfchens, Grenze von »weißem zu rotem Fleisch«

Qualifikation:
»Induktorium« der Fünf Induktorien, Wandlungsphase »Holz«

Wirkung:
Qi der »Mitte« stützend, *ventus, humor, calor* ausleitend

Indikationen:
Epilepsie, Raserei, Schwindel, Drehschwindel, Nackenverspannung, Schüttelfrost, Fieber, gerötete Augen, Geschwüre und Exantheme am Rücken, Urticaria, Schwerhörigkeit, Taubheit, gelbe Skleren, Tränenfluß, Wechselfieber, Hämorrhoiden, Steißbeinschmerz, Wadenschmerz, Steifigkeit der Hüfte, Lendenschmerz, Knotengefühl im Kniegelenk

Technik:
0,3–0,5 Zoll senkrecht, Moxibustion möglich

V 66 **»Das verbindende Tal der ›Blasen‹-Leitbahn«**

通谷, 足通谷 *vallis communicans vesicalis*
tōnggŭ, zútōnggŭ (Bl 66)

Lage:
Auf der fibularen Seite der kleinen Zehe, distal vom Metatarso-Phalangeal-Gelenk

Qualifikation:
»Punkt des Ausgießens« der Fünf Induktorien, Wandlungsphase »Wasser«

Wirkung:
In den *oo. hepaticus et lienalis* das Qi kräftigend, *ventus, humor* eliminierend

Indikationen:
Benommenheit, Schwindel, Schreckhaftigkeit, Nackenschmerz und -steifigkeit, Nasenbluten, Fehlsichtigkeit, Wechselfieber mit Husten, Brustbeklemmung, Verdauungsstörung

Technik:
0,2–0,3 Zoll senkrecht, Moxibustion möglich

V 67 **»Das äußerste Yin «**

至阴 *yin supremum* (Bl 67)
zhìyīn

Lage:
An der fibularen Seite der kleinen Zehe, 0,1 Zoll proximal des Nagelwinkels

Qualifikation:
»Brunnenpunkt« der Fünf Induktorien, Wandlungsphase »Metall«

Wirkung:
Das *yin renale* stützend, *oo. renalis et hepaticus* kräftigend, harmonisierend, *ventus internus* bewältigend, Schwangerschaft und Geburt harmonisierend

Indikationen:
Miktionsstörungen, Samenverlust, Schwäche von Fuß und Bein, Hitze der Fußsohlen, Schwellung Fuß und Knie, Wechselfieber, Schweißlosigkeit, Hautjucken, Störungen der Schwangerschaft, besonders vorzeitige Wehen, Malposition des Feten, erschwerte Geburt, Schleierbildung im Auge, Augenschmerz, besonders innerer Canthus, Grippebefunde, Kopfschmerzen, verstopfte Nase, Brustbeklemmung, Muskelverspannungen, Wadenkrämpfe

Technik:
0,1–0,2 Zoll senkrecht, Moxibustion besonders zur Stützung des *yin renale*

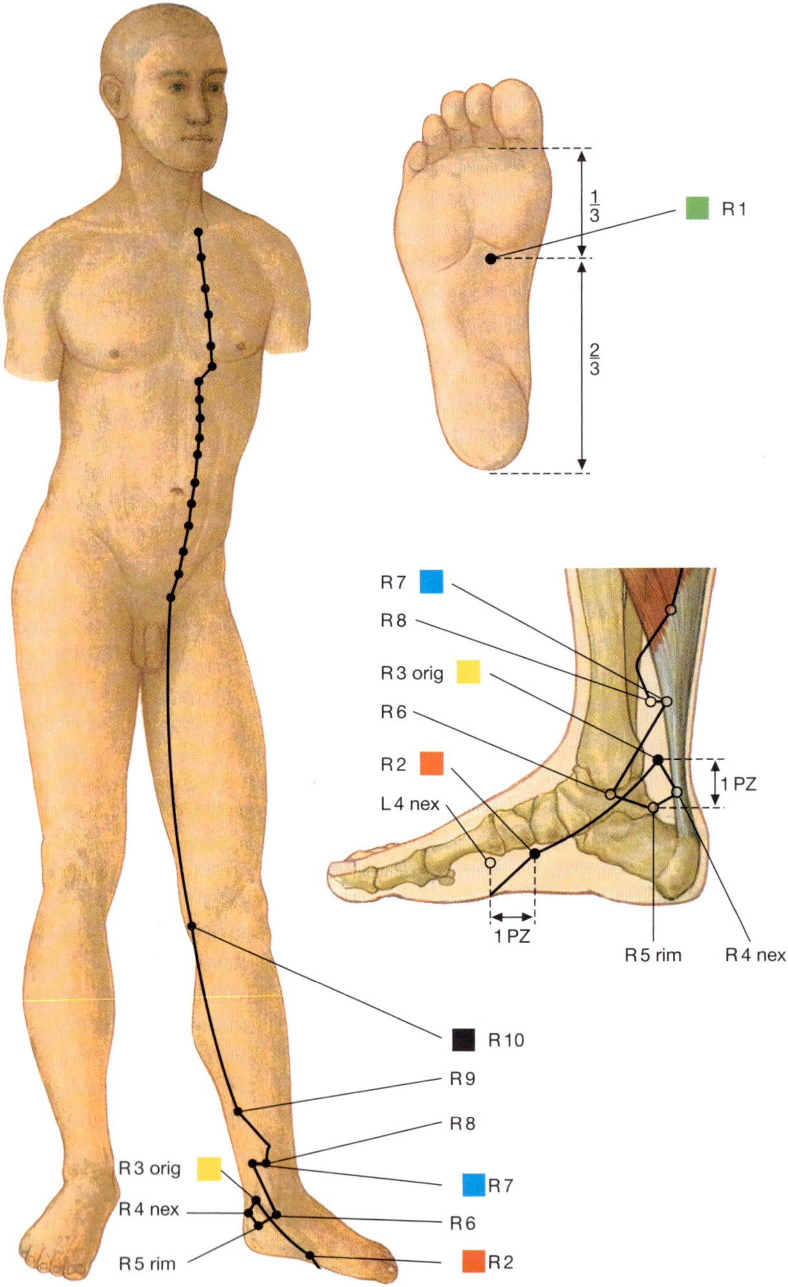
1/3
R 1
2/3
R 7
R 8
R 3 orig
R 6
R 2
L 4 nex
1 PZ
1 PZ
R 5 rim
R 4 nex
R 10
R 9
R 8
R 3 orig
R 7
R 4 nex
R 6
R 5 rim
R 2

Die Reizpunkte der Hauptleitbahn des *orbis renalis* R (»Niere« Ni)

Die Yin minor (kleines Yin)-Leitbahn des Fußes

R 1 »Die emporsprudelnde Quelle«

涌泉 *fons scatens* (Ni 1)
yǒngquán

Lage:
In einer Vertiefung auf der Mitte der Fußsohle zwischen 2. und 3. Metatarso-Phalangeal-Gelenk, ungefähr an der Grenze vom 1. zum 2. Drittel der Fußsohle (die Zehen nicht eingeschlossen)

Qualifikation:
»Brunnenpunkt« der Fünf Induktorien, Wandlungsphase »Holz«

Wirkung:
Den Qi-Mechanismus regulierend und stützend, Sinnesöffnungen freimachend, sedierend

Indikationen:
Dunkler Teint, Ängstlichkeit, Schwäche von Fuß und Knie, Vergeßlichkeit, Impotenz, Lendenschmerz, Hitze der Fußsohlen, Schlafstörungen, Fußsohlenschmerz, Schwindel, Scheitelkopfschmerz, Nasenbluten, Sehstörungen, Reizbarkeit, Krämpfe, Wadenkrämpfe, Verspannung Rücken und Nacken, Halsschwellung, Fieber, Ohnmacht, Schock, Müdigkeit, Abgeschlagenheit, Obstipation oder Diarrhö, Bauchbeklemmung, Brustspannung, Asthma, Ikterus, Miktionsstörung, Husten, Durst, allgemeine Trockenheit, Hitzschlag, Apoplexie, Hypertonus, Epilepsie, Zahnschmerzen

Technik:
0,2–1 Zoll senkrecht, Moxibustion möglich, Massage

R 2 »Drachenquelle«

然谷，龙泉 *fons draconis* (Ni 2)
rángǔ, lóngqúan

Lage:
In einer Vertiefung vor und unterhalb des Unterrandes des *os naviculare*, 1 Zoll proximal L 4

Qualifikation:
»Punkt des Ausgießens« der Fünf Induktorien, Wandlungsphase »Feuer«

Wirkung:
Oo. hepaticus et renalis stützend und harmonisierend, das Xue kühlend

Indikationen:
Furchtsamkeit, Ängstlichkeit, Kurzatmigkeit, rasche Erschöpfbarkeit, spontane Schweiße, Schweiße während des Schlafes, Lendenschwäche, Knieschwäche, Impotenz, Regelstörungen, Senkungsbeschwerden, *fluores*, *pruritus vulvae*, irreguläre Blutungen, Samenverlust, Diabetes, Cystitis, Halsschwellung, Nervosität, Unruhe, Leibschmerz, Blutungen, Wechselfieber, Obstipation oder Diarrhö, Miktionsstörungen, Hämaturie, Ikterus, Ödemneigung

Technik:
0,3–1,5 Zoll senkrecht, Moxibustion möglich

R 3 »Mächtiger Wasserlauf«

太溪 *rivulus maior* (Ni 3)
taìxī

Lage:
Auf der Mitte der Verbindungslinie zwischen *malleolus medialis* und der Achilles-Sehne (Puls tastbar)

Qualifikation:
1. »Induktorium« der Fünf Induktorien, Wandlungsphase »Erde«
2. »Originalis« orig (Punkt, wo das Ur-Qi erreicht werden kann)

Wirkung:
Das *qi renale et hepaticum* stützend, regulierend, *calor* kühlend, Lenden und Knie kräftigend

Indikationen:
Miktionsstörungen, Enuresis, Unfruchtbarkeit bei Mann und Frau, Libidoverlust, *algor* bedingte stechende Schmerzen im Unterbauch und Genitale, Schmerzen in Lenden und Kraftlosigkeit, Zusammenschnürung des Halses, Husten, blutiger Auswurf, Mastitis, Regelstörungen, Fieber ohne Schweiß, Muskelspasmen, Husten, viel Schleim, Druck in Leibesmitte, Obstipation, Inappetenz, Abmagerung, Kälte der Extremitäten, häufiges Gähnen, Abgeschlagenheit, Schlafsucht, Schlaflosigkeit, Nephri-

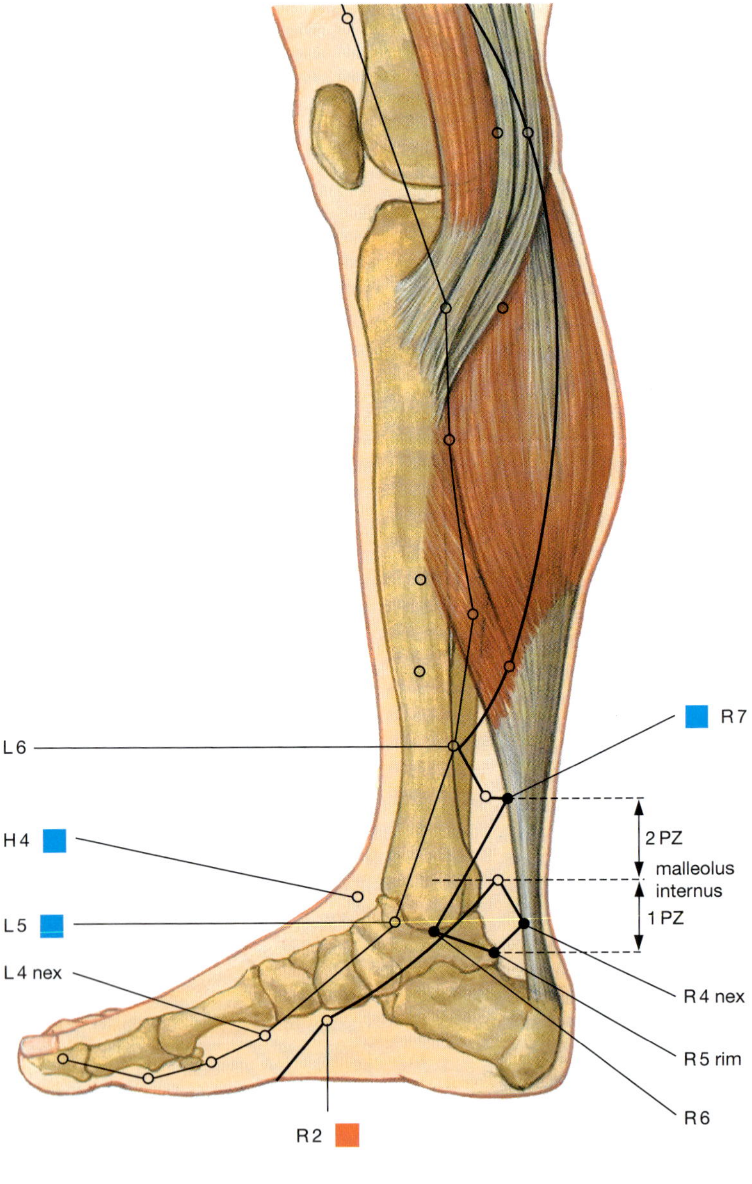
R 7
L 6
H 4
2 PZ
malleolus
internus
L 5
1 PZ
L 4 nex
R 4 nex
R 5 rim
R 6
R 2

tis, Cystitis, Laryngitis, Schwerhörigkeit, Tinnitus, Uterusvorfall, Lähmung untere Extremitäten, Fußsohlenschmerz, Asthma, Emphysem, Diabetes, Zahnschmerz

Technik:
0,3–1 Zoll senkrecht, Moxibustion möglich

R 4 **»Die große Glocke«**
大钟 *campana magna* (Ni 4)
dàzhōng

Lage:
Am inneren Rand des Ansatzes der Achilles-Sehne, schräg unterhalb *malleolus medialis*

Qualifikation:
»Verknüpfungspunkt« nex der Leitbahn, dadurch Verbindung zur gekoppelten Yang-Leitbahn (Hauptleitbahn des *o. vesicalis*)

Wirkung:
O. lienalis kräftigend, *o. renalis* stützend, *humor, calor humidus* eliminierend

Indikationen:
Spannungsschmerz in der Leibesmitte, Tympanie, Asthma, Hämoptyse, Übelkeit, Brechreiz, Müdigkeit, Schlafsucht, Schwitzen und Frösteln, Inappetenz, Furchtsamkeit, Ängstlichkeit, Depression, Mundtrockenheit, Schwäche und Schmerzen der Lenden, Miktionsstörungen, Schmerzen Fuß- und Fersenbereich

Technik:
0,3–0,5 Zoll senkrecht, Moxibustion möglich

R 5 **»Wasserquelle«**
水泉 *fons aquarum* (Ni 5)
shǔiqúan

Lage:
1 Zoll unterhalb R 3

Qualifikation:
»Spaltpunkt« rim der Leitbahn

Wirkung:
Oo. renalis et hepaticus stützend, Qi regulierend

Indikationen:
Sehstörungen, Myopie, Regelstörungen, Amenorrhö, Miktionsstörungen, *prolapsus uteri*, Schmerz und Druck der Leibesmitte

Technik:
0,3–0,5 Zoll senkrecht, Moxibustion möglich

R 6 **»Das Meer der Erhellung«**
照海 *mare illuminationis* (Ni 6)
zhaòhaĭ

Lage:
Direkt unterhalb der Spitze des medialen Malleolus, 0,4 Zoll unterhalb der unteren Grenze

Qualifikation:
»Verbindungspunkt«, mit welchem die »Emporsteigende Yin-Leitbahn« (*sinarteria ascendens yin*) initiiert wird

Wirkung:
Das *qi renale* nach oben führend, *oo. pulmonalis, cardialis et hepaticus* regulierend, *calor* kühlend, sedierend

Indikationen:
Trockener Hals, Depression, Traurigkeit, Müdigkeit, Gliederschwere, Schlaflosigkeit, Inappetenz, Kälte der Extremitäten, Schmerzen, Klumpengefühl im Unterleib, Miktionsstörungen, spärlicher Urin, Polyurie, Schreckhaftigkeit, Fieber, epileptische Anfälle nachts, Regelstörungen aller Art, Pruritus vulvae, *prolapsus uteri,* Fluor albus, Augenschmerz, Halsenge, Laryngitis, Ataxie, Kleinhirnstörungen, Gehstörungen

Technik:
0,3–1 Zoll senkrecht, Moxibustion möglich

R 7 **»Der zurückfließende Strom«**
复溜 *amnis recurrens* (Ni 7)
fùliū

Lage:
Am Vorderrand der Achilles-Sehne, 2 Zoll über R 3 in einer Vertiefung

Qualifikation:
»Durchgangspunkt« der Fünf Induktorien, Wandlungsphase »Metall«

Wirkung:
Den *o. renalis,* insbesondere das *yin renale*, stützend, Säftehaushalt, Bauenergie und Xue regulierend, *calor, calor humidus* kühlend

Indikationen:
Fieber, Schweißlosigkeit oder profuse Schweiße während des Schlafes, Schmerzen

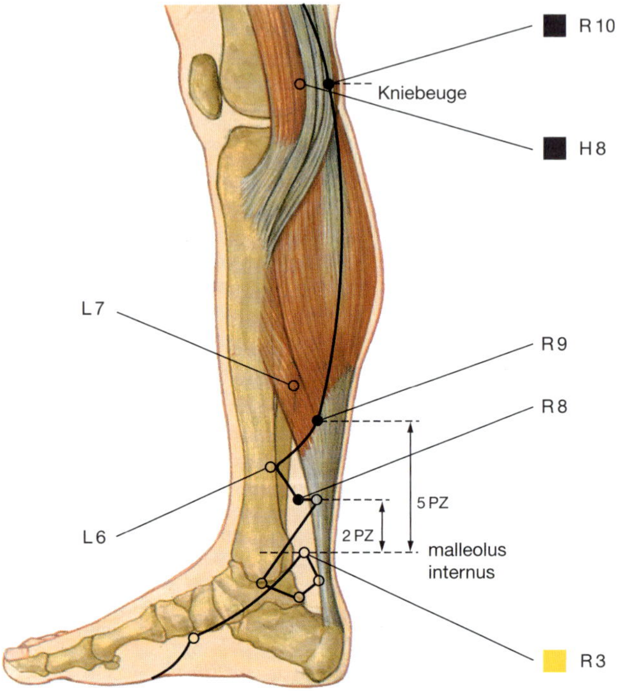
R 10
Kniebeuge
H 8
L 7
R 9
R 8
5 PZ
2 PZ
L 6
malleolus
internus
R 3

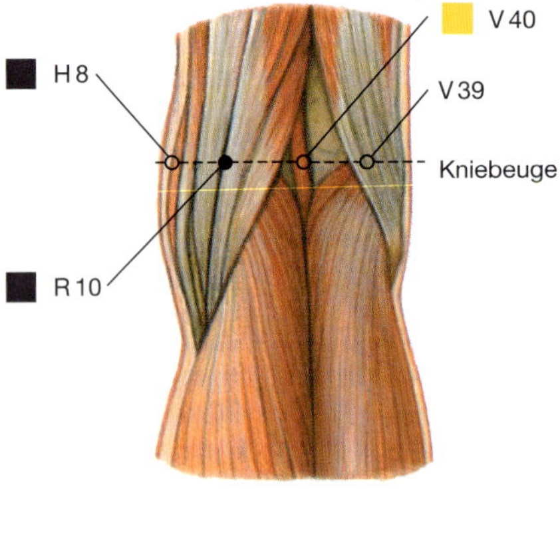
V 40
H 8
V 39
Kniebeuge
R 10

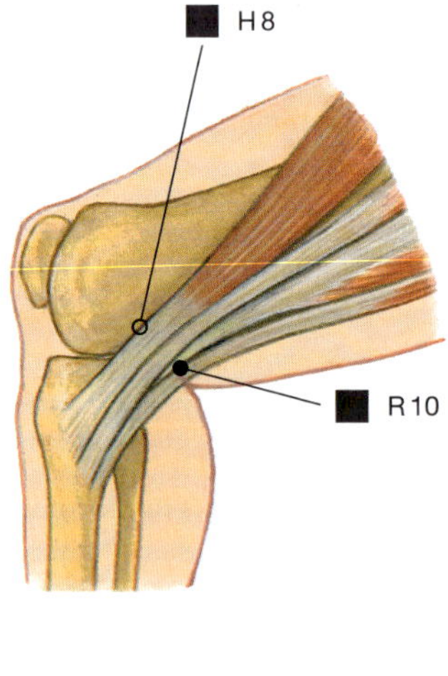
H 8
R 10

in Lenden, Rücken, Fußschwäche, Kälte im Knie, Bauchkoliken, Trommelbauch, Gedunsenheit, Ödemneigung, blutende Hämorrhoiden, Hämaturie, Blut im Stuhl, Obstipation oder Diarrhö, Epilepsie, Tobsucht, Zahnschmerzen, Nephritis, Infektionen der Harnwege, Orchitis, Blutungsstörungen der Frau, Impotenz

Technik:
0,3–1,5 Zoll senkrecht, Moxibustion möglich

R 8 **»Die sich treffenden Boten«**
交信 *cursores copulati* (Ni 8)
jiāoxìn

Lage:
0,5 PZ vor R 7

Qualifikation:
1. »Verbindungspunkt« mit der »Emporsteigenden Yin-Leitbahn« (*sinarteria ascendens yin*)
2. »Spaltpunkt« rim der »Emporsteigenden Yin-Leitbahn« (*sinarteria ascendens yin*)

Wirkung:
Unteres Calorium kühlend, *calor humidus, calor repletionis* ableitend

Indikationen:
Miktionsstörungen, Harnträufeln, Enuresis, spärlicher, trüber, gelber, roter Urin, Obstipation, Unterleibsschmerz, auch Diarrhö, blutig, eitrig, Unterschenkelschmerz, gynäkologische Störungen, Blutungen, *fluores*, *prolapsus uteri*, Schweiße während des Schlafes, kalte Hände und Füße

Technik:
0,5–1 Zoll senkrecht, Moxibustion möglich

R 9 **»Das abgeteufte Ufer«**
筑宾 *ripa spissa* (Ni 9)
zhùbīn

Lage:
5 PZ über R 3 am Innenrand des *m. gastrocnemius* (gleiche Höhe wie V57), 1 PZ hinter der hinteren Tibiakante

Qualifikation:
»Spaltpunkt« rim des »Haltenetz des Yin« (*sinarteria retinens yin*)

Wirkung:
Oo. renalis et hepaticus stützend, Gift neutralisierend und ausscheidend

Indikationen:
Infektiöse und toxische Befunde aller Art, Vergiftung durch Speisen oder Arzneimittel, heftige Schmerzen im Unterleib, Hernien, Orchitis, Epilepsie, Raserei, Erbrechen mit viel Schleim, Schmerzen am Unterschenkel

Technik:
0,3–1 Zoll senkrecht, Moxibustion möglich

R 10 **»Tal des Yin«**
阴谷 *vallis yin* (Ni 10)
yīngŭ

Lage:
Am medialen Rand der *fossa poplitea*, zwischen den Sehnen der *mm. semitendinosus et semimembranosus*, bei gebeugtem Knie

Qualifikation:
»Vereinigungspunkt« der Fünf Induktorien, Wandlungsphase »Wasser«

Wirkung:
Stützung des *yin renale*, *calor humidus* eliminierend

Indikationen:
Rückbildung des Genitale, Miktionsstörungen, Blutungsstörungen der Frau, Schmerzen und Klumpengefühl im Unterleib, Spannungen der Leibesmitte, Völlegefühl, Kniegelenkschmerzen, unerträglich, Steifigkeit, Impotenz

Technik:
0,3–1 Zoll senkrecht, Moxibustion möglich

R 11 **»Querknochen«**
横骨 *os transversum* (Ni 11)
hénggŭ

Lage:
Am Oberrand des Schambeins, 0,5 Zoll seitlich der Körpermittellinie

Qualifikation:
»Verbindungspunkt« mit der »großen Troßstraße« (*sinarteria impedimentalis*)

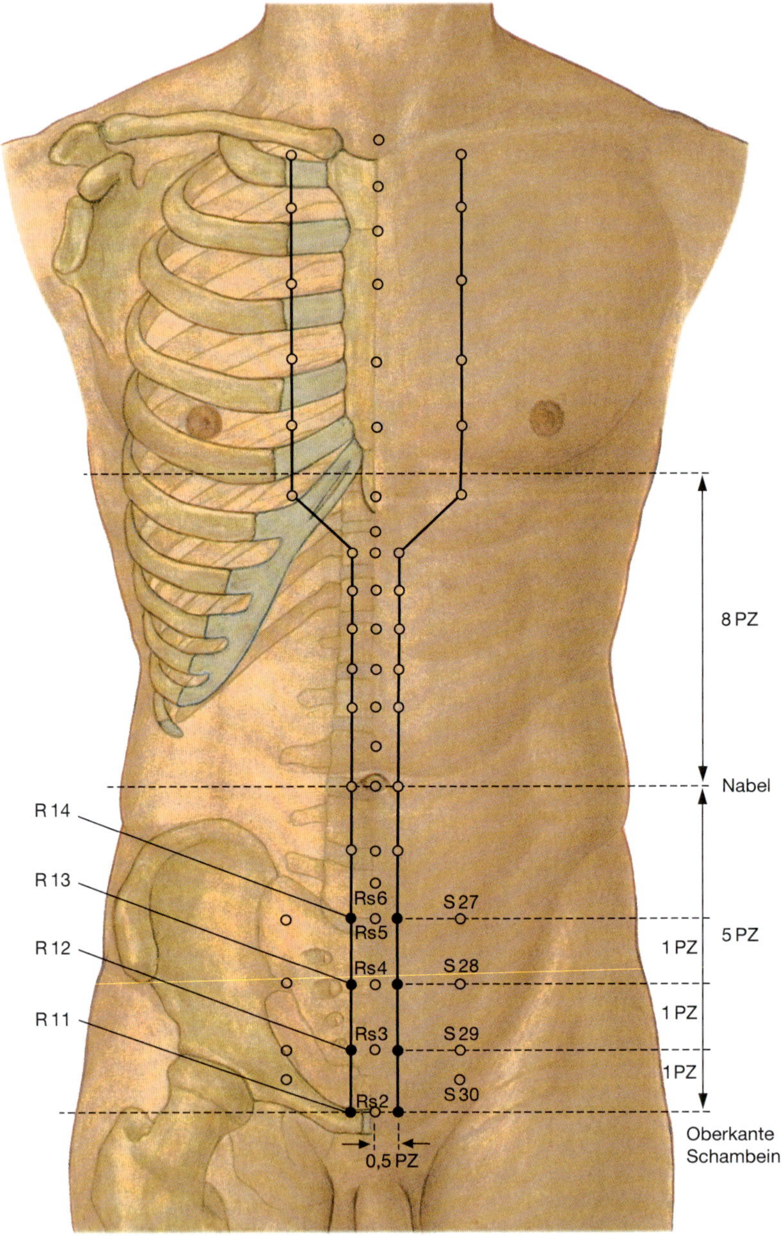
8 PZ
Nabel
R 14
R 13
R 12
R 11
Rs6
Rs5
Rs4
Rs3
Rs2
S 27
S 28
S 29
S 30
5 PZ
1 PZ
1 PZ
1 PZ
0,5 PZ
Oberkante
Schambein

Wirkung:
Miktionsstörungen aller Art durch Stützung der *oo. renalis et lienalis* heilend; *calor* kühlend, *humor* kanalisierend

Indikationen:
Miktionsstörungen jeder Art, Rötung des Auges am Canthus nasalis, Schmerzen im äußeren Genitale, Impotenz, Samenverlust

Technik:
0,5–1 Zoll senkrecht, Moxibustion möglich

R 12 **»Paßtor des Yin«**
大赫，阴关 *clusa yin* (Ni 12)
dàhè, yīnguān

Lage:
1 Zoll oberhalb R 11

Qualifikation:
»Verbindungspunkt« mit der »großen Troßstraße« (*sinarteria impedimentalis*)

Wirkung:
Oo. renalis et vesicalis kräftigend und regulierend

Indikationen:
Samenverlust bei Erschöpfung, Rückbildung des Genitale, schmerzhaftes Genitale, blutige *fluores* der Frau, Auge schmerzhaft, gerötet

Technik:
0,5–1 Zoll senkrecht, Moxibustion möglich

R 13 **»Punkt des Qi«**
气穴 *foramen qi* (Ni 13)
qìxúe

Lage:
Auf gleicher Höhe wie Rs 4, 0,5 Zoll seitlich

Qualifikation:
»Verbindungspunkt« mit der »großen Troßstraße« (*sinarteria impedimentalis*)

Wirkung:
Oo. renalis et vesicalis stützend und regulierend

Indikationen:
Stiche, Schmerzen, Krämpfe im Unterleib durch *algor* bedingt, hochschlagendes Yang, Palpitationen, Druck in der Brust, Halsschmerz, Schwindel, Unruhe, Diarrhö, Augenschmerz und Rötung, Regelstörungen, Miktionsstörungen

Technik:
0,3–1 Zoll senkrecht, Moxibustion möglich

R 14 **»Das vierte Volle«**
四满 *plenum quartum* (Ni 14)
sìmǎn

Lage:
1 Zoll über R 13

Qualifikation:
»Verbindungspunkt« mit der »großen Troßstraße« (*sinarteria impedimentalis*)

Wirkung:
Qi im unteren Calorium kräftigend, Verdichtungen und Verhärtungen auflösend, die Regel harmonisierend

Indikationen:
Verdichtungen, Verhärtungen, Neoplasien, Schmerzen, Fremdkörpergefühl im Unterleib, Wasseransammlungen im Unterleib, Schmerzen im Nabelbereich, Rötung des Auges, Stiche, Schmerzen, Krämpfe im Unterleib durch *algor* bedingt, dabei Palpitationen, Schwindel, Unruhe, gynäkologische Störungen aller Art, Regelstörungen, *fluores*

Technik:
0,2–1 Zoll senkrecht, Moxibustion möglich

R 15 **»Mittlerer Zufluß«**
中注 *infusio media* (Ni 15)
zhōngzhù

Lage:
1 Zoll oberhalb R 14, 0,5 PZ seitlich der Medianen

Qualifikation:
»Verbindungspunkt« mit der »großen Troßstraße« (*sinarteria impedimentalis*)

Wirkung:
Calor repletionis des *o. vesicalis* kühlend

Indikationen:
Calor-Befund, der vom unteren Calorium ausgeht, Obstipation, Atembeklemmung, Lenden-, Rückenschmerz, Regelstörungen, Rötung und Schmerzhaftigkeit des Auges

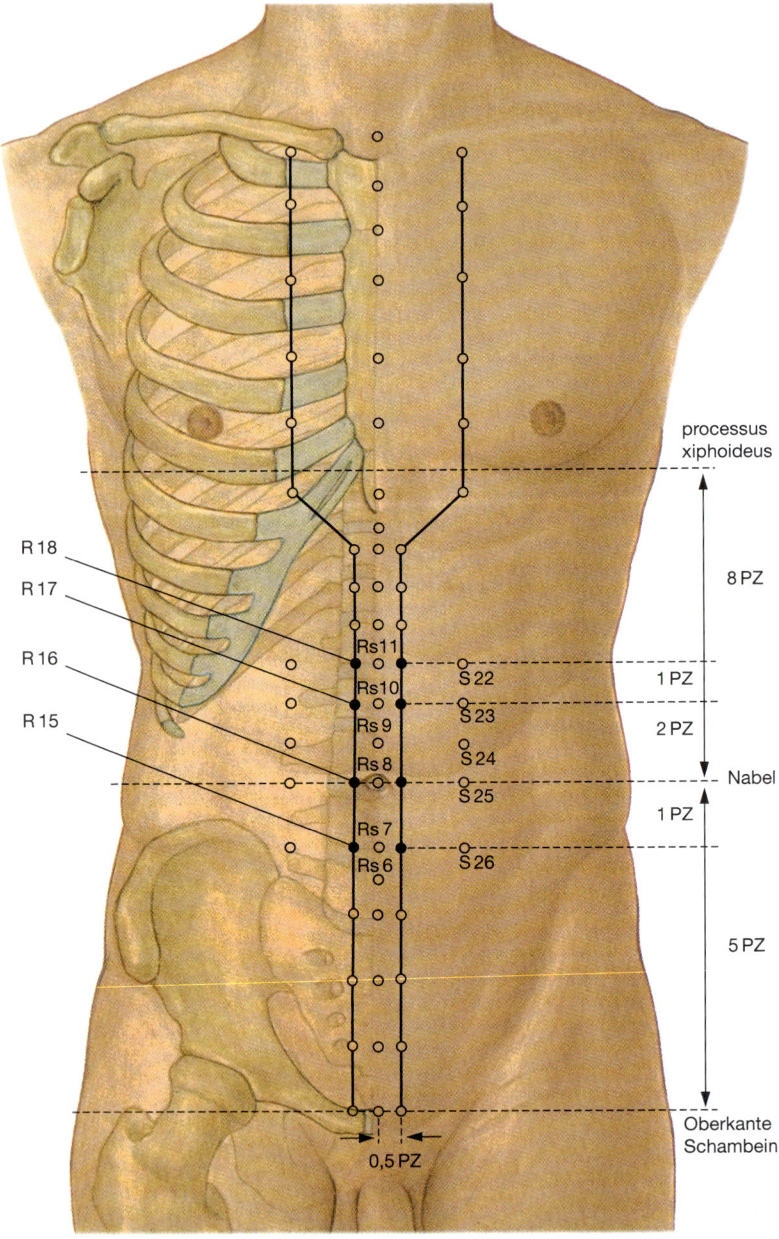
R 18
R 17
R 16
R 15
Rs 11
Rs 10
Rs 9
Rs 8
Rs 7
Rs 6
S 22
S 23
S 24
S 25
S 26
processus
xiphoideus
8 PZ
1 PZ
2 PZ
Nabel
1 PZ
5 PZ
Oberkante
Schambein
0,5 PZ

Technik:
0,5–1 Zoll senkrecht, Moxibustion möglich

R 16 **»Der Einflußpunkt der Eingeweide«**
肓俞 *inductorium viscerum* (Ni 16)
huāngshū

Lage:
Auf der Höhe des Nabels, 0,5 Zoll seitlich der Medianen

Qualifikation:
»Verbindungspunkt« mit der »großen Troßstraße« (*sinarteria impedimentalis*)

Wirkung:
Das Qi im unteren Calorium entfaltend, *calor* und auch *algor* auflösend, eliminierend

Indikationen:
Stechende, schneidende Schmerzen im Bauch, Kältegefühl, Obstipation, knollige Stühle, Völlegefühl, Tympanie, Rötung und Schmerzhaftigkeit des Auges

Technik:
0,5–1 Zoll senkrecht, Moxibustion möglich

R 17 **»Hohe Krümmung«**
商曲 *curvatura alta* (Ni 17)
shāngqū

Lage:
2 Zoll oberhalb R 16, 0,5 PZ seitlich der Medianen

Qualifikation:
»Verbindungspunkt« mit der »großen Troßstraße« (*sinarteria impedimentalis*)

Wirkung:
Das Qi im unteren Calorium entfaltend, *calor* und *calor humidus* kühlend und kanalisierend

Indikationen:
Zusammenballungen und Neoplasien im Bauchbereich, Schmerzen, Inappetenz, Übelkeit, Erbrechen, Obstipation oder Diarrhö, Rötung und Schmerzhaftigkeit des Auges

Technik:
0,8–1 Zoll senkrecht, Moxibustion möglich

R 18 **»Steinernes Paßtor«**
石关 *clusa lapidea* (Ni 18)
shíguān

Lage:
1 Zoll oberhalb R 17, 0,5 Zoll seitlich der Medianen

Qualifikation:
»Verbindungspunkt« mit der »großen Troßstraße« (*sinarteria impedimentalis*)

Wirkung:
Depletio oo. lienalis et renalis kompensierend, *humor* kanalisierend, Yang absenkend

Indikationen:
Verspannung und Klumpengefühl in der Leibesmitte, Schmerzen im Unterleib, Übelkeit, Aufstoßen, Erbrechen, Obstipation, Miktionsstörungen, Verdichtungen und Verhärtungen in Leibesmitte und Unterleib, Rücken steif und schmerzhaft, Unfruchtbarkeit der Frau, Auge rot, schmerzhaft

Technik:
0,5–1 Zoll senkrecht

R 19 **»Yin-Stadt«**
阴都 *urbs yin* (Ni 19)
yīndū

Lage:
1 Zoll senkrecht über R 18, 0,5 Zoll seitlich der Mittellinie

Qualifikation:
»Verbindungspunkt« mit der »großen Troßstraße« (*sinarteria impedimentalis*)

Wirkung:
Die *oo. lienalis, pulmonalis et renalis* stützend, *calor* kühlend

Indikationen:
Wechselfieber, Wechsel von Frieren und Hitzewallungen, Völlegefühl in der Leibesmitte, Schluckauf, Obstipation, Unfruchtbarkeit der Frau, Auge schmerzhaft und gerötet

Technik:
0,3–1 Zoll senkrecht, Moxibustion möglich

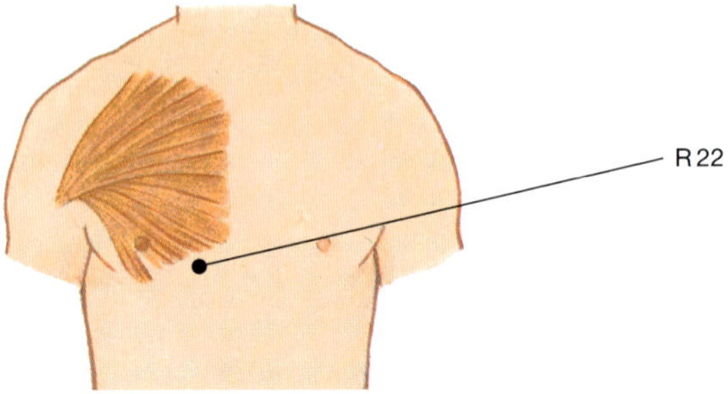
R 22

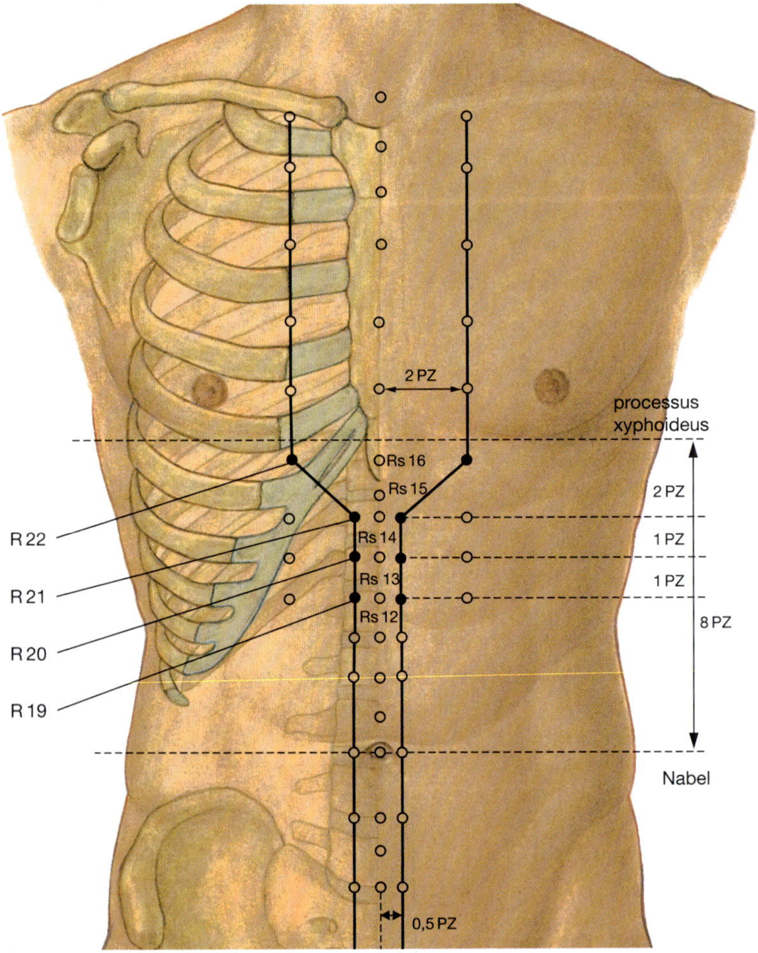
2 PZ
processus
xyphoideus
Rs 16
Rs 15
2 PZ
R 22
Rs 14
1 PZ
R 21
Rs 13
1 PZ
Rs 12
8 PZ
R 20
R 19
Nabel
0,5 PZ

R 20

通谷，腹通谷 **»Das verbindende Tal der Hauptleitbahn des *o. renalis*«**
vallis communicans renalis (Ni 20)
tōnggǔ, fùtōnggǔ

Lage:
5 Zoll oberhalb des Nabels, 0,5 Zoll seitlich der Mittellinie

Qualifikation:
»Verbindungspunkt« mit der »großen Troßstraße« (*sinarteria impedimentalis*)

Wirkung:
Das Qi im mittleren Calorium in den *oo. hepaticus, lienalis et stomachi* in Umlauf bringend, *humor* ausleitend, »Schleim« umwandelnd, *algor* und *calor* eliminierend

Indikationen:
Verdichtungen, Verhärtungen, Neoplasien, »Schleim«-Blockaden, Völlegefühl, Spannungsgefühl in der Brust mit Aufstoßen, Übelkeit, Erbrechen, Verdauungsstörungen, Koliken, Epilepsie, Aphasie, Spasmen, Paresen, Unruhe, Desorientiertheit, Auge gerötet und schmerzhaft

Technik:
0,5–1 Zoll senkrecht, Moxibustion möglich

R 21

幽门 **»Das abgelegene Tor«**
porta pylorica (Ni 21)
yōumén

Lage:
6 Zoll oberhalb des Nabels, 0,5 Zoll lateral der Mittellinie (gleiche Höhe Rs 14)

Qualifikation:
»Verbindungspunkt« mit der »großen Troßstraße« (*sinarteria impedimentalis*)

Wirkung:
Oo. lienalis et cardialis stützend, *calor* kühlend, *humor* trocknend

Indikationen:
Spannungsgefühl, Völlegefühl, Übelkeit, Brustschmerz, Leibschmerz während der Regel, Appetitverlust, Diarrhö, blutige, eitrige Stühle, Verdichtungen und Verhärtungen im Bauchbereich, Vergeßlichkeit, Rötung, Schmerzhaftigkeit der Augen, Magenkrampf, Interkostalneuralgie, Reizbarkeit, Ruhelosigkeit

Technik:
0,5–1 Zoll senkrecht, Moxibustion möglich

R 22

步廊 **»Wandelgalerie«**
porticus peripatetica (Ni 22)
bùláng

Lage:
In der Vertiefung des 5. Interkostalraumes am unteren Rand des *m. pectoralis*, 2 PZ lateral der Mittellinie

Wirkung:
Das *qi pulmonale et lienale* kräftigend, regulierend, *humor* und »Schleim« eliminierend

Indikationen:
Spannungen und Druckgefühl, Völle, Schmerzen in Brust und Flanken, Atemnot, verstopfte Nase, Husten, Asthma, Appetitverlust, Übelkeit, Erbrechen

Technik:
0,3–1 Zoll senkrecht, Moxibustion möglich

R 23

神封 **»Altar für die Gottheiten«**
altare shen (Ni 23)
shénfēng

Lage:
Im 4. ICR, 2 PZ lateral der Mittellinie

Wirkung:
Die »Mitte« stützend, *humor* umwandelnd

Indikationen:
Husten, Asthma, Spannungsgefühl, Völlegefühl, Druck in Brust und Flanken, Kurzatmigkeit, Übelkeit, Erbrechen, Mastitis

Technik:
0,3–1 Zoll senkrecht, Moxibustion möglich

R 24

灵墟，灵墙 **»Mauer der Struktivkraft«**
murus vis structivi (Ni 24)
língxū, língqiáng

Lage:
Im 3. ICR, 2 PZ lateral der Mittellinie

Wirkung:
Qi der »Mitte« stützend, *humor* ausleitend

Indikationen:
Spannungsgefühl, Schmerzen und Völle in Brust und Flanken, Atembeklemmung, Kurz-

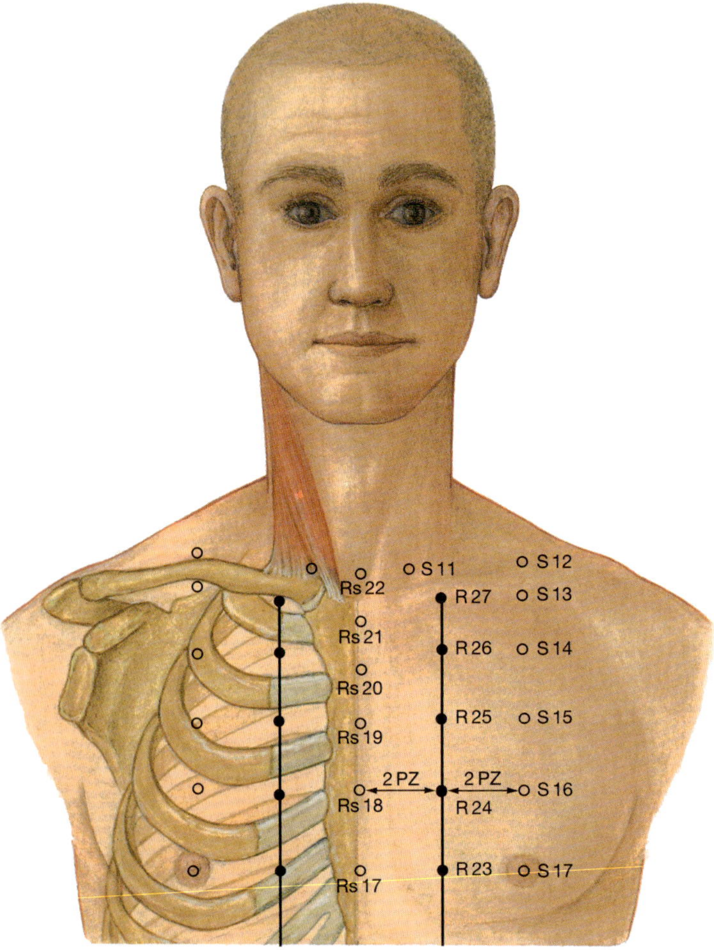
S 11
S 12
Rs 22
R 27
S 13
Rs 21
R 26
S 14
Rs 20
R 25
S 15
Rs 19
2 PZ
2 PZ
S 16
Rs 18
R 24
R 23
S 17
Rs 17

atmigkeit, Schluckauf, Erbrechen, Appetitverlust, Mastitis

Technik:
0,3–0,4 Zoll senkrecht, Moxibustion möglich

R 25

神藏 **»Speicher der konstellierenden Kraft«**
horreum shen (Ni 25)
shéncáng

Lage:
Im 2. ICR, 2 PZ lateral der Mittellinie

Wirkung:
Das *yang lienale* stärkend, *humor* trocknend

Indikationen:
Völlegefühl, Druck in der Leibesmitte, Übelkeit, Husten, Asthma, Kurzatmigkeit, Druck auf der Brust

Technik:
0,3 Zoll senkrecht, Moxibustion möglich

R 26

彧中 **»Der die Mitte zur Blüte bringt«**
perflorescens centrum (Ni 26)
yùzhōng

Lage:
1. Interkostalraum, 2 Zoll lateral der Mittellinie

Wirkung:
Oo. lienalis et stomachi kräftigend und regulierend, Heteropathien eliminierend

Indikationen:
Spannung, Druckgefühl in der Brust, Husten, Asthma, Keuchatmung, »Schleim«-Blockaden, Auswurf von dünnem Schleim, Appetitverlust

Technik:
0,3–1 Zoll senkrecht, Moxibustion möglich

R 27

俞府 **»Versammlungshalle der Einflußnahme«**
aula inductoria (Ni 27)
shūfŭ

Lage:
Zwischen 1. Rippe und Klavikula, 2 Zoll seitlich der Mittellinie

Wirkung:
Humor trocknend, »Schleim« umwandelnd, Keuchatmung besänftigend

Indikationen:
Husten, Übelkeit, Brechreiz, Keuchatmung, Asthma, Spannung in Leibesmitte, Bauch und Brust, Schmerzen in der Brust

Technik:
0,3–1 Zoll senkrecht, Moxibustion möglich

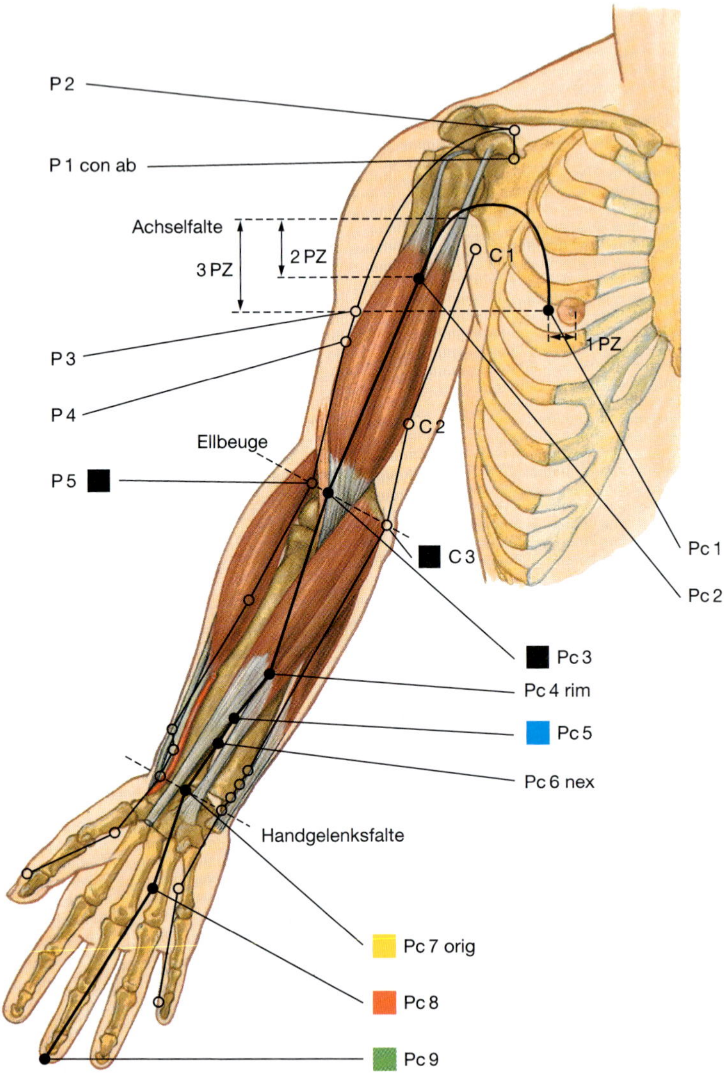
P 2
P 1 con ab
Achselfalte
2 PZ
3 PZ
C 1
1 PZ
P 3
P 4
C 2
Ellbeuge
P 5
C 3
Pc 1
Pc 2
Pc 3
Pc 4 rim
Pc 5
Pc 6 nex
Handgelenksfalte
Pc 7 orig
Pc 8
Pc 9

Die Reizpunkte der Hauptleitbahn des *orbis pericardialis* PC (»Herzbeutel« KS)

Die Yin flectens (weichendes Yin)-Leitbahn der Hand

Pc 1 »Teich des Himmels«

天池 *stagnum caeleste* (KS 1)
tiānchí

Lage:
1 Zoll lateral der Brustwarze, 3 Zoll unterhalb der Achselfalte, im 4. Interkostalraum

Qualifikation:
»Verbindungspunkt« mit den Hauptleitbahnen der *oo. renalis et felleus*

Wirkung:
Die »Oberfläche« öffnend, *ventus* zerstreuend, *humor* ausleitend

Indikationen:
Völlegefühl in der Brust, Beklemmungsgefühl, Husten mit viel Schleim, Kopfschmerz, Gliederschmerzen, Schwellung der Achselhöhle, Schmerzen im Hypochondrium

Technik:
0,3–0,5 Zoll senkrecht oder schräg, Moxibustion möglich

Pc 2 »Quelle des Himmels«

天泉 *fons caelestis* (KS 2)
tiānquán

Lage:
2 Zoll unterhalb der vorderen Achselfalte in einer Vertiefung zwischen den Köpfen des *m. biceps brachii*

Wirkung:
Ventus, calor venti zerstreuend

Indikationen:
Husten, Schmerzen im unteren Brustbereich, Beklemmungsgefühl, Schmerzen von Schulter und Rücken, Palpitationen, Oberarmschmerz, Herzschmerzen, Schmerzen im Hypochondrium

Technik:
0,5–1,5 Zoll senkrecht, Moxibustion möglich

Pc 3 »Der gekrümmte Moorsee«

曲泽 *lacus curvus* (KS 3)
qūzé

Lage:
In der Mitte der Ellbeuge radial neben der Sehne des *m. biceps brachii*

Qualifikation:
»Vereinigungspunkt« der Fünf Induktorien, Wandlungsphase »Wasser«

Wirkung:
Die *oo. pulmonalis et cardialis* stützend, *calor* und *ventus* aus dem oberen Calorium eliminierend, *calor xue* kühlend

Indikationen:
Angina pectoris, Palpitationen, Schmerzen in Arm und Ellbogen, Kopfschmerz, Gleichgewichtsstörungen, Kopfschweiße, trockener Mund, Schreckhaftigkeit, Unruhe, Schlaflosigkeit, Infektionskrankheiten, epigastrische Schmerzen, akute Gastroenteritis, Röteln, blutiger Auswurf, Tremor der Hände, Diarrhö, Bronchitis

Technik:
0,5–1,5 Zoll senkrecht, Moxibustion möglich

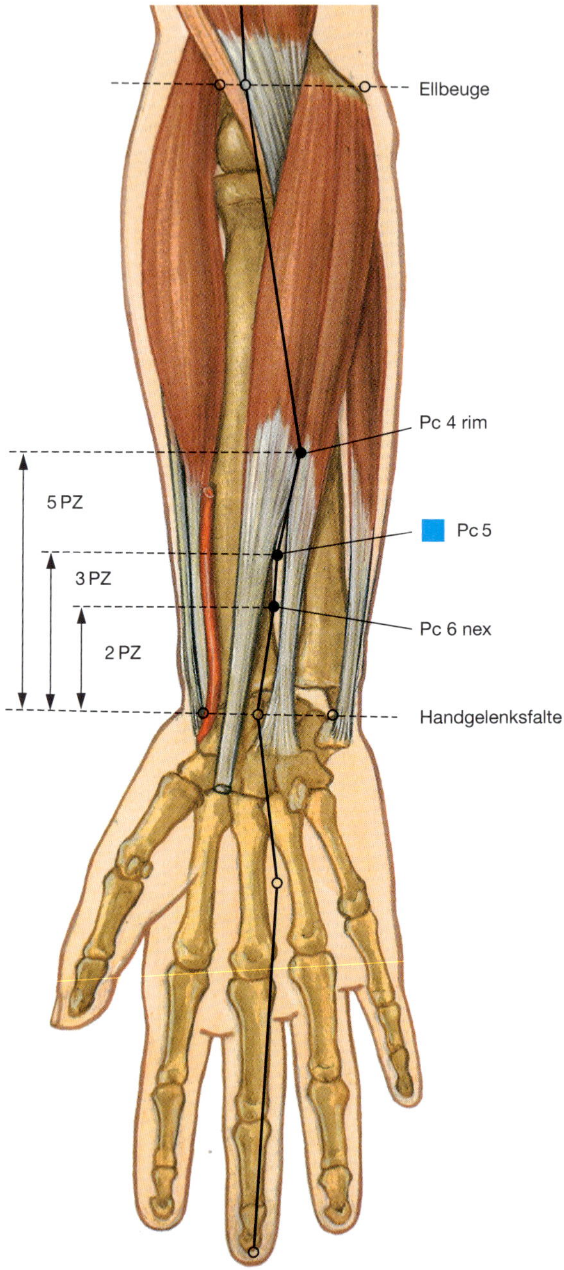
Ellbeuge
Pc 4 rim
5 PZ
Pc 5
3 PZ
Pc 6 nex
2 PZ
Handgelenksfalte

Pc 4 **»Spaltpforte«**
郄门 *porta rimica* (KS 4)
xīmén

Lage:
Innenseite des Arms, 5 Zoll proximal der Handgelenksfalte zwischen den Sehnen der *mm. palmaris longus et flexor carpi radialis*

Qualifikation:
»Spaltpunkt« rim der Leitbahn

Wirkung:
Oo. cardialis et pulmonalis stützend, regulierend, *calor xue* kühlend, sedierend

Indikationen:
Blutungen, blutiger Auswurf, Nasenbluten, Geschwüre, Schwellungen, Palpitationen, Schreckhaftigkeit, Furchtsamkeit, Angina pectoris, Mastitis, rheumatische Beschwerden, Pleuritis

Technik:
0,3–1 Zoll senkrecht, Moxibustion möglich

Pc 5 **»Zwischenträger«**
间使 *foramen intermedium* (KS 5)
jiānshǐ

Lage:
3 Zoll proximal Handgelenksfalte zwischen den Sehnen der *mm. palmaris longus et flexor carpi radialis*

Qualifikation:
1. »Durchgangspunkt« der Fünf Induktorien, Wandlungsphase »Metall«
2. »Verknüpfungspunkt« nex der drei Yin der Hand

Wirkung:
Oo. cardialis et pericardialis stützend, regulierend, *ventus* besänftigend, *calor* kühlend, Qi absenkend, »Schleim« austreibend, *o. stomachi* harmonisierend

Indikationen:
Spannung und Druck in der Brust, Furcht, Ängstlichkeit, Reizbarkeit, Hysterie, Raserei, Schizophrenie, Schwellung der Achselhöhle, Krämpfe des Ellbogens, apoplektischer Insult mit Ohnmacht, Sprachverlust, Speichelfluß, Wechselfieber, Brechreiz, Geschwüre, Exantheme, epileptische Anfälle, Ikterus, rheumatische Herzerkrankungen, Malaria, Hypertonus

Technik:
0,3–1 Zoll senkrecht, Moxibustion möglich

Pc 6 **»Inneres Paßtor«**
内关 *clusa interna* (KS 6)
nèiguān

Lage:
2 Zoll proximal Handgelenksfalte zwischen den Sehnen der *mm. palmaris longus et flexor carpi radialis*

Qualifikation:
1. »Verknüpfungspunkt« nex der Leitbahn
2. »Verbindungspunkt«, mit welchem das »Haltenetz des Yin« (*sinarteria retinens yin*) initiiert wird

Wirkung:
Oo. cardialis et lienalis stützend, harmonisierend, sedierend, Qi regulierend, Schmerz stillend, *ventus, calor, humor* ausleitend, zerstreuend

Indikationen:
Schmerzen in Brustbereich und Leibesmitte, Schmerzen im Hypochondrium und Epigastrium, Ängstlichkeit, Verzagtheit, gerötete Augen, Übelkeit, Brechreiz, Fieber ohne Schweiß, Koma, Schlaflosigkeit, Benommenheit, Schwindel, Hypertonus, Ikterus, Handgelenksschmerzen, Spannung in den oberen Extremitäten, Nackensteifheit, Angina pectoris, Palpitationen, Hyperthyreose, schmerzhafte Menstruation, psychische Störungen, Epilepsie, Hysterie, apoplektischer Insult, *prolapsus ani*

Technik:
0,5–1 Zoll senkrecht, Moxibustion möglich

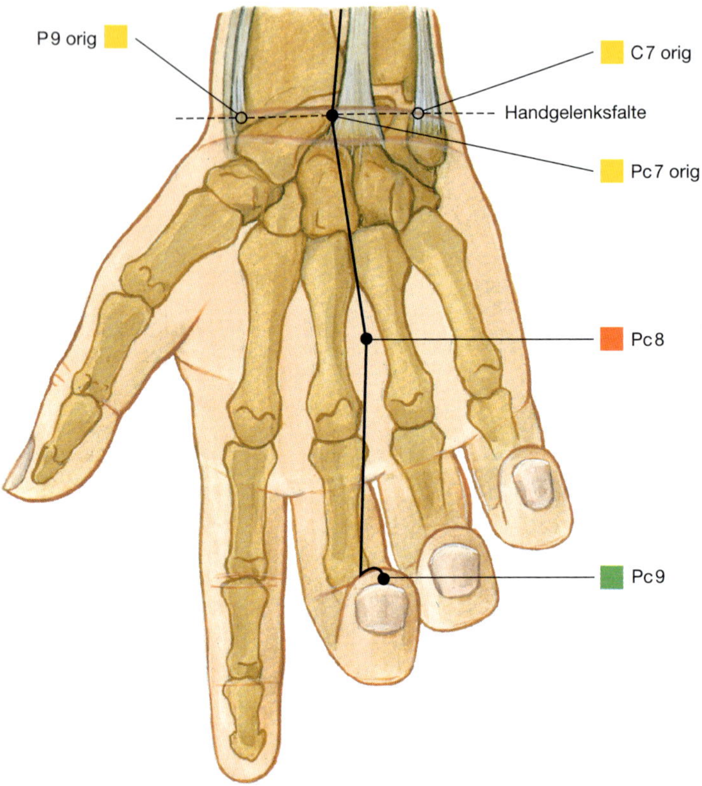
P9 orig
C7 orig
Handgelenksfalte
Pc7 orig
Pc8
Pc9

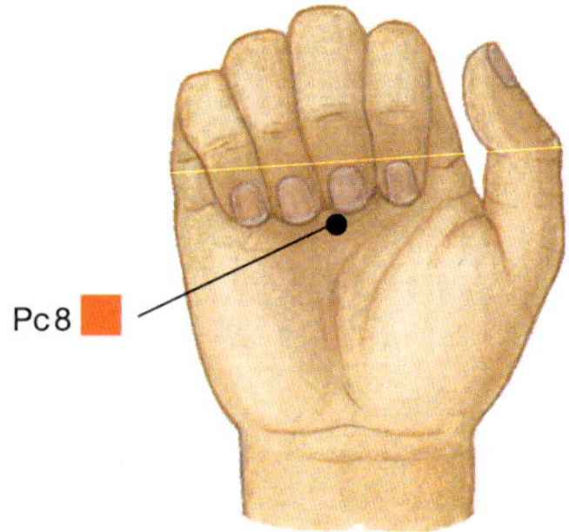
Pc8

Pc 7 **»Großer Grabhügel«**
大陵 *tumulus magnus* (KS 7)
dàlíng

Lage:
In der Mitte der Handgelenksfalte zwischen den Sehnen der *mm. palmaris longus et flexor carpi radialis*

Qualifikation:
1. »Induktorium« der Fünf Induktorien, Wandlungsphase »Erde«
2. »Originalis« orig (Punkt, wo das Ur-Qi erreicht werden kann)

Wirkung:
O. cardialis kühlend, sedierend, *o. stomachi* harmonisierend, »Oberfläche« öffnend, *calor* ableitend, *ventus* zerstreuend, Druck von der Brust nehmend

Indikationen:
Mentale Erkrankungen, Bewußtseinsstörungen, Epilepsie, unkontrollierte Lachanfälle, Angst, Schreck, Schweißlosigkeit bei Fieber, Beklemmungsgefühl, Brustschmerzen, Palpitationen, Schwellung der Achselhöhle, Übelkeit, Aufstoßen, blutiger Auswurf, gerötete Augen, gelbe Skleren, Enge des Halses, Atemnot, Kurzatmigkeit, Steifheit von Schulter, Ellbogen, Schmerzen, Gefühllosigkeit im Leitbahnbereich, Furunkel, Ekzeme im Kopf- und Armbereich, Mundgeruch

Technik:
0,3–0,8 Zoll senkrecht, Moxibustion selten

Pc 8 **»Mitte des Handtellers«**
劳宫， *medium palmae* (KS 8)
掌中 láogōng, zhǎngzhōng

Lage:
In der Mitte des Handtellers zwischen 3. und 4. *os metacarpale* bei geschlossener Faust zwischen der Spitze vom 3. und 4. Finger

Qualifikation:
»Punkt des Ausgießens« der Fünf Induktorien, Wandlungsphase »Feuer«

Wirkung:
O. cardialis kühlend, *calor* zerstreuend, *ventus* und *humor* ausleitend

Indikationen:
Fieber mit Durst, Leibschmerzen, Appetitlosigkeit, Mundgeruch, Blut im Urin, Nasenbluten, Schmerzen in der Brust, Beklemmungsgefühl, Ikterus, Zahnfleischentzündung, Mundulcerationen, blutige Stühle, unkontrollierte Gefühlsregungen, Lachkrämpfe, Jähzorn, Ängstlichkeit, Furchtsamkeit, apoplektischer Insult, Tremor der Hand, Handschweiße, Epilepsie, Übelkeit, Brechreiz, Gastritis

Technik:
0,3–0,5 Zoll senkrecht, Moxibustion möglich

Pc 9 **»Die mittlere große Straße«**
中冲 *impedimentale medium* (KS 9)
zhōngchōng

Lage:
An der Spitze des Mittelfingers 0,1 Zoll distal Fingernagelmitte

Qualifikation:
»Brunnenpunkt« der Fünf Induktorien, Wandlungsphase »Holz«

Wirkung:
Calor und *ardor* kühlend, »Oberfläche« öffnend, die *oo. cardialis et pericardialis* stützend

Indikationen:
Koma, Fieber, Unruhe, Beklemmung, Angina pectoris, paretische Zunge, Hitze der Handteller, Tinnitus, Notfallpunkt bei Apoplexie, infantile Konvulsionen

Technik:
0,1 Zoll senkrecht, bluten lassen

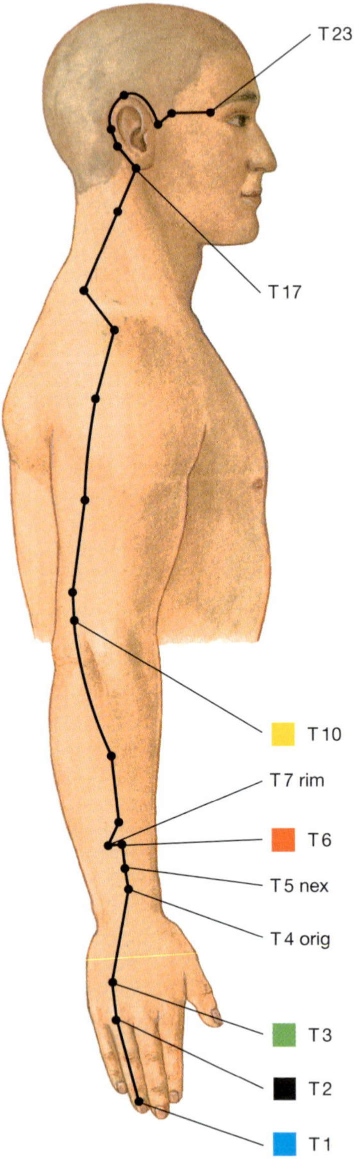
T 23
T 17
T 10
T 7 rim
T 6
T 5 nex
T 4 orig
T 3
T 2
T 1

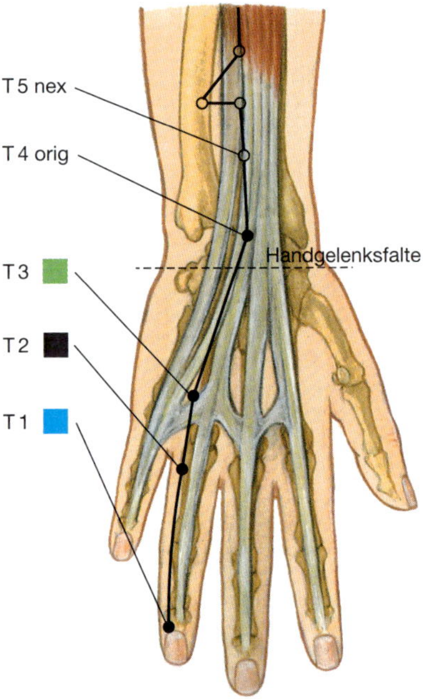
T 5 nex
T 4 orig
Handgelenksfalte
T 3
T 2
T 1

Die Reizpunkte der Hauptleitbahn des *orbis tricalorii* T (»Drei Wärmebereiche« 3E)
Die Yang minor (kleines Yang)-Leitbahn der Hand

T 1 **»Die große Straße am Paßtor«**
关冲 *impedimentale clusae* (3E 1)
guānchōng

Lage:
Ulnare Seite des Ringfingers 0,1 Zoll proximal des Nagelwinkels

Qualifikation:
»Brunnenpunkt« der Fünf Induktorien, Wandlungsphase »Metall«

Wirkung:
Säfte kühlend, *humor, ventus* austreibend, Sinnesorgane freimachend, Kehle öffnend

Indikationen:
Beklemmung, Abschnürung des Halses, trokkener Mund, Zungenparese, Zungenschmerz, Fieber ohne Schweiß, Kopfschmerz, Augenrötung, Ohrensausen, Taubheit

Technik:
0,1 Zoll senkrecht, Moxibustion möglich

T 2 **»Pforte des Saftes«**
液门 *porta suci* (3E 2)
yèmén

Lage:
Distal vom Metacarpo-Phalangeal-Gelenk des 4. Fingers, 0,5 Zoll distal des Sehnenrandes zwischen Ring- und kleinem Finger

Qualifikation:
»Punkt des Ausgießens« der Fünf Induktorien, Wandlungsphase »Wasser«

Wirkung:
Säfte kühlend, Netzbahnen freimachend, Sinne klärend

Indikationen:
Schreckhaftigkeit, große Erregung, wirre Reden, gerötete, tränende Augen, Gehörsturz, Schmerzen in Kiefer und Zahnfleisch, Kopfschmerzen, Ohrenschmerzen, Wechselfieber, Tinnitus, lymphatische Stauung am Hals, Mumps, Steifigkeit der Hand

Technik:
0,2–0,5 Zoll senkrecht, Moxibustion möglich

T 3 **»Mittlere Insel«**
中渚 *insula media* (3E 3)
zhōngzhŭ

Lage:
Auf dem Handrücken zwischen 4. und 5. Metacarpale in einer Vertiefung proximal vom Metacarpo-Phalangeal-Gelenk

Qualifikation:
»Induktorium« der Fünf Induktorien, Wandlungsphase »Holz«

Wirkung:
Qi-Mechanismus lockernd, Sinnesöffnungen freimachend

Indikationen:
Kopfschmerzen, Gleichgewichtsstörungen, Fieber ohne Schweiß, Tinnitus, Taubheit, Schleier vor den Augen, Schwellung und Schmerzen des Halses, der Wange, der Schläfe, Nackenschmerzen, Fingerspasmen, Schmerzen Ellbogen und Oberarm, Schluckauf, plötzliche Ohnmacht

Technik:
0,2–0,5 Zoll senkrecht, Moxibustion möglich

T 4 **»Teich des Yang«**
阳池 *stagnum yang* (3E 4)
yángchí

Lage:
In einer Vertiefung zwischen Elle und Mittelhandknochen lateral der Sehne des *m. extensor digitorum*

Qualifikation:
»Originalis« orig (Punkt, wo das Ur-Qi zugänglich ist)

Wirkung:
Calor kühlend, *humor* ausleitend, den Bewegungsapparat entspannend, Netzbahnen durchgängig machend

Indikationen:
Wechsel von Frostigkeit und Hitzewallungen, Beklemmungsgefühl, Augen geschwollen, gerötet, Tinnitus, Halsenge, Atemnot, Handgelenksschmerz, Schmerz und Steifigkeit von Arm und Schulter, Erbrechen während der

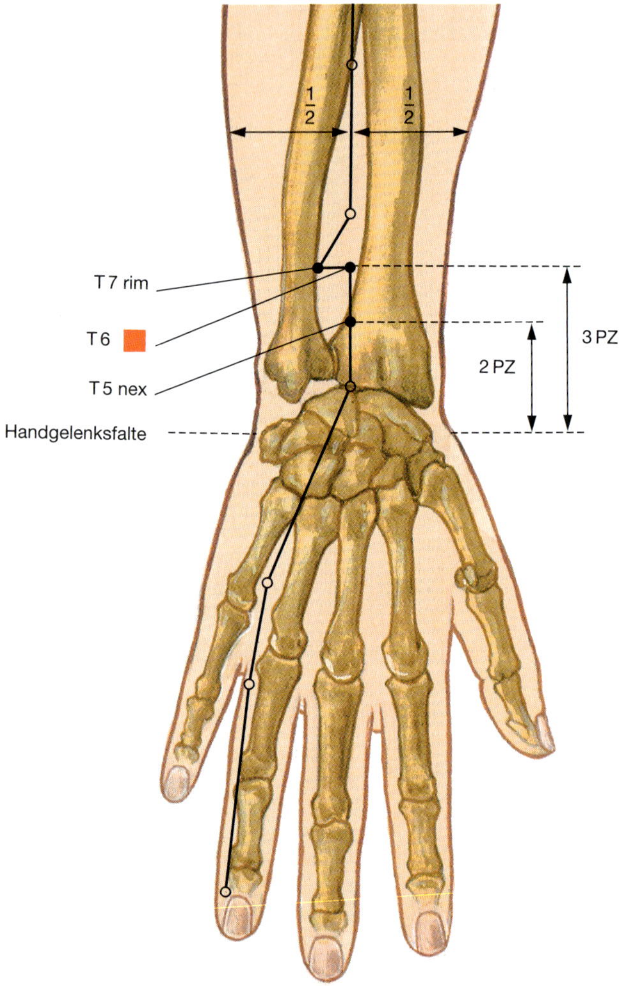

1/2
1/2
T 7 rim
T 6
T 5 nex
Handgelenksfalte
2 PZ
3 PZ

Schwangerschaft, Mundtrockenheit bei Diabetes

Technik:
0,2–0,5 Zoll senkrecht, Moxibustion möglich

T 5

外关 **»Äußeres Paßtor«**
clusa externa (3E 5)
waìguān

Lage:
2 Zoll proximal der Handgelenksfalte in der Mitte des Unterarms zwischen Radius und Ulna

Qualifikation:
1. »Verknüpfungspunkt« nex zur komplementären Yin-Leitbahn (Hauptleitbahn des *o. pericardialis*)
2. »Verbindungspunkt« mit dem »Haltenetz des Yang« (*sinarteria retinens yang*)

Wirkung:
»Oberfläche« öffnend, *calor* zerstreuend, *algor* ausleitend, Haupt- und Netzleitbahnen durchgängig machend, Qi-Blockaden beseitigend

Indikationen:
Kopfschmerz, Nackenschmerz, Tinnitus, Taubheit, halbseitige Gesichtsparese, Finger schmerzhaft, paretisch, Ellbogenschmerz, Fieber, Bauchschmerz, Enuresis, grippale Befunde, Pneumonie, Parotitis, Schmerz im Hypochondrium, Hemiplegie

Technik:
0,5–1 Zoll senkrecht, Moxibustion möglich

T 6

飞虎，支沟 **»Der fliegende Tiger«**
(»Seitlicher Abzugsgraben«)
tigris volans (3E 6)
fēihŭ, zhīgoū

Lage:
3 Zoll proximal der Handgelenksfalte, Mitte des Unterarms zwischen Ulna und Radius

Qualifikation:
»Durchgangspunkt« der Fünf Induktorien, Wandlungsphase »Feuer«

Wirkung:
Den Qi-Mechanismus lockernd, »Oberfläche« öffnend, Stasen und Verknotungen lösend, die Säfte umlaufen lassend, *yang hepaticum* öffnend, das *qi hepaticum* entfaltend

Indikationen:
Fieber ohne Schweiß, Paresen, Taubheit und Schmerzen im Arm, Stimmverlust nach Lähmung, Augenschmerz, Beklemmung in Leibesmitte und Brust, Übelkeit, Brechreiz, Obstipation, Halsschwellung, Ohnmacht nach Blutverlust, mangelnde Milchsekretion, Interkostalneuralgie, Angina pectoris, Pleuritis, Retinopathie, Tinnitus, Depression

Technik:
0,2–1 Zoll senkrecht, Moxibustion möglich

T 7

会宗 **»Die versammelten Geschlechter«**
genus conventum (3E 7)
huìzōng

Lage:
Ein Fingerbreit neben T 6 am Rand der Ulna

Qualifikation:
»Spaltpunkt« rim der Leitbahn

Wirkung:
Die »Oberfläche« und die Sinnesöffnungen offenhaltend

Indikationen:
Spastische Anfälle, Epilepsie, diffuse Schmerzen in Haut und Fleisch, Taubheitsgefühl

Technik:
0,3–1 Zoll senkrecht, Moxibustion möglich

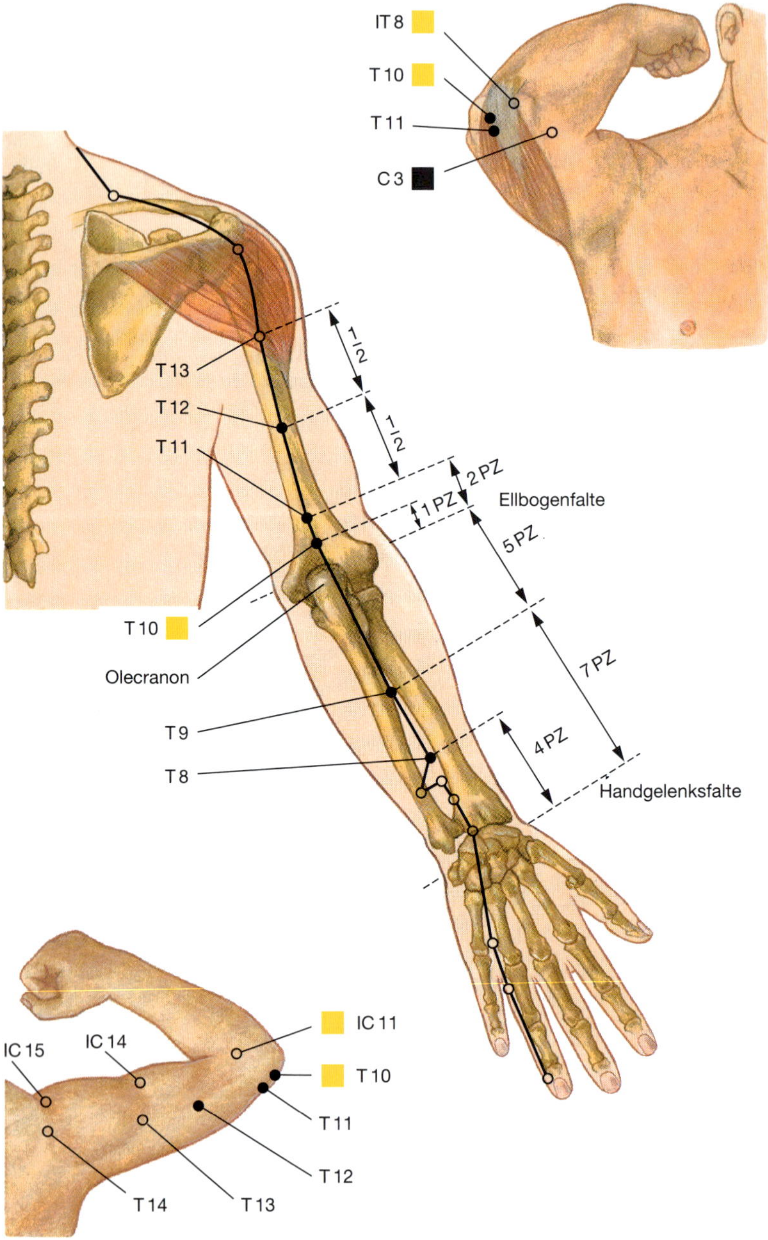
IT 8
T 10
T 11
C 3
T 13
T 12
T 11
T 10
Olecranon
T 9
T 8
1/2
1/2
2 PZ
1 PZ
Ellbogenfalte
5 PZ
7 PZ
4 PZ
Handgelenksfalte
IC 15
IC 14
IC 11
T 10
T 11
T 12
T 14
T 13

T 8 **»Verbindungspforte«**
通门， *porta communicans* (3E 8)
三阳络 tōngmén, sānyángluò

Lage:
4 PZ proximal der Handgelenksfalte in der Mitte des Unterarms zwischen Ulna und Radius

Qualifikation:
»Verknüpfungspunkt« nex der drei Yang-Leitbahnen der Hand

Wirkung:
Sinnesöffnungen freimachend, Netzbahnen offenhaltend

Indikationen:
Wechsel von Frieren und Hitzewallungen, Abgeschlagenheit, Schlafsucht, Gingivaschmerz, Zahnschmerz, Stimmverlust, Tinnitus, Armschmerzen, bewegungsunfähig

Technik:
1–1,5 Zoll senkrecht, Moxibustion möglich

T 9 **»Vierter Abzugsgraben«**
四渎 *incile quartus* (3E 9)
sìdú

Lage:
7 Zoll proximal der äußeren Handgelenksfalte in einer Vertiefung zwischen Radius und Ulna, 5 Zoll distal vom Olecranon

Wirkung:
Qi-Mechanismus im Kopfbereich stabilisierend

Indikationen:
Krämpfe der Hals- und Zungenmuskulatur, Stimmverlust, Zahnschmerzen, Schmerzen im Unterkiefer und Außenseite des Arms, Schwerhörigkeit, Taubheit, Halbseitenkopfschmerz

Technik:
1–1,5 Zoll senkrecht, Moxibustion möglich

T 10 **»Brunnen des Himmels«**
天井 *puteus caelestis* (3E 10)
tiānjǐng

Lage:
1 Zoll hinter und oberhalb des Olecranon, bei Flexion in einer Vertiefung

Qualifikation:
»Verbindungspunkt« der Fünf Induktorien, Wandlungsphase »Erde«

Wirkung:
Säfteumlauf und Qi-Mechanismus stabilisierend, *humor, humor venti, ardor* zerstreuend

Indikationen:
Kopfschmerzen, Augenschmerzen, Spasmen, Steifigkeit, Zuckungen, Epilepsie, paretische Extremitäten mit Schmerzen, diffuse Körperschmerzen, Nackensteife, Engegefühl des Halses, Stimmverlust, Druck und Spannung in Brust und Leibesmitte, Geschwüre, Exantheme, Inappetenz, Husten, Atemnot, depressive, apathische Stimmung, Lymphödem, Ödemneigung, Struma, innere tumoröse Verdichtungen, Miktionsstörungen, Ellbogenschmerz

Technik:
0,5–1 Zoll senkrecht, Moxibustion möglich

T 11 **»Die klare und kühle Quelle«**
清泠泉， *fons limpidus ac frigidus* (3E 11)
清冷渊 qīnglěngqúan, qīnglěngyūan

Lage:
2 Zoll proximal vom Olecranon

Wirkung:
Ventus, calor venti von Rücken und Nacken austreibend

Indikationen:
Kopfschmerz, Oberarmschmerz, Schulterschmerz, Zahnschmerz

Technik:
0,5–1,5 Zoll senkrecht, Moxibustion möglich

T 12 **»Punkt, der zerstreut«**
消泺 *quod dispellit* (3E 12)
xiāoluò

Lage:
In der Mitte der Verbindungslinie zwischen T 11 und T 13

Wirkung:
Ventus, ventus humidus zerstreuend

Indikationen:
Kopfschmerzen, Zahnschmerzen, Steifigkeit und Schmerzhaftigkeit von Rücken- und Nackenmuskulatur, Wechsel von Frösteln und

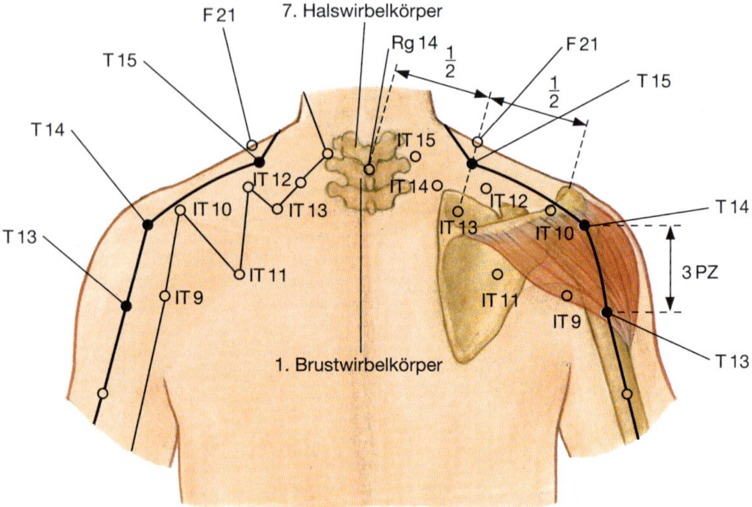
F 21
7. Halswirbelkörper
Rg 14
T 15
T 14
T 13
IT 15
IT 14
IT 12
IT 13
IT 10
IT 11
IT 9
1. Brustwirbelkörper
1/2
1/2
F 21
T 15
T 14
3 PZ
T 13

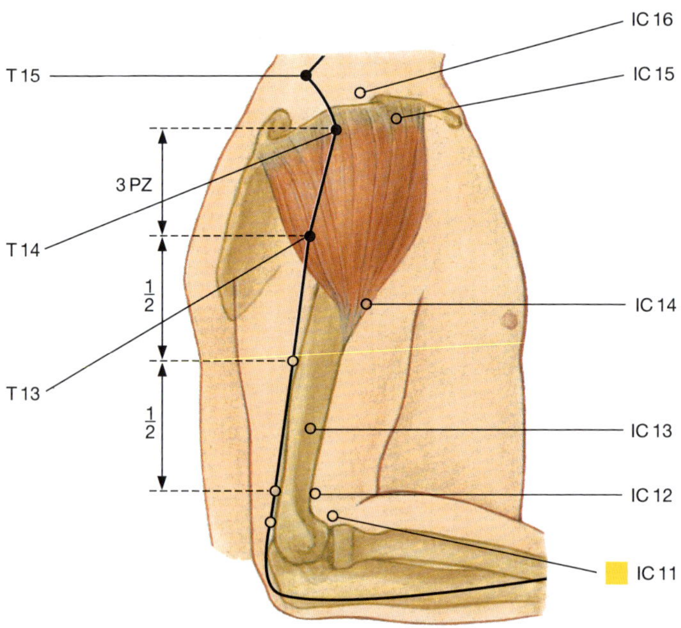
IC 16
IC 15
T 15
3 PZ
T 14
1/2
T 13
1/2
IC 14
IC 13
IC 12
IC 11

Hitzewallungen, epileptische Anfälle, Diabetes

Technik:
0,5–1,5 Zoll senkrecht, Moxibustion möglich

T 13 **»Versammlungspunkt am Oberarm«**
臑会 *conventus lacerti* (3E 13)
naòhuì

Lage:
3 PZ distal T 14 am Hinterrand des *m. deltoideus*

Qualifikation:
»Verbindungspunkt« mit dem »Haltenetz des Yang« (*sinarteria retinens yang*)

Wirkung:
Ventus zerstreuend

Indikationen:
Schmerzen in der Schulter, Wechsel von Frostigkeit und Hitzen, Schwellung des Halses, auch Struma

Technik:
1–1,5 Zoll senkrecht, Moxibustion möglich

T 14 **»Kellerloch der Schulter«**
肩髎 *cella alae* (3E 14)
jiānjiáo, jiānliáo

Lage:
In einer Vertiefung zwischen Akromion und *tuberculum maius humeri*, bei angehobenem Arm in der hinteren der beiden Vertiefungen auf der Schulter

Wirkung:
Ventus und *humor venti* zerstreuend

Indikationen:
Schulterschmerz, Armschmerzen, Kraftlosigkeit, Lähmungsgefühl

Technik:
1–1,5 Zoll senkrecht in Richtung Schultergelenk, Moxibustion möglich

T 15 **»Kellerloch des Himmels«**
天髎 *cella caelestis* (3E 15)
tiānjiáo, tiānliáo

Lage:
In der Mitte einer gedachten Verbindungslinie zwischen Akromeon und Rg 14; 1 Zoll hinter und unter F 21

Qualifikation:
»Verbindungspunkt« mit der Leitbahn des *o. felleus* und dem »Haltenetz des Yang« (*sinarteria retinens yang*)

Wirkung:
Das Qi nach oben führend, *ventus* und *humor* zerstreuend

Indikationen:
Fieber ohne Schweiß, Schmerzen in der *fossa supraclavicularis*, Steifigkeit, Schmerzhaftigkeit vom Nacken, Schwere und Schmerzhaftigkeit von Schulter und Arm, Beklemmung in der Brust

Technik:
0,6–0,8 Zoll senkrecht, Moxibustion möglich

T 16 **»Öffnung des Himmels«**
天牖 *apertura caeli* (3E 16)
tiānyǒu

Lage:
Am Hinterrand des *m. sternocleidomastoideus* in Höhe des Kieferwinkels

Wirkung:
Den Qi-Mechanismus regulierend, Sinnesöffnungen freimachend, bei plötzlichen schockartigen Einwirkungen, bei *ventus* und *humor*

Indikationen:
Plötzlicher Gehörsturz, plötzliche Abnahme der Sehkraft, Schwellung des Gesichts, Nasenbluten, Sekretfluß, Geruchsverlust, Halsenge, Atembeklemmung, Nackensteife, Augenschmerz, Lymphknotenschwellung

Technik:
0,5–1 Zoll senkrecht, Moxibustion möglich

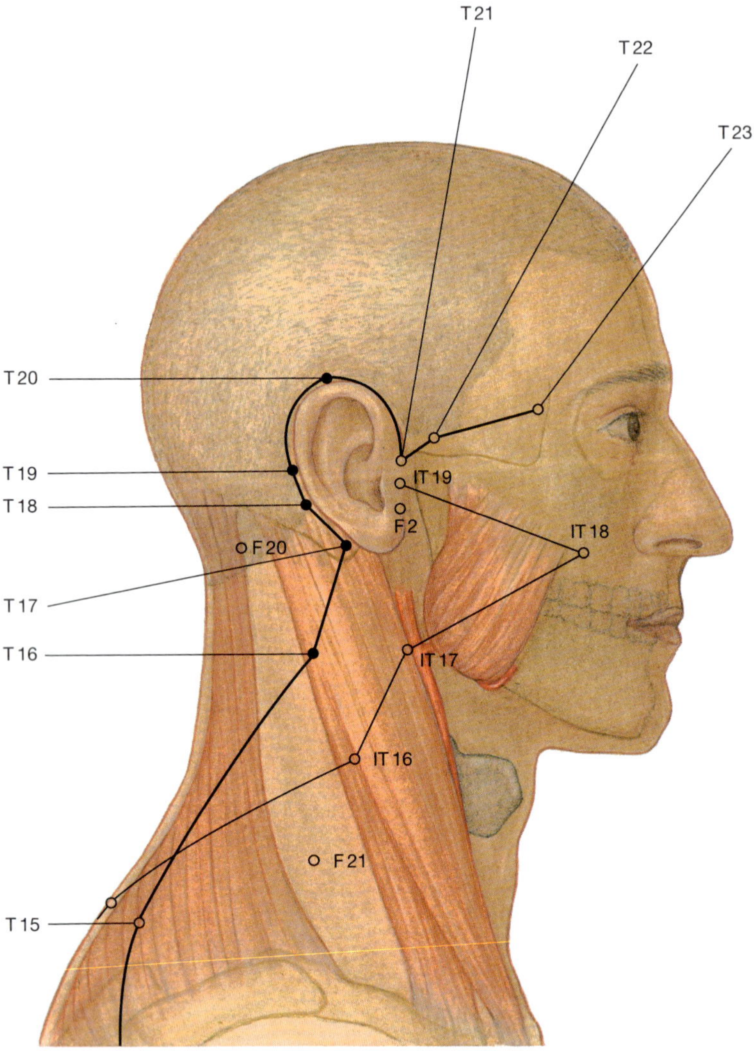
T 21
T 22
T 23
T 20
T 19
IT 19
T 18
F 2
IT 18
F 20
T 17
T 16
IT 17
IT 16
F 21
T 15

T 17 **»Schutzschirm gegen *ventus*«**
翳风 *pluteus venti* (3E 17)
yìfēng

Lage:
Am Vorderrand des *processus mastoideus*, wo das Ohrläppchen bei Druck den *processus* berührt

Qualifikation:
»Verbindungspunkt« mit der Hauptleitbahn des *o. felleus*

Wirkung:
Ventus abwehrend, gegen Apoplex schützend, Sicht und Gehör klärend

Indikationen:
Tinnitus, Schwerhörigkeit, Schwindel, Ohrgeräusche, Rötung, Schmerzhaftigkeit des Ohrs, Otitis, Facialisparese, Halsschwellungen, Parotitis, häufiges Niesen der Kinder, Trigeminus-Neuralgie

Technik:
0,5–1 Zoll senkrecht, Moxibustion möglich

T 18 **»Punkt der Spasmen«**
瘈脉 *foramen spasticum* (3E 18)
jìmò, jìmaì, chìmò, chìmaì

Lage:
Hinter dem Ohr ungefähr auf der Mitte des *processus mastoideus*, ungefähr 1 Zoll oberhalb T 17 auf der gekrümmten Linie von T 17 nach T 20, parallel zum Helixverlauf an der Grenze vom unteren zum mittleren Drittel

Wirkung:
Ventus und *pavor* (Schrecksymptomatik) vor allem im Kindesalter zerstreuend, Krämpfe lösend

Indikationen:
Spasmen und Paresen im Kindesalter, Schrecksymptomatik der Kinder, Tinnitus, nachlassende Sehkraft, plötzliche Übelkeit, Erbrechen, Schreckhaftigkeit, Alpträume, Kopfschmerz

Technik:
0,3–0,5 Zoll schräg, Moxibustion möglich

T 19 **»Punkt hinter dem Ohr«**
颅息 *auriculare posterius* (3E 19)
lúxī

Lage:
1 Zoll oberhalb T 18

Wirkung:
Den Qi-Mechanismus regulierend, *ventus* und *humor venti* zerstreuend

Indikationen:
Kopfschmerz, Tinnitus, Ohrschmerzen, Schwellung des Ohres, Spasmen, Zuckungen, besonders bei Kindern, Schreckhaftigkeit, Schmerzen, Druckgefühl in der Brust

Technik:
Schräge Akupunktur möglich bei wenig Blutaustritt 0,3–0,5 Zoll, Moxibustion möglich

T 20 **»Oberes Schläfenbein«**
角孙 *temporale superius* (3E 20)
jiǎosūn

Lage:
Direkt über der Ohrspitze innerhalb der Haargrenze bei Knickung des Ohres zwischen zwei Fingern oberhalb der entstehenden Spitze

Qualifikation:
»Verbindungspunkt« mit den Hauptleitbahnen der *oo. intestini crassi, intestini tenuis et felleus*

Wirkung:
Humor venti austreibend, Schleier, Krämpfe lösend

Indikationen:
Schleierbildung am Auge, Zahnschmerz, Schwellung der Wange, Gefühllosigkeit der Lippen, Zahnfleischschwellung, Augenrötung, Kopfschmerzen, Nackenverspannung, Steifheit

Technik:
0,3–0,5 Zoll schräg, Moxibustion möglich

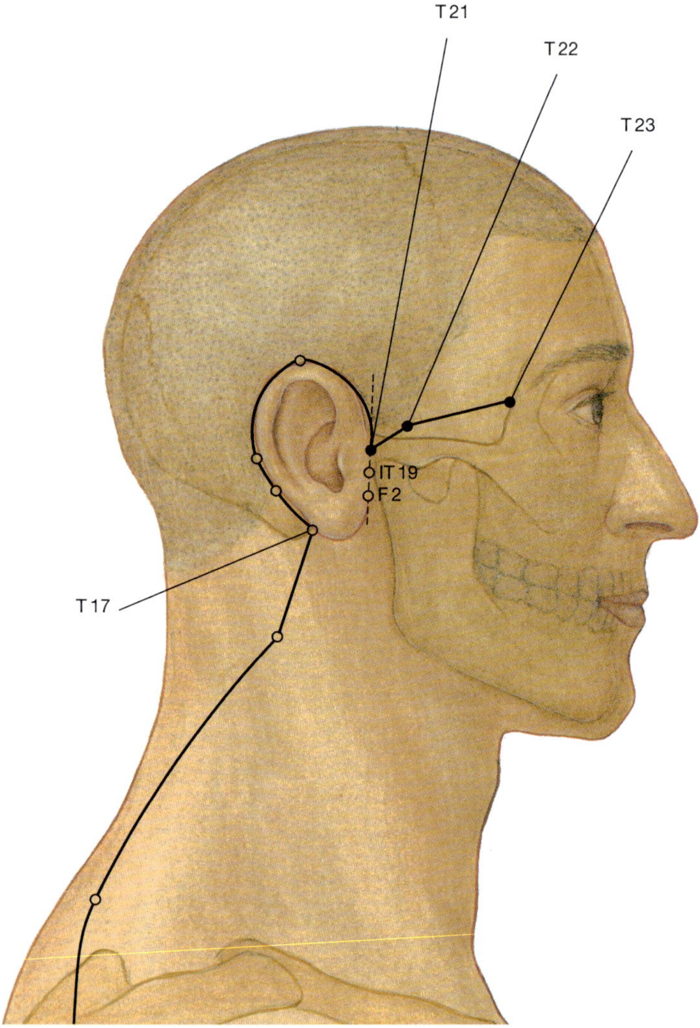
T 21
T 22
T 23
IT 19
F 2
T 17

T 21 **»Pforte des Ohres«**
耳门 *porta auris* (3E 21)
ěrmén

Lage:
An der Obergrenze des Tragus, leicht davor bei leicht geöffnetem Mund in einer Vertiefung tastbar

Wirkung:
Das Ohr öffnend, *calor* zerstreuend

Indikationen:
Tinnitus wie Insektensummen, Schwellung und Geschwür in und am Ohr, Eiterfluß, Schwerhörigkeit, Zahnfleischgeschwüre, Otitis media

Technik:
0,3–0,8 Zoll senkrecht oder schräg in Richtung IT 19, F 2 1–1,5 Zoll, Moxibustion möglich

T 22 **»Kellerloch der Harmonie«**
和髎 *cella harmoniae* (3E 22)
héjiáo, héliáo

Lage:
Auf gleicher Höhe wie die obere Wurzel der Ohrmuschel 1 Zoll vor der Wurzel, an der Haargrenze, vor und oberhalb T 21, Puls tastbar

Qualifikation:
»Verbindungspunkt« mit den Hauptleitbahnen der *oo. felleus et intestini tenuis*

Wirkung:
Das Qi stützend, *ventus* zerstreuend, *humor* ausleitend

Indikationen:
Schwere des Kopfes, Kopfschmerzen, Schnupfen, Krampf der Kaumuskulatur, zirpendes Ohrgeräusch, Schwellung der Nase, des Halses, Lid- und Augenzucken, spastisches Zucken des Mundes

Technik:
0,3–0,5 Zoll schräg, Moxibustion möglich

T 23 **»Mit Geigen und Flöten«**
丝竹空 *fides et fistulae* (3E 23)
sīzhúkōng

Lage:
Vertiefung neben dem lateralen Ende der Augenbraue

Wirkung:
Ventus zerstreuend, Qi regulierend, Xue bewegend

Indikationen:
Kopfschmerzen, Drehschwindel, Frösteln und Frieren, Epilepsie, Raserei mit Speichelfluß, plötzlicher halbseitiger oder auf den ganzen Kopf sich erstreckender Kopfschmerz, gerötete Augen, geschwächte Sehkraft, Zahnschmerz, Gesichtszuckungen

Technik:
0,5–1 Zoll schräg subcutan

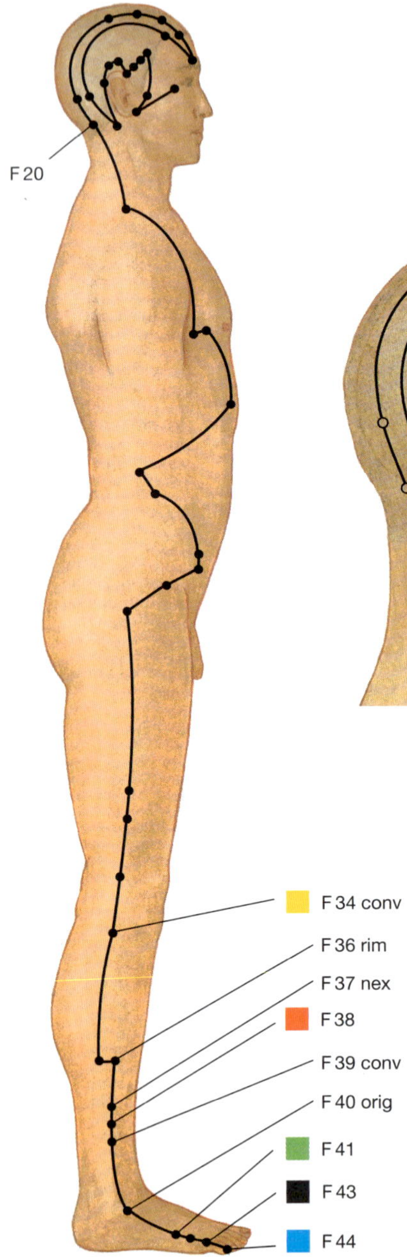
F 20
F 34 conv
F 36 rim
F 37 nex
F 38
F 39 conv
F 40 orig
F 41
F 43
F 44

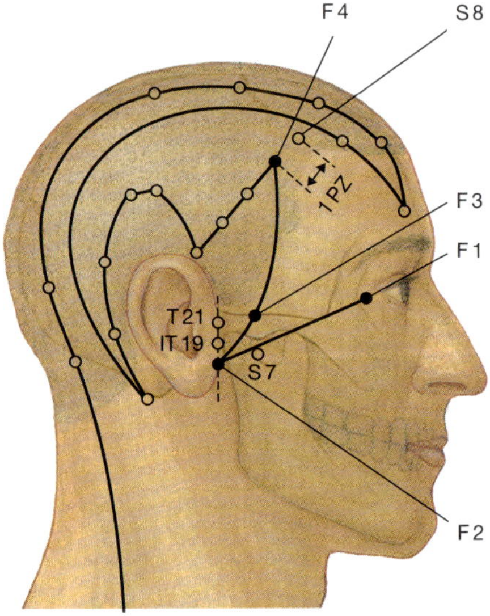
F 4
S 8
1 PZ
F 3
F 1
T 21
IT 19
S 7
F 2

Die Reizpunkte der Hauptleitbahn des *orbis felleus* F (»Gallenblase« Gb)
Die Yang minor (kleines Yang)-Leitbahn des Fußes

F 1 **»Kellerloch der Pupille«**
瞳子髎 *cella pupillae* (Gb 1)
tóngzǐjiáo, tóngzǐliáo

Lage:
0,5 Zoll lateral des *canthus lateralis*

Qualifikation:
1. »Verbindungspunkt « mit den Hauptleitbahnen des *o. intestini tenuis* und des *o. tricalorii*
2. »Vereinigungspunkt« mit der *paracardinalis hepatica* (Nebenleitbahn des *o. hepaticus)*

Wirkung:
Ventus und *calor venti* zerstreuend, Sicht klärend

Indikationen:
Augenerkrankungen, Schleier vor den Augen, Nachtblindheit, Konjunktivitis, Myopie, Kopfschmerz

Technik:
0,2–0,4 Zoll schräg, Moxibustion möglich

F 2 **»Versammlungspunkt für das Gehör«**
听会 *conventus auditus* (Gb 2)
tīnghùi

Lage:
Unmittelbar vor der *incisura intertragica* in einer Linie unter T 21, IT 19, bei leicht geöffnetem Mund in einer Vertiefung

Wirkung:
Ventus zerstreuend, das Qi fließen lassend, Gehör harmonisierend

Indikationen:
Tinnitus, Schwerhörigkeit, Ohrschmerz mit Eiterfluß, Otitis, Krämpfe der Kaumuskulatur, Kiefergelenksluxation, Zahnschmerz, Krämpfe, Spasmen, Facialisparese, Trigeminusneuralgie, Parotitis

Technik:
0,3–1 Zoll senkrecht, Moxibustion möglich

F 3 **»Oberes Paßtor«**
上关 *clusa superior* (Gb 3)
shàngguān

Lage:
Am oberen Rand des Jochbeinbogens vor dem Ohr über S 7

Qualifikation:
»Verbindungspunkt« mit den Hauptleitbahnen der *oo. stomachi et tricalorii*

Wirkung:
Ventus zerstreuend, Spasmen lösend, Gehör wiederherstellend

Indikationen:
Tinnitus, Schwerhörigkeit, Taubheit, halbseitige Kopfschmerzen, Facialisparese mit Deviation von Mund und Auge, Zahnschmerzen, auch bei Karies, Frösteln und Frieren, epileptiforme Symptome, Sehstörungen

Technik:
0,3–1 Zoll senkrecht, Moxibustion möglich

F 4 **»Im Winkel des Keilbeinflügels«**
颔厌 *in angulo sphenoidalis* (Gb 4)
hànyàn

Lage:
An der Haargrenze 1 Zoll senkrecht unter S 8

Qualifikation:
»Verbindungspunkt« mit den Hauptleitbahnen der *oo. felleus, tricalorii et stomachi*

Wirkung:
Ventus zerstreuend

Indikationen:
Halbseitenkopfschmerz, Tinnitus, geschwächte Sehkraft, epileptiforme Symptome, Zahnschmerzen, häufiges Niesen, Zuckungen, Tremor

Technik:
0,3–1 Zoll quer, Moxibustion möglich

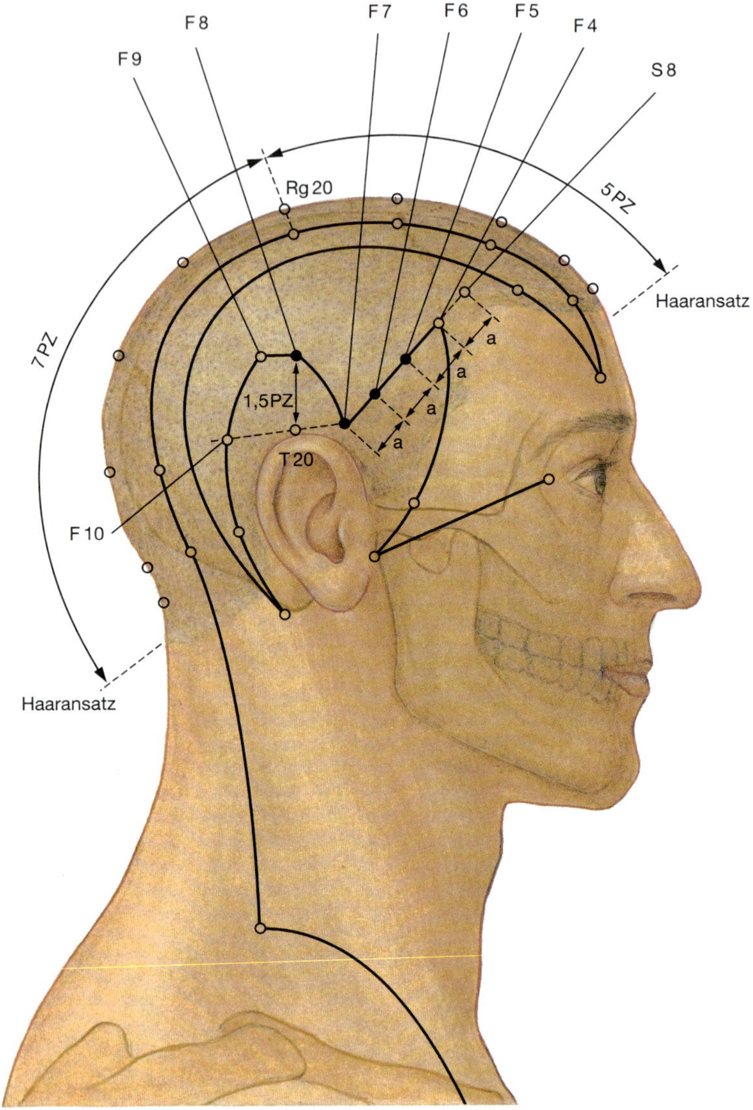
F 8
F 7
F 6
F 5
F 4
F 9
S 8
Rg 20
5PZ
Haaransatz
a
7PZ
a
1,5PZ
a
a
T20
F 10
Haaransatz

F 5 **»Punkt der Medulla«**
悬颅 *foramen medullae* (Gb 5)
xúanlú

Lage:
Auf der Mitte der Verbindungslinie S 8–F 7

Qualifikation:
»Verbindungspunkt« mit den Hauptleitbahnen der *oo. stomachi et tricalorii*

Wirkung:
Qi-Mechanismus regulierend, »Oberfläche« öffnend, *ventus* zerstreuend, *calor* kühlend

Indikationen:
Einseitige oder allgemeine Kopfschmerzen, Augenschmerzen, Schmerzen von Kiefer und Zähnen, Rötung des äußeren Canthus, Schnupfen, Fehlsichtigkeit

Technik:
0,3–1 Zoll quer, Moxibustion möglich

F 6 **»Der aufgehängte Bissen«**
悬厘 *lobulus suspensus* (Gb 6)
xúanlí

Lage:
Auf der Verbindungslinie zwischen F 4 und F 7 im unteren Drittel

Qualifikation:
»Verbindungspunkt« mit den Hauptleitbahnen der *oo. stomachi et tricalorii*

Wirkung:
Calor bzw. *calor humidus* der »Mitte« kühlend

Indikationen:
Rötung, Schwellung des Gesichtes, einseitige Kopfschmerzen, Spannung in der Brust, intermittierendes Fieber, Rötung und Schmerzen der Canthus, Aufstoßen, Übelkeit, grippale Befunde, epileptiforme Symptome

Technik:
0,3–1 Zoll schräg nach hinten, Moxibustion möglich

F 7 **»Der Bogen des Schläfenhaars«**
曲鬓 *curvatura coruli* (Gb 7)
qūbìn

Lage:
In einer Vertiefung auf der Schläfe im Bogen der Haarlinie vor und über dem Ohr ein Fingerbreit vor T 20

Qualifikation:
»Verbindungspunkt« zur Hauptleitbahn des *o. vesicalis*

Wirkung:
Apoplektische Symptomatik und Kiefersperre lösend

Indikationen:
Halbseitenkopfschmerz, Kiefersperre, Steifheit der Nackenmuskulatur, Sehstörungen, Übelkeit, Erbrechen, Schmerzen von Kiefer und Zähnen

Technik:
0,3–1 Zoll quer, Moxibustion möglich

F 8 **»Der obere Punkt des Ohres«**
耳尖，率谷 *apex auriculi* (Gb 8)
ěrjiān, shuàigǔ

Lage:
1,5 Zoll oberhalb der Ohrspitze

Qualifikation:
»Verbindungspunkt« mit der Hauptleitbahn des *o. vesicalis*

Wirkung:
»Schleim«-Blockaden zerschlagend, *humor venti* und *ventus* zerstreuend

Indikationen:
Stillstehende Verdauung, Druck- und Klumpengefühl im Magen, Übelkeit, Erbrechen, Gedunsenheit, Schwere des Kopfes, Benommenheit, Schläfenkopfschmerz, Halbseitenkopfschmerz, Augenerkrankungen

Technik:
0,4–0,8 Zoll quer subcutan, Moxibustion möglich

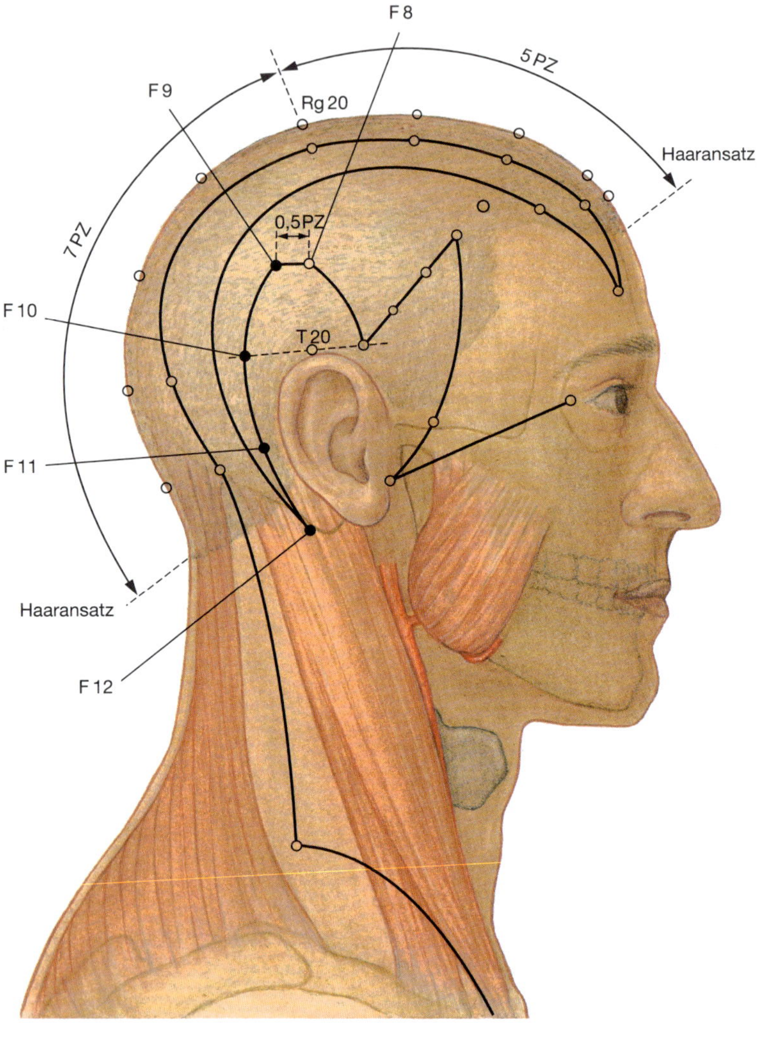
F 8
5 PZ
F 9
Rg 20
Haaransatz
0,5 PZ
7 PZ
F 10
T 20
F 11
Haaransatz
F 12

F 9 **»Die große Straße des Himmels«**
天冲 *impedimentale caeleste* (Gb 9)
tiānchōng

Lage:
0,5 Zoll hinter F 8, weiter oben, deshalb 2 Zoll innerhalb der Haargrenze

Qualifikation:
»Verbindungspunkt« mit der Hauptleitbahn des *o. vesicalis*

Wirkung:
Ventus zerstreuend, Krämpfe lösend

Indikationen:
Epileptiforme Symptomatik, Krampfanfälle, Schwellung des Zahnfleisches, Kopfschmerz, Schreckhaftigkeit

Technik:
0,3–0,8 Zoll quer, Moxibustion möglich

F 10 **»Oberflächliche Weiße«**
浮白 *candor superficialis* (Gb 10)
fúbái

Lage:
In Höhe der Ohrspitze 1 PZ innerhalb der Haargrenze auf einer geschwungenen Linie zwischen F 9 und F 11

Qualifikation:
»Verbindungspunkt« mit der Hauptleitbahn des *o. vesicalis*

Wirkung:
Den Qi-Mechanismus regulierend, *ventus, humor* und *calor* eliminierend

Indikationen:
Schwere des Kopfes, Kopfschmerz, Tinnitus wie Insektenzirpen, Schwerhörigkeit, Halsschwellung, Struma, Schmerzen von Schulter und Rücken, Enge des Halses, Zahnschmerzen, Atembeklemmung, Brustschmerzen

Technik:
0,5–0,8 Zoll schräg, Moxibustion möglich

F 11 **»Das ins Yin eindringen läßt«**
窍阴, *yin penetrans capitis* (Gb 11)
头窍阴 qiaòyīn, tóuqiaòyīn

Lage:
Hinter und oberhalb des *processus mastoideus*, zwischen F 10 und *processus mastoideus* (F 12)

Qualifikation:
»Verbindungspunkt« mit den Hauptleitbahnen der *oo. vesicalis et tricalorii*

Wirkung:
Qi regulierend, Bauenergie und Xue belebend, *ventus, humor* und *calor* eliminierend

Indikationen:
Krämpfe der Gliedmaßen, Augenschmerzen, Schwellung von Hals und Wange, Parotitis, Tinnitus, Ohrgeräusche wie Insekten, Schwerhörigkeit, Taubheit, Blutungen im Mund, Hitze von Händen und Füßen, Halsenge, bitterer Mundgeschmack, Flankenschmerz

Technik:
0,5–0,8 Zoll quer, Moxibustion möglich

F 12 **»Processus mastoideus«**
完骨 *processus mastoideus* (Gb 12)
wángŭ

Lage:
Ein wenig unterhalb und hinter der Spitze des *processus mastoideus*

Qualifikation:
»Verbindungspunkt« mit der Hauptleitbahn des *o. vesicalis*

Wirkung:
Qi hepaticum regulierend, *ventus* und *calor venti* austreibend

Indikationen:
Kiefersperre, Nackensteife, Kopfschmerzen, Halbseitenlähmung, Enge des Halses, Schluckstörungen, Zahnschmerzen, Schlaflosigkeit, Lähmungen der unteren Extremitäten, epileptiforme Anfälle, rötlicher dunkler Urin, Halsschwellung, Gedunsenheit des Gesichtes, Schmerzen am *processus mastoideus*

Technik:
0,5–0,8 Zoll schräg, Moxibustion möglich

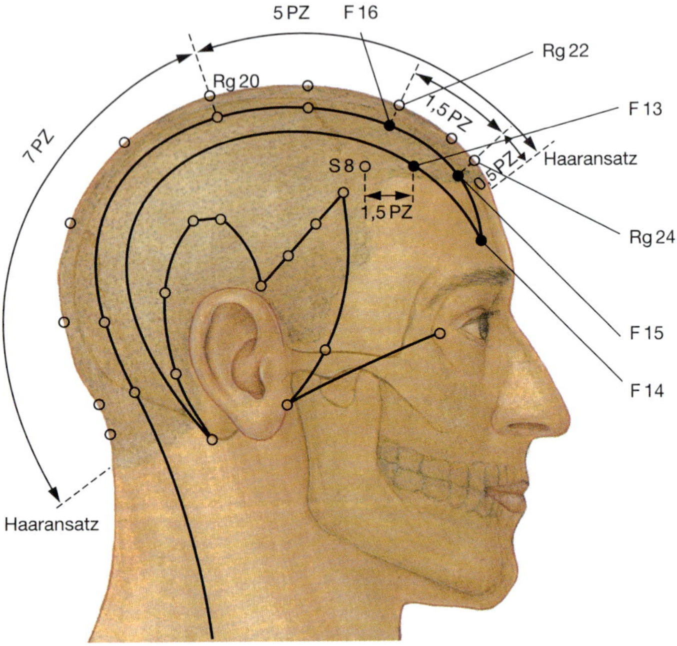
5 PZ
F 16
Rg 22
Rg 20
F 13
1,5 PZ
7 PZ
Haaransatz
S 8
0,5 PZ
1,5 PZ
Rg 24
F 15
F 14
Haaransatz

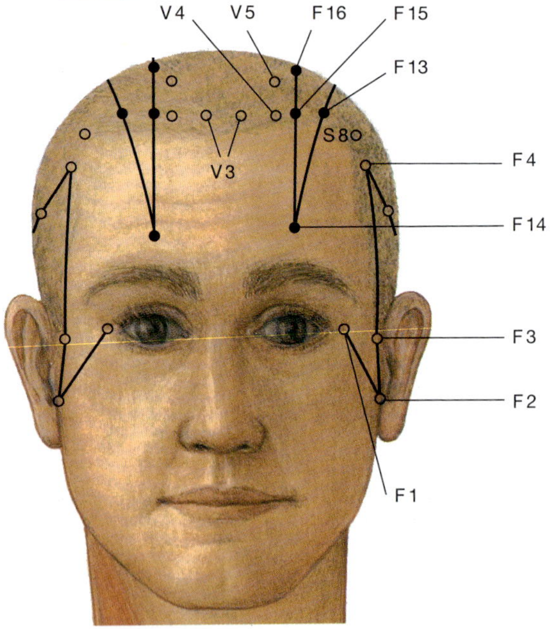
V 4
V 5
F 16
F 15
F 13
S 8
V 3
F 4
F 14
F 3
F 2
F 1

F 13 »Die konstellierende Kraft der Wurzel«

本神 *shen stirpis* (Gb 13)
běnshén

Lage:
Senkrecht oberhalb des *canthus lateralis*, 0,5 Zoll innerhalb der Haarlinie

Qualifikation:
»Verbindungspunkt« mit dem »Haltenetz des Yang« (*sinarteria retinens yang*)

Wirkung:
Das *yin hepaticum* stützend und regulierend, *ventus* zerstreuend

Indikationen:
Pavor-Symptomatik, Krampfanfälle, Speichelfluß, Nackensteife, Epilepsie, Drehschwindel, Halbseitenlähmung

Technik:
0,3–0,5 Zoll quer, Moxibustion möglich

F 14 »Die Weiße des Yang«

阳白 *candor yang* (Gb 14)
yángbái

Lage:
1 Zoll oberhalb der Mitte der Augenbraue

Qualifikation:
»Verbindungspunkt« mit den Hauptleitbahnen der *oo. stomachi, intestini crassi et tricalorii* und dem »Haltenetz des Yang« (*sinarteria retinens yang*)

Wirkung:
Ventus zerstreuend, Sicht klärend

Indikationen:
Kopfschmerz, Schmerzen im Augapfel, Brennen der Augen, unwillkürliches Nachobendrehen der Augen, Zucken des Augenlides, Fehlsichtigkeit, Trübsichtigkeit, Nachtblindheit, Übelkeit, Brechreiz, inneres Frieren

Technik:
0,3–0,5 Zoll quer nach unten, Moxibustion möglich

F 15 »Am Rand der Tränen«

临泣 *lacrimarum instantium capitis*
línqì, tóulínqì (Gb 15)

Lage:
Senkrecht über F 14, 0,5 Zoll innerhalb der Haargrenze, in der Mitte zwischen S 8 und Rg 24

Qualifikation:
»Verbindungspunkt« mit der Hauptleitbahn des *o. vesicalis* und dem »Haltenetz des Yang« (*sinarteria retinens yang*)

Wirkung:
Die *oo. hepaticus et felleus* stützend, regulierend, *ventus* zerstreuend

Indikationen:
Tränende Augen, verschwommene Sicht, Schleier vor den Augen, nach oben drehende Augen, Krampfanfälle, Paresen, Spasmen, Lähmungen, apoplektiforme Symptomatik, Ohnmacht, Hinterkopfschmerz, verstopfte Nase, Schwerhörigkeit, Taubheit

Technik:
0,3–0,5 Zoll quer, Moxibustion möglich

F 16 »Fenster des Auges«

目窗 *fenestra oculi* (Gb 16)
mùchūang

Lage:
1,5 Zoll hinter F 15

Qualifikation:
»Verbindungspunkt« mit dem »Haltenetz des Yang« (*sinarteria retinens yang*)

Wirkung:
Oo. hepaticus et felleus stützend, regulierend, *ventus* zerstreuend

Indikationen:
Rötung der Augen, geschwächte Sehkraft, Glaukom, Drehschwindel, Kurzsichtigkeit, Kopfschmerz, Zahnschmerz, Schwerhörigkeit, Nasenverstopfung, Gedunsenheit des Gesichts

Technik:
0,3–0,5 Zoll quer, Moxibustion möglich

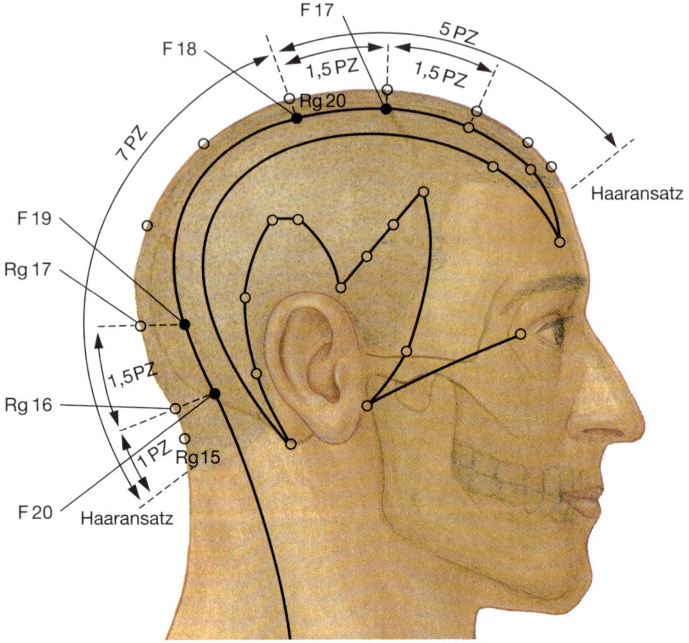
F 17
5 PZ
F 18
1,5 PZ
1,5 PZ
Rg 20
7 PZ
Haaransatz
F 19
Rg 17
1,5 PZ
Rg 16
1 PZ
Rg 15
F 20
Haaransatz

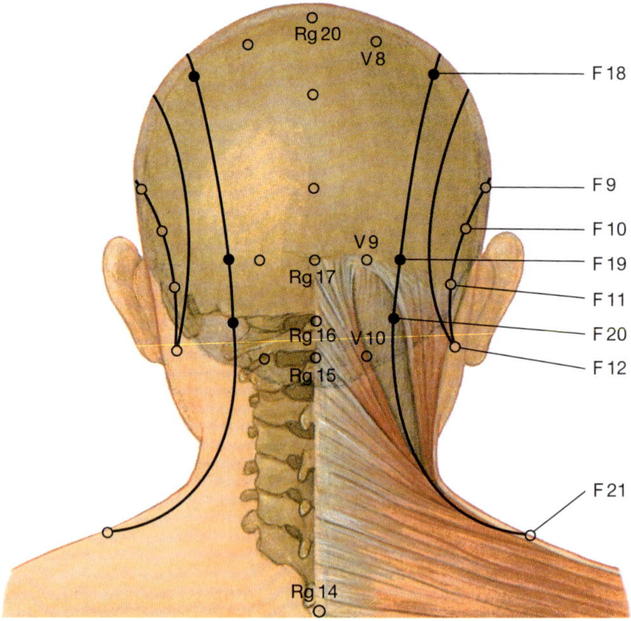
Rg 20
V 8
F 18
F 9
F 10
V 9
F 19
Rg 17
F 11
Rg 16
V 10
F 20
F 12
Rg 15
F 21
Rg 14

F 17 **»Hauptlager des Heeres«**
正营 *castra praetoriana* (Gb 17)
zhèngyíng

Lage:
1,5 Zoll hinter F 16

Qualifikation:
»Verbindungspunkt« mit dem »Haltenetz des Yang« (*sinarteria retinens yang*)

Wirkung:
Ventus zerstreuend, Schmerz stillend

Indikationen:
Kopfschmerz, halbseitig, Schwindel, Ohnmacht, Nackenschmerz, Übelkeit, Erbrechen, Kariesschmerzen, Rötung und Schmerzen des Auges

Technik:
0,2–0,5 Zoll quer, Moxibustion möglich

F 18 **»Der Punkt, der die Struktivkraft aufnimmt«**
承灵 *recipiens vim structivam* (Gb 18)
chénglíng

Lage:
1,5 Zoll hinter F 17

Qualifikation:
»Verbindungspunkt« mit dem »Haltenetz des Yang« (*sinarteria retinens yang*)

Wirkung:
Das *qi hepaticum* regulierend, *ventus* und *calor venti* bändigend

Indikationen:
Kopfschmerz, verstopfte Nase, reichlicher Ausfluß, Nasenbluten, Husten, Schwindel und Ohnmacht, Augenschmerzen, Fieber, Rötung des Auges

Technik:
0,3–0,5 Zoll schräg, Moxibustion möglich

F 19 **»Die Spalte zum Hirn«**
脑空 *hiatus cerebri* (Gb 19)
nǎokōng

Lage:
In einer Vertiefung oberhalb des Höckers des *os occipitale*, 1,5 Zoll oberhalb F 20

Qualifikation:
»Verbindungspunkt« mit dem »Haltenetz des Yang« (*sinarteria retinens yang*)

Wirkung:
O. renalis stützend, *o. hepaticus* regulierend, Yang absenkend, *ventus* zerstreuend

Indikationen:
Streßsymptomatik, Kachexie, subfebrile Temperaturen, Steifheit des Nackens, Kopfschmerzen, epileptiforme Symptomatik, grippale Befunde, Keuchatmung, Tinnitus, Schmerzen der Nase

Technik:
0,3–0,5 Zoll schräg, Moxibustion möglich

F 20 **»Teich des Windes«**
风池 *stagnum venti* (Gb 20)
fēngchí

Lage:
In der Vertiefung zwischen *m. sternocleidomastoideus* und *m. trapecius,* auf gleicher Höhe mit Rg 16

Qualifikation:
»Verbindungspunkt« mit der Hauptleitbahn des *o. tricalorii*, sowie dem »Haltenetz des Yang« (*sinarteria retinens yang*) und der »Aufsteigenden Yang-Leitbahn« (*sinarteria ascendens yang*)

Wirkung:
Ventus zerstreuend, *calor* kühlend, Gehör und Sicht klärend

Indikationen:
Fieber bei infektiösen Erkrankungen, Schweißlosigkeit, Kopfschmerz, halbseitige Verspannung des Nackens, Nackenschmerz, Sehstörungen, Kurzsichtigkeit, Koniunktivitis, apoplektische Symptomatik, Halbseitenlähmung, Spasmen, Gehörverlust, Schwerhörigkeit, Schmerzen Lenden und Rücken, Nasenbluten, Ohnmacht, häufiges Niesen, verstopfte Nase, Halsschwellung, Struma, Schlafstörungen, Erkältungskrankheiten, Rhinitis, Hypertonie

Technik:
0,8–1,2 Zoll in Richtung Nasenspitze, Moxibustion möglich

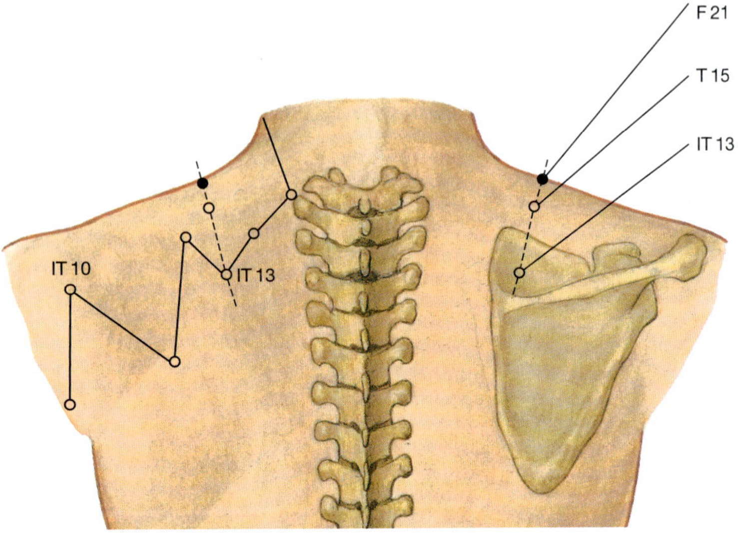
F 21
T 15
IT 13
IT 10
IT 13

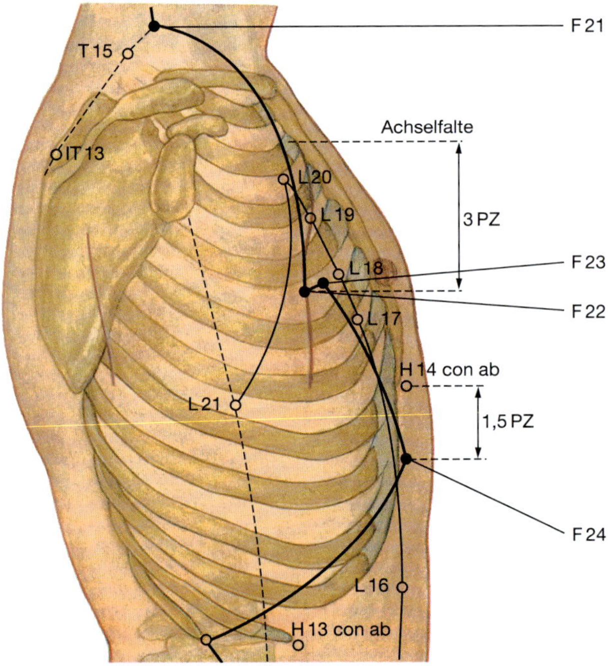
F 21
T 15
Achselfalte
IT 13
L 20
L 19
3 PZ
F 23
L 18
F 22
L 17
H 14 con ab
L 21
1,5 PZ
F 24
L 16
H 13 con ab

F 21 **»Brunnen der Schulter«**

肩井 *puteus alae* (Gb 21)
jiānjǐng

Lage:
In der Vertiefung am höchsten Punkt der Schulter, in der Mitte zwischen Rg 14 und dem Akromion

Qualifikation:
»Verbindungspunkt« mit den Hauptleitbahnen der *oo. tricalorii et intestini crassi* sowie dem »Haltenetz des Yang« (*sinarteria retinens yang*)

Wirkung:
Qi-Mechanismus und Säftehaushalt regulierend, *ventus* zerstreuend, *calor* kühlend (an dieser Stelle versammelt sich das orthopatische Qi)

Indikationen:
Schulterschmerz, Schwindel, Frostigkeit, Erkältungsneigung, Nackenschmerzen, Steifigkeit, Schmerzen von Schulter, Rücken, Arme, apoplektische Symptomatik, Krampfanfälle, Aphasie, Geschwüre, Entzündungen, Mastitis, Lymphknotenschwellung in der Axilla, Schwangerschaftsbeschwerden, Abortus mit Blutverlust, Eklampsien, Uterusblutungen, starker Achselschweiß, Struma, Hypertonus, Apoplexie

Technik:
0,5–0,8 Zoll senkrecht möglichst suppletiv, Moxibustion möglich

F 22 **»Pforte der Achselhöhle«**

渊腋，腋门 *porta axillae* (Gb 22)
yūanyè, yèmén

Lage:
3 PZ unterhalb der vorderen Achselfalte im 4. Interkostalraum

Wirkung:
Ventus und *humor venti* zerstreuend

Indikationen:
Fieber mit Schüttelfrost, Völlegefühl, Spannungsgefühl, Druck in der Brust und Hypochondrium, Kraftlosigkeit des Armes, Schwellung der Achselhöhle

Technik:
0,3 Zoll senkrecht oder 0,5–0,8 Zoll schräg

F 23 **»Vorhof der Achselhöhle«**

辄筋 *atrium axillae* (Gb 23)
zhéjīn

Lage:
Im 4. ICR 1 Zoll vor F 22

Qualifikation:
»Verbindungspunkt« mit der Hauptleitbahn des *o. vesicalis*

Wirkung:
Qi der »Mitte« regulierend, *humor* und *calor* ableitend

Indikationen:
Beklemmung in der Brust, Erstickungsangst, Depression, Weinerlichkeit, Übelkeit, Brechreiz, dünner Schleim und Speichel, saurer Mundgeschmack, stockender Redefluß

Technik:
0,3–0,8 Zoll schräg senkrecht, Moxibustion möglich

F 24 **»Sonne und Mond«**

日月 *sol et luna* (Gb 24)
rìyuè

Lage:
1,5 Zoll unter H 14 in der Mamillarlinie im 7. ICR

Qualifikation:
1. »Sammlungspunkt« con ab des *o. felleus*
2. »Verbindungspunkt« mit der Hauptleitbahn des *o. lienalis* und dem »Haltenetz des Yang« (*sinarteria retinens yang*)

Wirkung:
Das Qi der »Mitte« regulierend, *calor* kühlend

Indikationen:
Häufiges Seufzen, mühsames Atmen, gedrückte Stimmung, Flankenschmerz, saures Aufstoßen, Schluckauf, Übelkeit, Brechreiz, aufgetriebener Unterleib, Lähmungsneigung, Ikterus, Schmerzen im Hypochondrium

Technik:
0,3–0,8 Zoll schräg, Moxibustion möglich

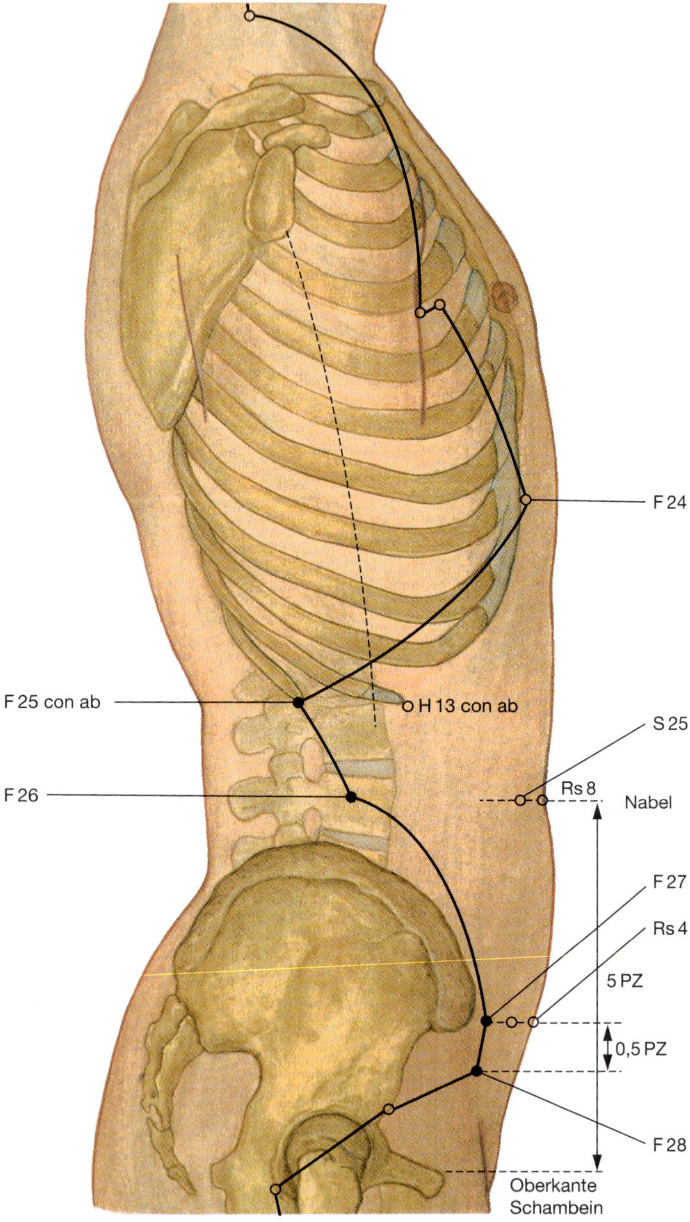
F 24
F 25 con ab
H 13 con ab
S 25
F 26
Rs 8
Nabel
F 27
Rs 4
5 PZ
0,5 PZ
F 28
Oberkante
Schambein

F 25 **»Pforte der Pyramide«**

京门 *porta pyramidis* (Gb 25)
jīngmén

Lage:
Am unteren Rand des Endes der 12. Rippe

Qualifikation:
»Sammlungspunkt« con ab des *o. renalis*

Wirkung:
Das Qi ins untere Calorium führend, *o. renalis* stützend, *oo. intestinorum* regulierend

Indikationen:
Geräusche und Kollern im Bauch, Bauchschmerzen, Spannungen in der Brust, gestörte Miktion, spärlich, Gedunsenheit des Gesichts, Diarrhö, Schmerzhaftigkeit der Lenden und Beine, Schmerzen im Rücken, Hüftgelenksschmerz

Technik:
0,3–0,8 Zoll senkrecht, Moxibustion möglich

F 26 **»Punkt der ›Gürtelbahn‹«**

带脉 *foramen sinarteriae zonalis* (Gb 26)
daìmò, daìmaì

Lage:
Auf der Höhe des Nabels zwischen den Endpunkten der 11. und 12. Rippe

Qualifikation:
»Verbindungspunkt« mit der »Gürtelbahn« (*sinarteria zonalis*)

Wirkung:
Die *sinarteria zonalis* regulierend, das Qi ins untere Calorium führend, das untere Calorium stützend und harmonisierend, *calor* kühlend, *humor* kanalisierend

Indikationen:
Aufgetriebener, gespannter Leib, Obstipationsneigung, Diarrhö, Schmerzen im Unterleib, Lenden-, Flankenschmerz, Spasmen, Paresen, Hemiplegie, Regelstörungen, Amenorrhö, Ausfluß, Endometritis, Cystitis

Technik:
0,5–1,5 Zoll senkrecht, Moxibustion möglich

F 27 **»Fünfter Angelpunkt«**

五枢 *cardi quintus* (Gb 27)
wŭshū

Lage:
In Höhe von Rs 4 und S 28 0,5 Zoll vor dem oberen Dorn des Beckenkamms (*spina iliaca anterior superior*)

Qualifikation:
»Verbindungspunkt« mit der »Gürtelbahn« (*sinarteria zonalis*)

Wirkung:
Das Qi ins untere Calorium absenkend, *algor* erwärmend, *ventus* zerstreuend, *humor* kanalisierend

Indikationen:
Bauchschmerzen, auch kolikartig, Kryptozele, Obstipation, Schmerzen im Lenden- und Rückenbereich, Muskelzuckungen, Spasmen, Fluor, Endometritis, Orchitis, Uterusblutungen

Technik:
0,5–1 Zoll senkrecht, Moxibustion möglich

F 28 **»Der zurückgehaltene Weg«**

维道 *via retenta* (Gb 28)
wéidào

Lage:
0,5 Zoll unterhalb F 27

Qualifikation:
»Verbindungspunkt« mit der »Gürtelbahn« (*sinarteria zonalis*)

Wirkung:
Flüssigkeitshaushalt regulierend, *humor* kanalisierend

Indikationen:
Gedunsenheit, heftige Schmerzen, Geschwüre im Abdomen, Ascites, Schmerzen Lenden und Beine, Übelkeit, Brechreiz, *fluores*, Unterleibsschmerz, Uterusprolaps

Technik:
0,5–1,5 Zoll senkrecht, Moxibustion möglich

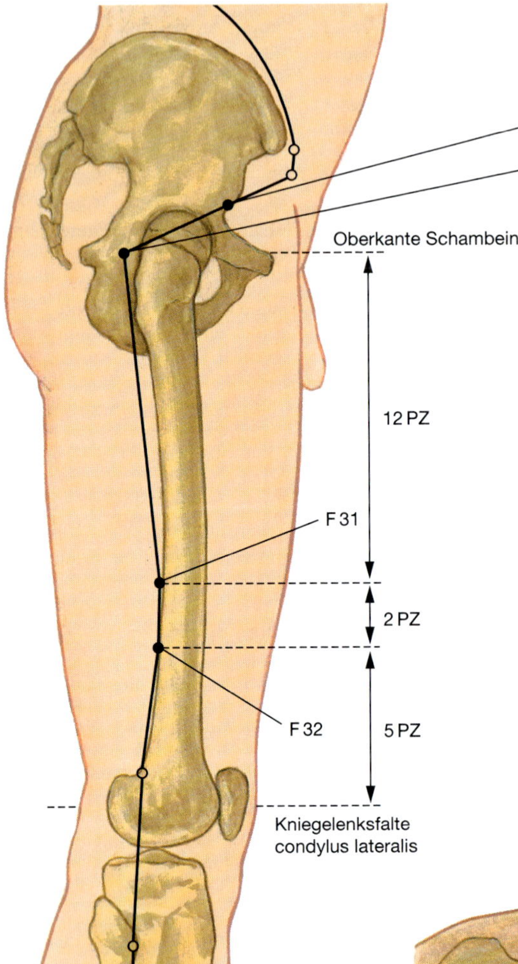
F 29
F 30
Oberkante Schambein
12 PZ
F 31
2 PZ
F 32
5 PZ
Kniegelenksfalte
condylus lateralis

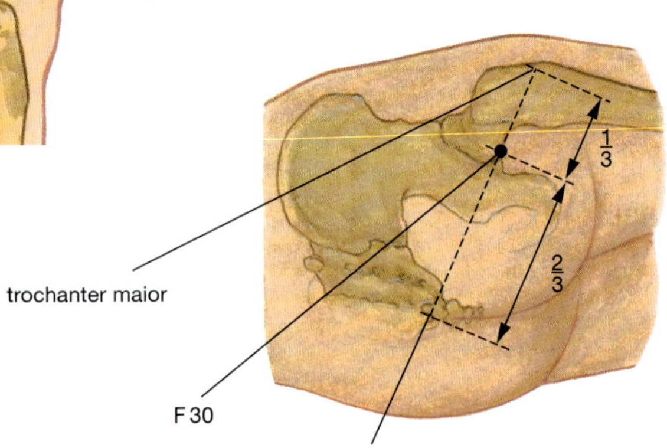
1/3
2/3
trochanter maior
F 30
os sacrum

F 29 **»Wohnkellerloch«**
居髎 *cella habitationis* (Gb 29)
jūjiáo, jūliáo

Lage:
Auf der Mitte der Verbindungslinie von der *spina iliaca superior anterior* und dem *trochanter maior*

Qualifikation:
»Verbindungspunkt« mit der »Aufsteigenden Yang-Leitbahn« (*sinarteria ascendens yang*)

Wirkung:
Das Qi ins untere Calorium führend, *algor* und *calor depletionis* korrigierend

Indikationen:
Unterleibsschmerz, rheumatische Beschwerden, Spasmen von der Schulter zu Thorax und Armen, Lähmung der unteren Gliedmaßen, Diarrhö, Orchitis, Endometritis, Cystitis

Technik:
0,5–1,5 Zoll senkrecht, Moxibustion möglich

F 30 **»Angelpunkt des Femurs«**
环跳，髀枢 *cardo femoralis* (Gb 30)
húantiào, bìshū

Lage:
Auf der Verbindungslinie vom *trochanter maio*r und dem *os sacrum*, vom 1. zum 2. Drittel

Qualifikation:
»Verbindungspunkt« mit der Hauptleitbahn des *o. vesicalis*

Wirkung:
O. hepaticus stützend und regulierend, *ventus* zerstreuend, *humor* ausleitend, Leitbahnen der unteren Extremität freimachend

Indikationen:
Hemiplegie, rheumatoide Beschwerden in Hüfte, Oberschenkel, Knie, Ischialgie, Energieblockade in den Leitbahnen, Gedunsenheit der Extremitäten, Rötung, Schwellung, Geschwürbildung, Röteln

Technik:
2–3,5 Zoll senkrecht, Moxibustion möglich

F 31 **»Marktplatz der Winde«**
风市 *forum ventorum* (Gb 31)
fēngshì

Lage:
An der Außenseite des Oberschenkels 7 Zoll oberhalb der Kniegelenksfalte bei stehendem Patienten und herabhängendem Arm an der Stelle, wo die Mittelfingerspitze die Hosennaht erreicht

Wirkung:
Ventus zerstreuend, *ventus humidus*, *ventus algoris* austreibend, Paresen, Lähmungen lösend

Indikationen:
Apoplektiforme Symptomatik mit Paresen, spastischen Lähmungen, Kraftlosigkeit des Beines, Lähmungen der Wadenmuskulatur, Hemiplegie, Juckreiz, Parästhesien, Kopfschmerz, Rötung und Schwellung der Augen

Technik:
0,5–2 Zoll senkrecht, Moxibustion möglich

F 32 **»Mittlerer Abzugsgraben«**
中渎 *incile medium* (Gb 32)
zhōngdú

Lage:
Seitlich am Oberschenkel, 2 Zoll unterhalb F 31, 5 Zoll oberhalb äußere Kniegelenksfalte

Wirkung:
Die Leitbahnen freimachend, *ventus* und *algor venti* eliminierend

Indikationen:
Schmerzen im Bewegungsapparat der unteren Extremität, Paresen, Hemiplegie

Technik:
0,5–2 Zoll senkrecht, Moxibustion möglich

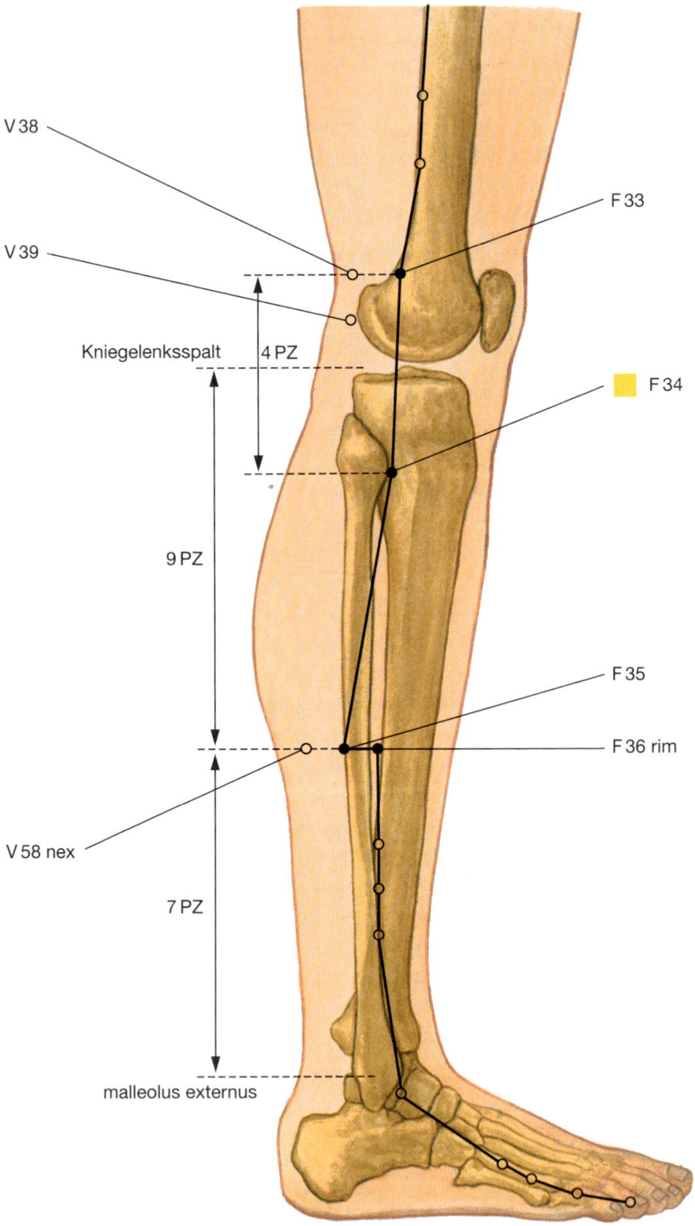
V 38
V 39
F 33
Kniegelenksspalt
4 PZ
F 34
9 PZ
F 35
F 36 rim
V 58 nex
7 PZ
malleolus externus

F 33 **»Yang-Paßtor des Knies«**
膝阳关 *clusa yang fellea* (Gb 33)
xīyánggūan

Lage:
Bei gebeugtem Knie in einer Vertiefung zwischen dem Femur und den Sehnen des *m. biceps femoris*

Wirkung:
Die Leitbahnen öffnend, *ventus*, *algor venti* eliminierend

Indikationen:
Heftige Schmerzen, Paresen, Parästhesien des Beines, Schmerzen und Schwellung des Kniegelenks, Übelkeit, Erbrechen

Technik:
0,5–2 Zoll senkrecht, Moxibustion möglich

F 34 **»Quelle am sonnenbeschienenen Grabhügel«**
阳陵泉 *fons tumuli yang* (Gb 34)
yánglíngquán

Lage:
In einer Vertiefung vor dem Kopf der Fibula

Qualifikation:
1. »Vereinigungspunkt« der Fünf Induktorien, Wandlungsphase »Erde«
2. »Zusammenkunftspunkt« conv des Bewegungsapparates

Wirkung:
Das Qi im mittleren und unteren Calorium kräftigend, die *oo. lienalis et renalis, hepaticus et felleus* stützend, regulierend, Bewegungsapparat und Knochen festigend, *humor*, *ventus*, *calor* eliminierend

Indikationen:
Gedunsenheit des Gesichts, bitterer, fader Mundgeschmack, Übelkeit, Brechreiz, Schwellung, Gedunsenheit der Zunge, Obstipation, Völlegefühl, Druck in Brust und Flanken, Blockade des Energieflusses mit Schmerzen, Lähmung, Spasmen in Hüfte, Oberschenkel, Knie, Ischialgie, Halbseitenlähmung, Cholecystitis, Cholelithiasis, Halbseitenkopfschmerz, Migräne, Hypertonie, Interkostalneuralgie, Schulterschmerz

Technik:
0,7–2 Zoll senkrecht, Moxibustion möglich

F 35 **»Vereinigung im Yang«**
阳交 *copulatio yang* (Gb 35)
yángjiāo

Lage:
7 Zoll oberhalb vom *malleolus externus* am Hinterrand der Fibula

Qualifikation:
»Spaltpunkt« rim vom »Haltenetz des Yang« (*sinarteria retinens yang*)

Wirkung:
Das Qi nach oben führend, *ventus* zerstreuend, *humor* kanalisierend, *algor* wärmend, die Brust freimachend

Indikationen:
Druck, Beklemmung, Spannungsgefühl in der Brust, Erstickungsangst, Rötung, Schwellung, Gedunsenheit, Geschwüre an den Füßen, kalte Hände und Füße, Lähmungsneigung der unteren Extremität

Technik:
0,5–1,5 Zoll senkrecht, Moxibustion möglich

F 36 **»Äußerer Hügel«**
外丘 *monticulus externus* (Gb 36)
waìqīu

Lage:
7 Zoll über dem *malleolus externus* am Vorderrand der Fibula

Qualifikation:
»Spaltpunkt« rim der Leitbahn

Wirkung:
Calor kühlend, *ventus* zerstreuend, Gifte neutralisierend

Indikationen:
Fieber mit Schüttelfrost, Verspannung der Nackenmuskulatur, Schmerzen der Haut, Wechsel von Frost und Hitzewallungen, Brustschmerzen, Schmerzen im Oberschenkel, epileptiforme Symptomatik

Technik:
0,5–1,5 Zoll senkrecht, Moxibustion möglich, besonders zur Entgiftung nach Hundebissen etc.

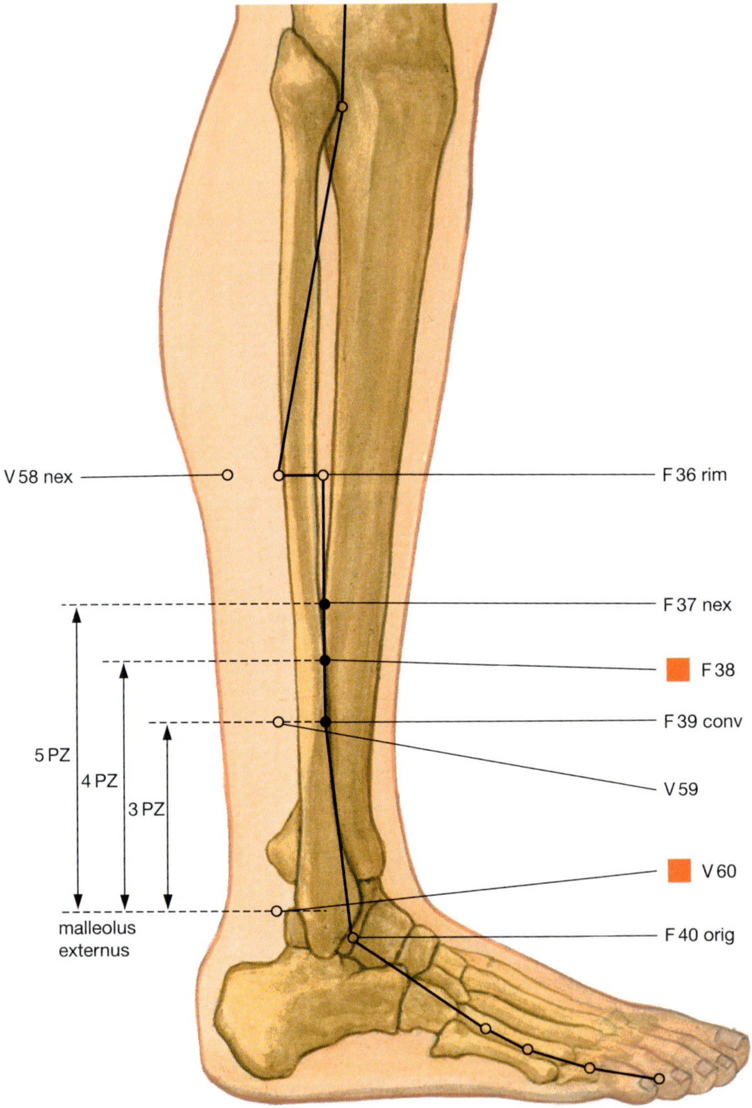
V 58 nex
F 36 rim
F 37 nex
F 38
F 39 conv
V 59
5 PZ
4 PZ
3 PZ
V 60
malleolus externus
F 40 orig

F 37 **»Glanz und Licht«**
光明 *lumen ac splendor* (Gb 37)
guāngmíng

Lage:
5 PZ oberhalb des *malleolus externus*

Qualifikation:
»Verknüpfungspunkt« nex mit Verbindung zur gekoppelten Yin-Leitbahn (Hauptleitbahn des *o. hepaticus*)

Wirkung:
Qi hepaticum stützend und regulierend, den Bewegungsapparat kräftigend, Sicht klärend, *ventus* zerstreuend, »Oberfläche« öffnend

Indikationen:
Schwäche, Schmerzhaftigkeit der Beinmuskulatur, besonders Unterschenkel, Schmerzen, Paresen, Spasmen im Bewegungsapparat, Augenbefunde, Schleierbildung, grauer Star, Jucken, Stiche im Auge, Krampfanfälle, epileptiforme Symptomatik, Fieber mit Schüttelfrost, Halbseitenkopfschmerz, Spannungsschmerz der Brust, besonders während der Laktation

Technik:
0,5–1,5 Zoll senkrecht, Moxibustion möglich

F 38 **»Die Stützen des Yang«**
阳辅 *subsidia yang* (Gb 38)
yángfǔ

Lage:
4 PZ oberhalb des *malleolus externus*

Qualifikation:
»Durchgangspunkt« der Fünf Induktorien, Wandlungsphase »Feuer«

Wirkung:
Den Qi-Mechanismus mächtig entfaltend, *algor* wärmend, *humor* ausleitend, *ventus* zerstreuend, *ardor hepatici* eliminierend

Indikationen:
Schwellung, Gedunsenheit, Schmerzen, Verspannungen, Krämpfe in den Gelenken, Achselhöhlenschwellung, Schwellung des Halses, Struma, Enge des Halses, Erstickungsangst, bitterer Mundgeschmack, fahles, schmutziges Gesicht, Schmerzen der Augenwinkel, Schmerzen und Schwellung der *fossa supraclavicularis*, halbseitiger Kopfschmerz, Schmerzen Außenseite des Beines, Schmerzen und Spannung in Brust und Hypochondrium

Technik:
0,5–1,5 Zoll senkrecht, Moxibustion möglich

F 39 **»Die herabhängende Glocke«**
悬钟 *campana suspensa* (Gb 39)
xuánzhōng

Lage:
3 Zoll oberhalb des *malleolus externus*

Qualifikation:
1. »Zusammenkunftspunkt« conv des Markes
2. »Verknüpfungspunkt« nex der drei Yang-Leitbahnen des Fußes

Wirkung:
Das Qi vor allem im mittleren und oberen Calorium mächtig entfaltend, *ventus* zerstreuend, Yang bändigend, »Schleim« umwandelnd, *humor* kanalisierend

Indikationen:
Spannungs- und Völlegefühl in der Leibesmitte, Spannung und Völlegefühl in der Brust, Inappetenz, Depressionsneigung, Diarrhoe, Obstipation, gestörte Miktion, Mundtrockenheit, Hämorrhoiden, Enge des Halses, Steifheit, Schmerzhaftigkeit des Nackens, verstopfte Nase, Schnupfen, apoplektiforme Symptomatik, auch Hemiplegie, Paresen, Parästhesien, Schulterschmerzen, Unterschenkelschmerzen, Wechsel von Hitze und Kälte

Technik:
0,5–1,5 Zoll senkrecht, Moxibustion möglich

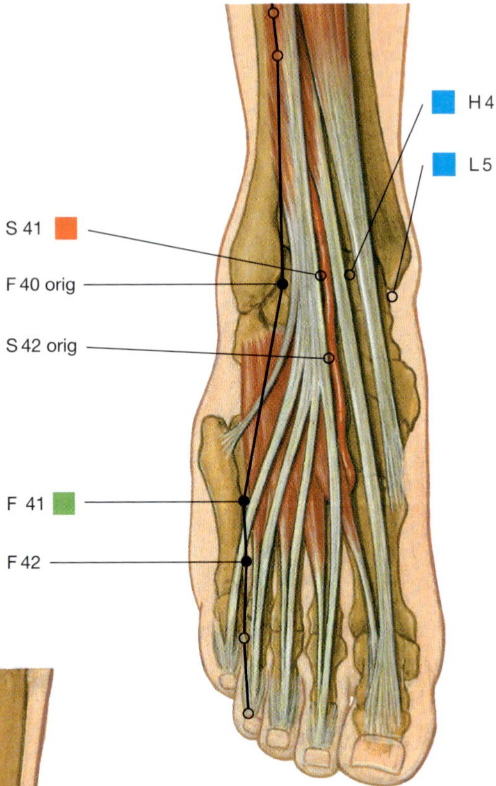
H 4
L 5
S 41
F 40 orig
S 42 orig
F 41
F 42

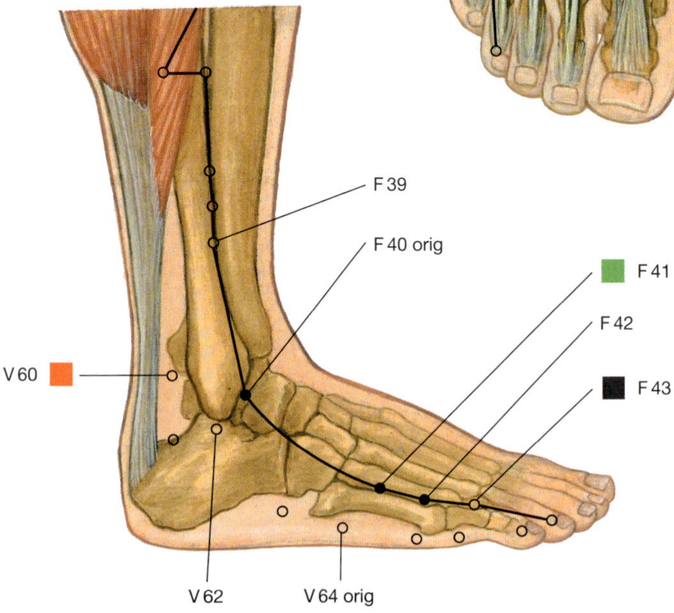
F 39
F 40 orig
F 41
F 42
V 60
F 43
V 62
V 64 orig

F 40 **»Das Feld am Hügel«**
丘墟 *ager monticuli* (Gb 40)
qīuxū

Lage:
Vor und unterhalb des *malleolus externus* in einer Vertiefung lateral der Sehne des *m. extensor digitorum longus*

Qualifikation:
»Originalis« orig (Punkt, wo das Ur-Qi erreicht werden kann)

Wirkung:
Stauungen, repletive Zustände in den *oo. hepaticus et felleus* lösend, Netzbahnen durchgängig machend

Indikationen:
Fieber, Husten, Beklemmungsgefühl, Schüttelfrost, Druck auf der Brust, Schwellung der Achselhöhle, Schwellung Fuß und Ferse, Schmerzen im Leitbahnverlauf, Ikterus, Schmerzen im Hüftgelenk, Wadenkrämpfe, Cholecystitis, Schwellung der axillären Lymphknoten

Technik:
0,5–1,5 Zoll leicht schräg, Moxibustion möglich

F 41 **»Am Rand der Tränen des Fußes«**
临泣, 足临泣 *lacrimarum instantium pedis*
línqì, zúlínqì (Gb 41)

Lage:
In einer Vertiefung distal der Gelenke vom 4. und 5. Tarso-Metatarsal-Gelenk, lateral der Sehne des *m. extensor digiti longus V*

Qualifikation:
1. »Induktorium« der Fünf Induktorien, Wandlungsphase »Holz«
2. »Verbindungspunkt«, über welchen die »Gürtelbahn« (*sinarteria zonalis*) initiiert werden kann

Wirkung:
Stauungen, repletive Zustände der *oo. hepaticus et felleus* zerstreuend, die »Gürtelbahn« (*sinarteria zonalis*) durchgängigmachend und harmonisierend

Indikationen:
Schmerzen im Augencanthus, lateral, Gleichgewichtsstörungen, Schwindel, Spannung, Völle in der Brust, Schwellung der Achselhöhle, Schwellung von Hals und Nacken, Kopfschmerzen, umherwandernde Körperschmerzen, Zahnschmerzen, Augenrötung, Brustgeschwüre, Regelstörungen, ausbleibende Milchsekretion, Konjunktivitis, Mastitis, Stützung der Schwangerschaft, Stützung der »Gürtelbahn« (*sinarteria zonalis*)

Technik:
0,3–0,5 Zoll senkrecht, Moxibustion möglich

F 42 **»Der Fünfte Versammlungspunkt der Erde«**
地五会 *conventus quintus terrae* (Gb 42)
dìwŭhuì

Lage:
Zwischen 4. und 5. Metatarsale, 0,5 Zoll distal F 41, auf der medialen Seite der Sehne des *m. extensor digiti longus V*

Wirkung:
Säftehaushalt regulierend, *humor* kanalisierend

Indikationen:
Lendenschmerz, Schwellung der Achselhöhle, blutiger Auswurf, Schwellung und Schmerzhaftigkeit des Fußrückens, Schwellung und Geschwüre der Brustdrüsen, Augenbeschwerden, Konjunktivitis, Juckreiz, Tinnitus

Technik:
0,3–0,5 Zoll senkrecht, Moxibustion möglich

F 43 **»Der eingezwängte Wasserlauf«**
侠溪 *rivulus coercitus* (Gb 43)
xiáxī

Lage:
Zwischen 4. und 5. Metatarsale unmittelbar distal hinter dem Metatarso-Phalangeal-Gelenk

Qualifikation:
»Punkt des Ausgießens« der Fünf Induktorien, Wandlungsphase »Wasser«

Wirkung:
Das Qi der »Mitte« stützend und regulierend, *humor, ventus, calor* eliminierend

Indikationen:
Spannung, Druckgefühl in Brust und Flanken, Fieber, Schüttelfrost, Schmerzen und Stiche in

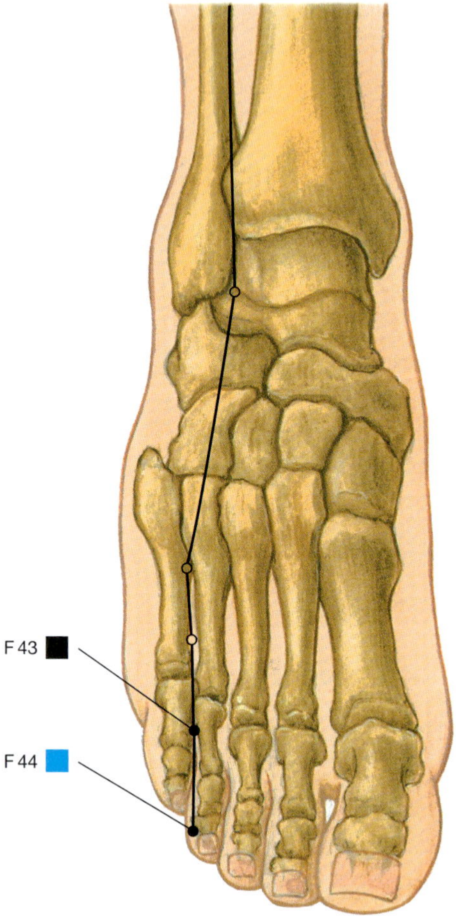
F 43
F 44

der Brust, umherwandernde Schmerzen, Halsschwellung, Drehschwindel, Schwerhörigkeit, Tinnitus, Schmerzen des Fußrückens, Amenorrhö

Technik:
0,3–0,5 Zoll senkrecht, Moxibustion möglich

F 44 **»Punkt, der ins Yin eindringen läßt«**
窍阴，足窍阴 *yin penetrans pedis* (Gb 44)
qiàoyīn, zúqiaòyīn

Lage:
An der Spitze der 4. Zehe, 0,1 Zoll proximal des Nagelwinkels

Qualifikation:
»Brunnenpunkt« der Fünf Induktorien, Wandlungsphase »Metall«

Wirkung:
Oo. hepaticus et felleus stützend, »Oberfläche« offenhaltend, *ventus* zerstreuend

Indikationen:
Schmerzen und Spannung in den Flanken, Husten, Atembeklemmung, heiße Hände und Füße, Engegefühl des Halses, Schluckbeschwerden, steife Zunge, trockener Mund, Fieber, schweißlos, Unruhe, Nervosität, Kopfschmerz, Wadenkrämpfe, Schmerzen im Kniegelenk und Ellbogen, Augenschmerz im äußeren Augenwinkel, Schwerhörigkeit, Geschwüre an Fuß und Rumpf, Schwellung der Füße, Schwindel, Alpträume

Technik:
0,1 Zoll schräg, eventuell blutend, Moxibustion möglich

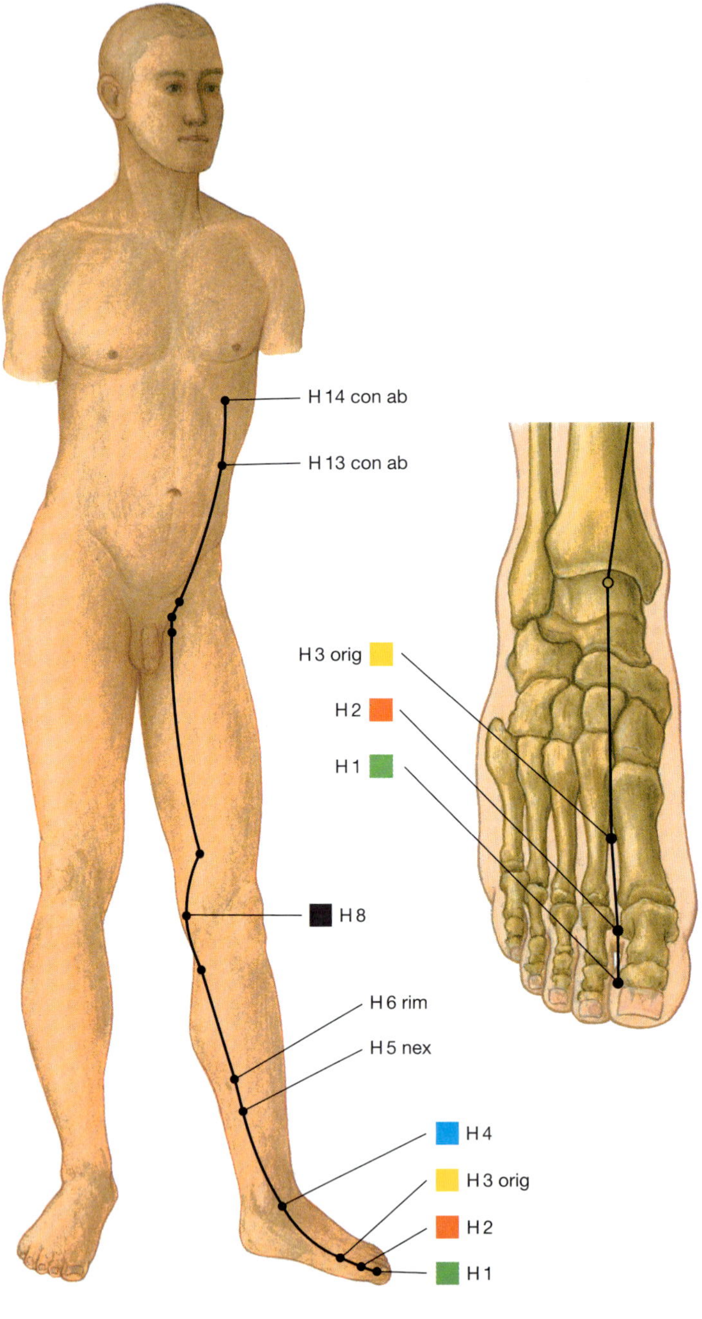
H 14 con ab
H 13 con ab
H 3 orig
H 2
H 1
H 8
H 6 rim
H 5 nex
H 4
H 3 orig
H 2
H 1

Die Reizpunkte der Hauptleitbahn des *orbis hepaticus* H (»Leber« Le)

Die Yin flectens (weichendes Yin)-Leitbahn des Fußes

H 1 »Die große Schale«

大敦 *lanx magna* (Le 1)
dàdūn

Lage:
Auf der fibularen Seite der großen Zehe, ca. 0,1 Zoll proximal vom Nagelwinkel

Qualifikation:
»Brunnenpunkt« der Fünf Induktorien, Wandlungsphase »Holz«

Wirkung:
Das *qi hepaticum* kräftigend, Bewegungen des Xue harmonisierend, *ventus* zerstreuend

Indikationen:
Urogenitale Störungen, massive, nicht stillbare Blutungen der Frau, ausbleibende Regel, dabei Schmerzen und Spannungsgefühl, *prolapsus uteri*, Atrophie des Genitale, Schmerzen des Genitalbereiches, stechende Schmerzen im Unterleib, Miktionsstörungen, Enuresis, Ohnmacht, Krampfanfall, Sehstörungen, Schwindel, hochschlagendes *yang hepaticum*

Technik:
0,1 Zoll senkrecht, Moxibustion möglich

H 2 »Der Zwischenraum des Gehens«

行间 *interstitium ambulatorium* (Le 2)
xíngjiān

Lage:
Zwischen der 1. und der 2. Zehe distal vom Zehengrundgelenk, ungefähr 0,5 Zoll proximal der Zwischensehnenfascie

Qualifikation:
»Punkt des Ausgießens« der Fünf Induktorien, Wandlungsphase »Feuer«

Wirkung:
Den *o. hepaticus* stützend und harmonisierend, das Xue haltend, *ardor* ausleitend

Indikationen:
Schmerzen im Genitalbereich, Miktionsstörungen wie Harnverhalten oder Enuresis, Zornesbereitschaft, Reizbarkeit, Paresen und Spasmen der Glieder, Schmerzen in Brust und Flanken, Rückensteife, fahler Teint, apoplektische Symptomatik, Krampfanfälle, Epilepsie, Sehstörungen, gerötete Augen, tränende Augen, Glaukom, Atembeklemmung, Kopfschmerz, Halsschmerz, Hämoptoe, Diarrhö, bitterer Mundgeschmack, Schlafstörungen, Schwellung und Schmerzhaftigkeit von Lenden und Knie, Menorrhagie

Technik:
0,3–0,6 Zoll schräg, Moxibustion möglich

H 3 »Die mächtige große Straße«

太冲 *impedimentale maius* (Le 3)
tàichōng

Lage:
Zwischen dem Mittelfußknochen der 1. und der 2. Zehe in einer Vertiefung ca. 1,5 Zoll proximal vom Grundgelenk

Qualifikation:
1. »Induktorium« der Fünf Induktorien, Wandlungsphase »Erde«
2. »Originalis« orig (Punkt, wo das Ur-Qi erreicht werden kann)

Wirkung:
Oo. hepaticus et felleus stützend, harmonisierend, das Xue regulierend und kühlend, das *yang hepaticum* absenkend

Indikationen:
Schmerzen und Spannung in Brust und Flanken, fahler Teint, Kopfschmerzen, Ausscheidungsstörungen, Diarrhö oder Obstipation, anhaltender Durst, Übelkeit, Brechreiz, Gallenkolik, Blut im Auswurf oder im Stuhl, Urinverhaltung, dunkler Urin, Knieschmerzen, Unterleibsschmerzen bis in den Genitalbereich, anhaltende gynäkologische Blutungen, Schwellung der Achselhöhle, Schwellung des Halses, Struma, Hypertonus, Benommenheit und Schwindel, Schlaflosigkeit, Krampfanfälle, Schizophrenie

Technik:
0,5–1 Zoll senkrecht, Moxibustion möglich

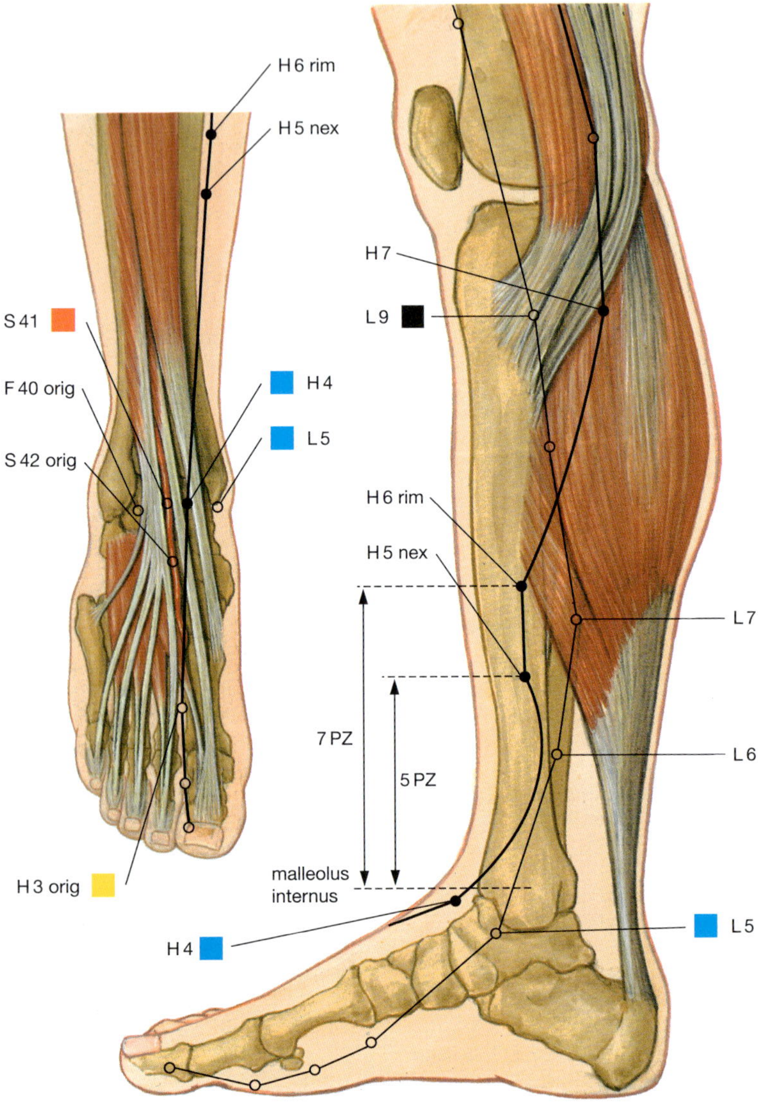
H 6 rim
H 5 nex
S 41
F 40 orig
S 42 orig
H 4
L 5
H 3 orig
H 7
L 9
H 6 rim
H 5 nex
L 7
7 PZ
5 PZ
L 6
malleolus
internus
H 4
L 5

H 4 **»Mittlerer Altar«**
中封 *altare medium* (Le 4)
zhōngfēng

Lage:
Ca. 1 Zoll vor dem *malleolus medialis* auf der tibialen Seite zwischen den Sehnen des *m. tibialis anterior* und des *m. hallucis longus*

Qualifikation:
»Durchgangspunkt« der Fünf Induktorien, Wandlungsphase »Metall«

Wirkung:
Repletio des *o. hepaticus* lösend, Netzbahnen durchgängig machend, *ventus* zerstreuend

Indikationen:
Subfebrile Temperaturen, grünlicher Teint, Schüttelfrost, Schwellung des Bauches, Inappetenz, Ikterus, Abgeschlagenheit, Lendenschmerz, Spasmen und Paresen der Glieder, Kryptorchismus mit Schmerzen, Ejakulationsstörungen, Hernien, Steinleiden im Uro-Genital-Bereich, Miktionsstörungen wie Enuresis, Harnverhalten, Harnträufeln, Kälte der Füße, Knöchelschmerz

Technik:
0,4–0,8 Zoll senkrecht, Moxibustion möglich

H 5 **»Kanal des Holzwurms«**
蠡沟 *canalis teredinis* (Le 5)
lígōu

Lage:
5 Zoll oberhalb vom *malleolus medialis*, auf der Innenseite der Tibia

Qualifikation:
»Verknüpfungspunkt« nex der Leitbahn, dadurch Verbindung zur gekoppelten Yang-Leitbahn (Hauptleitbahn des *o. felleus*)

Wirkung:
Das *qi hepaticum* zur Entfaltung bringend, die Netzbahnen durchgängig machend

Indikationen:
Ziehende Schmerzen in Lenden- und Rückenbereich, plötzlicher Unterleibsschmerz in das Genitale ausstrahlend, stechend, unerträglich, Klumpengefühl unter dem Nabel, Kälte und Schmerzhaftigkeit von Unterschenkel und Füßen, Völle und Spannungsgefühl im Bauch, Leber-, Gallenschmerz, Regelstörungen, *fluor albus, prolapsus uteri*, Miktionsstörungen, unwillkürliche Erektionen, Hodenschwellung, Impotenz, Ängstlichkeit, Kleinmütigkeit, Endometritis, Orchitis

Technik:
0,3–0,8 Zoll schräg, Moxibustion möglich

H 6 **»Mittlere Stadt«**
中都 *urbs media* (Le 6)
zhōngdū

Lage:
7 Zoll oberhalb der Spitze des *malleolus medialis*, über der Innenseite der Tibia

Qualifikation:
»Spaltpunkt« rim der Leitbahn

Wirkung:
Das Xue regulierend

Indikationen:
Gestörte Ausscheidungen, Obstipation, blutige Stühle, unerträgliche Unterleibsschmerzen, Schmerzen in der Leberregion, Blutungsstörungen der Frau, Leukorrhö

Technik:
0,3–0,8 Zoll schräg, Moxibustion möglich

H 7 **»Paßtor des Knies«**
膝关 *clusa genus* (Le 7)
xīguān

Lage:
1 Zoll hinter L 9

Wirkung:
Ventus-Heteropathien austreibend

Indikationen:
Wandernde Schmerzen in den verschiedenen Körperteilen, Schmerzhaftigkeit des Knies, Halsschmerz

Technik:
0,5–1,5 Zoll senkrecht, Moxibustion möglich

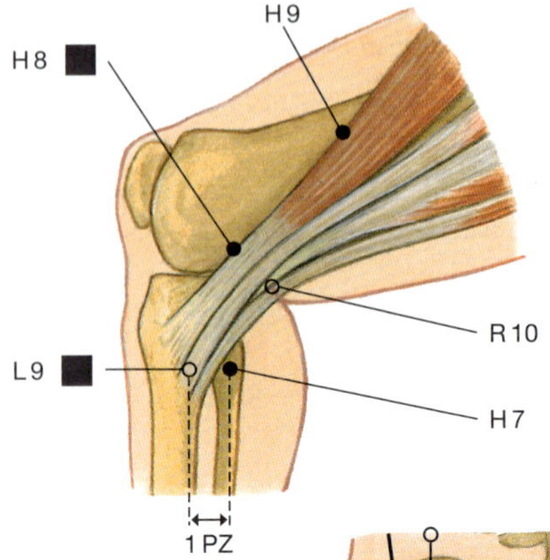
H 9
H 8
R 10
L 9
H 7
1 PZ

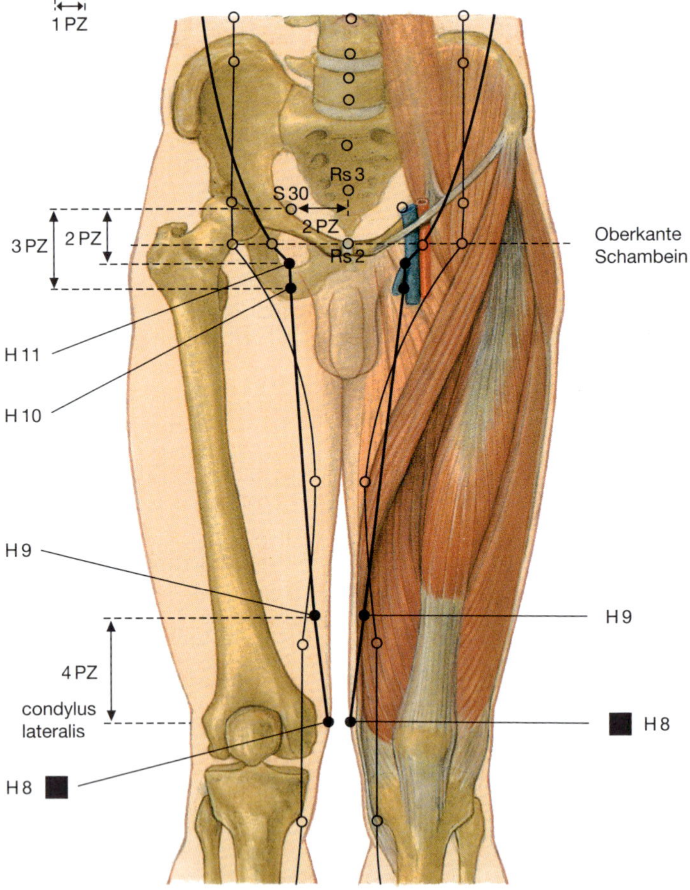
Rs 3
S 30
2 PZ
3 PZ
2 PZ
Rs 2
Oberkante Schambein
H 11
H 10
H 9
H 9
4 PZ
condylus lateralis
H 8
H 8

H 8 **»Quelle an der Krümmung«**
曲泉 *fons curvus* (Le 8)
qūquán

Lage:
Bei gebeugtem Knie am medialen Ende der Kniegelenksfalte, zwischen dem Vorderrand des *m. semimembranosus* und dem medialen *condylus femoralis* in einer Vertiefung tastbar

Qualifikation:
»Vereinigungspunkt« der Fünf Induktorien, Wandlungsphase »Wasser«

Wirkung:
Das *qi hepaticum* stützend, harmonisierend, *ventus* zerstreuend, Xue regulierend, den Bewegungsapparat kräftigend, Stützung des *yin hepaticum*

Indikationen:
Unterleibsschmerzen, Miktionsstörungen wie Enuresis, spärlicher Urin, Hämaturie, Diarrhö, wandernde Schmerzen in verschiedenen Körperregionen, Spasmen, Paresen, Lähmungsneigung, Schwindel, Blutungen aus Nase, Bronchien und im Urin, Schwellung, Schmerzen des Genitale, *prolapsus uteri*, *pruritus vulvae*, Samenverlust, Impotenz, Neoplasien und Klumpengefühl im Unterleib, Krampfanfälle, Raserei, Knieschmerzen, Schlafstörungen

Technik:
0,6–1,5 Zoll senkrecht, Moxibustion möglich

H 9 **»Punkt des Uterus«**
阴包, *foramen uteri* (Le 9)
阴胞 yīnbāo

Lage:
4 Zoll proximal von H 8, in einer Vertiefung zwischen den *mm. vastus medialis et sartorius*

Wirkung:
Das Qi und Xue im unteren Calorium harmonisierend

Indikationen:
Unterleibsschmerz, Lumbalschmerzen, Miktionsstörungen, Regelstörungen

Technik:
0,6–1,5 Zoll senkrecht, Moxibustion möglich

H 10 **»Der fünfte Weiler am Fuß«**
五里 *vicus quintus pedis* (Le 10)
wŭlĭ

Lage:
3 Zoll unterhalb S 30

Wirkung:
Die »Mitte« regulierend, *humor* kanalisierend

Indikationen:
Völlegefühl im Bauch, vergeblicher Harndrang, Müdigkeit

Technik:
0,6–1,5 Zoll senkrecht, Moxibustion möglich

H 11 **»Die Yin-Paßenge«**
阴廉 *angustiae yin* (Le 11)
yīnlián

Lage:
2 Zoll senkrecht unterhalb S 30 (die Stelle wird durch einen Puls markiert)

Wirkung:
Das Xue regulierend, die Geburt erleichternd

Indikationen:
Regelstörungen, verzögerte oder erschwerte Geburt, Leukorrhö, Unterleibsschmerz, Beinschmerzen

Technik:
0,8–2 Zoll senkrecht, Moxibustion möglich

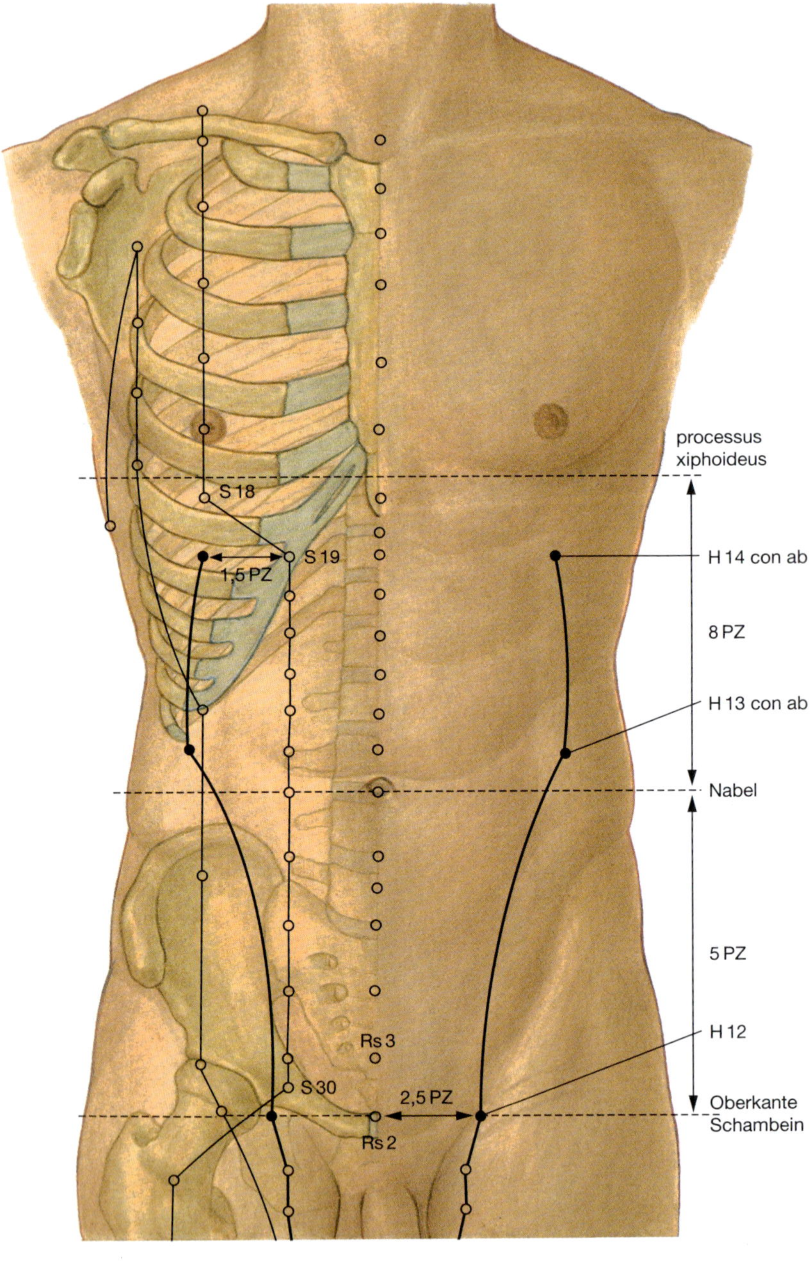

S 18
S 19
1,5 PZ
processus xiphoideus
H 14 con ab
8 PZ
H 13 con ab
Nabel
5 PZ
H 12
Rs 3
S 30
2,5 PZ
Oberkante Schambein
Rs 2

H 12 **»Der erregte Puls«**
急脉 *pulsus excitatus* (Le 12)
jímài, jímò

Lage:
1 Zoll unterhalb des Schambeinkamms, 2,5 Zoll lateral der Leibesmittellinie

Wirkung:
Das *yin renale* und das *yin hepaticum* stützend, *ventus* zerstreuend

Indikationen:
Schmerzen im Glied, *prolapsus uteri*, stechende Schmerzen im Unterbauch, Hernien

Technik:
In der Regel ausschließlich Moxibustion

H 13 **»Dekorierte Pforte«**
章门 *conquisitorium lienale* (Le 13)
zhāngmén

Lage:
Am freien Ende der 11. Rippe, bei gebeugtem Ellbogen und adduziertem Arm berührt die Ellbogenspitze diesen Punkt

Qualifikation:
1. »Sammlungspunkt« con ab für den *o. lienalis*
2. »Zusammenkunftspunkt« conv aller »Speicher-*orbes*«
3. »Verbindungspunkt« mit der »Gürtelbahn« (*sinarteria zonalis*)

Wirkung:
O. lienalis stützend, harmonisierend, Bauenergie stabilisierend, *humor* umwandelnd und kanalisierend, das Qi in die *oo. pulmonalis et renalis* führend

Indikationen:
Spannung, Völlegefühl, Schmerz in Brust und Flanken, Tympanie, Inappetenz, Übelkeit, Erbrechen, Adipositas, Zusammenballungen und Stauungen in Leibesmitte und Bauch, Splenomegalie, starker Durst, Atemstörungen, Abmagerung, Diarrhö, Polyurie, Muskelschmerzen in Schulter und Arm, Hepatitis

Technik:
0,6–1 Zoll senkrecht, Moxibustion möglich

H 14 **»Zusammenkunftspunkt des ›Leber‹-Kreises«**
期门, 肝募 *conquisitorium hepaticum* (Le 14)
qīmén, gānmù

Lage:
Im 6. ICR, senkrecht unter der Brustwarze, 1,5 Zoll lateral neben S 19

Qualifikation:
1. »Sammlungspunkt« con ab für den *o. hepaticus*
2. »Verbindungspunkt« mit der Hauptleitbahn des *o. felleus* und dem »Haltenetz des Yin« (*sinarteria retinens yin*)

Wirkung:
Das *qi hepaticum* stärkend, *calor xue* kühlend, *ardor* absenkend

Indikationen:
Quälende Hitze im Thorax, Fieber, Diarrhö, Stiche, Schmerzen im Unterbauch, bedingt durch *algor*, dabei ein hochschlagendes Yang mit Palpitationen, Schwindel, Unruhe, Schlafstörungen, Brechdurchfall, gespannter Bauch, Atemnot, saures Aufstoßen, Inappetenz, starke Regelblutungen der Frau auf Grund von *calor xue*, Schmerzen in der Lebergegend

Technik:
0,4–0,8 Zoll senkrecht oder schräg, Moxibustion möglich

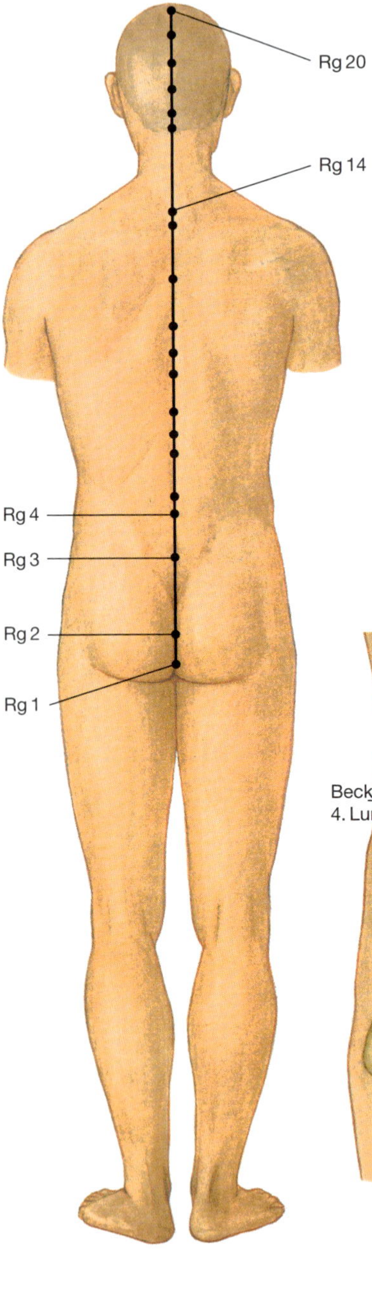
Rg 20
Rg 14
Rg 4
Rg 3
Rg 2
Rg 1

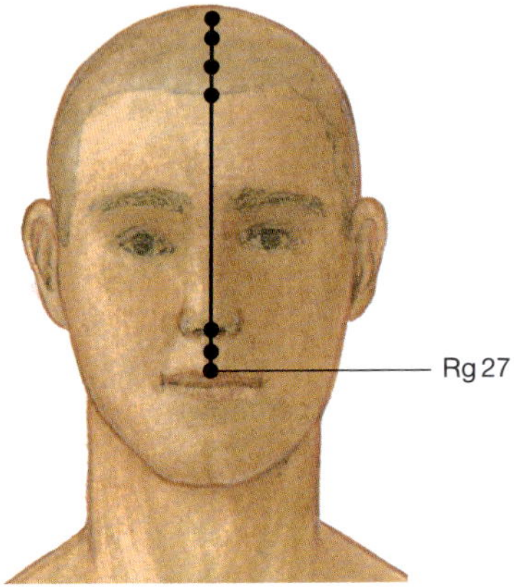
Rg 27

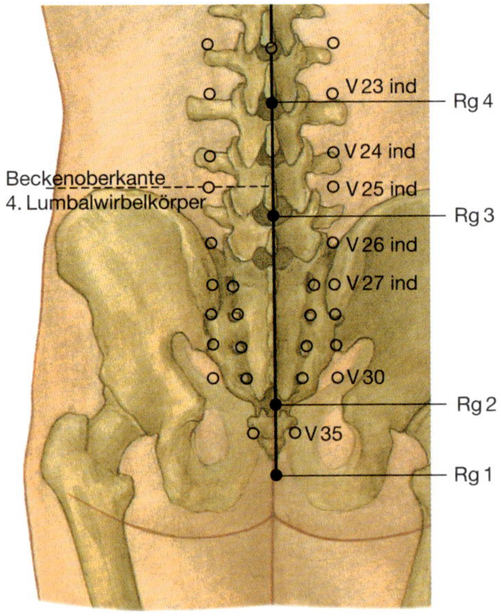
V 23 ind
Rg 4
V 24 ind
Beckenoberkante
4. Lumbalwirbelkörper
V 25 ind
Rg 3
V 26 ind
V 27 ind
V 30
Rg 2
V 35
Rg 1

Die Reizpunkte der »Leitbahn der Steuerung« *(sinarteria regens)* Rg (»Lenkergefäß« LG)

Rg 1 »Wachstum und Stärke«

长强 *incrementum et vigor* (LG 1)
chángqiáng

Lage:
Zwischen der Spitze des Steißbeins und dem Anus

Qualifikation:
»Verbindungspunkt« mit den Hauptleitbahnen der *oo. renalis et felleus*

Wirkung:
Depletio des Yin, *depletio* des unteren Caloriums und des *o. renalis* behebend, die »Aufnehmende Leitbahn« (*sinarteria respondens*) durchgängig machend; die *oo. intestinorum* harmonisierend

Indikationen:
Blutige Stühle, Obstipation, erschwerte Miktion, Hämorrhoiden, *prolapsus ani*, nässende Ekzeme am Skrotum, Genitalrückbildung, Impotenz, Einleitung der Geburt, Schreckhaftigkeit, Furchtsamkeit, Schizophrenie, epileptiforme Symptomatik, Spasmen, blutiger Auswurf, offene, eingesunkene Fontanelle beim Säugling, Schmerzen am Steiß, Priapismus

Technik:
1–2 Zoll senkrecht, Moxibustion möglich

Rg 2 »Einflußpunkt der Lenden«

腰俞 *inductorium lumbale* (LG 2)
yāoshū

Lage:
Im Zwischenraum zwischen *os sacrum* und Steißbein

Wirkung:
Depletio und *algor depletionis* im unteren Calorium korrigierend

Indikationen:
Unregelmäßige Periode, Hämorrhoiden, krampfartiges Ziehen in Lenden und Rücken, Schmerzen und Paresen der unteren Extremität, Enuresis, rötlicher Urin

Technik:
0,5–1 Zoll schräg nach oben, Moxibustion möglich

Rg 3 »Das Yang-Paßtor der Lenden«

腰阳关 *clusa yang regentis* (LG 3)
yāoyángguān

Lage:
Unterhalb des *processus spinosus* des 4. LWK

Wirkung:
Depletio im unteren Calorium kompensierend

Indikationen:
Bei *ventus*-Heteropathien aller Art, umherwandernde Schmerzen, Krämpfe, Paresen der unteren Extremität, Rückenschmerzen, Steißbeinschmerz

Technik:
0,5–0,8 Zoll senkrecht oder 1–2 Zoll schräg nach oben, Moxibustion möglich

Rg 4 »Pforte des Lebensloses«

命门 *porta fortunae* (LG 4)
mìngmén

Lage:
Unterhalb des *processus spinosus* des 2. LWK

Wirkung:
Den *o. hepaticus* stützend, Xue mehrend, *o. renalis* kräftigend, *ventus* zerstreuend, Qi absenkend

Indikationen:
Unerträgliche Kopfschmerzen, hohes Fieber, Schweißlosigkeit, Fieber mit Schüttelfrost, Opisthotonus, Epilepsie, *pavor*-Symptomatik, Tinnitus, Lendenschmerz, Unterleibsschmerz, Verspannung der Rückenmuskulatur, blutiger Ausfluß, *fluor albus*, Diarrhö, Samenverlust, Hämorrhoiden, Impotenz, Enuresis, irreguläre Menstruation

Technik:
0,5–0,8 Zoll senkrecht, 1–2 Zoll schräg nach oben, Moxibustion möglich

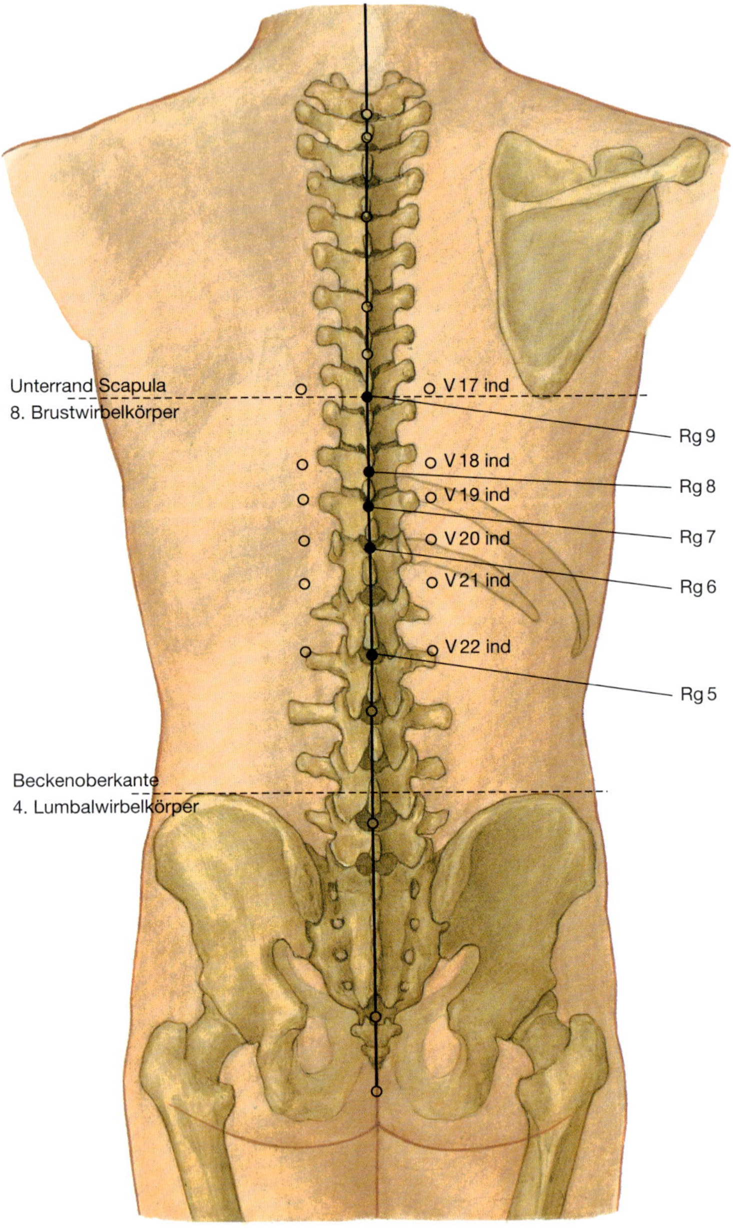
Unterrand Scapula
8. Brustwirbelkörper
V 17 ind
Rg 9
V 18 ind
Rg 8
V 19 ind
Rg 7
V 20 ind
Rg 6
V 21 ind
V 22 ind
Rg 5
Beckenoberkante
4. Lumbalwirbelkörper

Rg 5 **»Schwebender Angelpunkt«**
悬枢 cardo suspensus (LG 5)
xuánshū

Lage:
Unterhalb des *processus spinosus* des 1. LWK

Wirkung:
Das Qi im Rücken durchgängig machend, *ventus* und *humor venti* austreibend

Indikationen:
Verspannung und Schmerzhaftigkeit der Lenden und Rückenmuskulatur, Verhärtungen in der Leibesmitte, Klumpengefühl, Fremdkörpergefühl im Unterleib, Diarrhö, *prolapsus ani*

Technik:
0,3–0,5 Zoll senkrecht, Moxibustion möglich

Rg 6 **»Die Mitte des Rückgrats«**
脊中 *medium spinae* (LG 6)
jĭzhōng

Lage:
Unterhalb des *processus spinosus* des 11. BWK

Wirkung:
Qi lienale kräftigend, *humor*-Heteropathien aller Art eliminierend, Schmerz stillend

Indikationen:
Spannung und Völlegefühl in der Leibesmitte, Appetitverlust, Verdichtungen und Verhärtungen im Unterleib, Diarrhö, Blut im Stuhl, Hämorrhoiden, blutiger Auswurf, Ikterus, *ventus*-Befunde mit Krampfanfällen, *prolapsus ani* bei Kleinkindern

Technik:
0,5–1,5 Zoll senkrecht

Rg 7 **»Mittlerer Angelpunkt«**
中枢 *cardo medius* (LG 7)
zhōngshū

Lage:
Unterhalb des *processus spinosus* des 10. BWK

Wirkung:
Qi der *oo. lienalis, stomachi et hepaticus* kräftigend und regulierend, *humor* umwandelnd, kanalisierend

Indikationen:
Fieber mit Schüttelfrost, Ikterus, Völlegefühl, Erbrechen, Lendenschmerz, verminderte Sehkraft

Technik:
0,5–1,5 Zoll senkrecht, Moxibustion möglich

Rg 8 **»Die geschrumpften Bewegungselemente«**
筋缩 *nervi constricti* (LG 8)
jīnsūo

Lage:
Unterhalb des *processus spinosus* des 9. BWK

Wirkung:
Den *o. hepaticus* harmonisierend, *ventus* zerstreuend, Krämpfe lösend

Indikationen:
Schmerzhaftigkeit und Verspannung der Rückenmuskulatur, Leibschmerzen, Krampfanfälle, Tobsucht, Raserei, krampfhafte Nakkenverspannungen, Retroflexion des Kopfes, Zungenkrampf

Technik:
0,5–1,5 Zoll senkrecht, Moxibustion möglich

Rg 9 **»Äußerstes Yang«**
至阳 *yang supremum* (LG 9)
zhìyáng

Lage:
Unterhalb des *processus spinosus* des 7. BWK

Wirkung:
Das Qi der »Mitte« stützend, *humor* ausleitend, *calor* kühlend, *ventus* zerstreuend

Indikationen:
Völle- und Druckgefühl, Schmerzen in der Brust, Leibschmerzen, Inappetenz, Schmerzen, Krämpfe, Paresen des Unterschenkels, Schmerzen von der Lende zum Rücken strahlend, Schwellung der Gliedmaßen, Kurzatmigkeit, Abgeschlagenheit, Ikterus, Cholecystitis, Schmerzen in der Magenregion, Herzschmerzen

Technik:
0,5–1,5 Zoll schräg nach oben, Moxibustion möglich

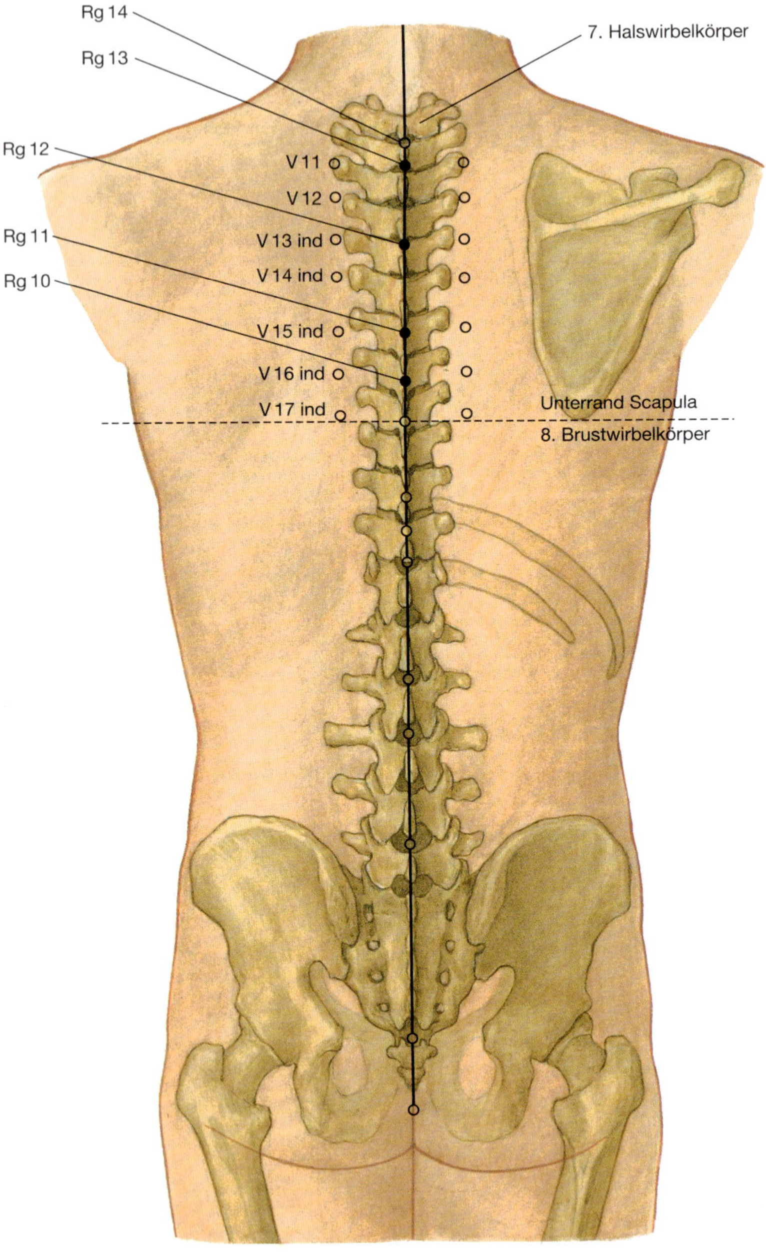
Rg 14
Rg 13
7. Halswirbelkörper
Rg 12
V 11
V 12
V 13 ind
Rg 11
V 14 ind
Rg 10
V 15 ind
V 16 ind
V 17 ind
Unterrand Scapula
8. Brustwirbelkörper

Rg 10 **»Terrasse der Struktivkraft«**
灵台 *turris vis structivae* (LG 10)
língtái

Lage:
Unterhalb des *processus spinosus* des 6. BWK

Wirkung:
Die »Mitte« stützend, das Qi kräftigend

Indikationen:
Husten, Erkältungskrankheiten mit Schüttelfrost, Schmerzen der Rückenmuskulatur, Steifheit, Verspannung der Nackenmuskulatur, asthmoide Symptomatik, Geschwüre an verschiedenen Körperstellen

Technik:
Nur Moxibustion

Rg 11 **»Der Weg der konstellierenden Kraft«**
神道 *via shen* (LG 11)
shéndào

Lage:
Unterhalb des *processus spinosus* des 5. BWK

Wirkung:
O. cardialis stützend, konstellierende Kraft stärkend

Indikationen:
Kleinmütigkeit, Furchtsamkeit, Schreckhaftigkeit, Desorientiertheit, Vergeßlichkeit, Fieber mit Kopfschmerz, Rückenschmerz, Augenbeschwerden

Technik:
0,5–1 Zoll nur ausnahmsweise schräg, Moxibustion möglich

Rg 12 **»Die Säule der Person«**
身柱 *columna personae* (LG 12)
shēnzhù

Lage:
Unterhalb des *processus spinosus* des 3. BWK

Wirkung:
Stützung des Qi der *oo. pulmonalis, hepaticus et cardialis, calor* kühlend, Yang haltend, *ventus* zerstreuend

Indikationen:
Epileptische Anfälle, Tobsucht, Krämpfe, Zukkungen, Amoklauf, Halluzinationen, wirre Reden, Schmerzen der Lenden- und Rückenmuskulatur, Fieber, Nasenbluten, Keuchatmung, Furunkel, Karbunkel

Technik:
0,5–1,5 Zoll schräg aufwärts, Moxibustion möglich

Rg 13 **»Weg der Töpfer«**
陶道 *via figulina* (LG 13)
táodào

Lage:
Unterhalb des *processus spinosus* des 1. BWK

Qualifikation:
»Verbindungspunkt« mit der Hauptleitbahn des *o. vesicalis*

Wirkung:
Qi der »Mitte« kräftigend, *humor, calor humidus* und *ventus* eliminierend, »Oberfläche« öffnend, sedierend

Indikationen:
Fieber mit Schüttelfrost, Kopfschmerz, Rükkenschmerz, Schweißlosigkeit, Krampfneigung, Teilnahmslosigkeit, Erschöpfbarkeit, spontane Schweiße, Schlafsucht, Malaria

Technik:
0,5–1,5 Zoll schräg, Moxibustion möglich

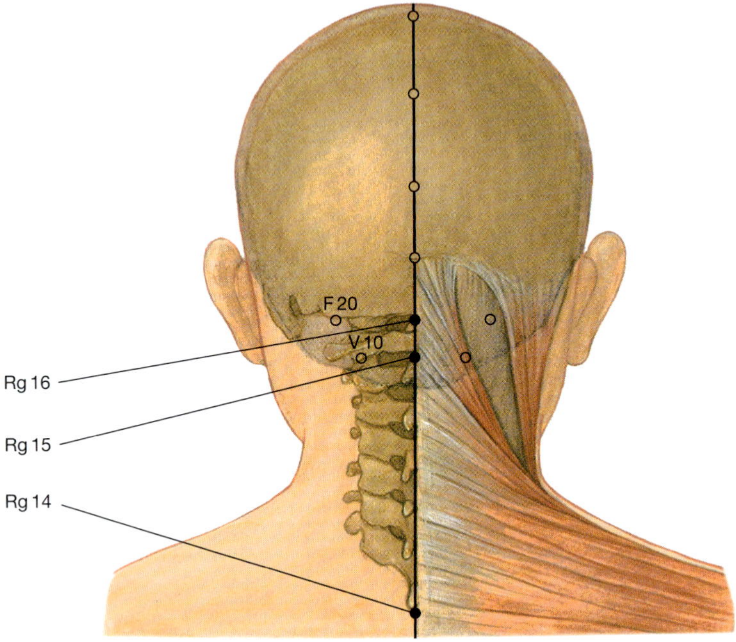
F 20
V 10
Rg 16
Rg 15
Rg 14

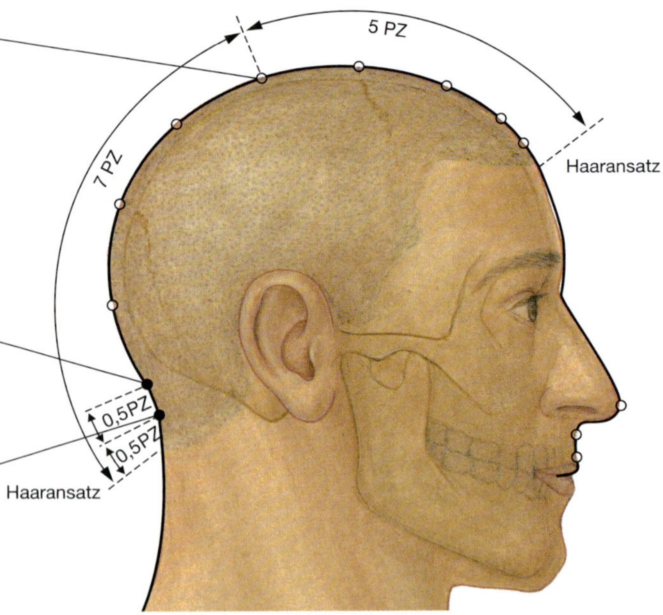
Rg 20
5 PZ
7 PZ
Haaransatz
Rg 16
0,5PZ
0,5PZ
Rg 15
Haaransatz

Rg 14 **»Punkt aller Strapazen«**
大椎，百劳 *omnium defatigationum* (LG 14)
dàzhūi, baǐláo

Lage:
Unterhalb des Dornfortsatzes des 7. HWK

Qualifikation:
»Verbindungspunkt« mit allen Yang-Leitbahnen

Wirkung:
Qi der »Mitte« stützend und regulierend, *calor humidus* ableitend, *ardor* absenkend, die *oo. hepaticus et pulmonalis* kräftigend, Krämpfe lösend, »Oberfläche« offenhaltend, Sensorium klärend

Indikationen:
Auswirkung extremer Anstrengung, Belastung, Verletzungen, Fieber, Übelkeit, Erschöpfung, Kraftlosigkeit, Erbrechen, kalte Extremitäten, Spannungsgefühl, Druck in Brust und Flanken, Rückenverspannung, Atembeklemmung, Nackensteife, spontane Schweiße, Schwindelanfälle, Husten, Krampfanfälle, Wechselfieber, Krämpfe in den oberen Gliedmaßen, Hitzschlag, Malaria, Schizophrenie, Epilepsie, Bronchitis, Asthma, Tuberkulose, Emphysem, Lähmungen, Paresen, Paraplegie, kraftlose Füße

Technik:
0,5–1,5 Zoll senkrecht (leicht schräg nach oben), Moxibustion möglich

Rg 15 **»Pforte der Stummheit«**
哑门 *porta infantiae* (LG 15)
yǎmén

Lage:
0,5 PZ innerhalb des Haaransatzes zwischen den *processi spinosi* des 1. und 2. HWK, 0,5 PZ unterhalb Rg 16

Qualifikation:
»Verbindungspunkt« mit dem »Haltenetz des Yang« (*sinarteria retinens yang*)

Wirkung:
Qi hepaticum et cardiale stützend, regulierend, *calor* und *ardor* absenkend, Spasmen lösend, Sinne klärend

Indikationen:
Hinterkopfschmerz, Gleichgewichtsstörungen, Schwindelanfälle, Krampfanfälle, lokale Spasmen, Opisthotonus, Raserei, Tobsucht, Nasenbluten, steife Zunge, Fieber ohne Schweiß, Ohnmacht, grippale Befunde, Geschwüre, Furunkel, Epilepsie, Lähmungen bei zentralen Schädigungen, Hysterie, Schizophrenie, Taubheit, Stummheit

Technik:
0,2–0,5 Zoll senkrecht (äußerste Vorsicht)

Rg 16 **»Versammlungshalle des Windes«**
风府 *aula venti* (LG 16)
fēngfŭ

Lage:
1 PZ innerhalb des Haaransatzes auf der Mittellinie, direkt unter *protuberantia occipitale*

Qualifikation:
»Verbindungspunkt« mit dem »Haltenetz des Yang« (*sinarteria retinens yang*) und der Hauptleitbahn des *o. vesicalis*

Wirkung:
Ventus-Heteropathien jeder Art zerstreuend, so krampflösend, schmerzstillend

Indikationen:
Apoplektische oder präapoplektische Zustände, Sprachverlust, Hemiplegie, Kopfschmerz, Nackensteife, Schüttelfrost mit Schweißen, Krampfanfälle, Nasenbluten, Ikterus, Schwindel, epileptiforme Symptomatik, Erkältungskrankheiten

Technik:
0,4–0,8 Zoll senkrecht

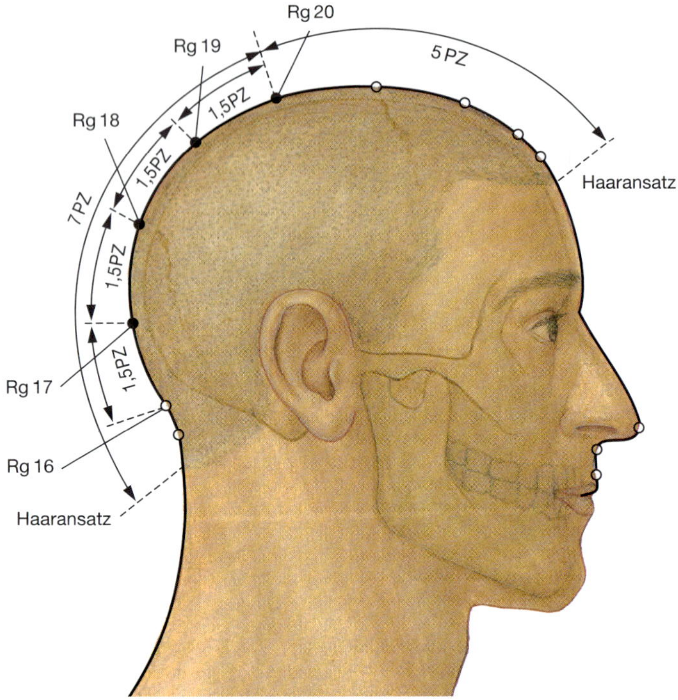
Rg 20
Rg 19
5 PZ
1,5PZ
Rg 18
1,5PZ
7PZ
1,5PZ
Haaransatz
Rg 17
1,5PZ
Rg 16
Haaransatz

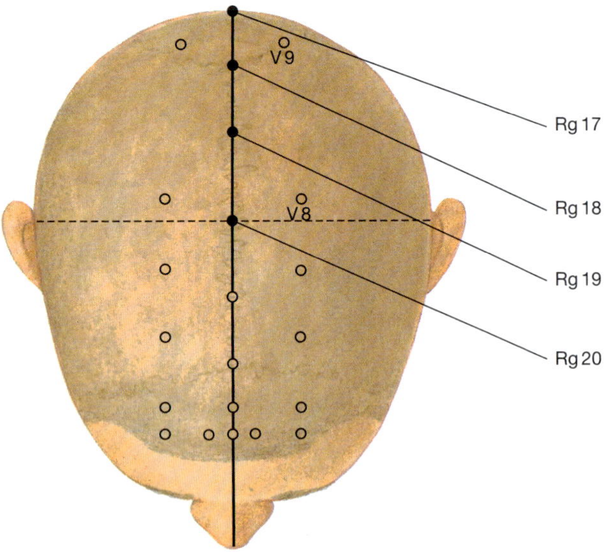
V9
V8
Rg 17
Rg 18
Rg 19
Rg 20

Rg 17 **»Tür des Hirns«**
脑户 *ostium cerebri* (LG 17)
nǎohù

Lage:
Am *os occipitale* 1,5 PZ hinter Rg 18; 1,5 PZ über Rg 16

Qualifikation:
»Verbindungspunkt« mit der Hauptleitbahn des *o. vesicalis*

Wirkung:
Die *oo. hepaticus et lienalis* stützend und regulierend, *ventus* zerstreuend, *calor humidus* ausleitend

Indikationen:
Rotes, gedunsenes, geschwollenes Gesicht, gelbe Skleren, Nackensteife, Augenschmerzen, verminderte Sehkraft, Krampfanfälle, Struma

Technik:
0,3–0,5 Zoll senkrecht

Rg 18 **»Zwischenraum der Kraft«**
强间 *interstitium vigoris* (LG 18)
qíangjiān

Lage:
1,5 PZ oberhalb Rg 17, 1,5 PZ unterhalb Rg 19

Wirkung:
Ventus besänftigend, Schmerzen und Raserei stillend

Indikationen:
Kopfschmerzen, unkoordinierte Augenbewegungen, Drehschwindel, Übelkeit, Nackensteife, Krampfanfälle, Ruhelosigkeit, Schlaflosigkeit

Technik:
0,3–0,5 Zoll schräg, Moxibustion möglich

Rg 19 **»Hinteres Schädeldach«**
后顶 *parietale posterius* (LG 19)
hoùdǐng

Lage:
Oberhalb des *os occipitale*, 1,5 PZ hinter Rg 20, 1,5 PZ vor Rg 18

Wirkung:
Ventus besänftigend, *qi hepaticum* regulierend

Indikationen:
Steife, Verspannungen der Nackenmuskulatur, Schüttelfrost, Schwindel, Sehstörungen, Kopfschmerz, Krampfanfälle, Raserei, Halbseitenkopfschmerz, Erkältungskrankheiten, Schlaflosigkeit

Technik:
0,3–0,5 Zoll schräg, Moxibustion möglich

Rg 20 **»Zusammenkunft aller Leitbahnen«**
百会 *conventus omnium* (LG 20)
bǎihùi

Lage:
Auf der Mitte des Schädeldaches, ca. 7 PZ vom hinteren, 5 PZ vom vorderen Haaransatz entfernt; Verbindungslinie der höchsten Punkte der Ohrmuschel, am Schnittpunkt dieser Linie mit der Kopfmittellinie

Qualifikation:
»Verbindungspunkt« mit allen Yang-Leitbahnen und der Hauptleitbahn des *o. hepaticus*

Wirkung:
O. hepaticus stabilisierend und regulierend, das *yang hepaticum* absenkend, *ventus* besänftigend, den *o. cardialis* stützend, Sinnesöffnungen freimachend, sedierend, das *yang merum* aus dem unteren Calorium emporführend, das Qi emporhebend

Indikationen:
Kopfschmerzen, Schnupfen, Benommenheit, apoplektische Symptomatik mit Sprachstörungen, Kiefersperre, Halbseitenparese, Lähmung, Unruhezustand, Verspannung der Nakkenmuskulatur, Opisthotonus, Schreckhaftigkeit, Vergeßlichkeit, unkoordinierte Handlungen, Ohnmachtsanfälle, Krampfanfälle, Tinnitus, Gleichgewichtsstörungen, *prolapsus ani, prolapsus uteri*, Hämorrhoiden, Benommenheit nach Alkohol, verstopfte Nase, Geschmacksverlust, Schwindel, Schwere des Kopfes

Technik:
0,5–1,5 Zoll quer, Moxibustion möglich

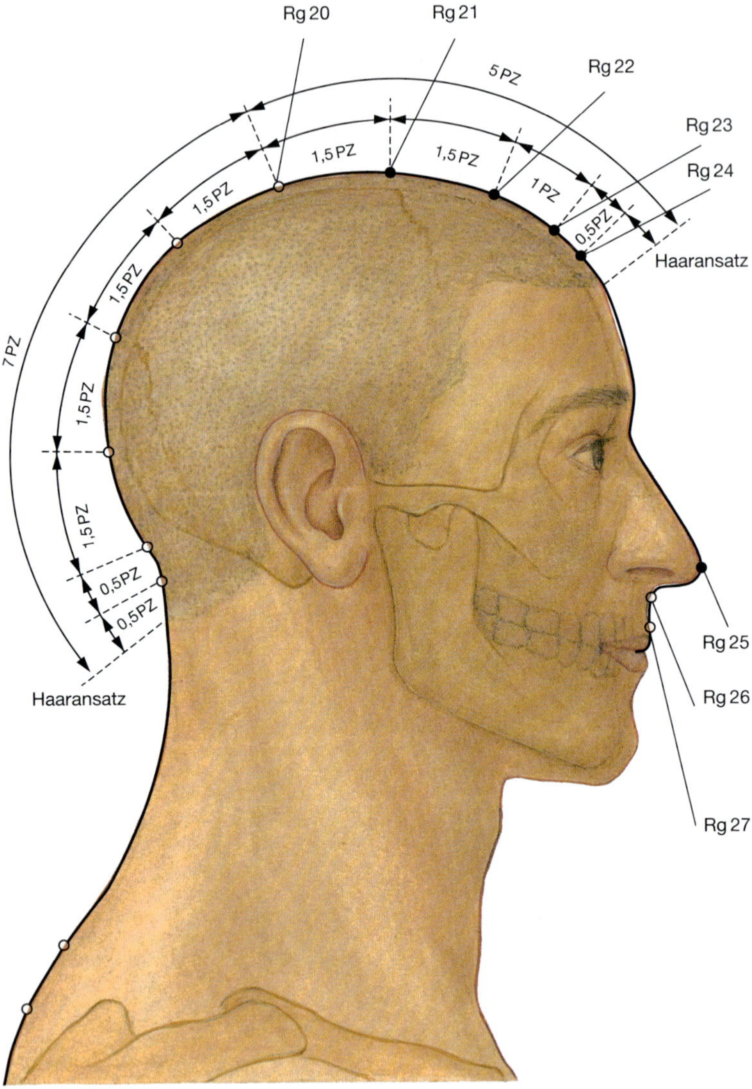
Rg 20
Rg 21
5 PZ
Rg 22
Rg 23
Rg 24
1,5 PZ
1,5 PZ
1,5 PZ
1 PZ
0,5 PZ
Haaransatz
1,5 PZ
7 PZ
1,5 PZ
1,5 PZ
0,5 PZ
0,5 PZ
Haaransatz
Rg 25
Rg 26
Rg 27

Rg 21 **»Vorderes Schädeldach«**
前顶 *parietale anterius* (LG 21)
qíandǐng

Lage:
1,5 PZ vor Rg 20, 1,5 PZ hinter der großen Fontanelle

Wirkung:
Ventus besänftigend, *humor* kanalisierend

Indikationen:
Drehschwindel, Gedunsenheit, Rötung des Gesichts, Schnupfen mit viel Sekret, Sinusitis, kindliche Krampfanfälle

Technik:
0,1–0,3 Zoll schräg, Moxibustion möglich

Rg 22 **»Die große Fontanelle«**
囟会 *fonticulus maior* (LG 22)
xìnhùi

Lage:
In der großen Fontanelle; 1 PZ hinter Rg 23, bzw. 2 PZ innerhalb der Haargrenze; 3 PZ vor Rg 20

Wirkung:
Humor und *ventus humidus* ableitend

Indikationen:
Kopfschmerz, als wenn der Kopf zerbersten wollte, Rötung des Gesichts, Nasenbluten, Schwellungen, Gedunsenheit des Gesichts, Geruchsverlust, Schwindel, Palpitationen, Bewußtlosigkeit, kindliche Krampfanfälle

Technik:
0,2–0,4 Zoll quer, Moxibustion möglich

Rg 23 **»Oberer Stern«**
上星 *stella superior* (LG 23)
shàngxīng

Lage:
1 PZ hinter dem vorderen Haaransatz; 4 PZ vor Rg 20

Wirkung:
Calor venti ableitend, die Nase durchgängig machend

Indikationen:
Kopfschmerz bei hochrotem, gedunsenem Gesicht, Schmerzen von Gesicht und Kopfhaut, verstopfte Nase, Nasenbluten, Wucherungen in der Nase, Augenschmerz, Kurzsichtigkeit, Sehstörungen

Technik:
0,3–0,6 Zoll schräg, Moxibustion möglich

Rg 24 **»Vorhalle der konstellierenden Kraft«**
神庭 *vestibulum shen* (LG 24)
shéntíng

Lage:
In der Kopfmittellinie 0,5 PZ innerhalb der vorderen Haargrenze

Qualifikation:
»Verbindungspunkt« mit den Hauptleitbahnen der *oo. vesicalis et stomachi*

Wirkung:
Hochschlagendes Yang absenkend, *ventus* besänftigend

Indikationen:
Krampfanfälle, Tobsucht, Raserei, Zuckungen, Schwindelanfälle, Spasmen, Opisthotonus, Übelkeit, Brechreiz, Erregungszustände, Nervosität, Schlaflosigkeit, Kopfschmerz, lautes Keuchen, Sehstörungen, Schleier vor den Augen, Schweiße, erschwerte Atmung

Technik:
0,3–0,5 Zoll schräg nach oben, Moxibustion möglich

Rg 25 **»Der König des Gesichts«**
素髎，面王 *rex faciei* (LG 25)
sùjiáo, sùliáo, miànwáng

Lage:
An der Nasenspitze

Wirkung:
Nase freimachend

Indikationen:
Verstopfung und Wucherung der Nase, Schwellung, große Sekretmengen

Technik:
0,3–0,5 Zoll senkrecht

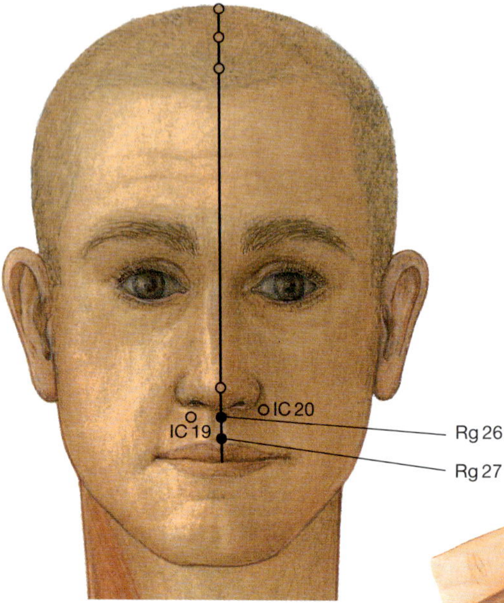
IC 20
IC 19
Rg 26
Rg 27

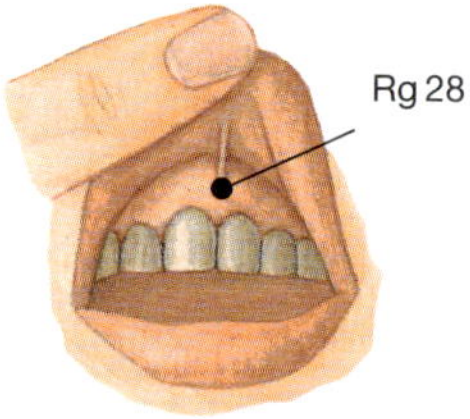
Rg 28

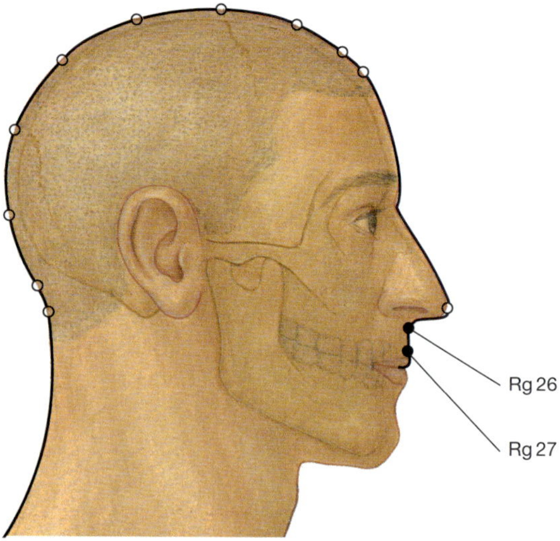
Rg 26
Rg 27

Rg 26 **»Wassergraben«**
水沟, 人中 *canalis aquae* (LG 26)
shuǐgoū, rénzhōng

Lage:
Mittellinie des Philtrums, ein wenig oberhalb seiner Mitte

Qualifikation:
»Verbindungspunkt« mit den Hauptleitbahnen der *oo. stomachi et intestini crassi*

Wirkung:
Oo. lienalis et stomachi regulierend, stabilisierend, *ventus* besänftigend, *humor* und »Schleim« umwandelnd, Sinnesöffnungen freimachend, *calor*, *ardor* absenkend, sedierend, den Rücken beweglich machend

Indikationen:
Diabetische Symptomatik mit unstillbarem Durst, Gedunsenheit, Wasseransammlung, Krampfbereitschaft, plötzliche Übelkeit, Lachkrämpfe, unmotiviertes Weinen und Lachen, Kiefersperre, Zuckungen, Ohnmachten, Krämpfe der Augenmuskulatur, Rückenschmerz, Kollapsneigung, kindliche Krampfanfälle, Hitzschlag, Seekrankheit

Technik:
0,2–0,5 Zoll schräg nach oben, Moxibustion möglich

Rg 27 **»Vorgebirge der Heiterkeit«**
兑端 *promontorium laetitiae* (LG 27)
duìdūan

Lage:
Auf der Mittellinie an der Grenze zwischen Oberlippe und Philtrum

Wirkung:
Oo. hepaticus et renalis regulierend, das Yang absenkend, Qi emporführend, *ventus* beruhigend, *humor*, bzw. *calor humidus* ausleitend

Indikationen:
Diabetische Symptomatik mit trockener Zunge, spärlich dunklem Urin, Pterygium, Ikterus, Verstopfung der Nase durch Wucherungen und Sekret, Nasenbluten, Zahnschmerzen, Kiefersperre

Technik:
0,2–0,3 Zoll senkrecht

Rg 28 **»Verbindung auf dem Zahnfleisch«**
龈交 *copulatio gingivalis* (LG 28)
yínjiāo

Lage:
Unmittelbar innerhalb der Oberlippe in der Falte zwischen Kiefer und Lippe

Qualifikation:
»Verbindungspunkt« mit der »Aufnehmenden Leitbahn« (*sinarteria respondens*) und der Hauptleitbahn des *o. stomachi*

Wirkung:
Calor aus den *oo. hepaticus, felleus, lienalis et stomachi* ausleitend

Indikationen:
Verstopfte Nase durch Wucherung und Sekret, Schmerzen an der Stirn und Nasenwurzel, Ikterus, Verspannung, Nackensteife, Krampfanfälle, Zahnfleischschwellung, tränende Augen, innen gerötete Augen, akute lumbale Schmerzen, Analfissur

Technik:
0,2–0,3 Zoll schräg

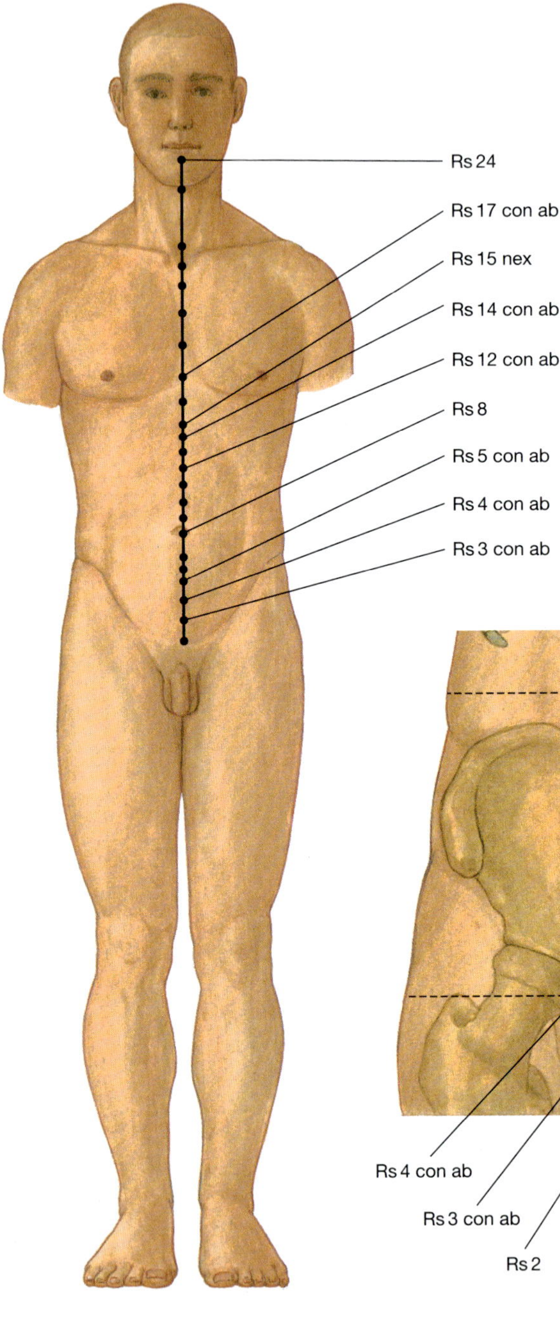
Rs 24
Rs 17 con ab
Rs 15 nex
Rs 14 con ab
Rs 12 con ab
Rs 8
Rs 5 con ab
Rs 4 con ab
Rs 3 con ab

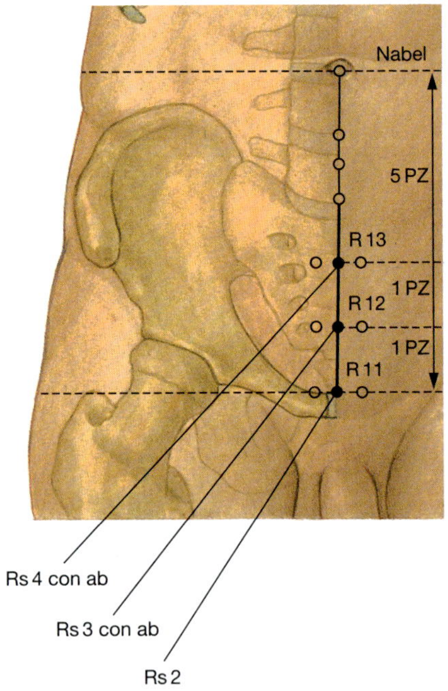
Nabel
5 PZ
R 13
1 PZ
R 12
1 PZ
R 11
Rs 4 con ab
Rs 3 con ab
Rs 2

Die Reizpunkte der »Aufnehmenden Leitbahn« (*sinarteria respondens*) Rs (»Konzeptionsgefäß« KG)

Rs 1 »Zusammenkunft des Yin«

会阴 *yin conventi* (KG 1)
hùiyīn

Lage:
In der Mitte des Perineums

Qualifikation:
»Verbindungspunkt« mit der »Leitbahn der Steuerung« (*sinarteria regens*) und der »Großen Troßstraße« (*sinarteria impedimentalis*)

Wirkung:
Den *o. renalis* mächtig stützend

Indikationen:
Schmerzen, Schweiße und Schwellung im Genitalbereich, *prolapsus uteri*, *prolapsus ani*, Pruritus, *pruritus ani*, Regelstörungen, Miktionsstörungen, Enuresis, Prostatitis, Hämorrhoiden

Technik:
0,5–1 Zoll senkrecht, Moxibustion möglich

Rs 2 »Der gekrümmte Knochen«

曲骨 *os curvum* (KG 2)
qūgǔ

Lage:
An der Symphyse des Schambeins, in der Mittellinie

Qualifikation:
»Verbindungspunkt« mit der Hauptleitbahn des *o. hepaticus*

Wirkung:
Das *yin renale* stützend, das Xue mehrend und regulierend

Indikationen:
Allgemeine Schwäche, rasche Erschöpfbarkeit, Kälte der Gliedmaßen, Schmerzen in Unterbauch und Lenden, Samenfluß, Miktionsstörungen, Impotenz, Frigidität, *fluor albus*, Inkontinenz, Enuresis, Menstruationsstörungen

Technik:
0,3–1 Zoll senkrecht, Moxibustion möglich

Rs 3 »Sammlungspunkt für den ›Blasen‹-Bereich«

中极，膀胱募 *conquisitorium vesicale* (KG 3)
zhōngjí, pángguāngmù

Lage:
1 PZ über dem Rand der Schambeinsymphyse; 4 PZ unterhalb des Nabels

Qualifikation:
1. »Sammlungspunkt« con ab für den *o. vesicalis*
2. »Verbindungspunkt« mit den Hauptleitbahnen der *oo. hepaticus, lienalis et renalis*

Wirkung:
Säfte regulierend, das *yin renale* stützend, Xue mehrend, *humor* ausleitend, Stützung des *yang renale*

Indikationen:
Gynäkologische Störungen, Regelstörungen jeder Art, Infertilität, *pruritus vulvae*, Schwellung, Schmerzhaftigkeit des Genitale, *fluor albus*, Blutungen nach der Geburt, haftende Plazenta, drohende Frühgeburt, drohende Fehlgeburt, Geschwülste und Neoplasien im Unterleib, stechende Unterleibsschmerzen in der Umgebung des Nabels, verstärkter Geschlechtstrieb vor der Periode, plötzliche Ohnmachten, Miktionsstörungen, Harnträufeln, Harnverhalten, durch Kälteschäden bedingte Unterleibsschmerzen mit hochschlagendem Yang wie Palpitationen, Schwindel, Unruhe, Schlaflosigkeit, Nervosität, Reizbarkeit, Impotenz, Enuresis

Technik:
0,8–2 Zoll senkrecht, Moxibustion möglich

Rs 4 »Das erste der Paßtore«

关元 *prima clusarum* (KG 4)
guānyuán

Lage:
3 PZ unterhalb des Nabels

Qualifikation:
1. »Sammlungspunkt« con ab für den o. intestini tenuis
2. »Verbindungspunkt« mit den Hauptleitbahnen der *oo. hepaticus, lienalis et renalis*

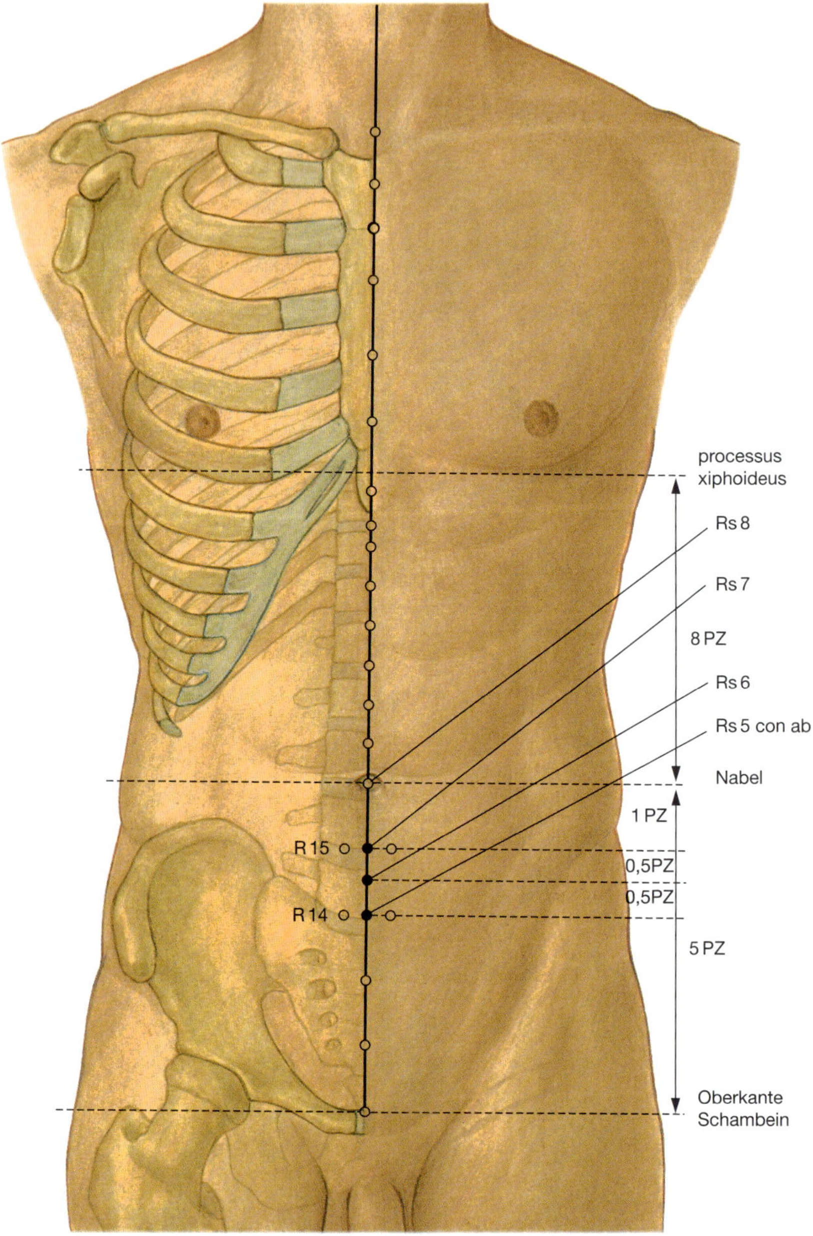
processus
xiphoideus
Rs 8
Rs 7
8 PZ
Rs 6
Rs 5 con ab
Nabel
1 PZ
R 15
0,5PZ
0,5PZ
R 14
5 PZ
Oberkante
Schambein

Wirkung:
Den *o. renalis* stützend, das *qi nativum* konsolidierend, das Qi regulierend, das Yang bändigend und absenkend

Indikationen:
Kälteschädigungen im Unterleib mit heftigen, schneidenden Schmerzen, Kältegefühl, Diarrhö, Miktionsstörungen, Blockaden von Qi und Xue mit Geschwülsten, Zusammenballungen, Neoplasien im Unterleib, besonders bei der Frau, Hämaturie, Urinverhalten, Enuresis, Periodenstörungen, prämenstruelles Syndrom, Unfruchtbarkeit, anhaltende Blutungen, auch nach der Geburt, haftende Plazenta, *fluor albus*, hochschlagendes Yang mit Palpitationen, Schwindel, Unruhe, Schreckhaftigkeit, Schlaflosigkeit, Kräfteverfall, diabetische Symptomatik, kalte Extremitäten bei Hitze im Kopf, *prolapsus uteri*, Impotenz des Mannes

Technik:
0,8–2 Zoll senkrecht, Moxibustion möglich

Rs 5 **»Das steinerne Tor«**
石门 *porta lapidea* (KG 5)
shímén

Lage:
2 PZ unterhalb des Nabels

Qualifikation:
»Sammlungspunkt« con ab des *o. tricalorii*

Wirkung:
Das *yin renale* stützend, *yang renale* mobilisierend, *calor* im unteren Calorium kühlend

Indikationen:
Miktionsstörungen jeder Art, Harnverhalten, Enuresis, Schmerzen und Jucken im Genitalbereich, Schwellungen, Schrumpfung des Skrotums, Unterbauchschmerzen, bis in die Bauchmitte ausstrahlend, Hämaturie, Neoplasien im Unterleib, Diarrhoe, profuse Lochien

Technik:
Nur Moxibustion

Rs 6 **»Meer des Qi«**
气海 *mare qi* (KG 6)
qìhăi

Lage:
1,5 PZ unterhalb des Nabels

Qualifikation:
Reservoir des *qi vitale* des Mannes

Wirkung:
Den *o. renalis* stützend, regulierend, das *yin merum* konsolidierend, das *yang merum* mobilisierend, das Yang absenkend

Indikationen:
Geringe Belastbarkeit, rasche Erschöpfbarkeit, Schreckhaftigkeit, Kälte der Gliedmaßen, Blässe, schwache Stimme, Verzagtheit, Unfruchtbarkeit beider Geschlechter, Blutungsneigung, *fluor albus*, unregelmäßige Periode, heftige kolikartige Schmerzen um den Nabel, Neoplasien und Geschwülste im Unterleibsbereich, Bauchschmerz, Schmerzen und Stiche in der Herzgegend, große Nervosität und Unruhe, Krämpfe im Unterbauch, hochschlagendes Yang mit Schwindel, Unruhe, Schlaflosigkeit, verstärkte Lochien, Apoplexie und präapoplektischer Zustand, Kollaps

Technik:
1–2 Zoll senkrecht, Moxibustion möglich

Rs 7 **»Verknüpfung der Yin-Leitbahnen«**
阴交 *copulatio yin* (KG 7)
yīnjiāo

Lage:
1 PZ unterhalb des Nabels

Qualifikation:
»Verbindungspunkt« mit der »Großen Troßstraße« (*sinarteria impedimentalis*) und der Hauptleitbahn des *o. renalis*

Wirkung:
O. renalis mächtig stützend, *algor, algor depletionis* behebend

Indikationen:
Schwäche, Erschöpfbarkeit, Schreckhaftigkeit, Furchtsamkeit, Schlaflosigkeit, Alpträume, Unruhe, Miktionsstörungen, Obstipation, schneidende Schmerzen im Unterleib, Pruritus am Genitale, Regelstörungen, Unfruchtbarkeit, *fluor albus*, Nasenbluten, verstärkte Lochien

Technik:
0,8 Zoll senkrecht, Moxibustion möglich

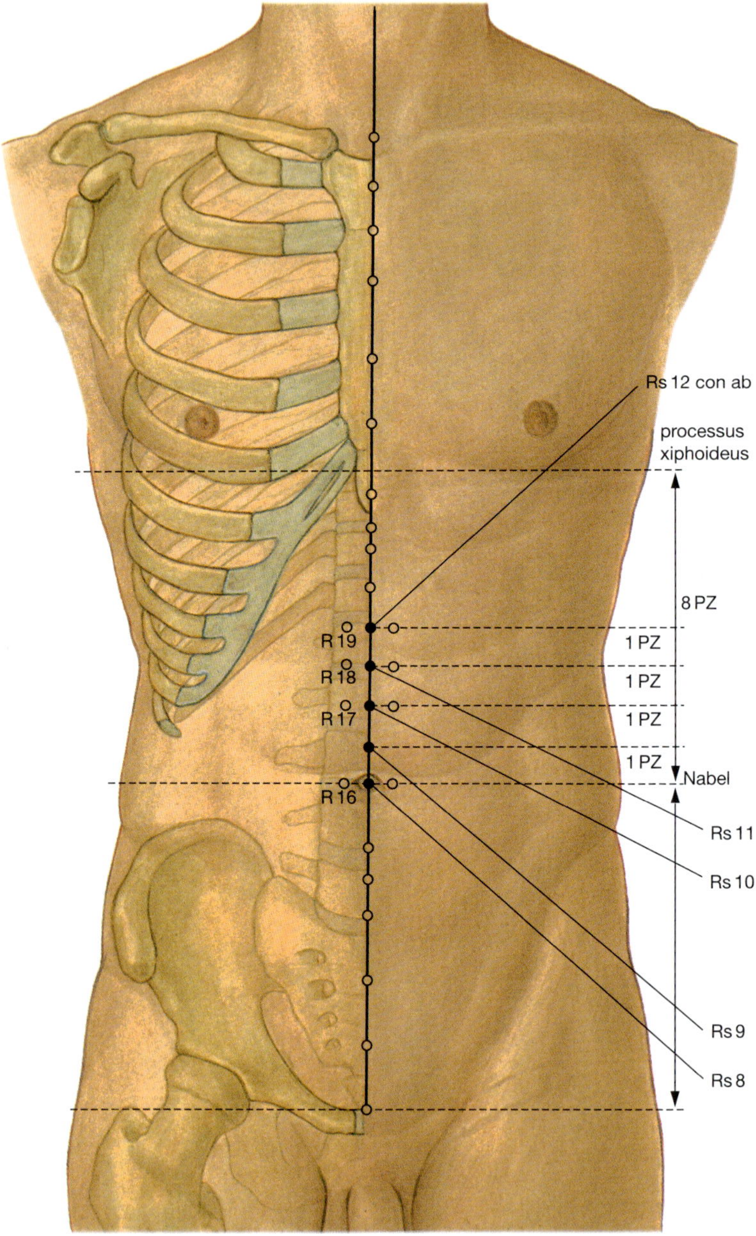
Rs 12 con ab
processus
xiphoideus
8 PZ
R 19
1 PZ
R 18
1 PZ
R 17
1 PZ
1 PZ
Nabel
R 16
Rs 11
Rs 10
Rs 9
Rs 8

Rs 8 **»Mitte des Nabels«**
神阙，脐中 *medium umbilici* (KG 8)
shénquè, qízhōng

Lage:
Auf dem Nabel

Wirkung:
Auf Grund einer *depletio* der »Mitte« und des Yin heftig auftretende Störungen, diese stabilisierend

Indikationen:
Apoplektische Symptomatik mit Ohnmacht, Hitzschlag, plötzliche Ohnmachten, Unterleibsschmerzen, Kollern in den Eingeweiden, Durchfall, *prolapsus ani*, Miktionsstörungen aller Art, Krampfanfälle, Opisthotonus

Technik:
Ausschließlich Moxibustion, wobei man den Nabel mit Salz anfüllt

Rs 9 **»Die geteilten Wasser«**
水分 *aquae divisae* (KG 9)
shŭifēn

Lage:
1 PZ oberhalb des Nabels

Wirkung:
Die Säfte regulierend, den Wasserhaushalt stabilisierend

Indikationen:
Störungen des Wasserhaushaltes: Ascites , Gedunsenheit, Ödeme, Spannungsgefühl, Krampfneigung, Kollern in den Eingeweiden, Diarrhö, verminderte Harnausscheidung, Übelkeit, Brechreiz

Technik:
0,5–2 Zoll senkrecht, Moxibustion möglich

Rs 10 **»Punkt des Magenausganges«**
下脘 *foramen pyloricum* (KG 10)
xiàwăn

Lage:
2 PZ senkrecht oberhalb des Nabels

Qualifikation:
»Verbindungspunkt« mit den Hauptleitbahnen der *oo. lienalis et intestini tenuis*

Wirkung:
Calor humidus aus der »Mitte« ableitend

Indikationen:
Schmerzen, Spannungsgefühl im Unterleib, sowie epigastrische Schmerzen, Verdauungsstörungen, Appetitlosigkeit, Abmagerung, Obstipation, Klumpengefühl im Bauch, Übelkeit, Brechreiz, verminderte Harnausscheidung

Technik:
0,8–2 Zoll senkrecht, Moxibustion möglich

Rs 11 **»Der errichtete Weiler«**
建里 *vicus constitutus* (KG 11)
jìanlĭ

Lage:
3 PZ oberhalb des Nabels

Wirkung:
Die *oo. stomachi et intestinorum* harmonisierend

Indikationen:
Aufstoßen, Übelkeit, Appetitlosigkeit, Auftreibung, Schmerzhaftigkeit der Leibesmitte und des Bauches, stechende Schmerzen in Brust und Leibesmitte, Ödeme, Anorexie

Technik:
0,5–2 Zoll senkrecht, Moxibustion möglich

Rs 12 **»Sammlungspunkt des ›Magen‹-Funktionskreises«**
中脘，胃募 *conquisitorium stomachi* (KG 12)
zhōngwăn, wèimù

Lage:
4 PZ oberhalb des Nabels, sowie 4 PZ unterhalb des *processus xiphoideus*

Qualifikation:
1. »Sammlungspunkt« con ab des *o. stomachi*
2. »Verbindungspunkt« mit den Hauptleitbahnen der *oo. stomachi, intestini tenuis et tricalorii*
3. »Zusammenkunftspunkt« conv aller Außenfunktionsbereiche, Durchgangsorbes, Yang-Orbes (*orbes aulici*)

Wirkung:
Den *o. stomachi* regulierend, sein Qi harmonisierend, *humor* kanalisierend, Gegenläufigkeiten ableitend

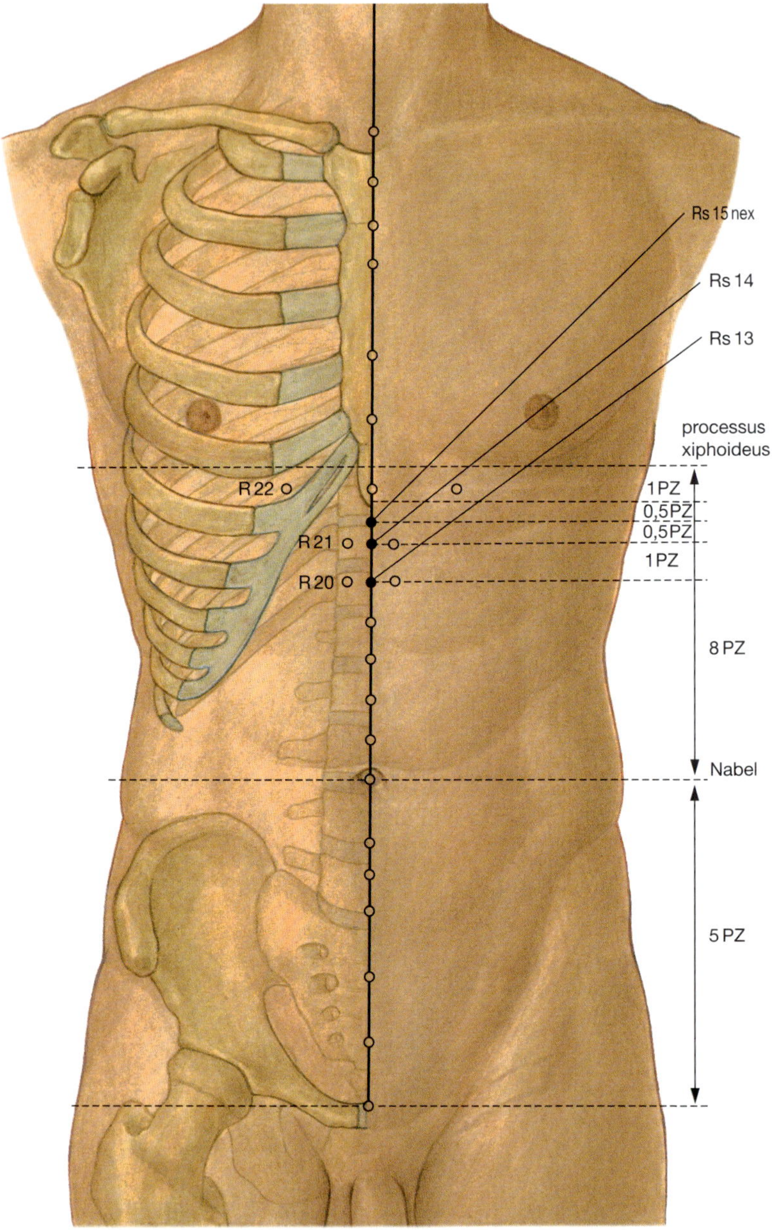
Rs 15 nex
Rs 14
Rs 13
processus xiphoideus
R 22
1 PZ
0,5 PZ
0,5 PZ
R 21
1 PZ
R 20
8 PZ
Nabel
5 PZ

Indikationen:
Schmerzen, Spannungs-, Völlegefühl, Kollern in den Eingeweiden, Erbrechen, saures Aufstoßen, Appetitverlust, Brechdurchfall, Diarrhö mit blutigen Einschlüssen, Druck im Unterleib, Klumpengefühl in der Leibesmitte, Ohnmachten, Fieber, Spasmen, Schreckhaftigkeit, Angstzustände

Technik:
0,8–2 Zoll senkrecht, Moxibustion möglich

Rs 13 **»Ort des Mageneingangs«**
上脘 *foramen cardiacum* (KG 13)
shàngwăn

Lage:
5 PZ oberhalb des Nabels; 3 PZ unterhalb des *processus xiphoideus*

Qualifikation:
»Verbindungspunkt« mit den Hauptleitbahnen der *oo. stomachi et intestini tenuis*

Wirkung:
Das Qi der »Mitte« kräftigend, die *oo. lienalis et stomachi*, aber auch die *oo. hepaticus et tricalorii* stützend und regulierend, Säftehaushalt stabilisierend, Xue kühlend, *calor humidus* absenkend

Indikationen:
Schmerzen im Unter- und Mittelbauch, Kollern in den Eingeweiden, Übelkeit, Brechreiz, Brechdurchfälle, Schmerzen, Stiche, Krämpfe im Unterbauch, durch *algor* bedingt, dadurch hochschlagendes Yang mit Palpitationen, Schwindel, Unruhe, Schlaflosigkeit, Reizbarkeit, Klumpengefühl in der Leibesmitte mit Verdichtungen und Verhärtungen, Verspannungen der Muskulatur, Schreckhaftigkeit, epileptische Anfälle, Ikterus, Appetitverlust

Technik:
0,8–1,5 Zoll senkrecht, Moxibustion möglich

Rs 14 **»Sammlungspunkt des ›Herz‹-Funktionskreises«**
巨阙，心募 *conquisitorium cardiale* (KG 14)
jùquè, xīnmù

Lage:
6 PZ oberhalb des Nabels; 2 PZ unterhalb des *processus xiphoideus*

Qualifikation:
»Sammlungspunkt« con ab für den *o. cardialis*

Wirkung:
Qi cardiale, lienale et pulmonale stützend und regulierend, den *o. stomachi* harmonisierend, Leibesmitte entspannend, sedierend

Indikationen:
Schreckhaftigkeit, Ängstlichkeit, Furchtsamkeit, Zaghaftigkeit, Fahrigkeit, Vergeßlichkeit, Raserei, Reizbarkeit, Jähzorn, Husten, saures Aufstoßen, Kurzatmigkeit, Übelkeit, Brechdurchfall mit Schmerzen, Spannungsgefühl in Leibesmitte und Unterleib, Ikterus, Stiche in Brust und Rücken, Krampfanfälle, epileptiforme Anfälle, Hämoptoe, Schluckauf, Palpitationen, pektanginöse Beschwerden

Technik:
0,5–1 Zoll senkrecht, Moxibustion möglich

Rs 15 **»Taubenschwanz«**
鸠尾 *cauda columbina* (KG 15)
jīuwěi

Lage:
0,5 PZ unterhalb des Schwertfortsatzes des *processus xiphoideus*

Qualifikation:
»Verknüpfungspunkt« nex der »Aufnehmenden Leitbahn« (*sinarteria respondens*)

Wirkung:
Das Qi der »Mitte« regulierend, die *oo. hepaticus, cardialis et lienalis* stützend, *ventus* besänftigend, *calor* und *humor* ausleitend

Indikationen:
Ängstliches, schreckhaftes, furchtsames, mißtrauisches Verhalten, epileptiforme Symptomatik, Tobsuchtsanfälle, Schreianfälle, Halbseitenkopfschmerz, Druck- und Spannungsgefühl auf der Brust, Hämoptoe, Spannung und Völlegefühl im Unterleib, Halsenge, Halsschwellung, Schluckbeschwerden

Technik:
0,3–0,5 Zoll schräg nach unten, Moxibustion möglich

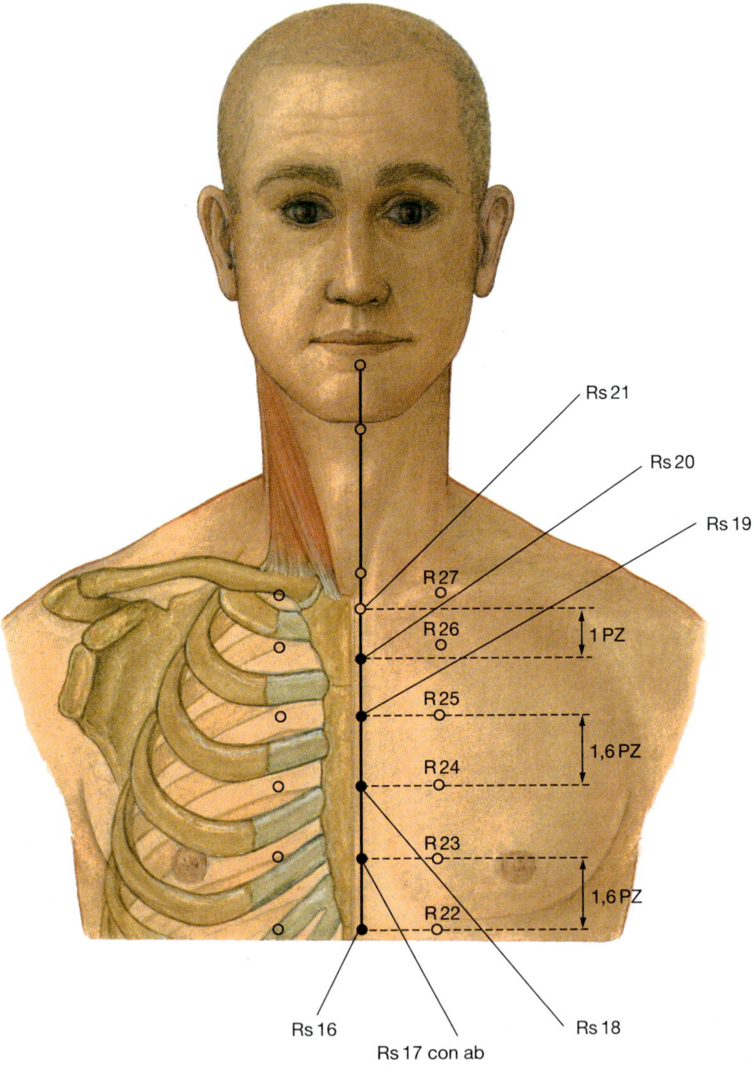
Rs 21
Rs 20
Rs 19
R 27
R 26
1 PZ
R 25
1,6 PZ
R 24
R 23
1,6 PZ
R 22
Rs 16
Rs 17 con ab
Rs 18

Rs 16 **»Mittlere Vorhalle«**
中庭 *vestibulum medium* (KG 16)
zhōngtíng

Lage:
1,6 Zoll unterhalb Rs 17 in Höhe des 5. ICR

Wirkung:
Qi stomachi stützend, ›Gegenläufigkeiten‹ absenkend, *humor* ausleitend

Indikationen:
Druckgefühl, Spannungsgefühl in der Brust, Völlegefühl, Inappetenz, Erbrechen

Technik:
0,3–0,5 Zoll quer, Moxibustion möglich

Rs 17 **»Vorhof der Brust«**
膻中 *atrium pectoris* (KG 17)
tánzhōng, shānzhōng

Lage:
Auf dem Brustbein auf der Höhe der Brustwarzen, bzw. des 4. ICR

Qualifikation:
1. »Sammlungspunkt« con ab des *o. pericardialis*
2. »Zusammenkunft« conv des Qi
3. »Verbindungspunkt« mit den Hauptleitbahnen der *oo. lienalis, renalis, tricalorii et intestini tenuis*

Wirkung:
Das Qi regulierend, »Gegenläufigkeiten« absenkend, Druck von der Brust nehmend, die Leibesmitte entspannend

Indikationen:
Atemnot, Kurzatmigkeit, Husten, Keuchatmung, Schluckbeschwerden, Beklemmungsgefühl, Völlegefühl, diffuse und stechende Schmerzen in Brust und Flanken, Schleimrasseln, dünner oder zäher gelber Schleim, blutiger Auswurf, Struma, verminderte Milchsekretion während der Stillzeit, Mastitis, Bronchitis

Technik:
0,3–0,5 Zoll quer, Moxibustion möglich

Rs 18 **»Vorhof der Jade«**
玉堂 *atrium iaspidis* (KG 18)
yùtáng

Lage:
1,6 Zoll unter Rs 19 in Höhe des 3. ICR

Wirkung:
Qi cardiale et pulmonale lösend

Indikationen:
Spannungsgefühl, Völlegefühl, Druckgefühl in Brust und Flanken, Unfähigkeit zu Schlucken, Übelkeit, Schluckauf, Aufstoßen, Husten, allgemeines Unwohlsein, Nervosität

Technik:
0,3–0,5 Zoll schräg, Moxibustion möglich

Rs 19 **»Purpurner Palast«**
紫宫 *conclave purpureum* (KG 19)
zǐgōng

Lage:
Auf der Brustmittellinie in Höhe des 2. ICR

Wirkung:
Qi lienale et pulmonale stützend, *calor* kühlend, *calor humidus* absenkend, »Schleim« umwandelnd

Indikationen:
Spannungsgefühl und Schmerzen in Brust und Flanken, Husten, Aufstoßen, blutiger Auswurf, Schluckstörungen

Technik:
0,3 Zoll schräg, Moxibustion möglich

Rs 20 **»Geschmückter Baldachin«**
华盖 *tegmen floreum* (KG 20)
húagài

Lage:
1 PZ unterhalb Rs 21

Wirkung:
Das *qi pulmonale* stärkend, Schlund und Kehle freimachend

Indikationen:
Husten, Keuchatmung, Atembeklemmung, Engegefühl des Halses, Schluckstörungen, Völlegefühl

Technik:
0,3 Zoll schräg, Moxibustion möglich

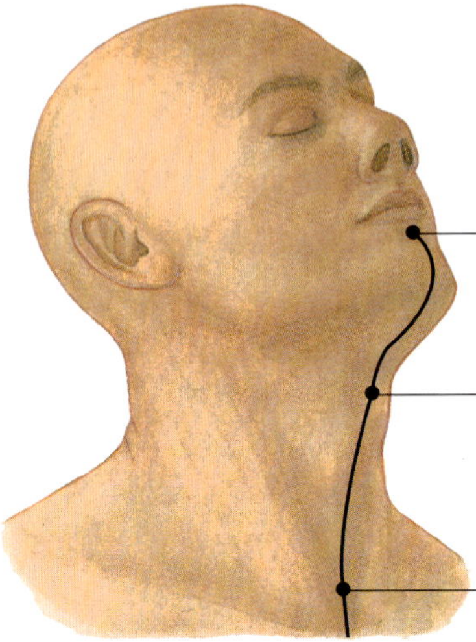
Rs 24
Rs 23
Rs 22

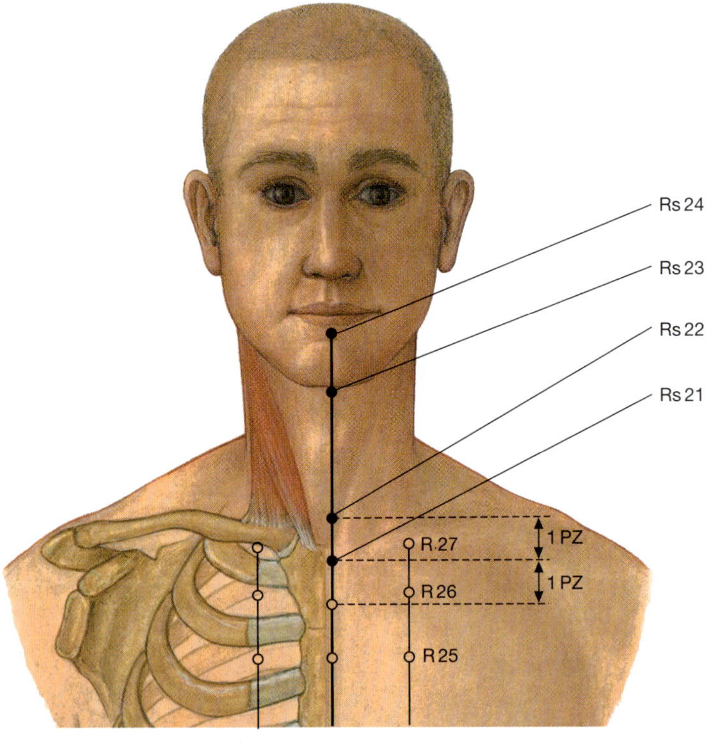
Rs 24
Rs 23
Rs 22
Rs 21
R 27
1 PZ
R 26
1 PZ
R 25

Rs 21 **»Das Visierrohr«**
璇玑 *dioptra mobilis* (KG 21)
xúanjī

Lage:
Am oberen Ende des Brustbeines, 1 PZ unterhalb Rs 22

Wirkung:
Qi lienale et pulmonale stabilisierend, »Gegenläufigkeiten« absenkend

Indikationen:
Husten, Schluckauf, Aufstoßen, Enge des Halses mit Schwellung und Schmerzen, Schluckstörungen, Völlegefühl, Atemnot, Klumpen in der Leibesmitte, Verdauungsstörungen

Technik:
0,3 Zoll quer, Moxibustion möglich

Rs 22 **»Bresche des Himmels«**
天突 *ruina caelestis* (KG 22)
tiāntū

Lage:
0,5 Zoll oberhalb des Sternums, in der Mitte der *fossa suprasternalis*

Qualifikation:
»Verbindungspunkt« zum »Haltenetz des Yin« (*sinarteria retinens yin*)

Wirkung:
Qi pulmonale et lienale stärkend, regulierend, die Kehle freimachend

Indikationen:
Keuchatmung, Asthma, Husten, Auswurf von Schleim, Eiter und Blut, innere und äußere Schwellung des Halses, Geschwürbildung im Hals, Stimmverlust, Struma, Geräusche im Hals, Atembeklemmung, Ikterus, Bronchitis, Laryngitis, Stimmbanderkrankungen, Ösophaguskrampf, Heiserkeit, rauhe Stimme, Schluckauf

Technik:
Nadelung hinter das Sternum, zuerst 0,3 Zoll senkrecht, dann 1–2 Zoll schräg hinter das Sternum, Moxibustion möglich

Rs 23 **»Quelle in den Engen«**
廉泉 *fons in angustiis* (KG 23)
liánquán

Lage:
In einem Grübchen über dem Adamsapfel

Qualifikation:
»Verbindungspunkt« mit dem »Haltenetz des Yin« (*sinarteria retinens yin*)

Wirkung:
Das *qi hepaticum* regulierend, *o. lienalis* stützend, *calor* kühlend, *calor humidus* zerstreuend

Indikationen:
Verhärtungen der Zunge, Kontraktion der Zungenwurzel, Speichelfluß, Aphthen, Schluckbeschwerden, Schwierigkeit des Sprechens, Heiserkeit

Technik:
0,3 Zoll schräg nach oben

Rs 24 **»Punkt, der die Flüssigkeiten aufnimmt«**
承浆 *recipiens liquoris* (KG 24)
chéngjiāng

Lage:
In der Mitte des Unterkiefers in der Vertiefung unterhalb der Lippe

Qualifikation:
»Verbindungspunkt« mit den Hauptleitbahnen der *oo. intestini crassi et stomachi* und der »Leitbahn der Steuerung« (*sinarteria regens*)

Wirkung:
Den *o. hepaticus* stützend und regulierend, *ventus* besänftigend

Indikationen:
Apoplektische Symptomatik mit Hemiplegie, einseitiger Parese im Gesichtsbereich, Zahnschmerz, Zahnfleischschwellung, Gedunsenheit des Gesichtes, plötzlicher Stimmverlust, exzessive Speichelbildung

Technik:
0,2–0,3 Zoll schräg nach oben, Moxibustion möglich

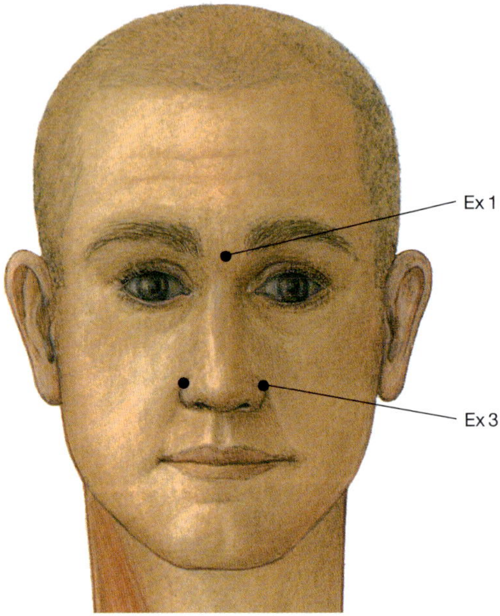
Ex 1
Ex 3

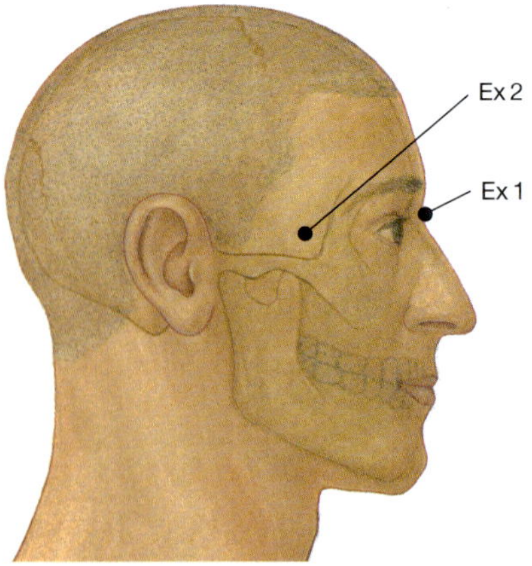
Ex 2
Ex 1

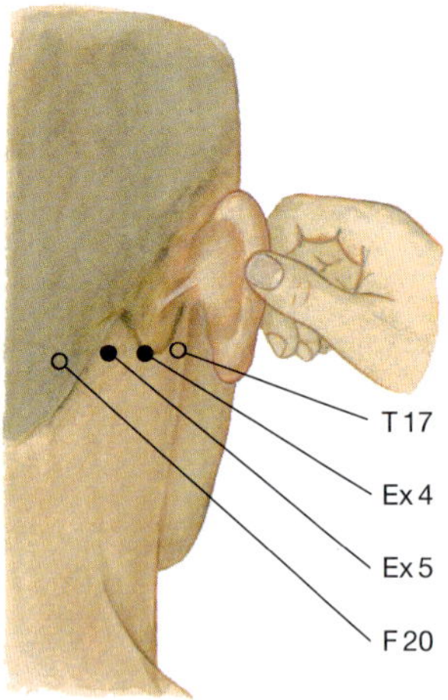
T 17
Ex 4
Ex 5
F 20

Als **Extrapunkte** bezeichnet man solche Akupunkturpunkte, die außerhalb der vierzehn Hauptleitbahnen liegen. In der umfangreichen Literatur werden heute bis zu 1500 Extrapunkte aufgeführt. Die für die Praxis relevantesten Punkte sind folgende:

Kopf und Nacken

Ex 1 **»Siegelhalle«**
印堂 *atrium impressionis*
yìntáng

Lage:
Auf der Mittellinie zwischen den Augenbrauen

Wirkung:
Leitet *ventus* und *calor* aus, kühlt *calor,* sediert das *shen*

Indikationen:
Stirnkopfschmerz, Schwindel, alle Nasenerkrankungen, verstopfte Nase, Nasenbluten, Sinusitis, Augenerkrankungen, Hypertonie, kindliche Konvulsionen, Schlaflosigkeit

Technik:
Schräg nach unten, 0,5–0,8 Zoll

Ex 2 **»Die Sonne« (das große Yang)**
太阳 *yang maior*
taìyáng

Lage:
Vom Mittelpunkt zwischen Außencanthus und lateralem Ende der Augenbraue, ca. 1 Zoll nach lateral in einer Vertiefung

Wirkung:
Klärt die Augen, leitet *ventus* und *calor venti* aus, kühlt *calor*

Indikationen:
Kopfschmerzen, Migräne, Augenerkrankungen, Trigeminusneuralgie, Facialisparese, Schwindel, Konjunktivitis, Hypertonus

Technik:
Schräg 0,5–0,8 Zoll, oder leicht blutig mit der Dreikantnadel

Ex 3 **»Durchgängige Nase«**
鼻通 *nasus patens*
bítōng

Lage:
Am oberen Ende der Nasolabialfalte

Wirkung:
Die Nase öffnend

Indikationen:
Rhinitis, Sinusitis, Nasenpolypen

Technik:
0,3–0,6 Zoll schräg in Richtung IC 20

Ex 4 **»Klarheit des Auges«**
翳明 *splendor oculi*
yìmíng

Lage:
1 Zoll hinter T 17 am Unterrand des *processus mastoideus*

Wirkung:
Klärt das Augenlicht, beruhigt das *shen*

Indikationen:
Kurz- und Weitsichtigkeit, Nachtblindheit, Katerakt, Anfangsstadium des Glaukoms, Tinnitus, Schlaflosigkeit, Parotitis, Kopfschmerz, Benommenheit, Schwindel

Technik:
Schräg oder in Richtung der Nasenspitze 0,5–1 Zoll

Ex 5 **»Ruhiger Schlaf«**
安眠 *somnus tranquillus*
ānmián

Lage:
Zwischen Ex 4 und F 20

Wirkung:
Beruhigt das *shen*, klärt die Sinne

Indikationen:
Schlaflosigkeit, Kopfschmerz, Benommenheit, Schwindel, Palpitationen, Ruhelosigkeit, Hypertonus

Technik:
Schräg 0,8–1 Zoll

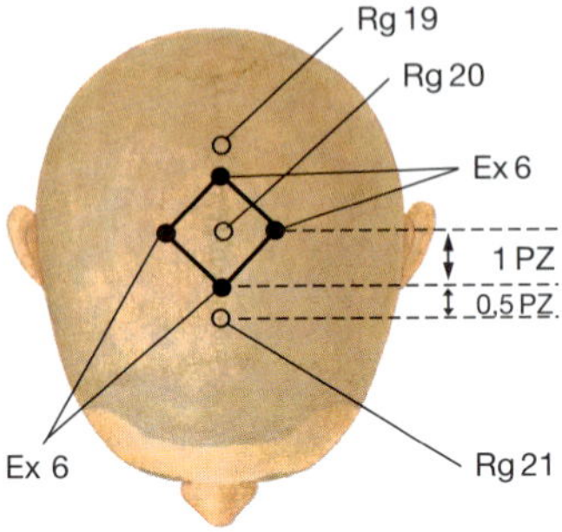

Rg 19
Rg 20
Ex 6
1 PZ
0,5 PZ
Ex 6
Rg 21

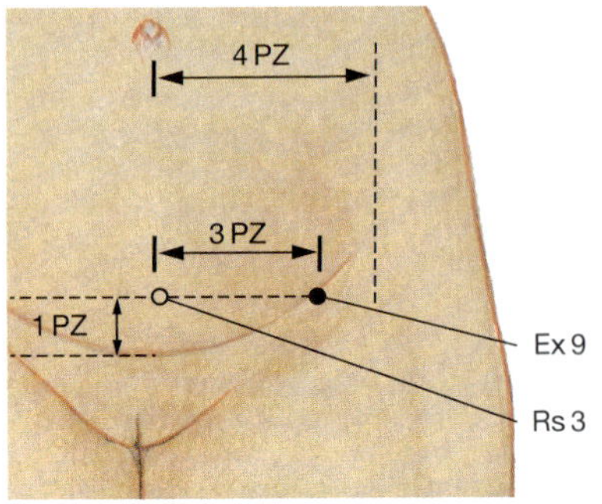

4 PZ
3 PZ
1 PZ
Ex 9
Rs 3

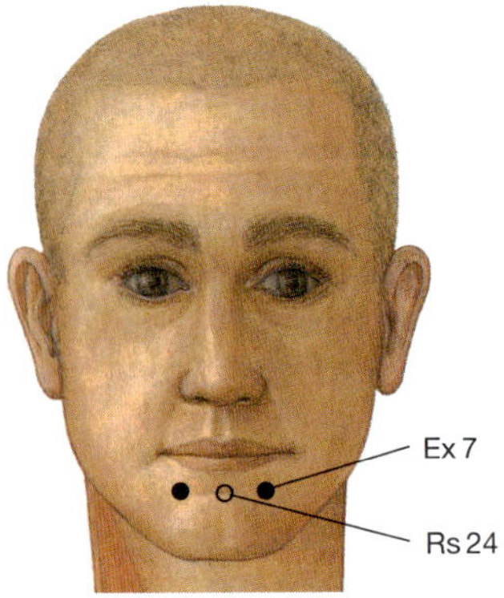

Ex 7
Rs 24

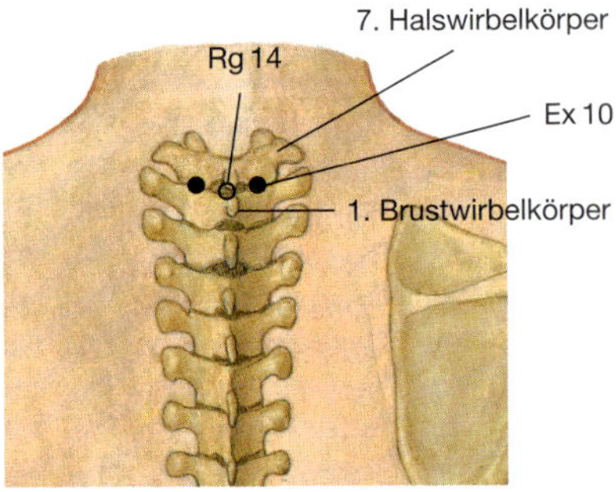

7. Halswirbelkörper
Rg 14
Ex 10
1. Brustwirbelkörper

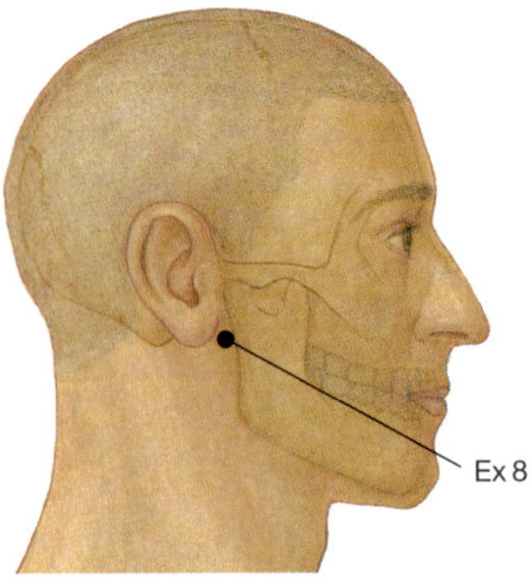

Ex 8

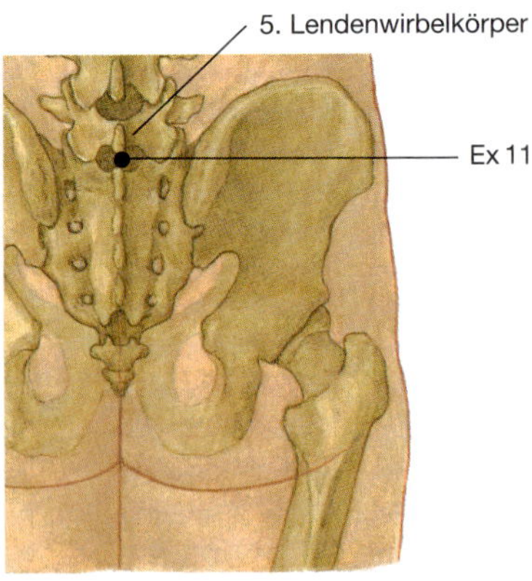

5. Lendenwirbelkörper
Ex 11

Ex 6 **»Die vier Punkte der Geistesschärfe«**
四神聪
quattuor foramina sagaces
sì shéncōng

Lage:
Auf dem Schädeldach jeweils 1 Zoll vor, hinter, sowie lateral von Rg 20

Wirkung:
Das Yang absenkend, *ventus* besänftigend, sedierend, Schmerzen stillend, Spasmen lösend

Indikationen:
Kopfschmerz, Benommenheit und Schwindel, Schlaflosigkeit, Gedächtnisstörungen, Epilepsie, Hemiplegie, Z.n. Apoplexie

Technik:
0,3–1 Zoll schräg oder quer in Richtung Rg 20

Ex 7 **»Neben dem Punkt, der die Flüssigkeiten aufnimmt«**
夹承浆
iuxta foramen recipiens liquores
jía chéngjiāng

Lage:
0,5 Zoll neben Rs 24

Wirkung:
Schmerzstillend, *ventus* ausleitend

Indikationen:
Facialisparese, Ulcerationen in der Mundhöhle, Trigeminusneuralgie

Technik:
Schräg 0,5–1 Zoll

Ex 8 **»Das Gerade zurückziehen«**
牵正
foramen recte trahens
qīanzhèng

Lage:
0,5–1 Zoll vor dem Ohrläppchen, wo ein sensibler Punkt oder ein Tuberkel getastet werden kann

Wirkung:
Leitet *ventus* aus

Indikationen:
Facialisparese, Ulcera in der Mundhöhle, Zahnschmerzen

Technik:
0,5–1 Zoll senkrecht

Rumpf und Rücken

Ex 9 **»Punkt des Uterus«**
子宫
uterus
zǐgōng

Lage:
3 Zoll neben Rs 3

Wirkung:
Reguliert die Menstruation, kühlt *calor*, wandelt *calor humidus* um, hebt das Qi der »Mitte« empor

Indikationen:
Adnexitis, Cystitis, Infertilität, irreguläre Menstruation, Menorrhargien, Dysmenorrhoe, Uterusprolaps

Technik:
Senkrecht 1–1,5 Zoll

Ex 10 **»Asthmaerleichterung«**
定喘
stabiliens anhelitum
dìngchǔan

Lage:
0,5 Zoll lateral von Rg 14

Wirkung:
Leitet Heteropathien aus dem *o. pulmonalis* aus

Indikationen:
Bronchitis, Asthma, Keuchhusten, Husten, Nackensteife, Urticaria, Schmerzen der oberen Extremitäten

Technik:
0,5-1 Zoll senkrecht, Moxibustion möglich

Ex 11 **»17. Wirbelkörper«**
十七椎下
XVII vertex
shíqī zhuīxìa

Lage:
Unterhalb des *processus spinosus* des 5. LWK

Wirkung:
Stärkt den Rücken, reguliert das untere Calorium

Indikationen:
Lumbosakrale Schmerzen, Schmerzen in die Beine ausstrahlend, traumatische Paraplegie,

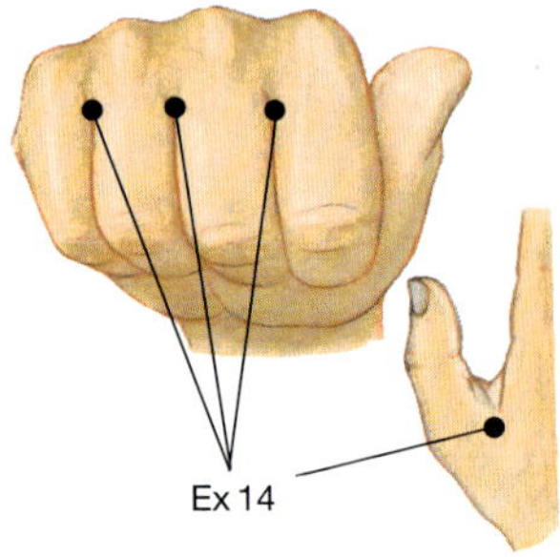
Ex 14

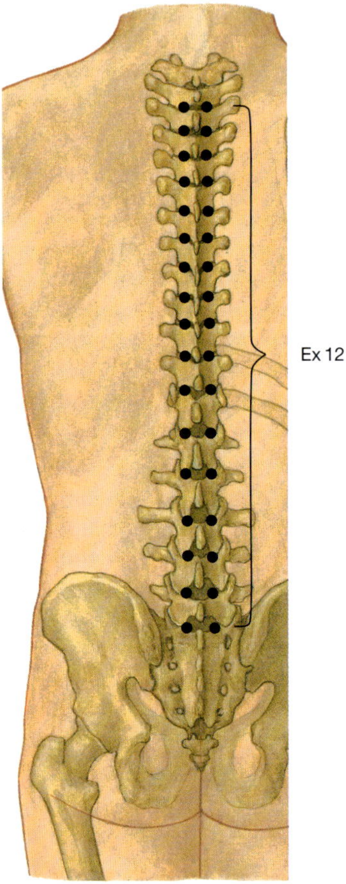
Ex 12

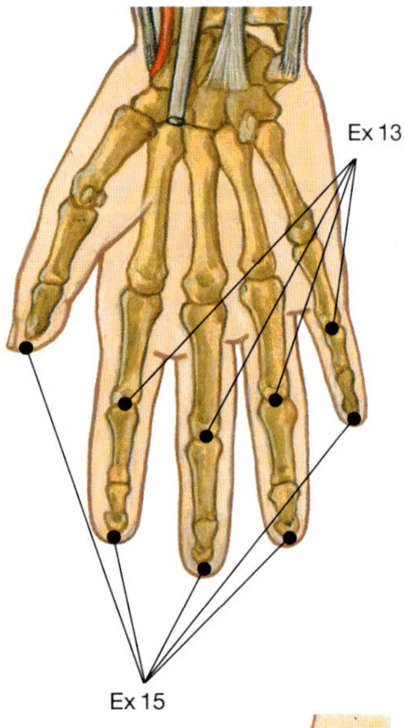
Ex 13
Ex 15

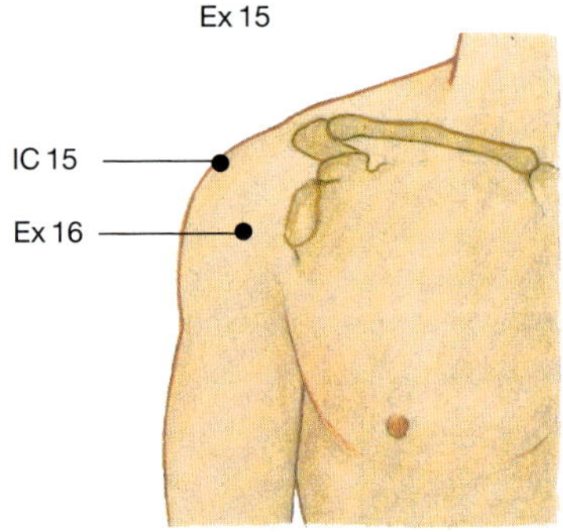
IC 15
Ex 16

infantile Paralyse. Hämorrhoiden, Uterusblutungen, Dysmenorrhoe, Dysurie

Technik:
0,5–1 Zoll senkrecht, Moxibustion möglich

Ex 12 **»Zu beiden Seiten der Wirbelsäule«**
华佗夹脊 *foramina iuxta spinam*
huá tuō jíajǐ

Lage:
Eine Gruppe von Punkten, welche 0,5–1 Zoll neben dem jeweiligen unteren Ende des *processus spinosus* der cervikalen, thorakalen und lumbalen Wirbelkörper liegen. Durch diese Lage werden Verbindungen zwischen der *s. regens* und der *s. vesicalis* hergestellt

Wirkung:
Regulation des Qi zwischen den *ss. vesicalis et regens* (Leitbahnen der »Blase« und der »Steuerung«)

Indikationen:
Vergleichbar denen sowohl der Leitbahn der Steuerung (*s. regens*) als auch der »Blasen«-Leitbahn (*s. vesicalis*), mithin Störungen der inneren Organe, des Bewegungsapparates, der Wirbelsäule

Technik:
1–1,5 Zoll senkrecht

Obere Extremität

Ex 13 **»Die vier Fingergelenksspalten«**
四缝 *quattuor rimae articulares*
sìfèng

Lage:
Auf der Palmarseite in der Mitte der proximalen Interphalangealgelenke von Zeige-, Mittel-, Ring- und kleinem Finger

Wirkung:
Fördert den Fluß des Qi und des Xue, vermindert die digestive Stagnation, eliminiert Parasiten

Indikationen:
Infantile Fehl- und Mangelernährung, Keuchhusten, infantile Diarrhoe, Asthma, intestinale Parasiten, lokal: arthritische Beschwerden

Technik:
Blutige Nadelung mit der Dreikantnadel

Ex 14 **»Die acht Schrägläufigkeiten«**
八邪 *octo (foramina contra) heteropathias*
bāxié

Lage:
Auf dem Handrücken zwischen den fünf Fingern an der Grenze vom »weißen zum roten Fleisch« bei einer lockeren Faust

Wirkung:
Treibt *ventus* aus, kühlt *calor*, löst die Muskeln und Sehnen

Indikationen:
Schwierigkeiten der Fingergelenke, Taubheitsgefühl der Finger, Kopfschmerzen, Nackenschmerzen, Zahnschmerzen, schmerzhafte Augen und Fieber mit Ruhelosigkeit

Technik:
Schräge Nadelung 0,5–0,8 Zoll oder blutige Nadelung, Moxibustion möglich

Ex 15 **»Die zehn Drainagen«**
十宣 *decem (foramina) detractionis*
shíxūan

Lage:
In der Mitte der Fingerspitze eines jeden Fingers, ungefähr 0,1 Zoll über dem Nagel

Wirkung:
Kühlt *calor* und *aestus*, zur Wiederbelebung bei Bewußtlosigkeit

Indikationen:
Taubheit der Fingerspitzen, fiebrige Erkrankungen, Koma, Bewußtlosigkeit, Hitzschlag, infantile Konvulsionen, Schockzustand

Technik:
Blutige Nadelung mit der Dreikantnadel

Ex 16 **»Schulterpunkt«**
肩内陵 *(foramen) intra alam*
jīanneìlíng

Lage:
In der Mitte zwischen dem Ende der vorderen Achselfalte und IC 15

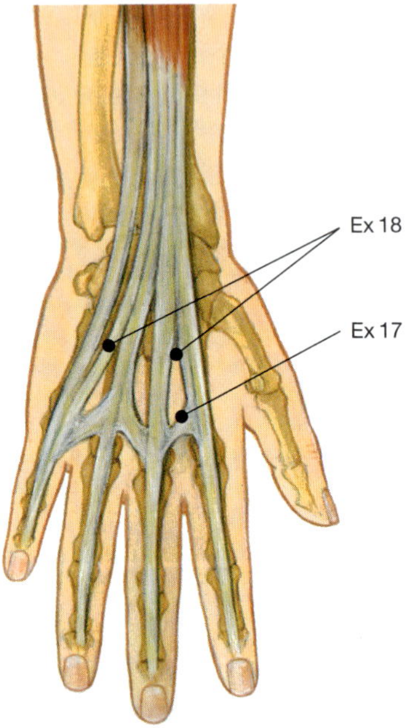
Ex 18
Ex 17

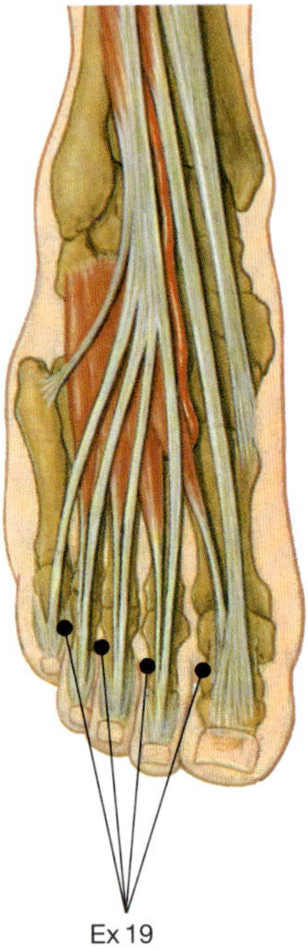
Ex 19

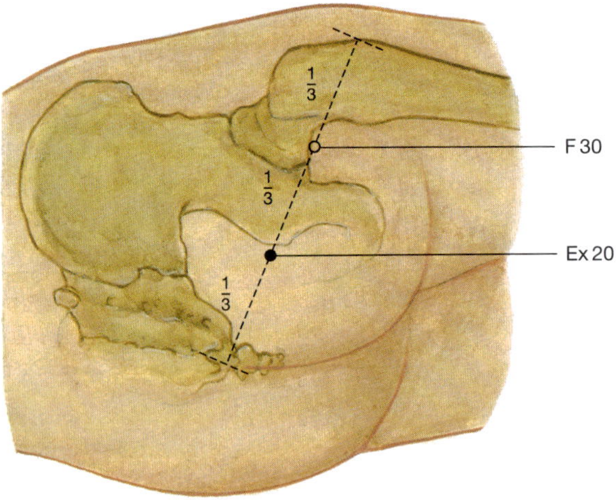
1/3
1/3
1/3
F 30
Ex 20

Wirkung:
Treibt *ventus* aus, eliminiert *algor* und *humor*, stützt die Schulter, erweicht den Bewegungsapparat

Indikationen:
Schmerzen, Atrophie, Entzündung und eingeschränkte Bewegung der Schulter, frozen shoulder, Steife der oberen Extremität

Technik:
1–2 Zoll senkrecht, Erwärmung der Nadel

Ex 17 **»Nackenstarre«**
落枕 *distorsio colli*
luòzhěn

Lage:
Zwischen 2. und 3. Metakarpalknochen, 0,5 Zoll proximal vom Metakarpophalangealgelenk

Wirkung:
Vertreibt *ventus*

Indikationen:
Nackenstarre, Schulter-Arm-Beschwerden, akute gastrische Beschwerden, Larynx- und Pharynxschmerzen

Technik:
Senkrecht 0,5-1 Zoll

Ex 18 **»Lumbagopunkt«**
腰痛 *foramen lumbaginis*
yāotòng

Lage:
Auf dem Handrücken 1 Zoll distal der Handgelenksfalte jeweils beidseits der Sehne des *m. digiti communis*, also zwischen den Metakarpalen des 2. und 3. Fingers, sowie des 4. und 5. Fingers

Wirkung:
Lösung des Qi-Flusses im Lumbalbereich

Indikationen:
Lumbago, beidseitiger Rückenschmerz im unteren Bereich

Technik:
Senkrecht 0,5–0,8 Zoll in Richtung auf das Zentrum der Handfläche

Untere Extremität

Ex 19 **»Die acht Winde«**
八风 *octo venti*
bāféng

Lage:
Zwischen den zehn Zehen gelegen, an der Grenze von »weißem zum roten Fleisch«

Wirkung:
Treibt *ventus* aus, kühlt *calor,* wandelt *calor humidus* um

Indikationen:
Schmerzen im Bereich des Fußrückens, Schwächegefühl in den Füßen, Zahnschmerzen, irreguläre Menstruation, Taubheitsgefühl und Schmerz in den Zehen, Zirkulationsstörungen, Gangräne an der unteren Extremität und am Fuß

Technik:
Leicht schräge Nadelung 0,5–0,8 Zoll oder blutige Nadelung mit der Dreikantnadel (die Foramina H 2, S 44 und F 43 sind in dieser Punktgruppe eingeschlossen)

Ex 20 **»Mitte von Steiß und Femur«**
环中 *foramen intermedius sacro-femoralis*
húanzhōng

Lage:
In der Mitte zwischen dem Punkt F 30 und dem Steißbein

Wirkung:
Ventus zerstreuend, *humor* ausleitend, die Leitbahnen frei machend

Indikationen:
Ischialgie, Energieblockade in den Leitbahnen der unteren Extremität, rheumatoide Beschwerden im Hüftbereich, Hemiplegie

Technik:
3–4 Zoll senkrecht

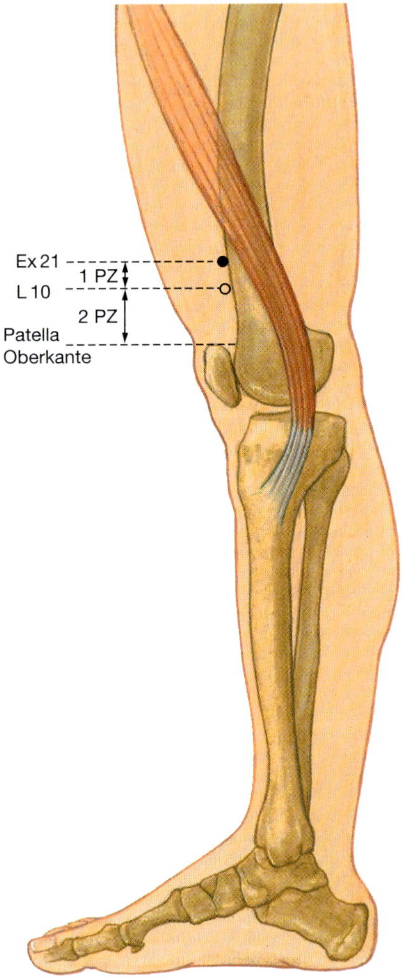
Ex 21
1 PZ
L 10
2 PZ
Patella
Oberkante

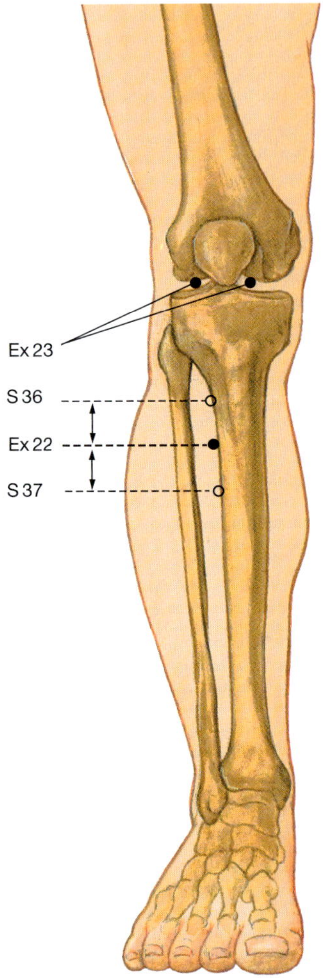
Ex 23
S 36
Ex 22
S 37

Ex 21 **»Insektennest«**
百虫窝 *nidus bestiolorum*
baǐchóng wō

Lage:
1 Zoll über L 10

Wirkung:
Xue regulierend, *ventus* eliminierend

Indikationen:
Juckreiz, Urticaria, Röteln, Hauteffloreszenzen

Technik:
Senkrecht 1–2 Zoll, Moxibustion möglich

Ex 22 **»Appendixpunkt«**
阑尾穴 *appendicitis*
lánweǐ xúe

Lage:
Druckdolent palpabel zwischen S 36 und S 37, meistens 2 Zoll distal von S 36

Indikationen:
Akute und chronische Appendizitis, epigastrische Schmerzen, Muskelatrophie, z. B. Hemiparese, Parese der unteren Extremität

Technik:
Senkrecht 1–2 Zoll

Ex 23 **»Knieaugen«**
膝眼 *oculus genus*
xīyǎn

Lage:
Laterales und mediales Knieauge, mithin lateral und medial neben dem Ligament der Patella bei leicht gebeugtem Knie (lateral identisch mit S 35)

Indikationen:
Schmerzen im Kniegelenk, Kniegelenksarthritis, Beinschmerzen

Technik:
Senkrecht 0,5–1 Zoll, Moxibustion möglich

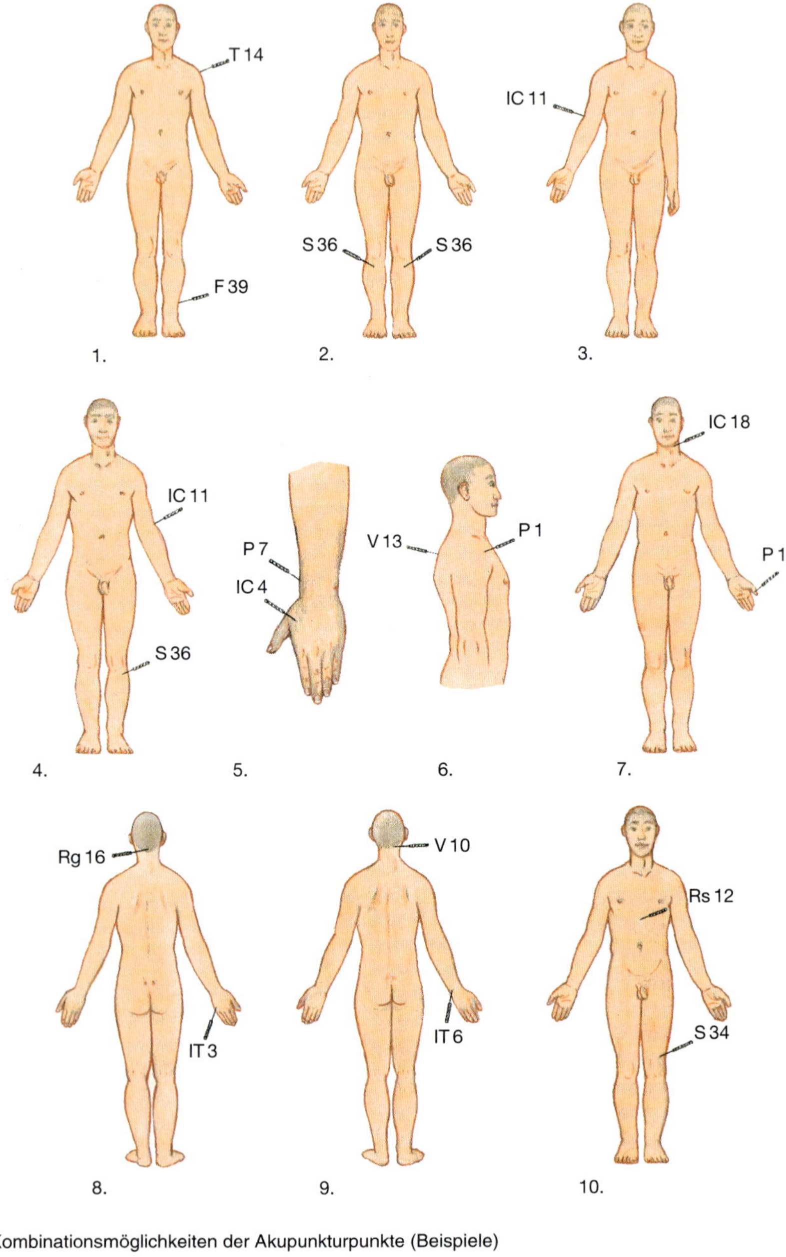

Kombinationsmöglichkeiten der Akupunkturpunkte (Beispiele)

Eine exakte chinesische Diagnose (s. S. 31) ist die unbedingte Voraussetzung für eine effektive Therapie. Erst danach kann ein Behandlungsplan und eine sinnvolle **Auswahl** der zu behandelnden **Akupunkturpunkte** bestimmt werden. Zur Auswahl der Akupunkturpunkte gibt es natürlich Hilfen:

1. Der **Name** eines Akupunkturpunktes mit häufig relevanten Aussagen über seine diagnostische oder auch therapeutische Bedeutung;
2. Die **Topographie** bestimmter Beschwerden (z. B. Schmerzen) und der damit entstehende Leitbahnbezug;
3. Die **Kenntnis** der **kategorisierten Punkte**, insbesondere auch der Fünf Induktorien (s. S. 69);
4. Die **Symptomatologie**, die Beschreibung von Befunden und Indikationen;
5. Die **Wirkbeschreibung** eines jeden Punktes.

In dieser Kernaussage wird für jeden Akupunkturpunkt genauestens seine seit Jahrtausenden erprobte, im Sinne der chinesischen Medizin klinisch relevante **Wirkung** zusammengefaßt. Wenn dieses Wirkmuster mit den therapeutischen Absichten übereinstimmt, ist die Auswahl des jeweiligen Punktes gerechtfertigt.

Ein Nadelstich stellt für den Patienten immer einen Eingriff, eine Verletzung dar. Deshalb muß vom Behandler jeder zu behandelnde Punkt sehr wohl überlegt sein und jede zusätzliche Nadel bedarf der Rechtfertigung. Da eine Nadelung eine Öffnung erzeugt, entspricht die Grundqualität einer Akupunkturbehandlung immer einer ***dispulsio***, also einer Zerstreuung von Energie. Somit stellt ein energetischer Schwächezustand (*depletio*-Symptomatik) immer eine relative Kontraindikation dar. Eine in diesem Fall notwendige energetische Ergänzung (*suppletio*) setzt eine spezielle Technik voraus.

Die **Moxibustion** ist eine Erwärmung, also eine Ergänzung (*suppletio*) von aktiven, energetischen Valenzen. Deshalb ist sie indiziert bei

1. einer geschwächten Dynamik (*depletio* des *yang qi*) sowie
2. bei deutlichen Yin-Befunden (»Kälte«(*algor*)-Prozessen, Neoplasien, stofflichen Verdichtungen).

Kontraindiziert ist die Moxibustion bei allen »Hitze«(*calor*)-Prozessen und bei einer Dezimierung des Stofflichen, Substrativen, der Säfte (*depletio yin*).

Die **Nadelung** bzw. die **Moxibustion** erfolgt in Anpassung an die Befunde:
extima-Befunde: oberflächliche, leichte Nadelung; schwache Moxibustion
intima-Befunde: mittlere Stichtiefe; moderate Moxibustion
depletio-Befunde: suppletive Nadeltechnik; ausgiebige Moxibustion
repletio-Befunde: starke Nadelung; keine Moxibustion
algor-Befunde: maximale Stichtiefe, lange Verweildauer; ausgiebige Moxibustion
calor-Befunde: kurze Verweildauer, eventuell blutige Nadelung; Moxibustion kontraindiziert

Kombinationsmöglichkeiten der Akupunkturpunkte

1. Störungsnahe und störungsferne Punkte.
2. Symmetrische Nadelung (d. h. auf beiden Körperhälften den oder die gleichen Punkte).
3. Gegenseitige (antithetische) Nadelung, z. B. bei Paresen nur Behandlung der gesunden Seite.
4. Obere und untere Nadelung, d.h. an der oberen und unteren Extremität.
5. Behandlung von *extima* und *intima*, d. h. eventuell der gekoppelten Yin- und Yang-Leitbahn, z.B. den Verknüpfungspunkt (*f. nexorium,* s. S. 67) der einen Leitbahn und den gekoppelten Punkt, wo das Ur-Qi austritt (*f. qi originalis,* s. S. 69).
6. Abdominale und dorsale Punkte, z. B. die abdominalen Sammlungspunkte auf der Bauchseite (Yin-Charakter) und die entsprechenden und den gleichen Funktionskreis beeinflussenden Einflußpunkte des Rückens (*f. inductorium dorsale,* s. S. 67).
7. Störungsbezogene Punkte kombiniert mit einem der Fünf Induktorien (s. S. 69).
8. Ein störungsbezogener Punkt kombiniert mit einem Punkt der Verbindung und des Zusammentreffens (s. S. 71), welcher eine der Acht unpaarigen Leitbahnen (s. S. 57) initiiert.
9. Ein störungsbezogener Punkt kombiniert mit einem Spaltpunkt (*f. rimicum,* s. S. 69).
10. Ein Spaltpunkt (*f. rimicum*) kombiniert mit einem Zusammenkunftspunkt (*f. conventorium,* s. S. 69).

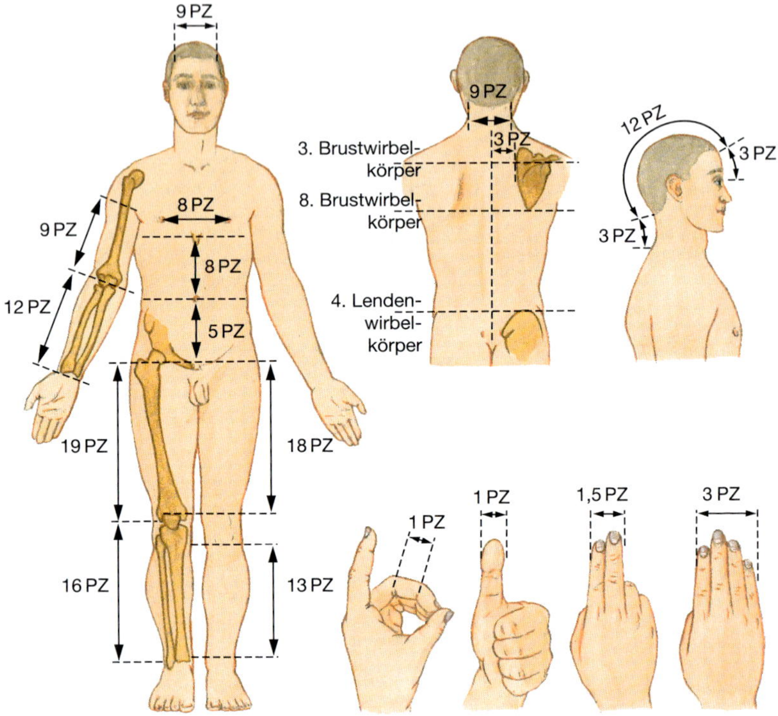

A Maßeinheit Proportionalzoll (PZ)

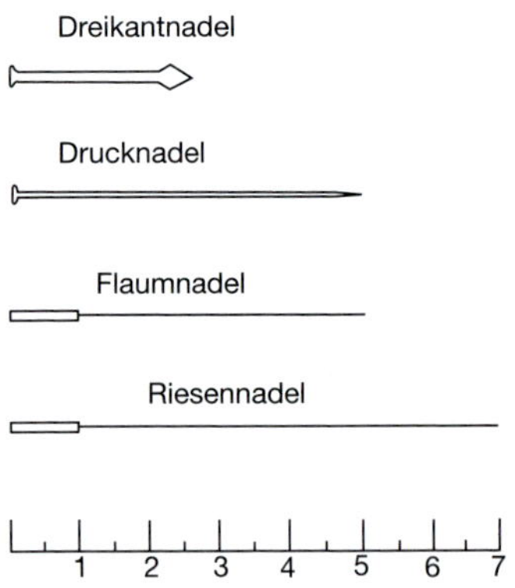

B Nadeltypen

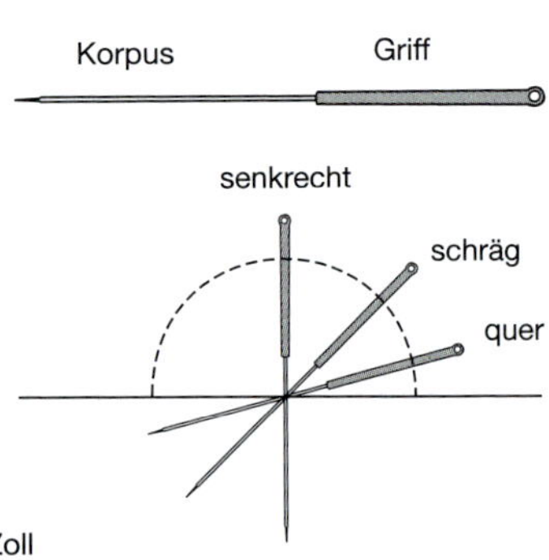

C Einstichwinkel

Die Behandlung

1. Eine Akupunkturbehandlung sollte immer im Liegen stattfinden. Selbst bei der Therapie mit nur einer Nadel hat es bei sitzender Behandlung Kollapszustände mit Stürzen und Verletzungen gegeben.
2. Bei der Verwendung von wenigen Nadeln, im Extremfall nur einer einzigen, kann bis zu einmal täglich behandelt werden. Häufiger wird es vorkommen, insbesondere auch bei chronischen Fällen, daß mehrere Nadeln zur Anwendung kommen, die Behandlung jedoch auch in größeren Abständen, mehrere Tage oder sogar Wochen, stattfindet.

Das Auffinden der Punkte

1. Nach der topographischen Beschreibung (s. S. 73 ff.).
2. Unter Verwendung der normierten, subjektiven Maßeinheiten (Proportionalzoll = PZ) (A). An den verschiedenen Extremitäten können sich aufgrund individueller Wachstumsunterschiede unterschiedliche PZ-Abstände ergeben.
3. Durch Palpationen; alle Akupunkturpunkte sind in der Regel tastbar, zeigen leichte Hautvertiefungen, Spannungsänderungen, Eindellungen oder ähnliches.

Die Nadeln

Man unterscheidet vier Nadeltypen (B):
1. Flaumnadel 0,5-6 Zoll Länge
2. Riesennadel 5-20 Zoll Länge
3. Dreikantnadel
4. Drucknadel

Die am häufigsten verwendete Flaumnadel gibt es in folgenden Korpuslängen:

Größe	0,5	1	1,5	2	2,5	3	4	5	6	Zoll
Länge	15	25	40	50	65	75	100	125	150	mm

Flaumnadeln mit der Korpuslänge 1 - 2,5 Zoll werden am häufigsten benutzt.
Die Stärke des Nadelkorpus bewegt sich zwischen 0,28 mm und 0,32 mm. Auch wenn in der westlichen Welt heute in der Regel Einmalnadeln zur Therapie empfohlen werden, so ist dennoch guten, wiederverwendbaren Nadeln der Vorzug zu geben. Bei sachgemäßer Sterilisation nach jeder Therapie (ca. 1 Std. bei 200 °C im Heißluftsterilisator) ist gegen die Benutzung von wiederverwendbaren Nadeln nichts einzuwenden. Der Vorteil liegt darin, daß die Qualität dieser Nadeln, insbesondere die Elastizität und die Fortleitung von Reizen (Erreichen des Qi) deutlich besser ist als von Einmalnadeln.

Stichtechnik

Die Nadel sollte unter permanenter reflektorischer Kontrolle durch die führende Hand eingestochen werden. Hierbei ist die Wahrnehmung der unterschiedlichen Gewebe durch den Behandelnden von großer Bedeutung. Auch für das Erreichen des Qi ist dieses sorgfältige Vorgehen unerläßlich. Der Einstichwinkel (C) ist je nach Angaben bei den jeweiligen Punkten (s. S. 73 ff.) zu wählen. Man unterscheidet:
1. Senkrechter Einstich: Korpus der Nadel und Hautoberfläche bilden einen Winkel von 90°
2. Schräger Einstich: Korpus der Nadel und Hautoberfläche bilden einen Winkel von 30-60°.
3. Querer Einstich: Korpus der Nadel und Hautoberfläche bilden einen Winkel von 5-20°.

Die **Stichtiefe** richtet sich
1. nach den jeweiligen Angaben bei den betreffenden Akupunkturpunkten;
2. nach der Beschaffenheit des Gewebes;
3. nach dem therapeutischen Ziel.

Das Erreichen des Qi *(deqi)*

Die therapeutische Absicht ist, das Qi zu modulieren; Voraussetzung dafür ist natürlich, dieses zu erreichen. Klinische Zeichen des Patienten sind: ein dumpfer Schmerz in der Stichregion, Taubheits-, Druck- und Spannungsgefühl.

Die Steuerung der Akupunkturwirkung

Das primäre Bemühen des Behandelnden besteht darin, über einen Akupunkturpunkt entweder einen stützenden, ergänzenden (suppletiven) oder im Gegenteil einen ableitenden, zerstreuenden (dispulsiven) Effekt zu erzielen.

1. Einstechen und Entfernen der Nadel
Suppletiv: behutsames, ruckfreies Vorschieben der Nadel bis zum Erreichen des Qi, dann rasches Herausziehen
Dispulsiv: schnelles Vorschieben bis zum Erreichen des Qi, dann behutsames, etappenweises Zurückziehen
2. Anheben und Nachstechen (bei liegender Nadel)

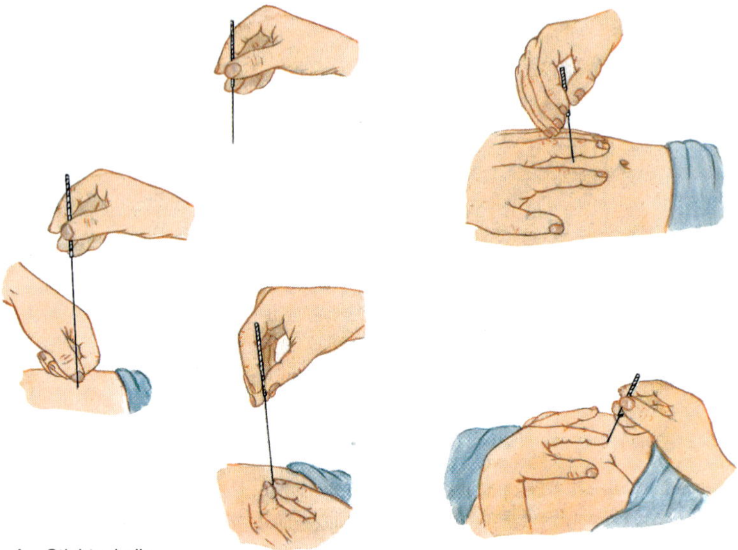

A Stichtechnik

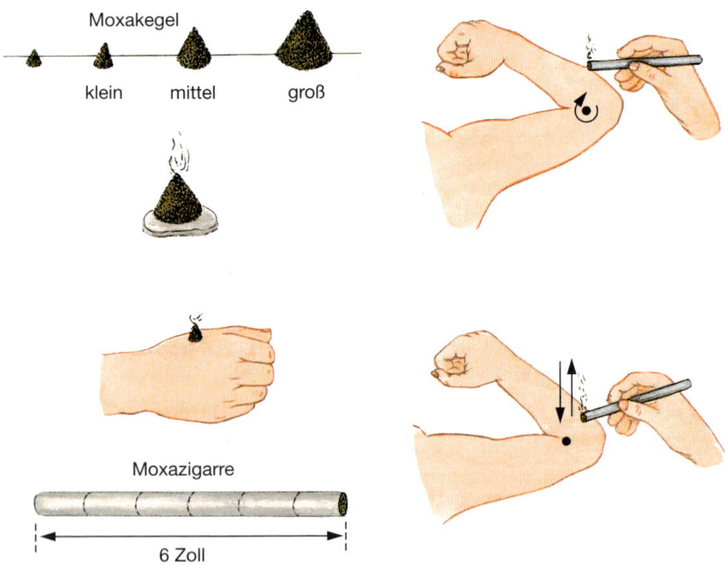

B Moxibustion

Suppletiv: rasches, plötzliches Nachstechen, langsames, etappenweises Zurückziehen
Dispulsiv: langsames, vorsichtiges Nachstechen, schnelles, energisches Zurückziehen
3. Drehen und Wirbeln (die Nadel muß frei sein, darf nicht haften)
Suppletiv: behutsames Drehen zwischen Zeigefinger und Daumen
Dispulsiv: starkes Wirbeln zwischen Zeigefinger und Daumen
4. Entgegeneilen und Nachlaufen
Suppletiv: Nadelung in Richtung des Leitbahnverlaufes
Dispulsiv: Nadelung gegen die Richtung
5. Öffnen und Schließen des Punktes
Suppletiv: nach Entfernen der Nadel sofort den Punkt massieren und verschließen
Dispulsiv: durch Manipulation den Punkt öffnen, eventuell Blutaustritt provozieren, keine Schließung durch Massage
6. Einstechen und Zurückziehen in Anpassung an den Atemrhythmus
Suppletiv: bei Ausatmung einführen, bei Einatmung herausziehen
Dispulsiv: bei Einatmung einführen, bei Ausatmung herausziehen
7. Verweildauer
Die normale Verweildauer beträgt ca. 10-30 Minuten. Eine längere Verweildauer führt eher zur Dispulsion. Das ist jedoch abhängig von der jeweils angewandten Stichtechnik.
8. »Methode des Feuers, das den Gebirgswald abbrennt«
Durch eine kumulierte *suppletio* kann ein allgemein anhaltendes Wärme- und Hitzegefühl erzeugt werden. Hierzu wird die erforderliche Stichtiefe bei dem jeweiligen Akupunkturpunkt in drei Ebenen eingeteilt, wobei die oberste Ebene als »Himmel«, die mittlere als »Mensch«, die unterste als »Erde« bezeichnet wird.
Die Nadel wird energisch bis zur Untergrenze der oberen Ebene eingestochen, vorsichtig zurückgezogen und energisch wieder bis zur gleichen Tiefe vorgeschoben - das geschieht insgesamt neunmal. Mit dem zehnten Stich schiebt man die Nadel bis zur Untergrenze der mittleren Ebene vor und wiederholt dann in dieser Ebene das neunfache Anheben und energische Nachstechen. Mit dem 20. Stich dringt man schließlich auf den tiefsten Punkt und wiederholt hier ebenfalls das neunfache Anheben und Nachstechen. In der Regel führt dies bei den Patienten zur Entwicklung intensiven Hitzegefühls.
9. »Verfahren, um die Kühle der Natur einströmen zu lassen«
Hierbei handelt es sich sozusagen um die Umkehrung der vorhergehenden Methode. Mit einem behutsamen Stich geht man bis zur untersten Grenze der tiefsten Ebene und zieht in dieser sechsmal die Nadel energisch zurück. Mit dem siebten Anheben bewegt man sich in die mittlere Ebene und wiederholt den Prozeß hier sechsmal. Abschließend vollzieht man das sechsmalige Anheben in der oberen Ebene. Dadurch wird eine massive Dispulsion und eine Kühlung induziert. (A)

Die Moxibustion (B)
Der Begriff »Moxa« geht auf das japanische Wort *mogusa* zurück, das dem chinesischen Wort *jiu* entspricht. Hiermit ist gemeint:
1. der Vorgang, d.h. das Abbrennen und Auftragen von hyperthermischem Material
2. das verwendete Material selbst, d.h. das Kraut als Kegel oder als Zigarre
3. die Wirkung, die klinisch durch die Erwärmung erzeugt wird.
Als Material wird das Kraut der Artemisia vulgaris (Beifuß) verwendet. Bei Anwendung des Krautes werden mit der Hand Kegel gebildet, wobei man unterscheidet zwischen kleinen Kegelchen in der Größe eines Reis- oder Weizenkorns, mittleren Kegeln in der Größe einer Erbse und großen Kegeln von der Größe einer Haselnuß.
Auf die Akupunkturpunkte, die zur Moxibustion vorgesehen waren, brachte man in früherer Zeit die entsprechenden Kegel unmittelbar auf und brannte sie ab, indem man sie mit einem Streichholz oder Räucherstäbchen entzündete. Dies nennt man die **direkte Moxibustion**. Heute bevorzugt man die **indirekte Moxibustion**, bei der eine Unterlage zwischen Moxakegel und Haut gelegt wird. Das probateste Mittel ist hier eine Scheibe frischen Ingwers in der Dicke von 1–2 mm.
Eine weitere Möglichkeit ist die Verwendung von sogenannten Moxazigarren.
Die Moxazigarren, die ca. 15 cm lang sind und einen Durchmesser von 1–1,5 cm haben, werden an einem Ende entzündet. Nachdem eine ausreichende Glut entstanden ist, nähert man die brennende Seite in ruhigen, kreisförmigen Bewegungen dem zu behandelnden Akupunkturpunkt.

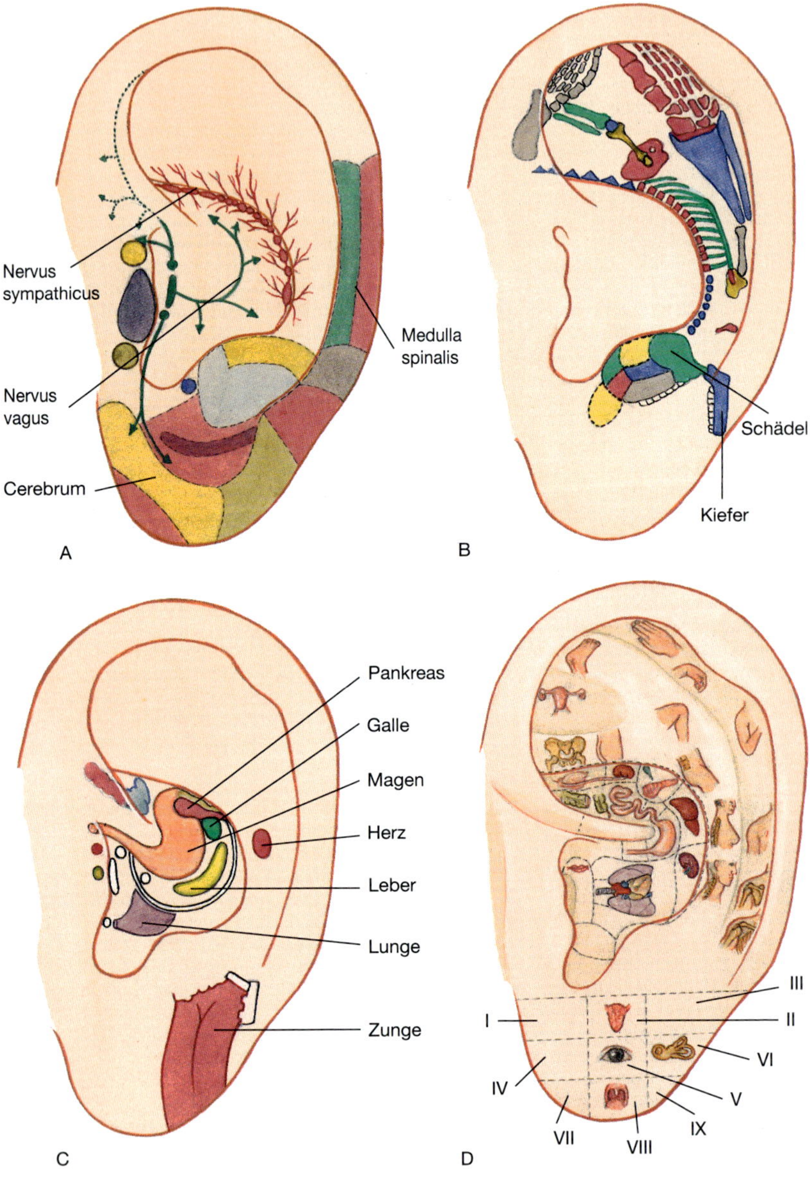

Topographie des Ohres

Die Projektion des menschlichen Körpers auf das Ohr wird in besonderem Maße für diagnostische und vor allem therapeutische Zwecke genutzt (**Aurikulomedizin**, **Ohrakupunktur**). Die inzwischen bei uns sehr verbreitete Ohrakupunktur stammt wahrscheinlich aus dem arabischen Raum. Chinesische Quellen hierzu sind sehr spärlich.

Dr. Paul Nogier (Lyon) stellte in den fünfziger Jahren des letzten Jahrhunderts bei Patienten Kauterisationsnarben am Ohr fest, welche diese wegen Ischiasbeschwerden von anderen Behandlern erhalten hatten. Nach jahrelangen eigenen Studien erkannte er, daß sich die gesamte Wirbelsäule auf die Anthelix des Ohres projiziert und daß pathologische Projektionspunkte drucksensibel sind. Das konnte er mit einem Drucktaster feststellen, weil der Patient als Reaktion das Gesicht zu einer Grimasse verzog. In der Folge beschrieb er kälteunempfindliche Punkte auf dem Ohr, die einer Gefäßverengung am entsprechenden Reflexionsort entsprechen sollten, sowie wärmeunempfindliche Punkte, welche einer Gefäßerweiterung, z. B. bei Entzündungen und Schmerzen, entsprechen sollten.
1958 wurden Nogiers Arbeiten erstmals in China (Shanghai) von Yeh Hsiao-Lin veröffentlicht. **Topographische Karten** entstanden in der Folgezeit sowohl in Frankreich, China als auch in Deutschland (Bahr).
Die erste Übersichtskarte des Ohres veröffentlichte Nogier 1969. Sie bildete den gesamten Organismus in Fetusstellung ab, den Kopf nach unten in der Lobärzone, die inneren Organe in der Concha liegend und die Glieder auf den Windungen von Anthelix und Scapha.
Die zweite, modifizierte Übersichtskarte von Nogier entstand ab 1977. Differenziert zur Darstellung kommen: das Nervensystem (A), das Gefäßsystem, die Muskulatur und Knochen (B), das Endokrinium, die inneren Organe (C).

Die chinesische Übersichtskarte (1977 von der Pekinger Akademie für TCM) lehnt sich sehr stark an die Veröffentlichungen von Nogier an. Hierbei wird der Lobulus in neun Felder unterteilt (D), die klinisch wichtigsten sind:

Zone I = analgetischer Punkt der Oberkieferzähne
Zone II = Zunge
Zone IV = analgetischer Punkt der Unterkieferzähne
Zone V = Auge
Zone VI = Innenohr
Zone VIII = Mandeln

Da die Projektionspunkte der einzelnen Körperregionen auf dem Ohr häufig einen kleinen Durchmesser von nur 0,1–0,3 mm haben, galt es in der Folgezeit, **Detektionsmethoden** zum Auffinden der jeweils relevanten Punkte zu finden.
Nach der Drucktastung (Schmerzreaktion) wandte man sich einer elektrischen Meßmethode zu, wobei man unterstellte, daß besonders ein pathologischer Ohrpunkt zu seiner Umgebung eine sogenannte Potentialdifferenz zeigt. Mit entsprechenden elektrischen Meßgeräten (Punktoskop) versuchte man, sich dieses Phänomen zunutze zu machen.
Es ist ein weiteres Verdienst von Paul Nogier, daß er 1968 den *reflex auriculocardiaque* (RAC) entdeckte (auch Leriche–Nogier–Reflex genannt). Durch Mikrostimulationen können hierbei Reizantworten des Körpers über den an der Arteria radialis tastbaren Puls reflektorisch wahrgenommen werden.
Hiermit war der Weg geebnet, mit Hilfe gezielter Stimulationen ein eindeutiges, reproduzierbares, exaktes und leicht verwendbares Detektionssystem zum Auffinden der Akupunkturpunkte an der Ohrmuschel zu entwickeln. Zur einfachen Handhabung haben sich heute die Reizung mit Edelmetallen (Gold–Silber–Hammer), mit Licht (Schwarz–Weiß–Hammer) oder die Stimulation mit einer niedrigen elektrischen Ladung (3–Volt–Hammer) durchgesetzt.

Die **Therapie** erfolgt in der Regel mit Nadeln (oder Massage, Erwärmung, Laser, Strom), wobei kürzere und dickere Nadeln als in der klassischen Akupunktur verwendet werden.
Bei chronischen Erkrankungen ist die Verwendung von Dauernadeln häufig, die, mit einem Pflaster abgedeckt, drei bis sieben Tage am Einstichort bleiben.

Indikationen für die Ohrakupunktur sind ganz besonders Schmerzzustände des Bewegungsapparates, Neuralgien, postoperative Schmerzen, Wirbelsäulensyndrome oder auch Suchterkrankungen.

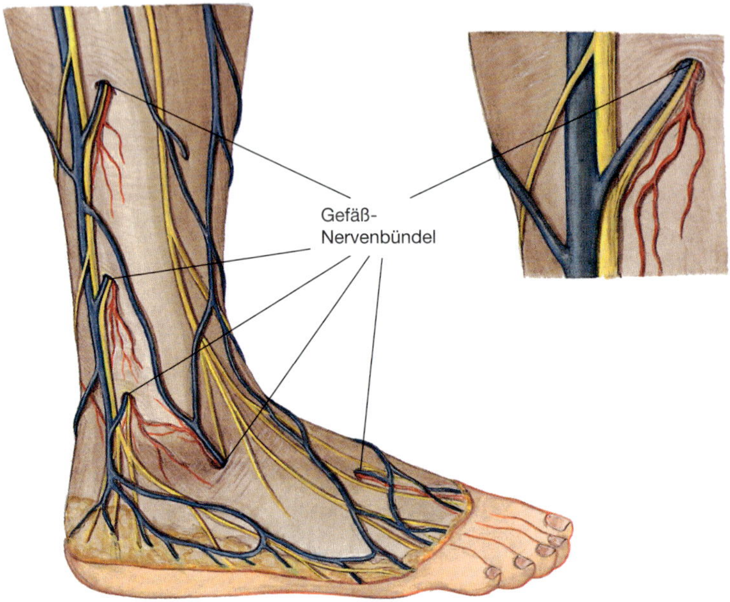

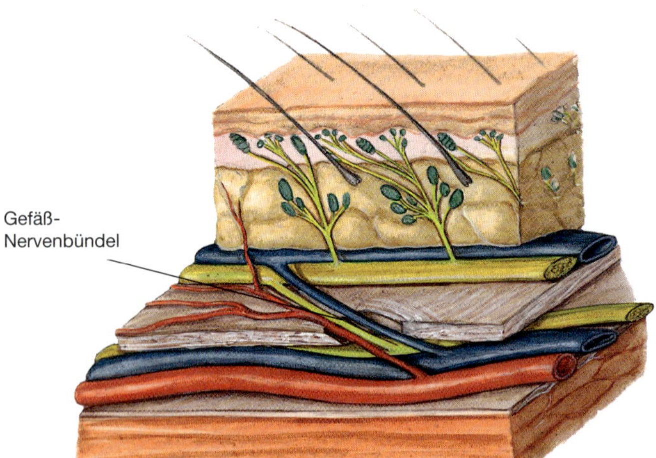

Perforationen der oberflächlichen Körperfaszie

Der Wunsch konnte nicht ausbleiben, das Phänomen der Akupunkturwirkung, sowohl die Akupunkturpunkte als auch die Leitbahnen, aus der Perspektive der westlichen Medizin zu untersuchen und zu erklären. Sie erhob die Forderung nach einer wissenschaftlichen Erklärung: Entweder man liefere ein schlüssiges, neurophysiologisches Konzept oder an eine Akzeptanz der Akupunkturtherapie sei in der westlichen Welt nicht zu denken. Dieses Junktim erscheint angesichts umfangreicher positiver klinischer Erfahrungen ungerechtfertigt.

Schmerzforschung

Gerade in der Schmerztherapie und hier wiederum insbesondere die Therapie der chronischen Schmerzen war und ist die Beschäftigung mit der Akupunktur im Westen die größte Herausforderung. Ungefähr 70% aller Schmerzen sprechen auf Morphium und seine Derivate positiv an, 35% aller Schmerzpatienten sogar auf eine Plazebotherapie, aber eine klassische Akupunkturtherapie ist bei 55–85% aller Patienten hilfreich, wie mehrere Studien belegen. Das macht verständlich, warum die Akupunktur für die Schmerzforschung ein wichtiges Thema ist.

Man hat festgestellt, daß nur die Verwendung der klassischen Akupunkturpunkte und ihre regelgerechte Anwendung einschließlich des Auslösens eines sogenannten *deqi*-Gefühls (Erreichen des Qi) zu positiven Behandlungsergebnissen geführt hat. Die »falsche Akupunktur«, also die Verwendung von nicht klassischen Hautarealen, zeigte lediglich eine Wirkung im sogenannten Plazebobereich.

Akupunkturpunkte

Frühzeitig versuchte man, ein anatomisches oder histologisches Korrelat für die klassischen Akupunkturpunkte zu finden. Melzack et al. (s. S. 286) fanden 1977, daß 71% aller Akupunkturpunkte mit sogenannten Triggerpunkten korrespondieren.

Hartmut Heine, Anatom an der Universität Witten-Herdecke, wies 1987 darauf hin, daß ca. 80% aller klassischen Akupunkturpunkte ein anatomisches Korrelat besitzen. Morphologisch lassen sie sich als Perforationen der oberflächlichen Körperfaszie durch ein Gefäß-Nervenbündel darstellen. Diese Perforationen haben einen Durchmesser von ca. 3–8 mm und stellen durch scherengitterartig angeordnete Kollagenzüge scharf umrandete »Stanzen« der oberflächlichen Körperfaszie dar. Je nach Faszienstärke entsteht ein transfaszialer Kanal von 0,3–1,5 mm Länge. Bei senkrechtem Durchtritt des Gefäß-Nervenbündels ist die Faszienperforation kreisrund, bei spitzem Winkel schlitzförmig. Das Gefäß-Nervenbündel ist im Perforationsbereich in lockeres mesenchymales Bindegewebe gehüllt. An den Akren und im Gesichtsbereich ist keine oberflächliche Faszie entwickelt. Auch in diesem Bereich sind vergleichbare Gefäß-Nervenbündel darstellbar, die eingehüllt in eine Scheide aus lockerem Bindegewebe aus umschriebenen Bezirken der Cutis in die Tiefe ziehen.

Außerdem untersuchte man die Hautoberfläche im Hinblick auf elektrische Phänomene. So wurde angenommen, daß der Hautwiderstand (Impedanz) an den verschiedenen Akupunkturpunkten kritisch von der sonstigen Hautoberfläche abweicht. Wiederholte Studien haben allerdings gezeigt, daß diese Meinung bisher nicht zu beweisen ist. Somit ist auch die Verwendung von sogenannten Punktsuchgeräten, welche dieses Phänomen zur Voraussetzung haben, nicht sicher.

Eine weitere Theorie geht davon aus, daß es sich bei den Akupunkturpunkten um aktive Spannungsquellen handelt, von denen aufgrund einer erhöhten Eigenladung ein Strom ausgehe. Nach bisherigen Untersuchungen scheint auch dieser Erklärungsansatz nicht haltbar zu sein.

Leitbahnen

Auch die Leitbahnen versuchte die westliche Medizinforschung anatomisch, histologisch oder elektrophysiologisch nachzuweisen. Man konnte jedoch bisher, anders als bei den Akupunkturpunkten, keinerlei anatomisches Substrat feststellen. Aber bestimmte Beobachtungen erlauben es dem westlichen Betrachter immerhin, eine höhere Wahrscheinlichkeit anzunehmen, daß das Postulat der Leitbahnen tatsächlich existiert.

1. Klinisch lassen sich mit der Nadel Empfindungen bei den Patienten an sehr weit entfernten Orten auslösen, was die chinesischen Ärzte heutzutage als »propagated sensation along the channel, PSA« bezeichnen. Die vom Patienten geschilderten Sensationen, z. B. von der Hand den Arm hinauf bis in das Gesicht hin-

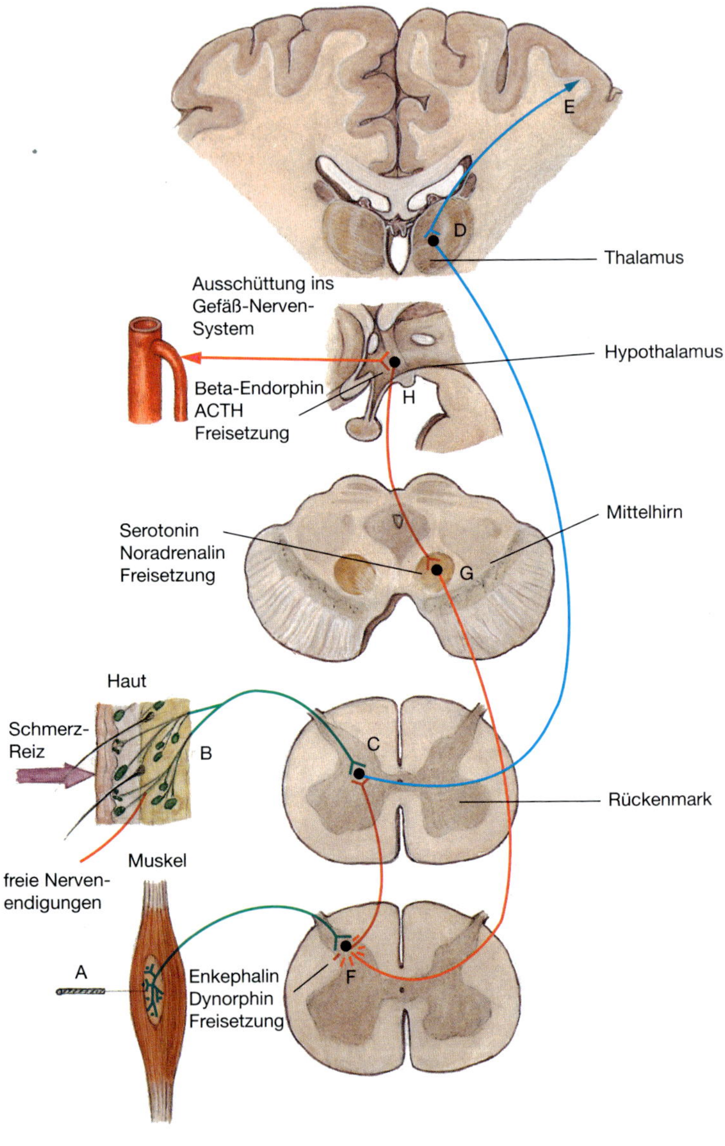

Neurophysiologische Erklärungen

ein, entsprechen häufig der Beschreibung des klassischen Leitbahnverlaufs.
2. Es gibt umfangreiche Sammlungen der Dermatologie, die verschiedene Ekzeme, neurodermitische Exantheme oder ähnliches beschreiben, welche sich in verblüffender Weise exakt an den klassisch beschriebenen Leitbahnverlauf halten.
3. Die Übungen der chinesischen Bewegungstherapien (Qigong, Taiji) erzeugen bei vielen Patienten Empfindungen, die ebenfalls nur erklärt werden können durch ein entsprechend genau formuliertes, energetisches Fließsystem, wie es das Leitbahnsystem ist.
4. In einer französischen Arbeit wurde in bestimmte Akupunkturpunkte am Bein radioaktiv markiertes Technetium 99 injiziert und die Ausbreitung dieses Materials anschließend mit der Gammakamera verfolgt. Erstaunlicherweise kam es auch hier zu über Stunden nachweisbarer Ausbreitung im klassisch postulierten Leitbahnverlauf.

Neurophysiologische Erklärungen
Insbesondere die Phänomenologie der Akupunkturwirkung in der Analgesie hat die Schmerzforscher auf dem Gebiet der Neurophysiologie zu Forschungsarbeiten angeregt. Heute ist die Hypothese (Pomeranz et al.) gängig:
Bei einer peripheren Stimulation mit einer Akupunkturnadel (A) werden afferente Nervenzellen des Typs 2 und 3 stimuliert. Eine wirkliche Stimulation findet nur dann statt, wenn das Qi-Gefühl (Erreichen des Qi) mit Sensationen wie Taubheit, dumpfem Schmerz, Druck oder Spannungsgefühl erzeugt wird.
Von der Peripherie werden hierauf Impulse zum Rückenmark gesendet (B). Periphere Schmerzen (Haut, Gelenke, Organe) werden direkt zum Rückenmark gemeldet (C). Im Bereich der Hinterhörner des Rückenmarks erfolgt die Umschaltung auf ein zweites Neuron, das den Reiz weiter zum Thalamus (D) und zur Hirnrinde leitet (E). Im Rückenmark kommt es bei der Akupunkturstimulation zur Freisetzung von Enkephalin oder Dynorphin (F) (Endorphine werden hier nicht freigesetzt). Durch die freigesetzten Substanzen kommt es zu einer Blockierung der Schmerzübertragung auf der Rückenmarksebene und damit zu einem analgetischen Effekt. Diverse Peptide sind an diesem Geschehen beteiligt, u. a. Cholecystochinin, Somatostasin, Neurotensin, Calcitonin, Angiotensin. Bei der durch Akupunktur erzeugten Analgesie scheint jedoch nur das Cholecystochinin eine Rolle zu spielen, da es ähnlich wie Naloxan (der bekannteste Opiumantagonist) mit in das Geschehen eingreift. Es wird diskutiert, ob hierdurch beispielsweise gegenläufig durch Endorphine induzierte Analgesie wieder blokkiert wird.
Die Impulse werden vom Rückenmarksbereich weitergeleitet an das Mittelhirn (G). Dort kommt es aufgrund des Einflusses von Enkephalinen einerseits zur Freisetzung von Monoaminen. Die wichtigsten Vertreter sind Serotonin und Noradrenalin, welche in der Lage sind, rückwirkend auf die Rückenmarkszellen einzuwirken und eine Schmerzweiterleitung zu verhindern.
Der nächste höhergelegene Bereich ist der Hypothalamus. Im Hypothalamus (H) kommt es zur Freisetzung von Beta-Endorphin und von ACTH (adrenocorticotropes Hormon). Das ACTH übt bekanntlich eine stimulierende Wirkung auf die Nebennierenrinde aus und führt zu einer Cortisol-Freisetzung. Alle Beta-Endorphin produzierenden Zellen befinden sich im Hypothalamus. Die Substanzen werden jetzt über das Gefäßsystem verteilt, wodurch eine systemische Wirkung entsteht. Die heutige Schmerzforschung schreibt den Endorphinen eine enorm wichtige Rolle zu: Endorphine sind in der Lage, eine vollständige Blockade der Schmerzübertragung zu bewirken. Der bekannteste Antagonist ist wiederum das Naloxan (auch Opiatantagonist). Klinisch hat sich herausgestellt, daß mit Naloxan vorbehandelte Patienten mit einer Akupunkturtherapie nicht analgesiert werden konnten.

Ein geringer Teil der Akupunkturwirkung, nämlich die Analgesie, läßt sich heute möglicherweise teilweise mit Modellen der westlichen Neurophysiologie erklären. Offensichtlich spielt die Freisetzung von Endorphinen, Monoaminen und Cortisol bei einigen Akupunkturbehandlungen eine Rolle. Doch die Vielzahl und ungeheuere Variabilität der Akupunkturwirkung läßt sich dadurch nicht annähernd erklären. Auch würde dieser Erklärungsansatz die differenzierte Lokalisation, wie sie bei den Akupunkturpunkten zu finden ist, scheinbar überflüssig machen.

Bewährte Indikationen

Bei häufig vorkommenden Erkrankungen haben sich nachfolgende Akupunkturpunkte zur Behandlung bewährt, alle Empfehlungen sind jedoch im Einzelfall dringend zu prüfen, und zwar unter Berücksichtigung von
- der chinesischen Diagnose;
- der Wirkbeschreibung des jeweiligen Akupunkturpunktes;
- des Leitbahnverlaufes;
- der systematischen, kategorischen Bedeutung;
- der lokalen Bedeutung.

Es sollten nie alle Punkte verwendet werden, sondern ausgewählte.

Topographisch bewährte Punkte

	lokal	**peripher**
Kopf frontal	F 14, Rg 20, Rg 23	IC 4, S 44, IC 3, S 43
Kopf temporal	F 8, F 20	T 3, F 41, T 5, F 43
Kopf okzipital (Nacken)	F 20, V 10, V 11	IT 3, V 65, V 66, P 7
Vertex	Rg 20	H 3
Augenregion	V 1, F 20, S 1, Rg 23, T 23	IC 4, IT 6, F 37
Nasenbereich	IC 20, V 7, IC 19	IC 4, IC 11, S 45
Mund-, Gaumenbereich	S 6, S 7, S 4, IT 17	IC 4, S 44
Ohrregion	T 17, F 2, IT 19, IT 17	T 3, T 5, F 41
Zungenbereich	Rs 23	IC 4
Kehle	IT 17, Rs 22, Rs 23, Rg 15	IC 4, P 11, R 6
Trachealbereich	Rs 22	P 7
Lungenregion	V 13, Rs 17, Rs 22	P 7, P 5
Herzregion	V 15, V 14, Rs 17	PC 6, C 7, PC 5, PC 4
Magenregion (Epigastrium)	V 21, Rs 12	PC 6, S 36
Hypogastrium	V 18, V 19	H 3, F 34
Unter- bis Mittelbauch	V 25, V 27, S 25, Rs 4	S 37, S 36
Nierenregion	V 23, V 52	R 3
Blasenregion	V 32, Rs 3	L 6
Geschlechtsbereich	Rs 3, Rs 4	L 6
Analbereich	Rg 1, V 35	V 57
Obere Extremität	IC 15, IC 4, IC 11	
Ellbogenbereich	IC 11, T 10	
Handgelenk	T 4, T 5	
Untere Extremität	F 30, F 34, F 39, V 40	
Kniebereich	S 35, F 34	
Lumbalregion		V 40

Wichtige symptomatische Punkte

Fieber	Rg 14, IC 11, IC 4
Ohnmacht	Rg 26
Schock	Rg 20, Rs 8, Rs 4, S 36
spontaner Schweiß	IC 4, R 7
Schweiß im Schlaf	IT 3, C 6
Schlaflosigkeit	C 7, L 6, R 3
vermehrte Träume	V 15, C 7, H 3
Heiserkeit	IC 18, IC 4, PC 5
Kiefersperre	S 7, S 6, IC 4

Schluckbeschwerden	Rs 15, Rs 23, IC 4
Kehle wie zugeschnürt	Rs 22, IC 18, IC 4
vermehrter Speichelfluß	Rg 26, S 6, IC 4
Palpitationen	PC 6, PC 4
Brustschmerz	Rs 17, PC 6
Husten	Rs 22, P 7
Dysphagie	Rs 22, PC 6
Völlegefühl in der Brust	Rs 12, PC 6
Nausea und Erbrechen	PC 6, S 36
Schluckauf	V 17, PC 6, PC 8
gespanntes Abdomen	S 25, Rs 6, PC 6, S 36
Rippenschmerzen	T 6
Unverträglichkeiten	S 36, L 4
Urinverhaltung	L 6, L 9
Spermatorrhoe	Rs 4, L 6
Enuresis	Rs 2, L 6
Obstipation	S 25, T 6
Analprolaps	Rg 1, V 57, Rg 20
Wadenkrämpfe	V 40
Juckreiz	IC 11, L 6, L 10
allgemeine Schwäche	Rs 4, S 36
Niesen	IC 20, PC 6

Behandlungsbeispiele westlicher Krankheitsbilder

Notfallmedizin

Schock	Rg 26
Bewußtlosigkeit	PC 9, T 3, Ex 15, C 9
Zahnschmerzen	IC 4, S 44, IC 1, S 6, S 7, F 20, Ex 19
Nasenbluten	IC 4, S 44, P 11, Rg 23, H 2, H 3, R 3

Erkältungskrankheiten

grippaler Infekt	T 5, IC 4, Rg 16, V 12, IC 11, P 7
– und Kopfschmerzen	F 20, F 3, Ex 1
– und verstopfte Nase	IC 20, Ex 3
– und Halsschmerzen, Heiserkeit	P 10, P 11

Erkrankungen der Atemwege

Schnupfen	IC 4, IC 20, V 7, P 7, Ex 3
Sinusitis frontalis	H2, F 20, Rg 20, IC 4, V 2, IC 11, Ex 1, V 60, F 14, V 7, S 44
Sinusitis maxillaris	IC 20, IC 4, S 2, S 3, IC 11, IT 18, L 10, Ex 3, P 7
Halsschmerzen, Tonsillitis	IC 4, IC 11, P 11, IT 17, S 44, P 10, R 3, Rs 23, IC 18
Husten	V 12, Rg 16, P 9, P 7, V 13, P 10, R 7, P 5, H 2, S 36, S 40
Asthma repletiv	V 12, V 13, Rg 14, Ex 10, P 7, Rs 22, S 40, P 11
Asthma depletiv	V 23, Rs 4, Rs 6, Rg 4, V 43, S 36

Herz, Kreislauf

Hypertonie	H 3, F 20, S 36, IC 11, H 2, F 34, PC 6, S 40, L 9, R 3, V 23, Ex 6, Rg 20
Hypotonie	Rg 26, T 3, S 36, Rs 4, Rs 8, C 7, C 9, PC 9, V 23, IC 11, Rs 6, R 7

Angina pectoris	Rs 17, PC 6, PC 5, C 8, PC 4, C 7
Durchblutungsstörungen	
– obere Extremität	IC 11, T 5, T 6, C 3, PC 6, P 9, Ex 14
– untere Extremität	F 34, S 36, L 9, L 6, F 39, Ex 19
Magen-, Darmerkrankungen	
Schluckauf	Rs 22, V 17, PC 6, T 17, Rs 17
Übelkeit, Erbrechen	S 36, PC 6, Rs 12, H 13, Rs 13, V 21, S 40, R 17, L 4
Magenschmerzen	S 36, Rs 12, PC 6, V 21, V 20, H 3, S 44, L 6
Dysenterie	S 36, L 1, L 9, S 37, S 25, L 4
Diarrhö	Rs 6, Rs 12, S 25, L 9, L 4, V 20, V 21, L 1
Obstipation	S 25, V 25, T 6, S 44
Neurologische Erkrankungen	
Trigeminusneuralgie	F 14, V 2, IC 4, T 5, Ex 7, S 2, S 3, S 7, Ex 2, IC 20, IT 18, Rg 26, S 44, H 2, H 3, F 20
Facialisparese	Ex 8, IC 4, S 4, S 40, IC 20, F 20, S 6, T 17, IT 18, V 2, Ex 7
Kopfschmerzen	
– *ventus*	IC 4, T 5, F 20, Rg 16, F 3, Ex 2
– *calor*	IC 11, S 44, H 2
– *humor/pituita*	S 40, S 8, F 3, Rs 12
– *depletio o. renalis*	V 23, R 3, H 2
– *ardor o. hepatici*	H 2, H 3, F 40, F 41, F 4, F 5
– Scheitel	Rg 20, V 7, Ex 6, R 1, IT 3, V 67
– Gesicht, Stirn	IC 4, S 44, S 8, Rg 23, Ex 1, V 2, F 20
– Hinterkopf	F 20, V 62, IT 3, Rg 19
– Schläfe	S 8, F 7, F 8, T 5, F 20, F 41
Intercostalneuralgien	T 6, F 34, H 5
Apoplex	
– allgemein	Rg 20, Ex 6, Ex 15, Rg 26, IC 11, IC 4, S 36, S 40, Rg 16, PC 6, PC 8, S 6, H 2, H 3, Rs 8, Rs 6, R 4, R 1
– Extremitäten	IC 11, IC 15, F 34, F 30, F 31, IC 4, T 5, F 39, V 60
– Gesicht	S 6, S 4, F 20, T 17, IC 20, S 2, H 3
Rheumatische Erkrankungen	
allgemein	R 7, L 6, Rs 6, Rs 8, Rg 14, IT 3, V 62, V 17, IC 11, S 36, F 34, IC 4, L 10, V 23, Rg 4, Ex 13
Schultergelenk	IC 15, IC 11, IC 14, IT 9, S 38, F 39, F 34, Ex 16
Ellbogenbereich	IC 11, P 5, T 10, T 5, IC 4, IC 10, PC 3, C 3
Handgelenk	T 4, T 5, IT 5, IC 5, IC 10, IT 3, IT 4, PC 7, Ex 13, Ex 14
Hüftgelenk	F 30, F 29, F 31, F 34, F 39, V 37, V 54, V 40, V 60, Ex 20
Kniegelenk	S 35, S 34, S 36, L 9, H 8, F 34, F 33, V 40
Knöchel	S 41, L 5, F 40, V 60, R 3, F 41, R 4, R 8
Fuß	L 4, V 65, F 38, L 5, Ex 19
Lumbal	Rg 3, V 30, V 29, V 40, V 60, V 27, V 28, Ex 12
Sonstige	
Diabetes	V 13, P 5, P 11, P 10, V 17, V 20, L 2, S 43, Rs 12, S 44, V 23, Rs 4, R 1, R 2, R 7, H 2
Ikterus	H 3, V 19, F 34, L 9, V 23, V 20, S 36, V 18, H 19, Rs 11, Rs 12

Schlaflosigkeit	R 6, C 7, Ex 5, V 62, Ex 6, L 6, L 10, V 17, V 15, V 23, R 3, H 2, H 3, V 18, V 19, S 40, S 36, Rs 12, PC 6, V 21
Urologische Erkrankungen	
Enuresis	Rs 3, L 9, V 23, V 28, Rs 4, L 6, R 3
Cystitis	Rs 3, L 6, H 8, V 39, V 28, R 7
Schmerzen im Bewegungsapparat	
Schulter	P 5, P 9, IC 11, IC 4, T 14, T 5, F 34, IT 9, S 38, F 39, Ex 16
Ellbogen, Epicondylitis	IC 11, IC 10, IC 4, T 5, S 36, T 10, C 3, C 7, IT 8, F 34
Hand	IC 4, T 5, P 9, S 41, IT 5, IT 3, V 62, Ex 14
Nacken	V 10, V 12, Ex 17, IT 3, IT 6, V 60, Ex 14, F 20, T 5, F 39, F 21, T 14
Rücken	T 6, F 34, F 40, H 5, H 14, H 3, PC 6, IT 3, IT 6, V 60, V 40, V 57, Ex 12, Ex 11
Lumbal	V 40, IT 3, Rg 26, V 62, V 27, V 28, V 37, V 58, F 30, F 34, F 41, F 40, H 3, L 6, V 60, Ex 12, Ex 18, Ex 11
Knie	V 40, S 35, L 9, S 36, H 2, S 44, F 34, F 33
Fuß	L 2, L 3, H 2, H 3, V 60, R 4, F 40, S 41, S 44, F 43
Hauterkrankungen	
Ekzeme	IC 11, L 6, L 10, S 36, Rg 14
Furunkulose, Akne	Rg 12, Rg 10, IC 4, IC 11, V 40, PC 4, L 10
Urticaria	IC 4, IC 11, T 10, Ex 21, L 10, V 40
Herpes zoster	IC 11, L 10, V 40
Gynäkologische Erkrankungen	
Ausbleiben der Regel	
– *depletio*	Rs 4, Rs 6, L 10, V 18, V 20, V 23
– *repletio*	L 6, H 8, H 2, L 8, S 30, S 29, Ex 9
Dysmenorrhö	H 2, L 8, Ex 9, Rs 3, Rs 6, L 6, S 29, L 10, S 25, S 36, H 3, Rs 4, V 20, V 23, Rg 4
Hypermenorrhö	Rs 4, L 6, L 1, V 20, V 23, Rs 6, L 8, R 2, Rg 4, S 36, H 3, S 30
Ausfluß	
– *repletio*	Rs 3, L 6, L 9, Ex 9, H 2, V 30, F 26
– *depletio*	S 36, L 6, Rs 6, V 20, F 26
Schwangerschaftserbrechen	T 4, PC 6, Rs 12, S 36, S 40
Malposition des Feten	V 67
Mastitis	H 3, F 41, H 2, S 18, Rs 17, F 21, IC 4, T 5, IC 11
Sinnesorgane	
Tinnitus, Schwerhörigkeit	
– *ventus*	T 5, P 7, IC 4, F 20, T 17
– Qi-Blockade	T 3, T 17, IT 19, F 2, T 21
– *pituita, calor*	S 40, H 2, IC 4, PC 7, PC 6, T 3, F 2
– hochschlagendes Yang	H 2, H 3, F 43, F 2, R 3
– *depletio qi*	Rg 20, S 36, Rs 6
– *depletio o. renalis*	V 23, Rs 4, R 3
Kurzsichtigkeit	F 20, IC 4, V 1, S 1, F 1, F 37
Konjunktivitis	IC 4, F 20, V 1, F 8, S 1, T 23
Glaukom	IC 4, F 20, V 2, F 1, H 3, R 3, L 6, V 18

Empfehlungen der Weltgesundheitsorganisation (WHO)

Die Weltgesundheitsorganisation hat für folgende Erkrankungen die Akupunkturtherapie empfohlen:

Atemwegserkrankungen
- akute Sinusitis
- akute Rhinitis
- Erkältungen
- akute Tonsillitis
- akute Bronchitis
- Bronchialasthma (besonders bei Kindern und Patienten ohne Begleiterkrankungen)

Augenerkrankungen
- akute Konjuktivitis
- Retinitis
- Myopie (bei Kindern)
- Katarakt

Munderkrankungen
- Zahnschmerzen
- Schmerzen nach Zahnextraktion
- Gingivitis
- akute und chronische Pharyngitis

Magen-, Darmerkrankungen
- Oesophagus- und Cardiaspasmen
- Schluckauf
- Gastroptosis
- akute und chronische Gastritis
- gastrische Hyperazidität
- chronischer Duodenalulcus (Schmerzerleichterung)
- akuter Duodenalulcus (ohne Komplikationen)
- aktue und chronische Colitis
- akute bakterielle Dysenterie
- Obstipation
- Diarrhö
- paralytischer Ileus

Neurologische und Skelettmuskelerkrankungen
- Kopfschmerzen
- Migräne
- Trigeminusneuralgie
- Facialisparese (Frühstadium, d. h. innerhalb 3–6 Monaten)
- Paresen nach Schlaganfall
- periphere Neuropathien
- Folgen von Poliomyelitis (Frühstadium, d. h. innerhalb 6 Monaten)
- Morbus Menière
- neurogene Blasendysfunktion
- nächtliche Enuresis
- Intercostalneuralgien
- Hals-, Arm-Syndrome
- »frozen shoulder«
- Tennisellbogen
- Sciatica
- tiefe Rückenschmerzen
- Osteoarthritis

Bibliographie

Academy of Traditional Chinese Medicine (1975) An Outline of Chinese Acupuncture, Beijing. Foreign Languages Press, Beijing

– (1980) Essentials of Chinese Acupuncture. Foreign Languages Press, Beijing

Bachmann, G. (1959) Die Akupunktur. Eine Ordnungstherapie. Haug, Heidelberg

Bahr, F. (1989) Skripten, Systematik und Praktikum der wissenschaftlichen Ohrakupunktur. Eigenverlag München

– (1994) Loci auriculo-medicinae. Tafel, Eigenverlag, München

Bischko, J. (1979) Einführung in die Akupunktur. Haug, Heidelberg

Bossy, J. (1982) Atlas anatomique des points d'acupuncture. Masson, Paris

–, Lafont, J.-L., Maurel, J.-C. (1980) La Sémiologie en acupuncture. Doin, Paris

Chen Jing (1982) Anatomical Atlas of Chinese Acupuncture Points. Shandong Science and Technology Press, Jinan, China

Cleyer, A. (1682) Specimen Medicinae Sinicae. Zubrodt, Frankfurt

Despeux, C. (1994) Taoisme et corps humain. Guy Tredaniel, Paris

Ellis, A., Wiseman, N. (1989) Grasping the wind. Paradigm Publications, Brokline, Mass.

Ferreyrolls, P. (1953) L'acupuncture chinoise, Lille

Feucht, G. (1977) Die Geschichte der Akupunktur in Europa. Haug, Heidelberg

Granet, M. (1971) Das chinesische Denken. Inhalt, Form, Charakter. 7. Auflage 2004. Suhrkamp, Frankfurt a. M.

Heine, H. (1988) Akupunkturtherapie. Perforationen der oberflächlichen Körperfascie durch kutane Gefäß-Nerven-Bündel. Therapeutikon 4, 238-244. G. Braun, Karlsruhe

– (1993) Akupunkturpunkte. Gibt es sie überhaupt? Therapiewoche 43, 26/27. G. Braun, Karlsruhe

Hempen, C.-H. (1988) Die Medizin der Chinesen. Bertelsmann, München

– (1992) Akupunktur. U & S Tafeln für die Klinik und Praxis, Urban & Schwarzenberg, München

Kampik, G. (1988) Propädeutik der Akupunktur. 4. Auflage 1998. Hippokrates, Stuttgart

Kaptchuk, T. J. (1983) Chinese Medicine. The Web that has no Weaver. Hutchinson Publishing Group, London

König, G., Wancura, I. (1979) Praxis und Theorie der Neuen Chinesischen Akupunktur, Band 1. 3. Auflage 1995. Maudrich, Wien

– (1984) Praxis und Theorie der Neuen Chinesischen Akupunktur, Band 2. 3. Auflage 1994. Maudrich Wien

Lade, A. (1989) Images & Functions. Eastland Press, Seattle

Li Ding (1991) Acupuncture, Meridian Theory and Acupuncture Points. Foreign Language Press, Beijing, China

Maciocia, G. (1989) The Foundations of Chinese Medicine. Churchill Livingstone, New York

Manaka, Y., Urquhart, I. (1972) The Layman's Guide to Acupuncture. Weatherhill, New York

Melzack, R. (1978) Das Rätsel des Schmerzes. Hippokrates, Stuttgart

–, Stillwell, D. M., Fox, E. J. (1977) Trigger Points and Acupuncture Points for Pain: Correlations and Implications. Pain 3, 3–23

–, Wall, P. D. (1965) Pain Mechanism: A New Theory. Science 150, 971–979

National Symposion of Acupuncture, Moxibustion and Acupuncture Anaesthesia (1979) Collection of 534 Abstracts of Latest Research Papers. Foreign Language Press, Beijing

Needham, J. (1956) Science and Civilization in China. History of Scientific Thought. Cambridge University Press, Cambridge

–, Gwei-Djen, L. (1980) Celestial Lancets. A History and Rationale of Acupuncture and Moxibustion. Cambridge University Press, Cambridge

Nogier, P. F. M. (1972) Treatise of Auriculotherapy. Maisonneuve, Moulin-les-Metz, France

O'Connor, J., Bensky, D. (1981) Acupuncture. A Comprehensive Text. Shanghai College of Traditional Medicine. Eastland-Press, Chicago

Omura, Y. (1982) Acupuncture Medicine. Japan Publications, Tokyo

Porkert, M. (1982) Die chinesische Medizin. Econ, Düsseldorf

– (1982) Die theoretischen Grundlagen der chinesischen Medizin, 2. Auflage. Hirzel, Stuttgart
– (1993) Neues Lehrbuch der chinesischen Diagnostik. Phainon, Dinkelscherben
–, Hempen, C.-H. (1985) Systematische Akupunktur. Urban & Schwarzenberg, München
–, Hempen, C.-H. (1995) Classical Acupuncture. The Standard Textbook. Phainon, Dinkelscherben
Ross, J. (1990) Zang fu. Churchill Livingstone, Edinburgh, New York
Schmidt, J. (1990) Die klassischen Akupunkturpunkte. M. L. Verlag, Uelzen
Second National Symposion of Acupuncture and Moxibustion and Acupuncture Anaesthesia (1984). All-China Society of Acupuncture and Moxibustion, Beijing, China
Shanghai College of Traditional Medicine (1981) Acupuncture – A Comprehensive Text. Trans. and ed. by John O'Connor and Dan Bensky, Chicago
Sivin, N. (1987) Traditional Medicine in Contemporary China. Center for Chinese studies, University of Michigan
Sobotta, J. (1982) Atlas der Anatomie des Menschen, Band 1 und 2. 22. Auflage 2005. Urban & Schwarzenberg, München
Soulie de Morant, G. (1972) L' acupuncture chinoise. Maloine, Paris
Stux, G., Stiller, N., Pomeranz, B. (1992) Akupunktur, Lehrbuch und Atlas. 6. Auflage 2003. Springer, Berlin, Heidelberg, New York, Tokyo
ten Rhyne, W. (1683) Dissertatio de Arthritide, mantissa schematica de acupuncture. Leers, London
Unschuld, P. U. (1980) Medizin in China. Eine Ideengeschichte. Beck, München
– (1986) Nan-Ching. The Classic of Difficult Issues. University of California Press, Berkeley, Los Angeles, London
Van Nghi, N. (1975) Pathogenese und Pathologie der Energetik in der chinesischen Medizin. M. L. Verlag, Uelzen
Wiseman, N., Ellis, A. (1985) Fundamentals of Chinese Medicine. Paradigm Publications, Brookline, Mass.
Xu, R., Chen, G., Mu, J. (1998) Praxis und Theorie der Neuen Chinesischen Akupunktur, Band 3. 2. Auflage. Maudrich, Wien

Übersicht der 361 klassischen Foramina

Deutsche Abkürzung	Lateinische Abkürzung	Seite
Bl 1	V 1	137
Bl 2	V 2	137
Bl 3	V 3	137
Bl 4	V 4	137
Bl 5	V 5	137
Bl 6	V 6	139
Bl 7	V 7	139
Bl 8	V 8	139
Bl 9	V 9	139
Bl 10	V 10	139
Bl 11	V 11	141
Bl 12	V 12	141
Bl 13	V 13	141
Bl 14	V 14	141
Bl 15	V 15	143
Bl 16	V 16	143
Bl 17	V 17	143
Bl 18	V 18	143
Bl 19	V 19	145
Bl 20	V 20	145
Bl 21	V 21	145
Bl 22	V 22	147
Bl 23	V 23	147
Bl 24	V 24	147
Bl 25	V 25	147
Bl 26	V 26	149
Bl 27	V 27	149
Bl 28	V 28	149
Bl 29	V 29	149
Bl 30	V 30	151
Bl 31	V 31	151
Bl 32	V 32	151
Bl 33	V 33	151
Bl 34	V 34	153
Bl 35	V 35	153
Bl 36	V 36	153
Bl 37	V 37	153
Bl 38	V 38	153
Bl 39	V 39	155
Bl 40	V 40	155
Bl 41	V 41	155
Bl 42	V 42	155
Bl 43	V 43	157
Bl 44	V 44	157
Bl 45	V 45	157
Bl 46	V 46	157
Bl 47	V 47	157
Bl 48	V 48	159
Bl 49	V 49	159
Bl 50	V 50	159

Deutsche Abkürzung	Lateinische Abkürzung	Seite
Bl 51	V 51	159
Bl 52	V 52	159
Bl 53	V 53	161
Bl 54	V 54	161
Bl 55	V 55	161
Bl 56	V 56	161
Bl 57	V 57	161
Bl 58	V 58	163
Bl 59	V 59	163
Bl 60	V 60	163
Bl 61	V 61	163
Bl 62	V 62	165
Bl 63	V 63	165
Bl 64	V 64	165
Bl 65	V 65	167
Bl 66	V 66	167
Bl 67	V 67	167
Di 1	IC 1	79
Di 2	IC 2	79
Di 3	IC 3	79
Di 4	IC 4	79
Di 5	IC 5	81
Di 6	IC 6	81
Di 7	IC 7	81
Di 8	IC 8	81
Di 9	IC 9	83
Di 10	IC 10	83
Di 11	IC 11	83
Di 12	IC 12	83
Di 13	IC 13	85
Di 14	IC 14	85
Di 15	IC 15	85
Di 16	IC 16	85
Di 17	IC 17	87
Di 18	IC 18	87
Di 19	IC 19	87
Di 20	IC 20	87
Dü 1	IT 1	127
Dü 2	IT 2	127
Dü 3	IT 3	127
Dü 4	IT 4	129
Dü 5	IT 5	129
Dü 6	IT 6	129
Dü 7	IT 7	129
Dü 8	IT 8	131
Dü 9	IT 9	131
Dü 10	IT 10	131
Dü 11	IT 11	133

Deutsche Abkürzung	Lateinische Abkürzung	Seite
Dü 12	IT 12	133
Dü 13	IT 13	133
Dü 14	IT 14	133
Dü 15	IT 15	133
Dü 16	IT 16	135
Dü 17	IT 17	135
Dü 18	IT 18	135
Dü 19	IT 19	135
3E 1	T 1	189
3E 2	T 2	189
3E 3	T 3	189
3E 4	T 4	189
3E 5	T 5	191
3E 6	T 6	191
3E 7	T 7	191
3E 8	T 8	193
3E 9	T 9	193
3E 10	T 10	193
3E 11	T 11	193
3E 12	T 12	193
3E 13	T 13	195
3E 14	T 14	195
3E 15	T 15	195
3E 16	T 16	195
3E 17	T 17	197
3E 18	T 18	197
3E 19	T 19	197
3E 20	T 20	197
3E 21	T 21	199
3E 22	T 22	199
3E 23	T 23	199
Gb 1	F 1	201
Gb 2	F 2	201
Gb 3	F 3	201
Gb 4	F 4	201
Gb 5	F 5	203
Gb 6	F 6	203
Gb 7	F 7	203
Gb 8	F 8	203
Gb 9	F 9	205
Gb 10	F 10	205
Gb 11	F 11	205
Gb 12	F 12	205
Gb 13	F 13	207
Gb 14	F 14	207
Gb 15	F 15	207
Gb 16	F 16	207
Gb 17	F 17	209

Deutsche Abkürzung	Lateinische Abkürzung	Seite
Gb 18	F 18	209
Gb 19	F 19	209
Gb 20	F 20	209
Gb 21	F 21	211
Gb 22	F 22	211
Gb 23	F 23	211
Gb 24	F 24	211
Gb 25	F 25	213
Gb 26	F 26	213
Gb 27	F 27	213
Gb 28	F 28	213
Gb 29	F 29	215
Gb 30	F 30	215
Gb 31	F 31	215
Gb 32	F 32	215
Gb 33	F 33	217
Gb 34	F 34	217
Gb 35	F 35	217
Gb 36	F 36	217
Gb 37	F 37	219
Gb 38	F 38	219
Gb 39	F 39	219
Gb 40	F 40	221
Gb 41	F 41	221
Gb 42	F 42	221
Gb 43	F 43	221
Gb 44	F 44	223
He 1	C 1	121
He 2	C 2	121
He 3	C 3	121
He 4	C 4	121
He 5	C 5	123
He 6	C 6	123
He 7	C 7	123
He 8	C 8	125
He 9	C 9	125
KG 1	Rs 1	247
KG 2	Rs 2	247
KG 3	Rs 3	247
KG 4	Rs 4	247
KG 5	Rs 5	249
KG 6	Rs 6	249
KG 7	Rs 7	249
KG 8	Rs 8	251
KG 9	Rs 9	251
KG 10	Rs 10	251
KG 11	Rs 11	251
KG 12	Rs 12	251
KG 13	Rs 13	253
KG 14	Rs 14	253

Deutsche Abkürzung	Lateinische Abkürzung	Seite
KG 15	Rs 15	253
KG 16	Rs 16	255
KG 17	Rs 17	255
KG 18	Rs 18	255
KG 19	Rs 19	255
KG 20	Rs 20	255
KG 21	Rs 21	257
KG 22	Rs 22	257
KG 23	Rs 23	257
KG 24	Rs 24	257
KS 1	Pc 1	183
KS 2	Pc 2	183
KS 3	Pc 3	183
KS 4	Pc 4	185
KS 5	Pc 5	185
KS 6	Pc 6	185
KS 7	Pc 7	187
KS 8	Pc 8	187
KS 9	Pc 9	187
Le 1	H 1	225
Le 2	H 2	225
Le 3	H 3	225
Le 4	H 4	227
Le 5	H 5	227
Le 6	H 6	227
Le 7	H 7	227
Le 8	H 8	229
Le 9	H 9	229
Le 10	H 10	229
Le 11	H 11	229
Le 12	H 12	231
Le 13	H 13	231
Le 14	H 14	231
LG 1	Rg 1	233
LG 2	Rg 2	233
LG 3	Rg 3	233
LG 4	Rg 4	233
LG 5	Rg 5	235
LG 6	Rg 6	235
LG 7	Rg 7	235
LG 8	Rg 8	235
LG 9	Rg 9	235
LG 10	Rg 10	237
LG 11	Rg 11	237
LG 12	Rg 12	237
LG 13	Rg 13	237
LG 14	Rg 14	239
LG 15	Rg 15	239
LG 16	Rg 16	239

Deutsche Abkürzung	Lateinische Abkürzung	Seite
LG 17	Rg 17	241
LG 18	Rg 18	241
LG 19	Rg 19	241
LG 20	Rg 20	241
LG 21	Rg 21	243
LG 22	Rg 22	243
LG 23	Rg 23	243
LG 24	Rg 24	243
LG 25	Rg 25	243
LG 26	Rg 26	245
LG 27	Rg 27	245
LG 28	Rg 28	245
Lu 1	P 1	73
Lu 2	P 2	73
Lu 3	P 3	73
Lu 4	P 4	73
Lu 5	P 5	75
Lu 6	P 6	75
Lu 7	P 7	75
Lu 8	P 8	75
Lu 9	P 9	77
Lu 10	P 10	77
Lu 11	P 11	77
Ma 1	S 1	89
Ma 2	S 2	89
Ma 3	S 3	89
Ma 4	S 4	89
Ma 5	S 5	91
Ma 6	S 6	91
Ma 7	S 7	91
Ma 8	S 8	91
Ma 9	S 9	93
Ma 10	S 10	93
Ma 11	S 11	93
Ma 12	S 12	93
Ma 13	S 13	95
Ma 14	S 14	95
Ma 15	S 15	95
Ma 16	S 16	95
Ma 17	S 17	95
Ma 18	S 18	97
Ma 19	S 19	97
Ma 20	S 20	97
Ma 21	S 21	97
Ma 22	S 22	97
Ma 23	S 23	99
Ma 24	S 24	99
Ma 25	S 25	99
Ma 26	S 26	99
Ma 27	S 27	99

Deutsche Abkürzung	Lateinische Abkürzung	Seite
Ma 28	S 28	101
Ma 29	S 29	101
Ma 30	S 30	101
Ma 31	S 31	101
Ma 32	S 32	103
Ma 33	S 33	103
Ma 34	S 34	103
Ma 35	S 35	103
Ma 36	S 36	105
Ma 37	S 37	105
Ma 38	S 38	105
Ma 39	S 39	105
Ma 40	S 40	107
Ma 41	S 41	107
Ma 42	S 42	107
Ma 43	S 43	109
Ma 44	S 44	109
Ma 45	S 45	109
MP 1	L 1	111
MP 2	L 2	111
MP 3	L 3	111
MP 4	L 4	111
MP 5	L 5	113
MP 6	L 6	113
MP 7	L 7	113
MP 8	L 8	115
MP 9	L 9	115
MP 10	L 10	115
MP 11	L 11	115
MP 12	L 12	115
MP 13	L 13	117
MP 14	L 14	117
MP 15	L 15	117
MP 16	L 16	117
MP 17	L 17	119
MP 18	L 18	119
MP 19	L 19	119
MP 20	L 20	119
MP 21	L 21	119
Ni 1	R 1	169
Ni 2	R 2	169
Ni 3	R 3	169
Ni 4	R 4	171
Ni 5	R 5	171
Ni 6	R 6	171
Ni 7	R 7	171
Ni 8	R 8	173
Ni 9	R 9	173
Ni 10	R 10	173
Ni 11	R 11	173
Ni 12	R 12	175
Ni 13	R 13	175
Ni 14	R 14	175
Ni 15	R 15	175
Ni 16	R 16	177
Ni 17	R 17	177
Ni 18	R 18	177
Ni 19	R 19	177
Ni 20	R 20	179
Ni 21	R 21	179
Ni 22	R 22	179
Ni 23	R 23	179
Ni 24	R 24	179
Ni 25	R 25	181
Ni 26	R 26	181
Ni 27	R 27	181

Register

Abgelegenes Tor 179
Abgeteuftes Ufer 173
Ableitung 271 s. a. dispulsio
abundantia 107
accipiens hominum 93
accipiens odores 87
Acht Leitkriterien 17, 31
Acht Schrägläufigkeiten 263
Acht unpaarige Leitbahnen 29, **57, 59,** 71
Acht Winde 265
adminiculans orthopathiam 129
aegritudo abdominalis 117
aerarium 95
aestus 33, 39
Äußerer Einflußpunkt der Schulter 133
Äußerer Grabhügel 99
Äußerer Hügel 217
Äußeres Paßtor 59, 191
Äußerstes Yang 79, 235
Äußerstes Yin 167
Agenzien **31**
– äußere 31
– innere 31, 33
– krankheitsauslösende 31
– neutrale 31
ager monticuli 221
Aku-Moxi-Therapie **19**
Akupunktur, Geschichte
– in China 11
– in Europa 13
Akupunkturnadel **271**
Akupunkturpunkt s. Einflußpunkt, s. Foramen
Akupunkturtechnik 271, 273
Akupunkturwirkung 269, 277
– Nachweis 13
– neurophysiologisches Konzept 277, 279
– Steuerung 271, 273
algor **31,** 33, 37, 49, 61, 63, 65, 269
– Elimination 71
– im Funktionskreis »Dickdarm« 51
– im Funktionskreis »Dünndarm« 41
– im Funktionskreis »Gallenblase« 37
– im Funktionskreis »Lunge« 51, 61
– Moxibustion 269
– Nadelung 269
algor venti 51
Altar für die Gottheiten 179
altare medium 227
altare shen 179
Am Rand der Tränen 207
Am Rand der Tränen des Fußes 59, 221
amnis fovens 81
amnis recurrens 171
An der fünften Stelle 137
Analgesie 279
Analyse, kausale 15
Angefügtes Teil 155
Angel des Himmels 99
Angelpunkt des Femurs 215
Angelpunktartiges 29
Angst 53
angustiae inferae manus 83
angustiae inferiores agri ampli 105
angustiae superae manus 83
angustiae superiores agri ampli 105
angustiae yin 229
Anknüpfungspunkte 67
ānmián 259
Antlitz des Himmels 135
apertura caeli 195
apex auriculi 203
appendicitis 267
Appendixpunkt 267
aquae divisae 251
ardor 33, 37, 61, 65
– im Funktionskreis »Gallenblase« 37, 41
ariditas 33, 53
Arm und Schulterblatt 85
Artemisia vulgaris 11, 273
Assimilation 45
Asthmaerleichterung 261
atrium axillae 211
atrium iaspidis 255
atrium impressionis 259
atrium pectoris 255
atrium shen 157
Auf dem Land der Brust 119
Aufgehängter Bissen 203
Aufnehmende Leitbahn 59, **247–257**
Aufsteigende Yang-Leitbahn 69
Aufsteigende Yin-Leitbahn 69
Auge 35
– gerötetes 61
aula caelestis 73
aula inductoria 181
aula media 73
aula minor 125
aula venti 239
auriculare posterius 197
Aurikulomedizin 275
Ausscheidungsorgane 53

Bändigungsreihenfolge 21
báféng 265
Bahr 275
baĭchóng wō 265
báihúanshū 151
bǎihùi 241
baĭláo 239
bambus colligatae 137
bāohuāng 161
basis metatarsalis halucis 111
Bauenergie 23, 27, 39, 45, 57
bāxié 263
Befindensstörungen 15
Befragung 61
Befreiter Wasserlauf 107
Befunderhebung durch Geruch und Gehör 61, **63**
Behandlungsplan 269
Beifuß 11, 273
bei shu 67
Bencaogangmu 11
bĕnshén 207
Berlioz, Louis 13
Betastung 61, **63,** 275
Betrachtung **61**
Bewegungsapparat 35
Bezugssystem 17
bìchōng 137
bìguān 101
bìnaò 85
bĭngfēng 133
bìshū 215
bítōng 259
bitter 39
Blase, Funktionskreis s. Funktionskreis Blase
Blaugrüne Quelle 121
Bogen des Schläfenhaars 203
Breite Straße des Qi 101
Breite Troßstraße 57
Bresche des Himmels 257
Brunnen des Himmels 193
Brunnen der Schulter 211
Brunnenpunkt 29, 69
bùláng 179
bùròng 97

caelo communicans 139
calor **31,** 37, 53, 61, 63, 269
– im Funktionskreis »Dickdarm« 51
– im Funktionskreis »Dünndarm« 41
– im Funktionskreis »Gallenblase« 37
– im Funktionskreis »Lunge« 61
– Moxibustion 269
– Nadelung 269
Calorium, oberes 63
campana magna 171
campana suspensa 219
canalis aquae 245
canalis teredinis 227
candidum maius 111
candor coercitus 73
candor occultus 111
candor superficialis 205
candor yang 207
canthus nasalis 137
cardo caeli 99
cardo femoralis 215
cardo medius 235
cardo quintus 213
cardo suspensus 235
castra angularia 119
castra praetoriana 209
cauda columbina 253
cella alae 195
cella ampla 89
cella caelestis 195
cella cubiti 83
cella frumentaria 87
cella habitationis 215
cella harmoniae 199
cella inferior 153
cella media 151
cella pupillae 201
cella secunda 151
cella superior 151
cella zygomatica 135
cervical iaspidis 139
chángqiáng 233
chéngfú 153
chéngguāng 139
chéngjiāng 257
chéngjīn 161
chénglíng 209
chéngmăn 97
chéngqì 89
chéngshān 161
chìmaì 197
chìmò 197
chīzé 75
chōngmén 115
chongmo 57
chōngyáng 107
Churchill, James 13
cìjiáo 151
cìliáo 151
Cleyer, Andreas 13
Cloquet, J. 13
clusa diaphragmatis 157
clusa externa 191
clusa femoralis 101
clusa fortunae 119
clusa genus 227
clusa inferior 91
clusa interna 185
clusa lapidea 177
clusa superior 201
clusa yang fellea 217
clusa yang regentis 233
clusa yin 175
Clusalis-Puls 63
columna caeli 139
columna carnis 161
columna personae 237
conclave auditus 135
conclave potentiae 159
conclave purpureum 255
conquisitorium cardiale 253
conquisitorium hepaticum 231
conquisitorium lienale 231
conquisitorium stomachi 251
conquisitorium vesicale 247
continens ventum 133
conventus auditus 201
conventus lacerti 195
conventus omnium 241
conventus quintus terrae 221
copulatio gingivalis 245
copulatio trium yin 113
copulatio yang 217
copulatio yin 249
cúanzhú 137
cursores copulati 173
curvatura alta 177
curvatura coruli 203

dàbāo 119
dàchángshū 147
dàdū 111
dàdūn 225
dàhè 175
dàhéng 117
daìmaì 213
daímò 59, 213
dàjù 99
dàlíng 187
dānshū 145
Das Innere 157
Das ins Yin eindringen läßt 205
dàyíng 91
dàzhōng 171
dàzhù 141
dàzhūi 239
De Bondt, J. 13
decem (foramina) detractionis 263
Defizienz, energetische 31
Dekorierte Pforte 231
depletio 31, 63, 65, 67 s. a. Schwäche, s. a. Defizienz
– im Funktionskreis »Dünndarm« 41
– im Funktionskreis »Gallenblase« 37
– im Funktionskreis »Herz« 65
– im Funktionskreis »Herzbeutel« 43
– Moxibustion 269
– Nadelung 269
– qi cardiale 41
– qi pulmonale 51
– Xue 61
– xue cardiale 41
– yang 269
– yang cardiale 41
– yin 269
– yin cardiale 41
– yin pulmonale 51
– yin renale 55
depletio extimae 63, 65
depletio intimae 63
deqi 271, 277
Der die Mitte zur Blüte bringt 181
Der sich an den Boden drückende Hase 103
De Indiae utriusque 13
Diätetik, chinesische 17
Diagnose s. a. Vier diagnostische Verfahren
– chinesische 17, 61, 63, 65, 269
Diarrhö 65
dīcāng 89
Diener grüßt 163
dīngchŭan 261
dioptra mobilis 257
dispulsio 269 s. a. Ableitung
distorsio colli 265
dìwŭhuì 221
domus aulicus 117
domus lienalis 115

domus phantasiae 159
domus qi 93
Drachenquelle 169
Dreifuß des Himmels 87
Drei Wärmebereiche, Funktionskreis s. Funktionskreis »Drei Wärmebereiche«
Dreikantnadel 271
Dritter Weiler am Fuß 105
Dritter Weiler der Hand 83
Drittes Interstitium 79
Drucknadel 271
Drucktastung 275
dùbì 103
Dünndarm, Funktionskreis s. Funktionskreis »Dünndarm«
duìchōng 123
duìdūan 245
Dujardin, M. 13
Durchgängige Nase 259
Durchgangsorbes 25
Durchgangspunkt 71
Durst **65**
– anhaltender 65
dūshū 143

Ehernes Tor 165
Einflußpunkt s. a. Foramen
– Rücken 67, 269
Einflußpunkt des Armmuskels 131
Einflußpunkt des »Blasen«-Funktionskreises 149
Einflußpunkt des »Dickdarm«-Funktionskreises 147
Einflußpunkt der »Drei Wärmebereiche« 147
Einflußpunkt des »Dünndarm«-Funktionskreises 149
Einflußpunkt der Eingeweide 177
Einflußpunkt des ersten Paßtores 149
Einflußpunkt für den mittleren Rücken 149
Einflußpunkt für das »weichende Yin« 141
Einflußpunkt des »Gallen«-Funktionskreises 145
Einflußpunkt des »Herz«-Funktionskreises 143
Einflußpunkt des »Leber«-Funktionskreises 143
Einflußpunkt der Lenden 233
Einflußpunkt des »Lungen«-Funktionskreises 141
Einflußpunkt des »Magen«-Funktionskreises 145
Einflußpunkt des »Meer des Qi« 147
Einflußpunkt des »Mitten«-Funktionskreises 145
Einflußpunkt des »Nieren«-Funktionskreises 147
Einflußpunkt der Steuerungsleitbahn 143
Einflußpunkt des weißen Ringes 151
Einflußpunkt des Zwerchfells 143
Eingebrochenes Tal 109
Eingefriedetes Lager 119
Eingewickelte Eingeweide 161
Eingezwängte Weiße 73
Eingezwängter Wasserlauf 221
Ein Haus wie eine Versammlungshalle 117
Einstauung der Qi-Kräfte 37
Einstich 271, 273
– querer 271
– schräger 271
– senkrechter 271
emissarium transitorium 75
Emotionen 33
Empfangen der Wohlgerüche 87
Empirie, positive 17
Emporsprudelnde Quelle 169
Emporsteigende Yin-Leitbahn 59
Emporsteigende Yang-Leitbahn 57
– Ursprung 57
Endorphin 279
Energetik 23
Energie, individualspezifische, aktive 23
Energie, struktive 23
– Defizienz 63
Energiekreislauf, Leitbahnen 29
Enkel des Herzogs 57, 111
Entsprechungssystem 13, 15, **25**
Entwässerungsgraben des Durchganges 75
Er duldet's nicht 97
Erdphase 21, 25, 45, 71
Erfahrungsmedizin 13
Ergänzung 271 s. a. suppletio
èrjiān 79
ěrjiān 203
ěrmén 199
Erregter Puls 231
Erreichen des Qi 271, 279
Errichteter Weiler 251
Erstes der Paßtore 247
exoptatum! 157
extima 31 s. a. Oberfläche
– Moxibustion 269
– Nadelung 269
Extrapunkte **259–267**
– Kopf- und Nackenbereich 259, 261
– obere Extremität 263, 265
– Rumpf und Rücken 261, 263
– untere Extremität 265, 267
extremitas cavi 75
Exzesse, klimatische 33

Faktoren, krankheitsauslösende 17, 31
fēihǔ 191
fèishū 141
fēiyáng 163
fēngchì 209
Feld am Hügel 221
Feldherr 35
fenestra caeli 135
fenestra oculi 207
fenestra thoracis 95
fēngfǔ 239
fēnglòng 107
fēngmén 141
fēngshì 215
Fenster des Auges 207
Fenster der Brust 95
Fenster des Himmels 135
Feuchtigkeit 33, 45, 51, 61, 63, 65 s. a. humor
– heiße, im Funktionskreis »Blase« 55
– im Funktionskreis »Herz« 65
– kalte 61
– kalte, im Funktionskreis »Blase« 55
Feuerphase 21, 25, 39, 43, 69, 71
fides et fistulae 199
Fischbauchgrenze 77
Flaumnadel 271
Fliegende Tiger 191
Fluß des Qi 19, 35
fons in angustiis 257

fons aquarum 171
fons caelestis 183
fons caeruleus 121
fons culminis 121
fons curvus 229
fons draconis 169
fons limpidus ac frigidus 193
fons scatens 169
fons tumuli yang 217
fons tumuli yin 115
fonticulus maior 243
Foramen 67
– anatomisches Korrelat 277
– Auffinden 271
– Auswahl 269
– Charakteristika 67
– funktionelle Kategorien 67
– histologisches Korrelat 277
– Indikation 67
– Kombinationsmöglichkeiten 269
– Wirkrichtung 67
foramen aquaticum 87
foramen cardiacum 253
foramen carpicum 129
foramen coniunctorium 71
foramen effusorium 69
Foramen der großen Querfalte 117
foramen inductorium 71
foramen intermedium 185
foramen intermedius sacrofemoralis 265
foramen intra alam 263
foramen lumbaginis 265
foramen medullae 203
foramen puteale 29, 69
foramen pyloricum 251
foramen qi 175
foramen sinarteriae zonalis 213
foramen spasticum 197
foramen transitorium 71
foramen uteri 229
foramina conquisitoria abdominalia 67
foramina conventoria 69, 269
foramina copulo-conventoria 71, 269
foramina inductoria dorsalia 67
foramina iuxta spinam 263
foramina nexoria 29, 67
foramina qi originalis 29, 69
foramina quinque inductoria 69, 269
foramina rimica 69, 269
forum ventorum 215
forum yin 103
fossa subacromiale 85
fossa supraclavicularis 93
fū'āi 117
fúbái 205
Fuchi-Zeichen 21
Fünf Induktorien 69, 269
Fünf Wandlungsphasen 19, **21**
Fünfter Angelpunkt 213
Fünfter Versammlungspunkt der Erde 221
Fünfter Weiler am Fuß 229
Fünfter Weiler der Hand 85
Fürst 39
fùfēn 155
fūjié 117
fùliū 171
Funktionskreis 15, 19, **25**
– Bestimmung 33
Funktionskreis »Blase« 29, 53, 71
– Hauptleitbahn 53, 67, **137–167**
– Krankheitsbilder 55
– Muskelleitbahn 55
– Netzleitbahn 53
Funktionskreis »Dickdarm« 29, 71
– Hauptleitbahn **79–87**
– Hitzeschädigung 51
– Kälteschädigung 51
– Krankheitsbilder 51
– Muskelleitbahn 49
– Netzleitbahn 49
Funktionskreis »Drei Wärmebereiche« 29, 43, 71
– Hauptleitbahn **189–199**
– Muskelleitbahn 43
– Netzleitbahn 43
Funktionskreis »Dünndarm« 39, 71
– depletio 41
– Hauptleitbahn **127–135**
– Krankheitsbilder 41
– Muskelleitbahn 39
– Netzleitbahn 39
– repletio 41
Funktionskreis »Gallenblase« 29, 35, 37, 71
– Hauptleitbahn 59, **201–223**
– Krankheitsbilder 37
– Muskelleitbahn 35
– Netzleitbahn 35
Funktionskreis »Herz« 25, 29, 33, 39, 63
– depletio 65
– Feuchtigkeit 65
– Hauptleitbahn 39, **121–125**
– Krankheitsbilder 41
– Muskelleitbahn 39
– Netzleitbahn 39
Funktionskreis »Herzbeutel« 29, 43
– depletio 43
– Hauptleitbahn 43, **183–187**
– Muskelleitbahn 43
– Netzleitbahn 43
– repletio 43
Funktionskreis »Leber« 25, 33, **35,** 61
– Hauptleitbahn **225–231**
– Krankheitsbilder 37
– Muskelleitbahn 35
– Netzleitbahn 35
Funktionskreis »Lunge« 25, 27, 29, 33, 49, 61, 63
– Hauptleitbahn 49, **73–77**
– Hitzeschädigung 61
– Kälteschädigung 51, 61
– Krankheitsbilder 51
– Muskelleitbahn 49
– Netzleitbahn 49
– Windschädigung 51, 61
Funktionskreis »Magen« 29, 45, 61, 71
– Hauptleitbahn 57, **89–109**
– Muskelleitbahn 47
– Netzleitbahn 47
– repletio 47
Funktionskreis »Mitte« 25, 29, 33, 45, 61
– Hauptleitbahn 47, **111–119**
– Krankheitsbilder 47
– Muskelleitbahn 47
– Netzleitbahn 47
Funktionskreis »Niere« 25, 29, 33, 53, 61
– Hauptleitbahn 53, 57, **169–181**
– Krankheitsbilder 55
– Muskelleitbahn 55
– Netzleitbahn 53
Furcht 33, 53
fūshè 117
fùtōnggǔ 179
fútù 103
fútū 87
fúxì 153
fūyáng 163

Gallenblase, Funktionskreis s. Funktionskreis »Gallenblase«

gānmù 231
gānshū 143
gāohuāng 157
gāohuāngshū 157
Gefäß-Nervenbündel 277
géguān 157
Gehör 53
Gekrümmte Mauer 133
Gekrümmter Knochen 247
Gekrümmter Moorsee 183
gelb 45
generale yang 159
Generalpunkt des Yang 159
genus caelestre 133
genus conventum 191
Geradheit der Schulter 131
Geradläufigkeit 31
Geruchssinn 49
»Gesandter« 43
Geschlecht des Himmels 133
Geschmack 45
Geschmückter Baldachin 255
Geschnürter Knochen 167
Geschrumpftes Bewegungselement 235
géshū 143
Geteilte Wasser 251
Getreidespeicher »Magen«-Funktionskreis 159
Glanz und Licht 219
Glückliches Alter 129
Glut 33, 61, 65 s. a. ardor
– im Funktionskreis »Gallenblase« 37
– im Funktionskreis »Herz« 41
gōngsūn 111
granarium stomachi 159
granarium terrestre 89
Größtes Weißes 111
Große Fontanelle 243
Große Glocke 171
Großer Grabhügel 187
Großer Knochen 85
Großer Wasserschlund 77
Große Schale 225
Große Stadt 111
Große Straße am Paßtor 189
Große Straße des Himmels 205
Große Straße der Nase 137
Große Umhüllung 119
Großes Weberschiffchen 141
Großes Winkelmaß 99
Großes Yang 21, 29, 39, 43, **259**
– Leitbahn des Fußes 53, 137–167
– Leitbahn der Hand 39, 127–135
Großes Yin 21, 29, 53
– Leitbahn des Fußes 47, 111–119
– Leitbahn der Hand 49, 73–77
Grube über dem Schlüsselbein 93
grün 35
guānchōng 189
guāngmíng 219
guānmén 97
guānyuán 247
guānyúanshū 149
Gürtelleitbahn 59
gūilài 101

Haar 49, 53
Haltenetz des Yang 59, 69
Haltenetz des Yin 57, 69
Handgelenksknochen 129
hànyàn 201
Hauptlager des Heeres 209
Hauptleitbahn **27**
– »Blase« 53, 67, **137–167**
– »Dickdarm« 49, **79–87**
– »Drei Wärmebereiche« **189–199**
– »Dünndarm« **127–135**
– »Gallenblase« 35, 59, **201–223**
– »Herz« 39, **121–125**
– »Herzbeutel« 43, **183–187**
– »Leber« 35, **225–231**
– »Lunge« 49, **73–77**
– »Magen« 57, **89–109**
– »Mitte« 47, **111–119**
– »Niere« 57, **169–181**
Haus der Phantasie 159
Haus des Qi 93
Haut 49
Hautwiderstand 277
he 71
hégŭ 79
Heine, Hartmut 277
héjiáo 87, 199
héliáo 87, 199
Helle des Auges 137
hénggŭ 173
Herabhängende Glocke 219
Hervorbringungsreihenfolge 21
Herz, Funktionskreis s. Funktionskreis »Herz«
Herzbeutel, Funktionskreis s. Funktionskreis »Herzbeutel«
Heteropathie 31
– repletio 63
héyáng 161
hiatus cerebri 209
Himmelskommunikation 139
Himmlischer Wasserlauf 119
Hinterer Wasserlauf 127
Hinteres Schädeldach 241
Hitze 37, 53, 61, 63, 269
– im Funktionskreis »Dickdarm« 51
– im Funktionskreis »Dünndarm« 41
– im Funktionskreis »Gallenblase« 37
– im Funktionskreis »Lunge« 61
– Moxibustion 269
– Nadelung 269
Höhlung 67
Hohe Krümmung 177
Holzphase 21, 25, 35, 69, 71
horreum shen 181
hoùdǐng 241
hoùxī 127
Hua Boren 11
húagài 255
Huangdi Neijing 11
Huang Fumi 11
huāngmén 159
huāngshū 177
húantiào 215
húanzōng 265
húaròumèn 99
huá tuō jíajǐ 263
Hügel mit der Scheidewand 103
hui xue 69
huìyáng 153
hùiyīn 247
huìzōng 191
humor 33, 45, 51, 61, 63, 65
– heiße, im Funktionskreis »Blase« 55
– im Funktionskreis »Herz« 65
– im Funktionskreis »Lunge« 51
humor, kalte 61
– im Funktionskreis »Blase« 55
húnmén 157

impedimentale caeleste 205
impedimentale clusae 189
impedimentale laetitiae 123
impedimentale maius 225

impedimentale medium 187
impedimentale minus 125
impedimentale nasi 137
impedimentale qi 101
impedimentale supercilii 137
Im Winkel des Keilbeinflügels 201
in angulo sphenoidalis 201
incile medium 215
incile quartus 193
incrementum et vigor 233
inductorium anuli candidi 151
inductorium cardiale 143
inductorium diaphragmatis 143
inductorium externum alae 133
inductorium felleum 145
inductorium hepaticum 143
inductorium intestini crassi 147
inductorium intestini tenuis 149
inductorium lacerti 131
inductorium lienale 145
inductorium lumbale 233
inductorium maris qi 147
inductorium medium alae 133
inductorium primae clusarum 149
inductorium pro medio tergo 149
inductorium pulmonale 141
inductorium regentis 143
inductorium renale 147
inductorium stomachi 145
inductorium tricalorii 147
inductorium vesicale 149
inductorium viscerum 177
inductorium yin flectentis 141
Induktorien, fünf 69, 269
induzieren 67
infusio media 175
Ingwer 273
Innere Klassiker des Gelben Fürsten 11
Innere Vorhalle 109
Inneres 31, 61, 157 s. a. Tiefe
Inneres Paßtor 57, 185
Insektennest 265
insula media 189
Integration 45
interstitium alterum 79
interstitium ambulatorium 225
interstitium tertium 79
interstitium vigoris 241
intima 31, 67, 71 s. a. Inneres, Tiefe
– Moxibustion 269
– Nadelung 269
ira 33
iuxta foramen recipiens liquores 261

Jammervolles Gefühl im Bauch 117
jiàchē 91
jiān shōngshū 133
jiān wàishū 133
jiānjiáo 195
jiānjĭg 211
jìanlĭ 251
jiānliáo 195
jīanneìlíng 263
jiānshĭ 185
jiānyù 85
jiānzhēn 131
jiao hui xue 71
jiăosūn 197
jiāxìn 173
jiĕxī 107
ji jing ba mo 29, 57
jímài 231
jìmaì 197
jīmén 115
jímò 231
jìmò 197
jing 23, 53, 69
jing bie 29
jīnggŭ 165
jīngmén 213
jīngmíng 137
jingmo 27
jīngqú 75
jīnmén 165
jīnsūo 235
jìquán 121
jiu 273
jīuwĕi 253
jĭzhōng 235
júeyáng 163
jue yin 35
júeyīnshū 141
jùgŭ 85
jùjiáo 89
jūjiáo 215
jūliáo 215
jùliáo 89
Junges Shang 77
jùqùe 253
jùxū shànglián 105
jùxū xiàlián 105

Kälte 31, 33, 37, 49, 61, 63, 65 s. a. algor
– Elimination 71
– im Funktionskreis »Dickdarm« 51
– im Funktionskreis »Dünndarm« 41
– im Funktionskreis »Lunge« 51, 61
– Moxibustion 269
– Nadelung 269
Kalbsnase 103
Kanal des Holzwurms 227
Kategorien, funktionelle 67
Kellerloch des Ellbogens 83
Kellerloch des Getreides 87
Kellerloch der Harmonie 199
Kellerloch des Himmels 195
Kellerloch der Pupille 201
Kellerloch der Schulter 195
Kellerloch der Wange 135
Klare und kühle Quelle 193
Klarheit des Auges 259
Klassiker der Einwendungen 11
Kleiner Fersenberg 113
Kleiner Moorsee 127
Kleinere Straße 125
Kleines Meer 121, 131
Kleines Yang 21, 25, 29, 35
– Leitbahn des Fußes 35, 201–223
– Leitbahn der Hand 43, 189–199
Kleines Yin 21, 25, 29, 49
– Leitbahn des Fußes 53, 169–181
– Leitbahn der Hand 39, 121–125
Kleine Versammlungshalle 125
Klimatische Exzesse 33
Knieaugen 267
Knochen 53
Knoten im Abdomen 117
König des Gesichts 243
Körpersäfte 23, 49, 53
– aktive 23
– Minderung 53
– struktive 23
Kohäsion 39
Komm zurück 101
kŏngzùi 75
konstellierende Kraft 23, 39, 45
Konstellierende Kraft der Wurzel 207

Konstitution
– angeborene 23, 25, 53
– erworbene 23, 45, 49
Konzeptionsgefäß **247–257**
Koodination 39
Kraft, konstellierende 23, 39, 45
kùfáng 95
kúnlún 163

lacrimarum instantium capitis 207
lacrimarum instantium pedis 221
lacus curvus 183
lacus minor 127
lacus pedalis 75
laetitia repressa 109
lánweī xúe 267
lanx magna 225
láogōng 187
Laserakupunktur 275
latus lacerti 85
Leber, Funktionskreis s. Funktionskreis »Leber«
Leitbahn der Steuerung 57, **233–245**
Leitbahnen 15, 19, **27,** 277 s. a. Hauptleitbahn; Muskelleitbahnen; Netzleitbahnen; Yang-Leitbahn; Yin-Leitbahn
– Bestimmung 33
– Energiekreislauf 29
– tendinomuskuläre s. Muskelleitbahnen
Leitbahnen, unpaarige 27, **29**
– acht 29, **57, 59,** 71
Leitbahnzweige 27, **29**
Leitkriterien, Acht s. Acht Leitkriterien
Lenkergefäß **233–245**
lepus subreptus 103
Leriche-Nogier-Reflex 275
liàngqīu 103
liánmén 97
liánquán 257
lìduì 109
lièquē 75
lígōu 227
linea piscis 77
lìngdaò 121
língqiáng 179
Lingshu 11
língtái 237
língxū 179
línqì 207, 221
Lippen 45
lobulus suspensus 203
lóngqúan 169
loùgū 113
Lücken 59
Lumbagopunkt 265
lumen ac splendor 219
Lunge, Funktionskreis s. Funktionskreis »Lunge«
luo 67
luo mo 29
luòquè 139
luòzhēn 265
Lust 33, 39
lúxī 197

Mächtige große Straße 225
Mächtiger Wasserlauf 169
Mächtiges Eine 99
maeror 33
Magen, Funktionskreis s. Funktionskreis »Magen«
magnum accipiens 91
Mao Zedong 17
mare illuminationis 171
mare minus 121
mare parvum 131
mare qi 249
mare xue 115
margo subsequens 161
margo zygomaticus 89
Marktplatz der Winde 215
Marktplatz des Yin 103
Mauer der Struktivkraft 179
Maxilla 91
Mechanismus der Erde 115
medium lacunae 155
medium mammae 95
medium palmae 187
medium spinae 235
medium umbilici 251
Medizin, chinesische, erkenntnistheoretische Voraussetzungen 17
– Grundlagen 15, 17
– Wissenschaftskriterien 17
Medizin, kausal-analytische 13
– westliche 13, 15
Meer der Erhellung 59, 171
Meer des Qi 249
Meer des Xue 35, 115
méichōng 137
Mengzi 11
Menzius 11
Meridian s. Leitbahnen
Meßbarkeit 15
Metallphase 21, 25, 49, 69, 71
metallum structivum 77
Methodik, wissenschaftliche 15
miànwáng 243
Miktion **65**
Milz, Funktionskreis s. Funktionskreis »Mitte«
mìngguān 119
mìngmén 233
Minister 49
Mit Geigen und Flöten 199
Mitte, Funktionskreis s. Funktionskreis »Mitte«
Mitte der Brust 95
Mitte des Handtellers 187
Mitte des Nabels 249
Mitte des Rückgrats 235
Mitte des Staugewässers 155
Mitte von Steiß und Femur 265
Mittlere große Straße 187
Mittlere Insel 189
Mittlerer Abzugsgraben 215
Mittlerer Altar 227
Mittlerer Angelpunkt 235
Mittlerer Einflußpunkt der Schulter 133
Mittlerer Zufluß 175
Mittleres Kellerloch 151
Mittlere Stadt 227
Mittlere Vorhalle 255
mogusa 19, 273
monticulus externus 217
monticulus septi 103
monticulus tali 113
Moorsee am Fußpunkt 75
Morant, Soulie de 13
Morphium 277
moxa 19, 273
Moxibustion **269, 273** s. a. Aku-Moxi-Therapie
– direkte 273
– Indikation 269
– indirekte 273
mùchūang 207
murus curvus 133
murus vis structivi 179
Muskelleitbahnen 27
– »Blase« 55
– »Dickdarm« 49
– »Drei Wärmebereiche« 43
– »Dünndarm« 39
– »Gallenblase« 35
– »Herz« 39

– »Herzbeutel« 43
– »Leber« 35
– »Lunge« 49
– »Magen« 47
– »Mitte« 47
– »Niere« 55

Nachdenken 33, 45
Nachfolgender Rand 161
Nackenstarre 265
Nackenstütze aus Jade 139
Nadel s. Akupunkturnadel
Nadelung 269
– antithetische 269
– obere 269
– symmetrische 269
– untere 269
Nächstfolgendes Kellerloch 151
Nägel 35
Nahrungsenergie 23
Nanjing 11
năohù 241
naòhuì 195
năokōng 209
naòshū 131
Nase 49
Nasenfluß 61
nasus patens 259
nasus vituli 103
Neben dem Punkt, der die Flüssigkeiten aufnimmt 261
nectens recedentem 139
nèiguān 185
neìtíng 109
Nerven 53
nervi constricti 235
nervocardinalis s. a. Muskelleitbahnen
– cardialis 39
– fellea 25
– hepatica 35
– intestini tenuis 39
– lienalis 47
– pericardialis 43
– pulmonalis 49
– tricalorii 43
– vesicalis 55
Netzbahnen 27
Netzbahnzweige 27
Netzleitbahnen 27, **29,** 67, 69
– »Blase« 53
– »Dickdarm« 49
– »Drei Wärmebereiche« 43
– »Dünndarm« 39
– »Gallenblase« 35
– »Herz« 39
– »Herzbeutel« 43
– »Leber« 35
– »Lunge« 49
– »Magen« 47
– »Mitte« 47
– »Niere« 53
Neurophysiologie 277, 279
Nexorien 67
nexorium magnum lienale 119
nexus 67
nidus bestiolorum 265
Niere, Funktionskreis s. Funktionskreis »Niere«
nodus abdominalis 117
Nogier, Paul 275
non licet 97
norma magna 99
Normkonventionen 17, 19

Obere Enge des weiten Feldes 105
Oberer Engpaß der Hand 83
Oberer Punkt des Ohres 203
Oberes Kellerloch 151
Oberes Paßtor 201
Oberes Schläfenbein 197
Oberer Stern 243
Oberfläche 25, 31, 49, 61, 63, 65 s. a. extima
Oberflächlicher Spalt 153
Oberflächliche Weiße 205
octo (foramina contra) heteropathias 263
octo venti 265
oculus genus 267
Öffnendes 29
Öffnung der Erschlaffung 105
Öffnung des Himmels 195
Ohr 39, 53
Ohrakupunktur 275
Olympus 163
omnium defatigationum 239
orbis s. a. Funktionskreis
orbis cardialis 25, 29, 33, 63
– Hauptleitbahn 39, **121–125**
– Krankheitsbilder 65
– Muskelleitbahn 39
– Netzleitbahn 39
orbis felleus 29, **35,** 37, 71
– Hauptleitbahn 59, **201–223**
– Krankheitsbilder 37
– Muskelleitbahn 35
– Netzleitbahn 35
orbis hepaticus 25, 33, **35,** 61
– Hauptleitbahn **225–231**
– Krankheitsbilder 37
– Muskelleitbahn 35
– Netzleitbahn 35
orbis intestini crassi 29, 71
– Hauptleitbahn **79–87**
– Krankheitsbilder 51
– Muskelleitbahn 49
– Netzleitbahn 49
orbis intestini tenuis 39, 71
– Hauptleitbahn **127–135**
– Krankheitsbilder 41
– Muskelleitbahn 39
– Netzleitbahn 39
orbis lienalis 25, 29, 45, 61
– Hauptleitbahn **111–119**
– Krankheitsbilder 47
– Muskelleitbahn 35
– Netzleitbahn 47
orbis pericardialis 29, 43
– Hauptleitbahn 43, **183–187**
– Muskelleitbahn 43
– Netzleitbahn 43
orbis pulmonalis 25, 27, 29, 33, 49, 61, 63
– Hauptleitbahn **73–77**
– Krankheitsbilder 51
– Muskelleitbahn 49
– Netzleitbahn 49
orbis renalis 25, 29, 33, 53, 61
– Hauptleitbahn 53, 57, **169–181**
– Krankheitsbilder 55
– Muskelleitbahn 55
– Netzleitbahn 53
orbis stomachi 29, 45, 61, 71
– Hauptleitbahn 57, **89–109**
– Muskelleitbahn 47
– Netzleitbahn 47
orbis tricalorii 29, 43, 71
– Hauptleitbahn **189–199**
– Muskelleitbahn 43
– Netzleitbahn 43
orbis vesicalis 29, 53, 71
– Hauptleitbahn 53, 67, **137–167**
– Krankheitsbilder 55
– Muskelleitbahn 55
– Netzleitbahn 53
Orbita 35
origo ascendentis yang 165
Ort des Mageneinganges 253
Orthopathie 31
– Erschöpfung 63
os amplum 85
os curvum 247
os ligatum 167
os pyramidale 165
os relaxationis 105
os transversum 173

ostium animae 155
ostium cerebri 241
ostium qi 95

Palast des Gehörs 135
Palpation s. Betastung
pángguāngmù 247
pánggūangshū 149
parietale anterius 243
parietale posterius 241
pars addita 155
Paßenge 63
Paßsperre des Lebensloses 119
Paßtor des Femurs 101
Paßtor des Knies 227
Paßtor des Yin 175
Paßtor des Zwerchfells 157
pavor 33, 65
Pedalis-Puls 63
perflorescens centrum 181
pervium obliquum 81
Pforte der Achselhöhle 211
Pforte des Animus 157
Pforte des Femurs 153
Pforte der großen Straße 115
Pforte des Lebensloses 53, 233
Pforte des Ohres 199
Pforte der Pyramide 213
Pforte des Saftes 189
Pforte des schlüpfrigen Fleisches 99
Pforte des Shen 123
Pforte der Stummheit 239
Pforte der Winde 141
piānlì 81
píshū 145
pituita 51, 61, 63, 65 s. Schleim
– Blockade 65
Plazebotherapie 277
plenum quartum 175
pluteus venti 197
pòhù 155
Polarität 21
Pollicaris-Stelle 63
Pomeranz, Bruno 279
porta animi 157
porta aquae 93
porta auris 199
porta axillae 211
porta carnis lubricae 99
porta clusae 97
porta communicans 193
porta femoris 153
porta fortunae 53, 233
porta impedimentalis 115
porta infantiae 239
porta lapidea 249
porta metalli 165
porta nubium 73
porta pylorica 179
porta pyramidis 213
porta rimica 185
porta sagittarii 115
porta septi 97
porta shen 123
porta suci 189
porta ventorum 141
porta viscerum 159
porticus peripatetica 179
prima clusarum 247
processus mastoideus 205
promontorium laetitiae 245
propagated sensation along the channel 277
Proportionalzoll 271
Prozesse, sequentielle 21
PSA 277
púcān 163
Puls
– behäbiger 65
– beschleunigter 63
– beweglicher 65
– erschöpfter 63
– gespannter 65
– kurzer 65
– langer 65
– oberflächlicher 63
– rauher 63
– repleter 63
– saitenförmiger 65
– schlüpfriger 63
– tiefer 63
– verlangsamter 63
– zarter 65
Pulstaststelle 63
pulsus
– asper 63
– brevis 65
– celer 63
– chordalis 65
– depletus 63
– excitatus 231
– intentus 65
– languidus 65
– longus 65
– lubricus 63
– mersus 63
– minutus 65
– mobilis 65
– repletus 63
– superficialis 63
– tardus 63
Punkt(e), s. foramen (foramina)
Punkt aller Strapazen 239
Punkt des Ausgießens 69
Punkt des besonderen Einflusses 71
Punkt, der die Flüssigkeiten aufnimmt 257
Punkt, der Großes empfängt 91
Punkt der »Gürtelbahn« 213
Punkt der Halteleitbahn am Kopf 91
Punkt hinter dem Ohr 197
Punkt, welcher das Licht aufnehmen läßt 139
Punkt des Magenausganges 251
Punkt, durch den man die Menschen aufnimmt 93
Punkt der Medulla 203
Punkt, der die Orthopathie stützt 129
Punkt des Qi 175
Punkt der Spasmen 197
Punkt, der die Struktivkraft aufnimmt 209
Punkt, der die Tränen aufnimmt 89
Punkt des Uterus 229, 261
Punkt, über den man ventus in den Griff bekommt 133
Punkt der Verbindung und des Zusammentreffens 269
Punkt, der die Vollheit aufnimmt 97
Punkt, wo das Ur-Qi austritt 269
Punkte der Verbindung und der Zusammenkunft 71, 269
Punkt, der ins Yin eindringen läßt 223
Punkt, der zerstreut 193
Punkte, wo das Ur-Qi zugänglich ist 29, 69
Punktoskop 275
Purpurner Palast 255
puteus alae 211
puteus caelestis 193
Pyramidenknochen 165
PZ s. Proportionalzoll

Qi 15, **23,** 29, 63
– Blockade 63

– Defizienz 65
– »Mitte«, Defizienz 47
– schräglaufendes 23
– Stauung 65
qi ascitum 23
qi cardiale 23
– Schwäche 41
qi constructivum 23, 27, 45 s. a. Bauenergie
qi defensivum 23, 27, 49 s. a. Wehrenergie
Qi-Fluß 19, 35
qi frumentarium 45
qi genuinum 23
qi hepaticum 35
– Stauung und Stagnation 37
qi heteropathicum 23
qi lienale 65
– aufsteigendes 45
qi merium 23
qi nativum 23, 25, 53, 69 s. a. Konstitution, angeborene
qi originale 23
qi orthopathicum 23
qi primum 57
qi pulmonale, depletio 51
qi renale 53
qi stomachi 65
qíandǐng 243
qíangjiān 241
qiángǔ 127
qīanzhèng 261
qiaòyīn 205
qiàoyīn 223
qìchōng 101
Qigong 17, 279
qìhǎi 249
qìhaǐshū 147
qìhù 95
qīmén 231
qīnglěngqúan 193
qīnglěngyūan 193
qīnglíngqúan 121
qìshè 93
qìxúe 175
qízhōng 251
qīuxū 221
qúanjiáo 135
quánliáo 135
quattuor foramina sagaces 261
quattuor rimae articulares 263
qūbìn 203
qūchā 137
qūchi 83
Quelle am äußersten Ende 121
Quelle in den Engen 257
Quelle des Himmels 183
Quelle am sonnenbeschienenen Grabhügel 217
Quelle am Yin-Grabhügel 115
Quelle an der Krümmung 229
quěpén 93
Querknochen 173
qūgǔ 247
quiaomo 59
quinto loco 137
quod dispellit 193
qūquán 229
qūyúan 133
qūzé 183

radius magnus 141
radix mammae 97
Rand des Wangenbeins 89
rángǔ 169
recipiens lacrimarum 89
recipiens liquoris 257
recipiens luminem 139
recipiens nervos 161
recipiens plenitudinis 97
recipiens vim structivam 209
rectum alae 131
Redundanz, energetische 31, 65
reflex auriculocardiaque 275
Reflextherapie 13
Reihe von Lücken 75
Reizbarkeit 35
Reizpunkt s. Foramen
renmo 59
rényíng 93
rénzhōng 245
repletio 67
– Heteropathie 63
– im Funktionskreis »Dünndarm« 41
– im Funktionskreis »Gallenblase« 37
– im Funktionskreis »Herzbeutel« 43
– im Funktionskreis »Magen« 47
– Moxibustion 269
– Nadelung 269
repletio extimae 63
repletio intimae 63
reticularis s. a. Netzleitbahnen
– cardialis 39
– fellea 35
– hepatica 35
– intestini crassi 49
– intestini tenuis 39
– lienalis 47
– pericardialis 43
– pulmonalis 49
– renalis 53
– tricalorii 43
– stomachi 47
– vesicalis 53
retinens capitis 91
rex faciei 243
Rhythmik 25
– universale 15
Riesennadel 271
rima carnis 153
rima superficialis 153
rimicum yin minoris 123
ripa spissa 173
rivulus caelestis 119
rivulus coercitus 221
rivulus liberatus 107
rivulus maior 169
rivulus posterior 127
rivulus yang 81
rìyuè 211
roùxì 153
roùzhù 161
rǔgēn 97
Ruhiger Schlaf 259
ruina caelestis 257
rus pectoris 119
rǔzhōng 95

Sabatier von Michaelis, Heinrich 13
Säule des Fleisches 161
Säule des Himmels 139
Säule der Person 237
salzig 53
Sammlungspunkt für den »Blasen«-Bereich 247
Sammlungspunkt des »Herz«-Funktionskreises 253
Sammlungspunkt des »Magen«-Funktionskreises 251
Sammlungspunkte, Bauchseite 67, 269
sàngwǎn 253
sānjiān 79
sānjiāoshū 147
sānyángluò 193
sānyīnjiāo 113
Sarlandière, J.B. 13
sauer 35
scharf 39, 49
Schatzkammer 95
Scheider, C.A.L. 13
Schlaf **39**
Schlaflosigkeit **65**
Schlafsucht **65**

Schleim 51, 61, 63, 65
– Blockade 65
Schleim behindert yang cardiale 41
Schließendes 29
Schmerz 65, **65,** 69
– chronischer 65
Schmerzforschung 277, 279
Schmerztherapie 277, 279
Schräger Durchgang 81
Schrägläufigkeit 31
Schrecken 33, 65
Schulterpunkt 263
Schutzdach des Hauses 95
Schutzschirm gegen ventus 197
Schwäche, energetische 31, 63, 65 s. a. depletio
– im Funktionskreis »Gallenblase« 37
– im Funktionskreis »Herz« 65
– im Funktionskreis »Herzbeutel« 43
– qi cardiale 41
– qi pulmonale 51
– Xue 61
– xue cardiale 41
– yang cardiale 41
– yin cardiale 41
– yin pulmonale 51
– yin renale 55
schwarz 53
Schwebender Angelpunkt 235
Schweiß **39,** 49
– im Schlaf 39
– vermehrter 65
Sechs untere Vereinigungspunkte 71
Seitlicher Abzugsgraben 191
Sekundovektion 23
senectus felix 129
series intermissum 75
Serotonin 279
servi salutatio 163
shàngguān 201
shàngjiáo 151
shàngjùxū 105
shànglián 83
shàngliáo 151
shāngqiū 113
shāngqū 177
shàngxīng 243
shāngyáng 79
shānzōng 255
shaòfū 125
shaòhaĭ 171
shàohǎi 121
shàoshāng 77
shao yang 35, 43
shao yin 49, 53
shàozé 127
shen 39
shéncáng 181
shéndào 237
shénfěng 179
shēnmài 165
shénmén 123
shēnmò 165
shénqùe 251
shènshū 147
shen stirpis 207
shéntáng 157
shéntíng 243
shěnzhù 237
shídòu 119
shíguān 177
shímén 249
shíqī zhuīxìa 261
shìshì 159
shíxūan 263
shīzhèng 129
shōngwǎn 251
shōuróng 119
shǒusānlǐ 83
shǒuwǔlǐ 85
shu 71
shuàigǔ 203
shūfǔ 181
shùgǔ 167
shǔidaò 101
shǔifěn 251
shuǐgoū 245
shǔiqúan 171
shǔitū 93
shuxue 67
sìbái 89
Sich an den Boden drückender Hase 103
Sich treffende Boten 173
sìdú 193
Siebzehnter Wirbelkörper 261
Siegelhalle 259
sìfèng 263
Sima Qian 11
sìmǎn 175
sinarteria(e) s. a. Leitbahnen
sinarteria ascendens yang 57
sinarteria ascendens yin 59
sinarteria impedimentalis 57
sinarteria regens **233–245**
sinarteria regens dumo 57
sinarteria respondens 59, **247–257**
sinarteria retinens yang 59
sinarteria retinens yin 57
sinarteria zonalis 59
sinarteriae cardinales s. Hauptleitbahn
sinarteriae impares s. Leitbahnen, unpaarige
sinarteriae nervocardinales s. Muskelleitbahnen
sinarteriae paracardinales s. Leitbahnzweige
sinarteriae parareticulares s. Netzbahnzweige
sinarteriae reticulares s. Netzleitbahnen
sì shén cōng 261
sīzhúkōng 199
sol et luna 211
solicitudo 33
Sommerhitze 33, 39 s. a. aestus
somnus transquillus 259
Sonne 259
Sonne und Mond 211
Spalt unter der Schulternähe 85
Spalte des Fleisches 153
Spalte zum Hirn 209
Spaltpforte 185
Spaltpunkt des kleinen Yin 123
Spaltpunkte 69, 269
Speicher der konstellierenden Kraft 181
Speicherorbes 25
splendor aculi 259
splendor yang 29, 47, 49, 79–87, 89–109
splendor yang manus 49
splendor yang pedis 47
stabiliens anthelitum 261
stagnum caeleste 183
stagnum curvum 83
stagnum venti 209
stagnum yang 189
Stauung und Stagnation des qi hepaticum 37
Steinernes Paßtor 177
Steinernes Tor 249
stella superior 243
Stichtechnik 271, 273
Stichtiefe 271
Straße der Augenbraue 137
Straße zur Heiterkeit 123
Struktivität 21
Struktivpotential 23, 53, 59
Stützen des Yang 219

Stützung 271
Stützung des Bewegungsapparates 161
Stuhlgang **65**
süß 45
sùjiáo 243
sùliáo 243
Summe der Aku-Moxi-Therapie 11
suppletio 269, 271
Suwen 11
Systematische Aku-Moxi-Klassiker 11

taìbái 111
tàichōng 225
Taiji 17, 279
taìxī 169
tai yang 39, 43, 53
taìyáng 259
tai yin 47, 49, 53
taìyī 99
tàiyūan 77
Tal des Sickerflusses 113
Tal des Yang 129
Tal des Yin 173
tánzhōng 255
táodào 237
Tastung 275
Taubenschwanz 253
Technetium 99 279
tecti pluteus 95
tegmen floreum 255
Teich des Himmels 183
Teich des Windes 209
Teich des Yang 189
Teint 39
temporale superius 197
Ten Rhyne, Willem 13
Terrasse der Struktivkraft 237
Therapieverfahren, chinesische, Überblick 17
tiāfū 73
tiānchí 183
tiānchōng 205
tiānchūang 135
tiāndgīng 87
tiānjiáo 195
tiānjǐng 193
tiānliáo 195
tiānǒu 195
tiānquán 183
tiānróng 135
tiānshū 99
tiāntū 257
tiānxī 119
tiānzhù 139
tiānzōng 133
tiáokǒu 105
Tiefe 61, 67, 71 s. a. Inneres; Intima
Tiefe des Lochs 75
tigris volans 191
timor 33, 53
tīnggōng 135
tīnghùi 201
tōnggǔ 167, 179
tōnglǐ 123
tōngmén 193
tōngtiān 139
tóngzǐjiáo 201
tóngzǐliáo 201
Tor des Inneren 159
Tor der Paßsperre 97
Tor der Scheidewand 97
Tor des Schützen 115
Tor des Wassers 93
Tor der Wolken 73
tóulínqì 207
tóuqiaòyīn 205
tóuwéi 91
transversum magnum 117
Trauer 33, 49
Trefflich! 157
tripus caelestis 87
Trockenheit 33, 53 s. a. ariditas
Tür des Hirns 241
Tür des Qi 95
Tür der Seele 155
tumulus externus 99
tumulus magnus 187
turris vis structivae 237

Überladung, energetische s. a. repletio
– im Funktionskreis »Drei Wärmebereiche« 43
– im Funktionskreis »Gallenblase« 37
Überstrahlung des Yang 29, 47, 49, 79–87, 89–109
Überstrahlung des Yang des Fußes 47
Überstrahlung des Yang der Hand 49
Überwältigungsreihenfolge 21
Üppige Fülle 107
Unterdrückte Heiterkeit 109
Untere Enge des weiten Feldes 105
Untere sechs Vereinigungspunkte 71
Unterer Engpaß der Hand 83
Unteres Kellerloch 153
Unteres Paßtor 91
Untersuchungen über die Acht Unpaarigen Leitbahnen 11
unum maius 99
Ur-Qi 69
urbs magna 111
urbs media 227
urbs yin 177
Ursprung der emporziehenden Yang-Leitbahn 57, 165
uterus 261

valles coniunctae 79
vallis anterior 127
vallis communicans renalis 179
vallis communicans vesicalis 167
vallis demersa 109
vallis percolationis 113
vallis yang 129
vallis yin 173
venae et viscera 157
ventus 33, 35, 65
– Schädigung 33, 35, 37, 51, 65
Verbindender Weiler 123
Verbindendes Tal der »Blasen«-Leitbahn 167
Verbindendes Tal der Hauptleitbahn des orbis renalis 179
Verbindung der drei Yin 113
Verbindung auf dem Zahnfleisch 245
Verbindung mit Zurückweichendem 139
Verbindungspforte 193
Verborgene Weiße 111
Verbundene Yang 161
Vereinigung im Yang 217
Vereinigungspunkt 71
Vereinigungspunkte, untere sechs 71
Vereinte Täler 79
Verknüpfung 67
Verknüpfung der Yin-Leitbahnen 249
Verknüpfungspunkt 29, 269
Vernetzung, rationale 17
Versammelte Geschlechter 191
Versammlungshalle der Einflußnahme 181
Versammlungspunkt für das Gehör 201

Versammlungshalle des Himmels 73
Versammlungshalle der Mitte 73
Versammlungspunkt am Oberarm 195
Versammlungshalle des Windes 239
verte! 101
vertex (XVII) 261
Vertiefung 67
vestibulum internum 109
vestibulum medium 255
vestibulum shen 243
via aquae 101
via figulina 237
via retenta 213
via shen 237
via vis structivae 121
Vicq d'Azyr, Felix von 13
vicus communicans 123
vicus constitutus 251
vicus quintus manus 85
vicus quintus pedis 229
vicus tertius manus 83
vicus tertius pedis 105
Vier diagnostische Verfahren 61, 63, 65
Vier Fingergelenksspalten 263
Vier Punkte der Geistesschärfe 261
Vierter Abzugsgraben 193
Viertes Volles 175
viscera involuta 161
Visierrohr 257
voluptas 33
vorago maior 77
Vorderes Schädeldach 243
Vorderes Tal 127
Vorgebirge der Heiterkeit 245
Vorhalle der konstellierenden Kraft 243
Vorhof der Achsel 211
Vorhof der Brust 255
Vorhof der Jade 255
Vorhof der konstellierenden Kraft 157
vultus caelestis 135

Wachstum und Stärke 233
Wärme 31 s. a. calor
Wärmende Strömung 81
waìguān 191
wàilíng 99
waìqīu 217
Wandelgalerie 179
Wandlungsphasen **21** s. a. Erdphase; Feuerphase; Holzphase; Metallphase; Wasserphase
– Fünf s. Fünf Wandlungsphasen
wángǔ 205
wàngǔ 129
Wasser-Punkt 87
Wassergraben 245
Wasserphase 21, 25, 53, 69, 71
Wasserquelle 171
Wasserstraßen, verbindende 43
Weg der konstellierenden Kraft 237
Weg der Struktivkraft 121
Weg der Töpfer 237
Weg des Wassers 101
Wehrenergie 23, 27, 49
wèicāng 159
Weichendes Yin 29
– Leitbahn des Fußes 35, 225–231
– Leitbahn der Hand 183–187
wéidào 213
wèimù 251
weìshū 145
weiß 49
Weiße des Yang 207
Weites Kellerloch 89
weǐyáng 155
weǐzhōng 155
wēnliū 81
Wille 53
Wind 33, 35, 65 s. a. ventus
Windschädigung 33, 35, 37, 65
– im Funktionskreis »Lunge« 51
Wirkung 269, 271, 273, 277
– ergänzende 271
– stützende 271
– zerstreuende 271
Wirkungsnachweis, Akupunktur, westliche Kriterien 13
Wissenschaftlichkeit 17
Wohlkellerloch 215
wǔchù 137
wǔlǐ 229
Wurzel der Brust 97
wǔshū 213
wu shu 69
wūyì 95

xi 69
xíabái 73
xiáguān 91
xiǎhaǐ 131
xiàjiáo 153
xiàjùxū 105
xiàlián 83
xiàliáo 153
xiàngū 109
xiǎochángshū 149
xiāoluò 193
xiàwǎn 251
xiáxī 221
xīguān 227
xing 69
xíngjiān 225
xìnhùi 243
xīmén 185
xīnmù 253
xīnshū 143
xiōngxiāng 119
xīyánggūan 217
xīyǎn 267
xúanjī 257
xúanlí 203
xúanlú 203
xuánshū 235
xuánzhōng 219
Xue **23,** 27, 35, 39, 57, 63
– depletio 61
– Mangel 37
– Stagnation 61
– Stase 67
– Zirkulation 39
xue cardiale
– Schwäche 41
– stagniert 41
xue hepaticum, Stasen 37
xuèhǎi 115

yǎmén 239
Yang 15, **21,** 31
– Funktionskreise 71
– großes s. Großes Yang
– kleines s. Kleines Yang
– Überstrahlung 29, 49, 79–87, 89–109
Yang-Bach 81
yángbái 207
yang cardiale, Schwäche 41
yángchí 189
yang coniuncta 161
yang conventa 153
yang extremum 79
Yang der Ferse 163
yang flectens 163
yángfǔ 219

yánggāng 159
Yang der großen Straße 107
yánggŭ 129
yang hepaticum 37
– erratisch bewegtes 37
– hochschlagendes 37
yang impedimentalis 107
yángjiāo 217
Yang Jizhou 11
yang lacunae 155
yănglăo 129
Yang-Leitbahn 27
– aufsteigende 69
– emporsteigende 57
yánglíngquán 217
yang maior 21, 29, 39, 43, **259**
yang maior manus 39
yang maior manus 127–135
yang maior pedis 53, 137, 139, 141, 143, 145, 147, 149, 151, 153, 155, 157, 159, 161, 163, 165, 167
yang ming 47, 49
yang minor 21, 25, 29, 35
yang minor manus 43, 189–199
yang minor pedis 35, 201–223
Yang-Paßtor des Knies 217
Yang-Paßtor der Lenden 233
yang qi, depletio 269
yang qiaomo 57
yang renale 53
Yang des Staugewässers 155
yang supremum 235
yang tarsi 163
yang weimo 59
yángxī 81
yāoshū 233
yāotòng 265
yāoyángguān 233
ye 23
Yeh Hsiao-Lin 275
yèmén 189, 211
yìfēng 197
Yin 15, **21,** 31
– äußerstes 45
– großes s. Großes Yin
– kleines s. Kleines Yin
yĭnbái 111
yīnbāo 229
yin cardiale 39
– Schwäche 41
yin conventi 247
yīndū 177
yin flectens 29
yin flectens manus 183–187
yin flectens pedis 35, 225–231
yīngchuāng 95
yīngŭ 173
yīnguān 175
yíngxiāng 87
yin hepaticum, Mangel 37
Yin im Yin 45
yìnjiāo 245
yīnjiāo 249
Yin-Leitbahn 27
– aufsteigende 69
– emporsteigende 59
yīnlián 229
yīnlíngqúan 115
yin maior 21, 29, 53
yin maior manus 49, 73–77
yin maior pedis 47, 111–119
yīnmén 153
yìnmíng 259
yin minor 21, 25, 29, 49
yin minor manus 121–125
yin minor pedis 53, 169–181
Yin-Paßenge 229
yin penetrans capitis 205
yin penetrans pedis 223
yin pulmonale 49
– depletio 51
yin renale, depletio 55
yīnshì 103
Yin-Stadt 177
yin supremum 167
yìntáng 259
yin weimo 57
yīnxī 123
yìshè 159
yìxĭ 157
yŏngquán 169
yōumén 179
yuan 69
yújì 77
yúnmén 73
yūnyè 211
yùtáng 255
yùzhĕn 139
yùzhōng 181

Zähne 53
Zahneindruck, Zunge 61
zang fu s. Funktionskreis
Zehn Drainagen 263
Zerstreuung 271 s. a. dispulsio
zhāngmén 231
zhăngzhōng 187
zhaohai 171
zhéjīn 211
zhèngyíng 209
zhenjiu 19
Zhenjiu jiayi jing 11
zhìbiān 161
zhīgoū 191
zhìyáng 235
zhìyīn 167
zhōngchōng 187
zhōngdú 215
zhōngdū 227
zhōngfēng 227
zhōngfŭ 73
zhōngjí 247
zhōngjiáo 151
zhōngliáo 151
zhōnglŭshū 149
zhōngshū 235
zhōngtíng 255
zhōngzhù 175
zhōngzhŭ 189
zhŏujiáo 83
zhōuyīng 119
zhùbīn 173
zīgōng 261
zĭgōng 255
Zimmer der Potenz 159
Zorn 33, 35
Zu beiden Seiten der Wirbelsäule 263
zúlínqì 221
Zunge 39, **61**
Zungenbelag **61**
Zungendiagnose **61**
Zungenkörper 61
– Farbe 61
– Zahneindrücke 61
zúqiaòyīn 223
Zurückfließende Strom 171
Zurückgehaltener Weg 213
Zurückweichende Yang 163
Zusammengelegter Bambus 137
Zusammenkunft aller Leitbahnen 241
Zusammenkunft des Yin 247
Zusammenkunftspunkt des »Leber«-Kreises 231
Zusammenkunftspunkte 69, 269
Zusammentreffende Yang 153
zùsānlĭ 105
zútōnggŭ 167
Zweites Interstitium 79
Zwischenraum des Gehens 225
Zwischenraum der Kraft 241
Zwischenspeicher der Erde 89
Zwischenträger 185